Anaesthesiology and Resuscitation
Anaesthesiologie und Wiederbelebung
Anesthésiologie et Réanimation

74

Editors

Prof. Dr. R. Frey, Mainz · Dr. F. Kern, St. Gallen
Prof. Dr. O. Mayrhofer, Wien

Managing Editor: Prof. Dr. M. Halmágyi, Mainz

Intravenöse Narkose mit Propanidid

Neue experimentelle und klinische Untersuchungen

*Bericht über das Epontol-Symposium
vom 10. bis 12. Juni 1971 in Scheveningen*

Herausgegeben von

M. Zindler · H. Yamamura · W. Wirth

Mit 174 Abbildungen

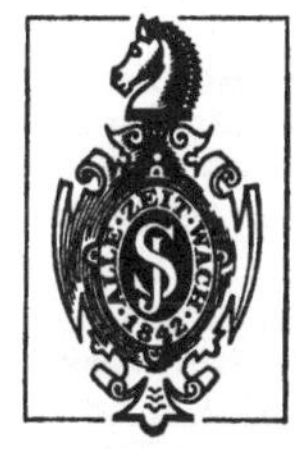

Springer-Verlag Berlin Heidelberg New York 1973

ISBN-13:978-3-540-06172-4   e-ISBN-13:978-3-642-65554-8

DOI: 10.1007/978-3-642-65554-8

Vorwort

Nach dem ersten Epontol-Symposium 1964 in Frankfurt, auf dem die pharmakologischen Grundlagen und die ersten klinischen Beobachtungen berichtet wurden, erschien es sinnvoll, jetzt weitere Ergebnisse zusammenfassend zu besprechen und zu diskutieren.

In dem vorliegenden Band werden Vorträge und Diskussionen des Internationalen Symposiums über Propanidid, das am 10.-12. Juni 1971 in Scheveningen stattfand, veröffentlicht.

Dabei wurde auf die bewährte Anwendung von Propanidid für Kurznarkosen kaum eingegangen, um mehr Zeit zu gewinnen für die Diskussion der Wirkung auf Herz und Kreislauf und der Histamin-Probleme sowie der klinischen Erfahrungen bei der Narkoseeinleitung, der Langzeitnarkose und der Anwendung in der Zahnheilkunde, der Geriatrie, der Geburtshilfe und bei verschiedenen speziellen Indikationen.

Durch die Mitarbeit der Referenten und Diskussionsteilnehmer konnte nach 10 Jahren klinischer Anwendung von Propanidid eine Bilanz gezogen werden und ein Beitrag zur besseren Auswahl und Anwendungstechnik sowie zur Verminderung der potentiellen Gefahren von intravenösen Narkosemitteln erarbeitet werden.

M. ZINDLER   H. YAMAMURA   W. WIRTH

Inhaltsverzeichnis

Pharmakologische Untersuchungsergebnisse

Neue pharmakokinetische Untersuchungsergebnisse über Propanidid
(J. Pütter und H. Stockhausen) 3
Eiweißbindung von intravenösen Narkosemitteln (H. Kurz) 16
Diskussion der pharmakologischen und experimentellen Untersuchungen über Propanidid 25

Herz- und Kreislaufuntersuchungen

Die Beeinflussung der linksventriculären Myokardcontractilität und
Hämodynamik durch Propanidid beim Hund (D. Soga, R. Beer,
J. Andrae und B. Bader) 27
Die Veränderungen im Contractionsablauf des Herzens in Epontol-
Narkose (H. Lennartz und H. P. Siepmann) 40
Über die Wirkung von Propanidid auf die Coronardurchblutung und
Hämodynamik des Hundeherzens (R. Dudziak, K. W. Raff und
F. Kosche) 51
Sauerstoffpartialdruck (W. Erdmann, L. Beck und J. Heidenreich) 60
Beeinflussung des Herzzeitvolumens durch Propanidid (R. Schorer
und H. Morlok) 71
Die Beeinflussung der linksventriculären Myokardcontractilität und
Hämodynamik durch Propanidid beim Menschen (D. Soga,
R. Beer, B. Bader, J. Andrae und E. Götz) 78
Hämodynamische Wirkungen von Propanidid (H. Kreuzer, H.-M.
Mertens, P. Spiller und R. Dudziak) 88
Vergleichende hämodynamische Untersuchungen über ein barbiturat-
freies und ein barbiturathaltiges intravenöses Narkoticum (K. Uh-
lenbruch, K. A. Rosenkranz und H. P. Harrfeldt) 97
Kipptischuntersuchung mit Propanidid (K. Bachmann und H. Grimm) 103
Intracardiale und intravasale Druckmessungen während der Propan-
idid-Narkose unter der Geburt (K. Martin) 112
Diskussion über Herz- und Kreislaufuntersuchungen 118

Theorien über Atmung und andere Untersuchungen

Analysis of the Hyperventilation of Epontol (Propanidid) Anaesthesia
(T. Gordh) 131

Some Observations on the Respiratory and Circulatory Effects of
  Propanidid in Dogs (E. HARNIK and Ann M. DAY) 137
Über die Atmung bei Narkose-Einleitung mit Propanidid (B. SMALHOUT) 151
Recent Investigation on Propanidid in Japan (Analgesic Effect and
  Effect on Serum Cholinesterase) (H. YAMAMURA) 160
The Measurement of Recovery from Anaesthesia. A Comparison of
  Propanidid and Methohexitone (K. GLENNIE-SMITH) 168
Diskussion über die Theorien der Atmungsbeeinflussung durch Pro-
  panidid und weitere Untersuchungen 177

Histaminprobleme

Biochemie und Pharmakologie der Histaminfreisetzung durch intra-
  venöse Narkosemittel und Muskelrelaxantien (W. LORENZ und
  A. DOENICKE) 179
Nachweis von Histaminfreisetzung bei hypotensiven Reaktionen nach
  Propanidid und ihre Prophylaxe und Therapie mit Corticosteroiden
  (A. DOENICKE und W. LORENZ) 189
Biologische Histaminbestimmungen nach Propanididgaben (B. RASCHE
  und H. P. HARRFELDT) 200
Wirkung von Histamin auf die Atmung und den kleinen Kreislauf
  (E. KAMMLER) 207
Klinisch-experimentelle Untersuchungen zur Frage der Propanidid-
  Allergie (M. WERNER und E. WOLFF) 217
Freisetzung von Histamin durch Propanidid – Toxizität von Epontol
  nach Kontakt mit Kunststoff (G. SEIDEL und C. MEYER-BURG-
  DORFF) 224
Diskussion über Histaminprobleme 228

Methoden der Propanidid-Anwendung

10 Jahre Kurznarkosen mit Propanidid (H. P. HARRFELDT) 234
Die Einführung von Epontol in die allgemeine und spezielle Anaesthesie
  (B. SMALHOUT) 243
Narkoseeinleitung mit Propanidid unter Berücksichtigung von Risiko-
  faktoren (D. LANGREHR, E. BLOH, I. KLUGE, B. KNOGGE-RUHE
  und R. NEUHAUS) 253
Clinical Experience Using Epontol as an Induction Agent
  (W. N. ROLLASON) 268
Propanidid-Infusion for Anaesthesia of Long Duration in Obstetrics
  (G. PICINELLI and M. ANGIOLILLO) 275
Der Platz der Epontol-Langzeitnarkose in der Geburtshilfe
  (H. STOCKHAUSEN) 279
The Intermittent Administration of Propanidid for Dental Outpatients
  (T. B. BOULTON and G. B. RUSHMAN) 282

Langzeitnarkosen mit Propanidid (J. SCHARA u. Mitarb.) 288
Narkose mit Infusion von Propanidid (J. STOFFREGEN und E. MEYER) 310
Diskussion über Methoden der Propanidid-Anwendung 321

Spezielle Indikationen

Propanidid-Narkose in der Zahnheilkunde (A. SCHELLENBERGER) . . 329
Propanidid-Narkose in der Zahnheilkunde (G. ROTHBAUER) 337
Die Verwendung von Propanidid bei der Adeno-Tonsillektomie
   (H. BERGMANN) 340
Propanidid-Narkose bei Porphyrie (G. BONA) 347
Propanidid-Narkose bei Myasthenie (I. PODLESCH) 355
Propanidid for Electroconvulsive Therapy (J. VAN DE WALLE and
   FR. BARO) 360
Epontol-Narkose zur Kardioversion (H. GRIMM und K. BACHMANN) 363
Propanidid-Narkose in der Geriatrie (F. MÜHLENEGGER) 368
The Use of Propanidid in Obstetrical Analgesia-Anaesthesia (G. SÖDER) 375
Propanidid-Narkosen für Schnittentbindungen (H. H. HENNES) . . 381
Anwendung von Propanidid bei Schnittentbindungen (H. MAUS und
   J. SHÁBAN) 391
Propanidid-Narkosen für gynäkologische und geburtshilfliche Eingriffe
   (H. W. KRÜGER) 399
Diskussion über spezielle Indikationen für die Propanidid-Anwendung 403

Sachverzeichnis 413

Verzeichnis der Referenten

ADOLF, M., Dr., Anaesthesieabteilung Kreiskrankenhaus Pinneberg

ANDRAE, J., Dr., Institut f. Anaesthesiologie d. Chir. Univ.-Klinik München

ANGIOLILLO, M., Dr., Kinderabteilung „Bulgarini" der Krankenanstalten „C. Poma", Mantua

BACHMANN, Prof. Dr. med., Med. Univ.-Klinik Kardiologische Abt. Erlangen

BADER, B., Dr., Inst. f. Anaesthesiologie d. Chir. Univ.-Klinik München

BARO, FR., Dr., Akademisch Ziekenhuis St. Rafael, Leuven/Belgien

BECK, L., Prof., Dr., Univ.-Frauenklinik, Düsseldorf

BEER, R., Prof. Dr. med., Inst. f. Anaesthesiologie d. Chir. Univ.-Klinik München

BERGMANN, H., Prof. Prim., Inst. f. Anaesthesiologie, A. ö. Krankenhaus Linz/Donau

BERTA, J., Dr., Anaesthesie.-Abt. Krankenhaus Elim, Hamburg

BLOH, E., Dr., Anaesthesie-Abt. Zentralkrankenhaus Bremen-Nord, Bremen-Vegesack

BONA, G., Dr., Anaesthesi- och Intensiovardsavd. Lasarettet i Motala Motala/Schweden

BOULTON, T. B., Dr., Dept. of Anaesthesia St. Bartholomew's Hospital London/England

DAY, A. M., Dr., London/England

DOENICKE, A., Dr. med., Anaesthesie-Abt. Chir. Univ.-Poliklinik München

DUDZIAK, R., Dr. med., Joh.-Wolfgang-Goethe-Univ., Zentr. f. Chirurgie u. Anaesthesie, Frankfurt

ERDMANN, W., Priv.-Doz. Dr., Anaesthesie-Abt. d. DRK-Alice Krankenhaus Mainz

GLENNIE-SMITH, K., Dr., Esg., Dorset/England

GRIMM, H., Dr. med., Anaesthesie-Abt., Erlangen, Chir. Univ.-Klinik

GÖTZ, E., Dr., Inst. f. Anaesthesiologie d. Chir. Univ.-Klinik München

GUDE, D., Dr., Univ.-Klinik, Marburg

HARNICK, E., Dr., London/England

HARRFELDT, H.-P., Dr. med., Anaesthesie-Abt. d. Berufsgenossenschaftl. Krankenanstalten „Bergmannsheil" Bochum

HEIDENREICH, J., Dr., Univ.-Frauenklinik, Düsseldorf

HEINZE, W., Dr., Anaesthesiol. Abt. St.-Franziskus-Hospital Bielefeld

HENNES, H. H., Dr. med., Anaesthesie-Abt. Kreiskrankenhaus Hanau/Main

HULLMANN, R., Dipl.-Psych., Bayer AG, Abt. Klinische Forschung Wuppertal-Elberfeld

KAMMLER, E., Dr. med., Silikose-Forschungsinst. d. Bergbau-Berufsgen. Bochum

KIRSCHBAUM, M., Dr., Anaesthesieabt. d. Berufsgen. Krankenanstalten „Bergmannsheil" Bochum

KLUGE, J., Dr., Anaesthesie-Abt. Zentralkrankenhaus Bremen-Nord Bremen-Vegesack

KNOGGE-RUHE, B., Dr., Anaesthesie-Abt. Zentralkrankenhaus Bremen-Nord Bremen-Vegesack

KREUZER, H., Prof. Dr. med., Inst. f. Cardiologie d. Univ.-Klinik, Düsseldorf

KRÜGER, H. W., Dr. med., Anaesthesie-Abt. d. Univ.-Frauenklinik, Köln

KÜPPER, P., Dr., Anaesthesie-Abt. d. Berufsgen. Krankenanstalten „Bergmannsheil", Bochum

KURZ, H., Prof. Dr. med., Inst. f. Pharmakologie u. Toxikologie d. Univ. München

LANGREHR, D., Dr., Anaesthesie-Abt. Zentralkrankenhaus Bremen-Nord Bremen-Vegesack

LENNARTZ, H., Dr., Anaesthesie-Abt. Univ. Düsseldorf

LINNEWEBER, G., Dr., Gynäkol. Abt., Kreis-Krankenhaus, Pinneberg

LORENZ, W., Prof. Dr., Inst. f. experimentelle Chir. d. Univ., Marburg

MARTIN, K., Dr. med., Univ.-Frauenklinik, Mainz

MAUS, H., Dr. med., Univ.-Frauenklinik, Heidelberg

MERTENS, H.-M., Dr., Universität Düsseldorf

MORLOK, H., Dr., Inst. f. Anaesthesiol. d. Univ., Tübingen

MEYER, E., Dr., Anaesthesie-Abt. d. Univ., Göttingen

MEYER-BURGDORFF, CH., Dr., Anaesthesie-Abt. d. Univ., Göttingen

MÜHLENEGGER, F., Dr. med., Anaesthesie-Abt. d. Krankenhauses Bad Cannstatt Chir. Klinik, Stuttgart-Bad Cannstatt

NEUHAUS, R., Anaesthesie-Abt. Zentralkrankenhaus Bremen-Nord, Bremen-Vegesack

OEHMIG, H., Prof. Dr., Inst. f. Anaesthesiol. Universität Marburg

PICINELLI, G., Prof., Dr., Scuola di Ostetrica e Maternià Istituti Ospedalieri „C. Poma", Mantova/Italien

PODLESCH, I., Prof. Dr. med., Anaesthesiol.-Abt. d. Univ.-Klinik Düsseldorf

PÜTTER, J., Prof. Dr., Bayer AG, Klinische Forschung, Wuppertal-Elberfeld

RAFF, K. W., Dr., Physiol. Inst. d. Univ. Düsseldorf

RASCHE, B., Dr., Silikose-Forschungsinst. d. Bergbau-Berufsgen. Bochum

ROLLASON, W. N., Dr., Clinical Senior Lecturer Anaesthetics University Medicinal Buildings Foresterhill, Aberdeen, England

ROSENKRANZ, K. A., Priv.-Doz. Dr., Berufsgen. Krankenanstalten „Bergmannsheil", Bochum

ROTHBAUER, G., Dr., Krankenhaus d. Stadt Wien/Lainz, Wien

RUSHMAN, G. B., Dr., Dept. of Anaesthesia St. Bartholomew's Hospital London, England

SCHARA, J., Dr. med., Anaesthesie-Abt., Städt. Krankenhaus, Wuppertal-Barmen

SCHELLENBERGER, A., Dr. med., Anaesthesie-Abt. d. Städt. Krankenh., Rosenheim

SCHORER, R., Prof. Dr. med., Inst. f. Anaesthesiol. d. Univ., Tübingen

SEIDEL, G., Dr. med., Abt. Biochem. Pharmakologie, Göttingen

SHÁBAN, J., Dr., Anaesthesie-Abt. d. Univ.-Frauenklinik Heidelberg

SMALHOUT, B., Prof. Dr., Den Dolder, Holland

SÖDER, G., Dr., Danderyd, Schweden

BEER-SOGA, D., Priv.-Doz., Dr. med., Inst. f. Anaesthesiol. d. Chir. Univ. München

SONNTAG, H., Dr., Anaesthesie-Abt. d. Univ. Göttingen

SPILLER, P., Dr., Universität Düsseldorf

STOCKHAUSEN, H., Dr., Rheinische Landesfrauenklinik, Wuppertal-Elberfeld

STOFFREGEN, J., Prof. Dr. med., Anaesthesie-Abt. d. Univ. Göttingen

UHLENBRUCH, K., Dr., Berufsgen. Krankenhaus „Bergmannsheil", Bochum

VAN DE WALLE, J., Prof. Dr., Akademisch Ziekenhuis St. Rafael, Leuven/Belgien

WERNER, M., Prof. Dr. med., Med. Abt. d. Kreiskrankenhauses, Pinneberg

WOLFF, E., Dr., Med. Abt. d. Kreiskrankenhauses, Pinneberg

YAMAMURA, H., Prof. Dr., Dept. of Anaesthesia Tokyo University Hospital Faculty of Medicine, Bunkyo-ku Tokyo/Japan

EXPERIMENTELLE UNTERSUCHUNGEN MIT PROPANIDID

TIERVERSUCHE

Neue pharmakokinetische Untersuchungsergebnisse über Propanidid

Von **J. Pütter** und **H. Stockhausen**

(Aus den medizinischen Forschungslaboratorien der Bayer AG und der Rheinischen Landesfrauenklinik Wuppertal-Elberfeld)

Ich möchte in diesem Vortrag einige spezielle Untersuchungen über das pharmakokinetische Verhalten des Propanidid (Epontol) berichten, da wir glauben, daß einige typische Eigenschaften dieses Kurznarkoticums speziell mit seiner Pharmakokinetik zusammenhängen. Um die Besonderheiten des Epontol herauszustellen, muß ich auf weiter zurückliegende Untersuchungen an anderen Kurznarkotica, speziell auf Barbiturate, zurückgreifen. Nach PRICE et al. [1] wird die Dauer der Kurznarkose mit Barbituraten nicht durch deren chemischen Abbau bedingt, sondern durch eine Ver-

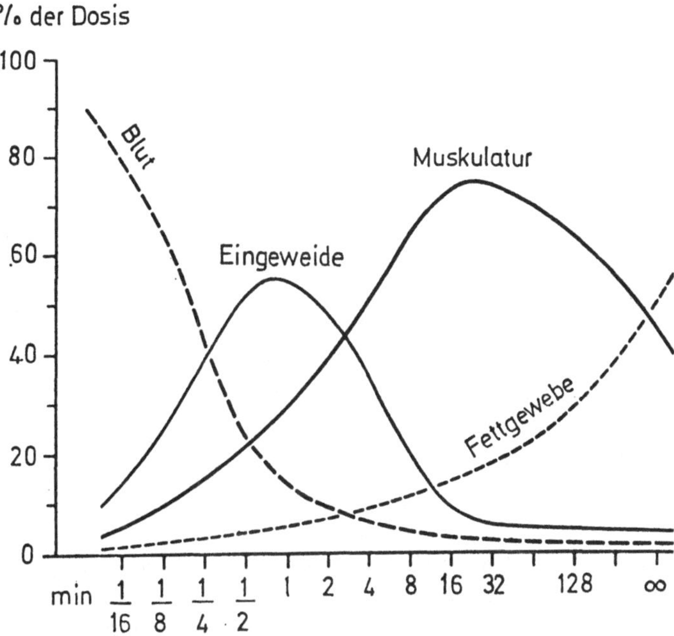

Abb. 1. Verteilung eines Thiobarbiturates in verschiedene Gewebe und Organe nach i.v. Injektion als Funktion der Zeit (1)

schiebung der Organverteilung des Narkoticums. Nach der Injektion gelangt das Barbiturat aus dem Blut zunächst ins Gehirn und in andere gut durchblutete Organe und verteilt sich dann nach und nach auch in andere Gewebe. Die erste Abbildung demonstriert den von Price vorgeschlagenen Mechanismus bei der intravenösen Kurznarkose mit einem Thiobarbiturat. Diese Substanz geht demnach aus dem Blut-„Pool" zunächst ins Hirn und einige gut durchblutete Eingeweide und wandert dann, etwa im Laufe der nächsten 15 min, in die Muskulatur und noch später in das Fettgewebe ab. Die Ursache für die Kürze der Narkose ist also eine allmähliche Einstellung des Verteilungsgleichgewichtes. Beim Ende der Narkose ist der überwiegende Anteil des Narkoticums weder ausgeschieden noch chemisch umgesetzt.

Schon die ersten pharmakologischen Untersuchungen bei Tieren (2) ließen vermuten, daß der Pricesche Verteilungsmechanismus nicht der ausschlaggebende Faktor ist, der die Dauer der Epontol-Narkose begrenzt. Wenn man z. B. mehrere Male hintereinander jeweils am Ende der Narkose die Initialdosis erneut injiziert, erhält man keine Vertiefung der Narkose. Wir haben daher – zunächst in vitro – festzustellen versucht, ob sich Anhaltspunkte finden ließen für einen enzymatischen Abbau des Epontol, der so schnell vor sich geht, daß er die Narkosedauer wesentlich beeinflußt. Ohne auf Einzelheiten dieser Versuche einzugehen, sei in dem folgenden Formelbild (Abb. 2) die Chemie des Abbaues im menschlichen und

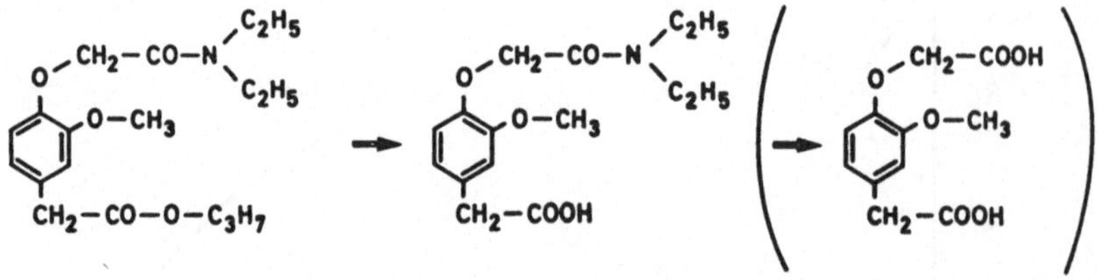

Abb. 2. Biologischer Abbau des Propanidid

tierischen Organismus wiedergegeben. Danach entsteht als Hauptabbauprodukt die 3-Methoxy-4-(N,N-diäthylcarbamoyl-methoxy)-phenylessigsäure [3], die wir im folgenden kurz MDP nennen wollen. Diese Säure wirkt nicht narkotisch und ist praktisch ungiftig. Sie ist das einzige beim Menschen gefundene Abbauprodukt. Bei der Ratte ist noch in minimalen Mengen die Dicarbonsäure, die durch Abspaltung der Diäthylamidogruppe entsteht, gefunden worden [4].

Die Bildung der Säure MDP ist ihrer chemischen Natur nach eine Esterspaltung. Sie wird im wesentlichen durch Esterasen im Blutplasma und in der Leber bewerkstelligt und verläuft bei verschiedenen Tierarten verschieden schnell [3]. Bei einigen Tieren, z. B. bei Hund und Katze, war eine Hydrolyse der Esterbindung durch Blutplasma überhaupt nicht zu messen. Am schnellsten verläuft der Abbau in der Ratte. Der Mensch nimmt hinsichtlich der Abbaugeschwindigkeit eine Zwischenstellung ein. Wir haben uns daher bei unseren weiteren Untersuchungen auf den Menschen beschränkt.

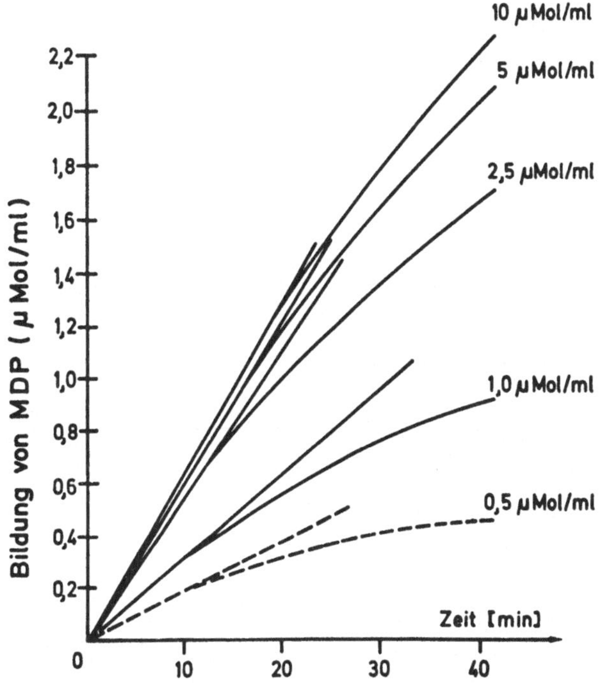

Abb. 3. Zeitlicher Verlauf der Bildung von MDP aus 3 ml unverdünnten menschlichen Blutplasmas bei verschiedenen Anfangskonzentrationen an Propanidid. Die 0-Punkt-Tangenten repräsentieren die Anfangsgeschwindigkeit

Die nächste Abbildung (Abb. 3) zeigt den zeitlichen Verlauf der MDP-Bildung im Blutplasma bei verschiedenen Einsätzen an Propanidid [3]. Bei genügend langer Versuchsdauer wird es schließlich vollständig zu MDP umgesetzt. Die Tangenten, die durch den 0-Punkt an die Kurven gelegt sind, geben die jeweilige Anfangsgeschwindigkeit wieder. Aus diesen Anfangsgeschwindigkeiten kann man nach der mathematischen Methode von LINEWEAVER und BURK [5] die Michaelis-Konstante[1] berechnen. Sie beträgt ungefähr $1{,}3 \cdot 10^{-3}$ m. Es läßt sich weiterhin berechnen, daß bei Gabe der

---

1 Die Michaelis-Konstante ist ein umgekehrtes Maß für die Affinität zwischen Enzym und Substrat; sie gibt an, bei welcher Konzentration das Enzym mit dem Substrat (Epontol) zur Hälfte gesättigt ist.

therapeutischen Dosis von 500 mg pro Person durch 3 l Blutplasma in
etwa 15 bis 20 min die Hälfte der Dosis abgebaut werden könnte. In vivo
dürfte diese Zeit noch größer sein, da sich nur ein Teil des Propanidid im
Blutplasma befindet. In Anbetracht einer mittleren Narkosedauer von 4 min
ist also der Abbau im Blutplasma allein nicht schnell genug, um die Narkosedauer entscheidend zu beeinflussen. Die beiden folgenden Kurven
(Abb. 4) zeigen an einem Beispiel den Propanidid-Abbau durch homo-
genisierte menschliche Leber in zwei verschiedenen Verdünnungen [3].

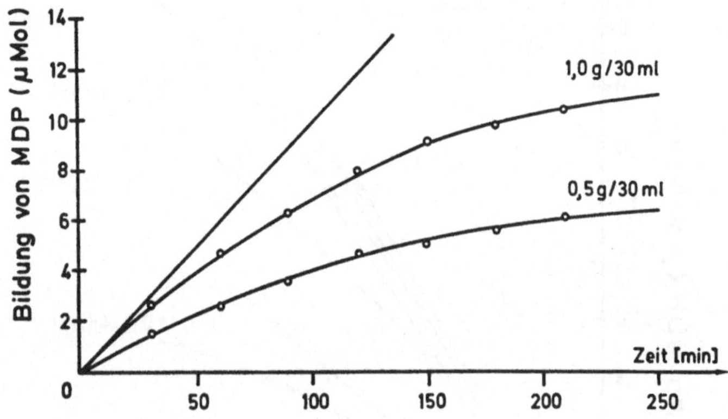

Abb. 4. Bildung von MDP durch 3,0 ml menschliches Leberhomogenat in 2 verschiedenen Verdünnungen aus 15 µMol Propanidid

Bei der Umrechnung auf unverdünnte Leber fanden wir, daß im Mittel
1 g Leber Propanidid etwa 10mal so schnell abbaut wie 1 ml Blutplasma.
Nimmt man ein Lebergewicht von 1,5 kg an, so ist der Anteil der Leber an
der enzymatischen Elimination des Propanidid etwa 8mal so groß wie der
des Blutes. Die Leber könnte demnach 500 mg in 2 min zur Hälfte abbauen.
Diese Schätzung läßt sich allerdings nicht direkt auf die Verhältnisse in
vivo übertragen, da nur die Substanzmenge, die sich jeweils in der Leber
befindet, abgebaut werden kann. Immerhin läßt sich sagen, daß bei einer
Leberdurchblutung von 1500 ml/min [6] die überwiegende Menge des
zirkulierenden Blutes im Verlaufe der vierminutigen Narkosedauer die
Leber passiert hat und somit dem Einfluß der Leberesterasen ausgesetzt
war.

Die Michaelis-Konstante für die Hydrolyse durch Leberesterasen beträgt $1,1 \times 10^{-3}$ m [7], d. h. etwa 400 µg/ml; sie liegt damit wesentlich
höher als die unter therapeutischen Bedingungen auftretenden Plasmakonzentrationen. Mit einer Sättigung des Enzyms und einem dadurch relativ
verlangsamten Abbau bei höheren Konzentrationen ist also nicht zu rechnen.

Die ungefähre Übereinstimmung der Michaelis-Konstante in Leber und Blutplasma ist rein zufällig. Es handelt sich trotzdem um verschiedene Enzyme. Das Propanidid-hydrolysierende Enzym des Plasmas ist aufgrund verschiedener Kriterien, z. B. Substratspezifität und Hemmbarkeit durch Prostigmin [8], als Pseudocholinesterase anzusprechen [9]. In der menschlichen Leber findet sich zwar auch Pseudocholinesterase, jedoch nicht in hinreichender Menge, um die hohe Propanidid-Hydrolyse zu erklären. Dies zeigt die folgende Tabelle (Tab. 1). Die Pseudocholinesterase des

Tabelle 1. Relative Hydrolysegeschwindigkeit von Acetylcholin und Propanidid in Leber und Plasma des Menschen; Hemmung beider Reaktionen durch 10^{-5} ml Prostigmin

Acetylcholin : Epontol		Leber	Plasma
		1,5:1	200:1
Hemmung durch Prostigmin	Ac.-Ch.	94 %	95 %
	Epontol	3 %	94 %

Humanplasmas hydrolysiert Acetylcholin etwa 200mal schneller als Propanidid. Im Gegensatz dazu wird durch Leber Acetylcholin nicht wesentlich schneller hydrolysiert. Dies deutet auf eine wesentliche Beteiligung anderer Esterasen hin. Ein weiterer Beweis hierfür ist die Hemmbarkeit durch Prostigmin. Im Plasma wird der Abbau von Acetylcholin und Propanidid praktisch völlig gehemmt; in der Leber wird dagegen nur der Acetylcholin-Abbau eindeutig, der Propanidid-Abbau fast nicht gehemmt. Das wirksamste Propanidid-abbauende Enzym der Leber ist vermutlich als Aliesterase anzusprechen. Daß Propanidid durch mindestens 2 verschiedene Enzyme abgebaut wird, halte ich für praktisch bedeutsam, da damit eine größere Sicherheit verbunden ist; z. B. ist bei Patienten mit Cholinesterase-Mangel immer noch der Abbau durch die Leber gewährleistet [10].

Der Abbau des Propanidid im Menschen ist nahezu vollständig, wie quantitative chromatografische Untersuchungen im Urin ergaben [10, 11]. Das nächste Bild (Abb. 5) zeigt, daß 93 % der applizierten Dosis als MDP wiedergefunden wurden. Andere Abbauprodukte oder unverändertes Propanidid konnten im Urin nicht nachgewiesen werden. Extrakte aus Menschenurin waren narkotisch unwirksam. – Aus der Abbildung ist zu ersehen, daß bereits nach 1 h die überwiegende Menge im Blasenurin erschienen ist. Würde man statt dessen MDP im Nierenurin bestimmen, so wären die entsprechenden Zeiten zweifellos noch kürzer.

Im Einklang mit der schnellen Ausscheidung des Propanidid, die ihrerseits eine Folge des schnellen enzymatischen Abbaues ist, stehen klinisch-pharmakologische Ergebnisse von CLARKE und DUNDEE [12]. Danach zeigte Propanidid nur eine minimale Kumulation (Abb. 6). Das geht daraus hervor, daß relativ große Mengen nachinjiziert werden mußten, um eine

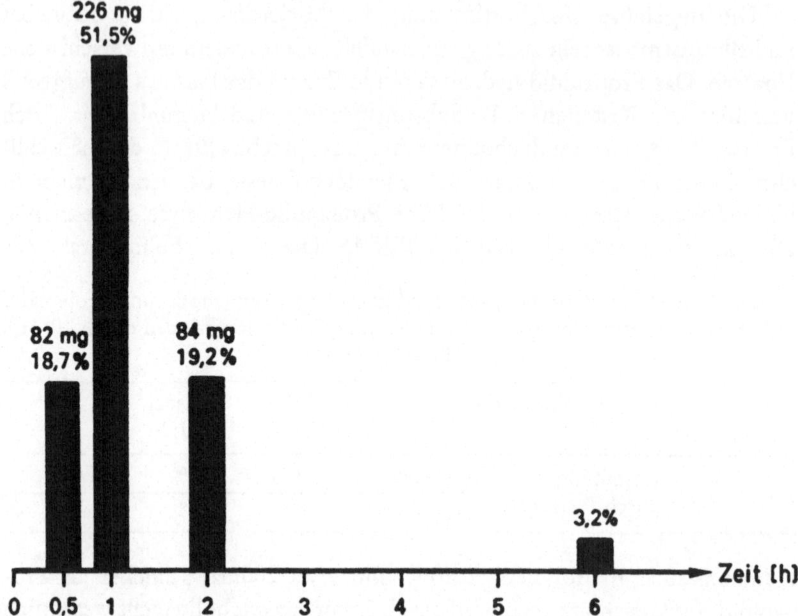

Abb. 5. Ausscheidung von MDP im Urin (in mg sowie in % der applizierten Dosis) nach der i.v. Injektion von 500 mg; Mittelwerte von 5 Patienten

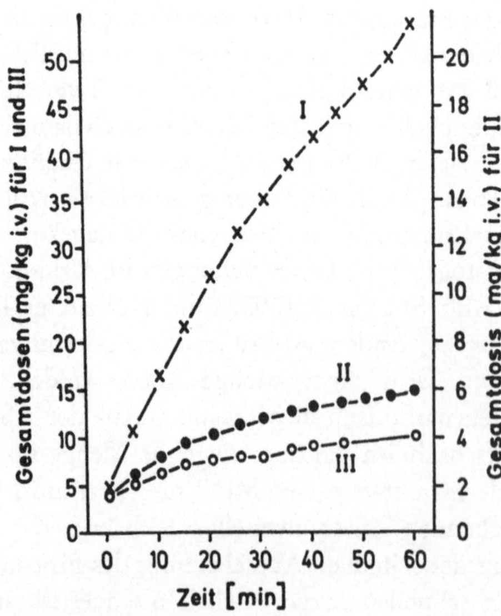

Abb. 6. Kumulativer Effekt von Propanidid (I), einem Barbiturat (II) und einem Thiobarbiturat (III): Angabe der im Verlauf von 60 min insgesamt injizierten Dosen bei konstanter Narkosetiefe; nach Clarke u. Dundee (12)

bestimmte Narkosetiefe aufrechtzuerhalten. Bei einem Barbiturat und einem Thiobarbiturat betrugen dagegen die nachzuinjizierenden Dosen nur einen kleinen Bruchteil der primären Dosis. – Die schnelle Elimination kommt auch in der Kürze der postnarkotischen Phase zum Ausdruck. Nach Untersuchungen von HOFFMEISTER [13] unterscheidet sich Propanidid von den Barbituraten außerdem zu einem Zeitpunkt, bei dem das äußerliche Verhalten bereits normalisiert ist, durch das EEG. Die sog. „evoked potentials", die man durch relativ starke zeitlich definierte Reize von außen induziert, bleiben bei Barbituraten nach Renormalisierung des Verhaltens noch längere Zeit verändert; beim Propanidid normalisieren sich dagegen die „evoked potentials" etwa gleichzeitig mit dem Verhalten des Tieres.

Für die Bestimmung des Propanidid im Blutplasma haben wir eine weitgehend spezifische enzymatische Methode ausgearbeitet [9], die hier im einzelnen nicht besprochen werden soll. Zusammen mit Dr. STOCKHAUSEN (Landesfrauenklinik Wuppertal) haben wir mit dieser Methode untersucht, wie sich die Propanidid-Konzentrationen im mütterlichen Blut und im Nabelschnurblut unter der Geburt verhalten [14]. In der ersten Versuchsreihe erhielten die Gebärenden kurz vor der Geburt eine Einzeldosis von 500 mg. Zu verschiedenen Zeiten nach der Injektion wurde der Mutter eine Blutprobe entnommen, und Blut aus der Nabelschnur wurde kurz nach der Geburt, unmittelbar nach der Abnabelung, gewonnen (Abb. 7).

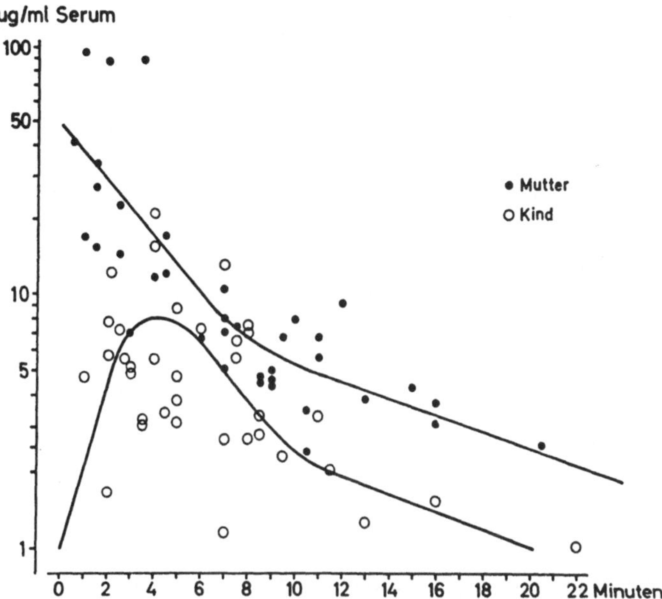

Abb. 7. Konzentrationen von Propanidid (µg/ml) im Blutplasma der Mutter und in dem der Nabelschnur zu verschiedenen Zeiten nach der i.v. Injektion von 500 mg vor der Geburt

Diese Untersuchungen dienten einem doppelten Zweck: sie sollten einerseits einen allgemeinen Aufschluß über den Blutspiegelverlauf bei Erwachsenen allgemein und außerdem beim Kind unter der Geburt geben. Betrachten wir zunächst nur die mütterlichen Blutspiegel, die durch die schwarzen Punkte und durch die obere Kurve dargestellt werden. In den ersten beiden Minuten liegen die Werte recht hoch und streuen relativ stark. Die Plasmakonzentrationen fallen dann schnell auf niedrigere Werte ab und weisen zu späteren Zeiten, etwa ab 6 min, auch eine geringere Streuung auf. Die Kinetik der Abnahme der Blutkonzentration könnte man bei grober Kalkulation in 2 Phasen aufteilen: Die erste, schnelle Phase hätte nach der Abbildung eine Halbwertszeit von etwa 3 min, und die zweite, langsame Phase hätte eine Halbwertszeit von 10 min. Während der anfänglichen, schnellen Phase laufen wahrscheinlich zwei Vorgänge gleichzeitig ab, nämlich der enzymatische Abbau und die Abdiffusion aus dem Blut in die Gewebe, vor allem in die Muskulatur. Bei der späteren, langsamen Phase spielt wahrscheinlich der enzymatische Abbau, also die echte Elimination, die Hauptrolle.

Bei der Betrachtung der Konzentrationen im Nabelschnurplasma, die durch die Kreise und die untere Kurve repräsentiert werden, ist zu erkennen, daß hier die Werte durchweg tiefer liegen als im mütterlichen Blut [14]. Wir finden anfangs einen schnellen Anstieg bis zu einem Maximum, das etwa bei 5 min liegt, und dann einen Abfall, der etwa parallel zu dem im mütterlichen Blut erfolgt. Die Punkte von Mutter und Kind können leider einander nicht paarweise zugeordnet werden, da aus technischen Gründen die Blutentnahmen von Mutter und zugehörigem Kind nicht gleichzeitig durchgeführt wurden. Wir haben eine vergleichende Auswertung so durchgeführt, daß wir die zu verschiedenen Zeiten gefundenen Werte in 3 Gruppen einteilten, entsprechend der folgenden Tabelle (Tab. 2). Die erste Gruppe

Tabelle 2. Quotient der Propanidid-Konzentrationen im Blutplasma von Mutter und Kind in 3 verschiedenen Zeiträumen

Zeit	Mutter : Kind
0 – 4 min	5,5
4 – 8 min	1,7
8 – 16 min	2,0

umfaßt die Werte zwischen 0 und 4 min, die zweite Gruppe die zwischen 4 und 8 min und die dritte Gruppe die zwischen 8 und 10 min. In jeder Gruppe wurden die im mütterlichen und kindlichen Blut gefundenen Konzentrationen für sich geometrisch gemittelt. Dann wurde der Quotient aus dem mütterlichen und kindlichen Mittel für jede Gruppe bestimmt. Er lag in Gruppe 1 bei 5,5, in Gruppe 2 bei 1,7 und in Gruppe 3 bei 2,0. Die Konzentrationen im kindlichen Plasma lagen also in jeder Gruppe erheblich niedriger als im mütterlichen. Qualitativ gleichartige Ergebnisse sind von DÖNICKE u. Mitarb. [15] unter Benutzung einer etwas anderen Anordnung gefunden worden. Die Tatsache, daß beim Kind die Blutspiegel ebenso schnell wie bei der Mutter, vielleicht sogar noch schneller, abfallen, läßt darauf schließen, daß auch im Kind Propanidid abgebaut werden kann. Wir haben in vitro gefunden [10], daß Nabelschnurplasma Propanidid mit einer Geschwindigkeit abbaut, die der von Erwachsenen durchaus vergleichbar ist. Dasselbe finden wir bei Lebern von verstorbenen Neugeborenen, sofern die Leber selbst nicht geschädigt war.

Einen direkten Anhalt dafür, wie schnell Propanidid aus dem Organismus eliminiert wird, konnten wir durch Dauerinfusion gewinnen [10]. Bei 10 Frauen mit einem mittleren Gewicht von 70 kg wurde unter der Geburt Propanidid infundiert; dabei wurde zunächst eine Anfangsdosis von einmal 500 mg gegeben, und dann wurde mit einer Geschwindigkeit von 50 bzw. 100 mg Propanidid pro min weiterinjiziert. In der folgenden Abbildung (Abb. 8) sind 2 typische Beispiele wiedergegeben, und zwar für 50 mg/min und für 100 mg/min. In beiden Fällen stellt sich eine relativ konstante Konzentration ein. Das Fehlen einer Blutspiegel-Kumulation läßt darauf schließen, daß der Organismus effektiv in der Lage ist, 50 bzw. 100 mg pro min zu eliminieren. – Der Zeitpunkt der Abnabelung ist durch einen

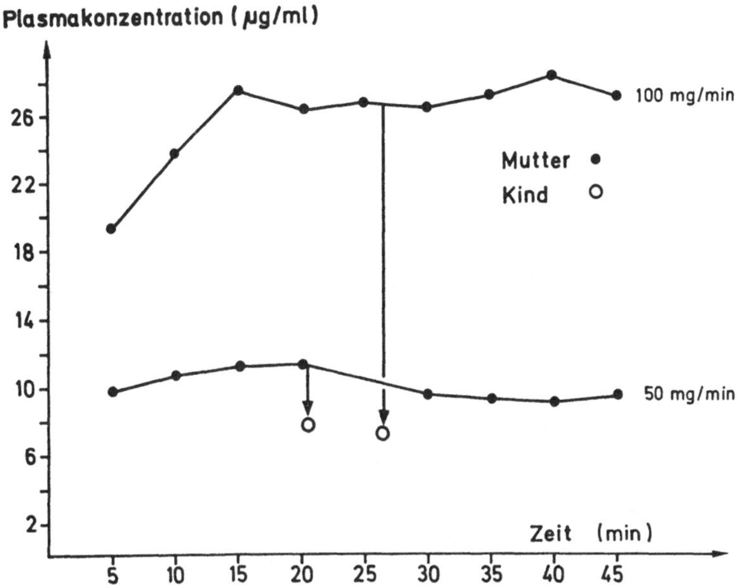

Abb. 8. Infusionen von Propanidid unter der Geburt; Anfangsdosis 500 mg; Infusionsgeschwindigkeit 50 bzw. 100 mg/min; ↓ Abnabelung

Pfeil und der gleichzeitig bestimmte kindliche Blutspiegel durch einen Kreis dargestellt. Charakteristisch ist, daß die Blutspiegel der Neugeborenen eindeutig unter dem Plateau der Mutter lagen. Dasselbe gilt auch für alle anderen untersuchten Fälle. Das nächste Bild (Tab. 3) gibt die Plateauhöhe

Tabelle 3. Plateau-Höhe des mütterlichen Blutspiegels bei Dauerinfusion während der Geburt und Höhe des kindlichen Blutspiegels bei der Abnabelung

| 50 mg/kg | | 100 mg/kg | |
Mutter	Kind	Mutter	Kind
13,1	6,3	26,1	7,1
14,1	6,4	28,0	4,3
10,2	7,3	20,0	8,0
19,4	13,1		
13,7	∅		
13,1	∅		

der im einzelnen gefundenen mütterlichen Blutspiegel und die Höhe der unmittelbar nach der Geburt gefundenen kindlichen Blutspiegel an. In jedem Falle liegt der kindliche Blutspiegel weit unter dem der Mutter; eine ungefähr konstante Relation ist allerdings nicht festzustellen. Dies beruht vermutlich darauf, daß die Durchlässigkeit verschiedener Placenten für Propanidid unterschiedlich ist; jedenfalls war sie in keinem Falle genügend groß, um die Einstellung eines echten Gleichgewichtes zwischen Mutter und Kind zu ermöglichen.

Tabelle 4. Abfall der Blutspiegel nach Dauerinfusion unter der Geburt

| Mutter | | | Neugeborenes | | |
| Plasmakonz. (μg/ml) | | $t_{1/2}$ (min) | Plasmakonz. (μg/ml) | | $t_{1/2}$ (min) |
Ende	10 min		Geburt	10 min	
11,4	6,7	13,0	4,9	1,5	5,9
20,0	11,1	11,7	9,7	3,1	6,1
19,4	9,2	9,3	8,0	2,4	5,8

Die nächste Tabelle (Tab. 4) demonstriert, wie schnell Propanidid in dem Organismus der Mutter nach Absetzen der Infusion und in dem des Kindes nach der Geburt eliminiert werden kann. In der Tabelle sind die Plasmakonzentrationen für die Mutter bei Ende der Infusion (kurz nach der Geburt) bzw. für das Kind bei der Abnabelung sowie jeweils 10 min später angegeben. Da bei der Dauerinfusion das Verteilungsgleichgewicht bereits erreicht ist, kann man nun den Blutspiegelabfall als echte Elimination, die nicht durch Verteilungsvorgänge überlagert ist, betrachten. Dasselbe gilt für das Kind, da man den diaplacentaren Übergang bei konstantem mütterlichem Blutspiegel mit einer Dauerinfusion vergleichen kann. Bei der Mutter beträgt demnach die errechnete mittlere Halbwertszeit des Propanidid-Abbaues etwa 10 min. Das Neugeborene scheint Epontol noch schneller abzubauen als die Mutter. Allerdings ist dies nur ein vorläufiges Ergebnis, das wir noch durch weitere Bestimmungen erhärten müssen. – Es sei noch darauf hingewiesen, daß die am Ende einer Dauerinfusion gefundene Halbwertszeit des enzymatischen Abbaues nicht identisch ist mit der Halbwertszeit des Abbaues nach einmaliger Injektion; denn die letztere muß kürzer sein, da nach einmaliger Injektion infolge unvollständiger Verteilung sich ein relativ größerer Anteil des Injizierten in den abbauenden Organen, Leber und Blut, befindet.

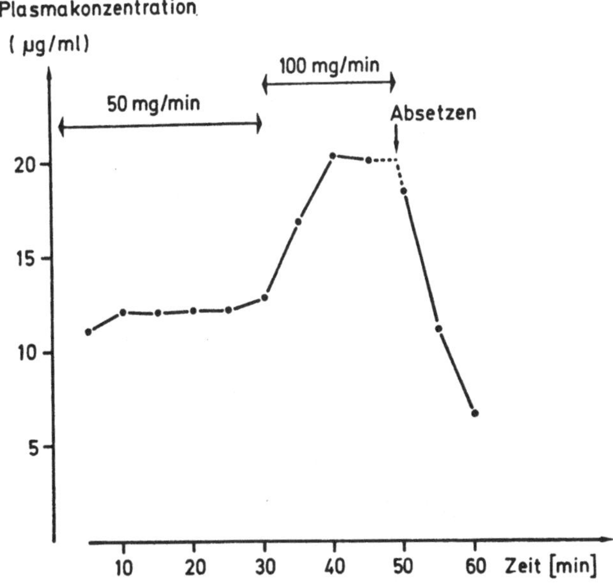

Abb. 9. Infusion von Propanidid; Initialdosis 500 mg; Infusionsgeschwindigkeit:
a) 50 mg/min; b) 100 mg/min

Als letztes sei an einem Beispiel die Steuerbarkeit der Propanidid-Narkose demonstriert. Während der Narkose wurde, da die Patientin noch unruhig war, die Infusionsgeschwindigkeit von 50 auf 100 mg/min erhöht. Es ist zu erkennen, daß sich der erhöhte Blutspiegel schnell einstellt und dann wieder konstant bleibt.

Zusammenfassung

Epontol (Propanidid) wird durch Esterasen des Blutplasmas und der Leber des Menschen zu der narkotisch unwirksamen Säure 3-Methoxy-4-(N,N-diäthylcarbamoyl-methoxy)-phenylessigsäure (MDP) abgebaut. Der Abbau des Propanidid in der Leber erfolgt schneller als im Blutplasma.

MDP ist die einzig nachweisbare Ausscheidungsform im menschlichen Urin. Die Ausscheidung erfolgt relativ schnell. Auch die pharmakologischen Ergebnisse deuten auf eine schnelle Elimination hin. Bestimmung von Propanidid im Blut von Frauen unter der Geburt ergab bei einmaliger Injektion eine rasche Abnahme der Epontol-Konzentration. Bei den Neugeborenen lagen die Konzentrationen im Blut niedriger. Sie fielen ebenfalls schnell ab. Bei Dauerinfusionen stellte sich schnell ein konstanter Blutspiegel ein. Zeichen für eine Kumulation waren nicht feststellbar. Die Blutspiegel der Kinder lagen auch dabei stets unter denen der Mütter. Die Ausscheidung erfolgt nach Absetzen der Dauerinfusion bzw. nach der Abnabelung bei Mutter und Kind schnell.

Die Versuche werden so gedeutet, daß im Gegensatz zu einigen anderen Kurznakotica der enzymatische Abbau des Propanidids eine wesentliche Rolle bei der Verkürzung der Narkosedauer spielt. Dadurch wird bei einmaliger Gabe eine kurze postnarkotische Phase und bei Infusionen eine gute Steuerbarkeit erreicht.

Summary

Results of new pharmacokinetic studies on propanidid.

Epontol (propanidid) is degraded in men by esterases of the blood-plasma and the liver to the anaesthetically inactive acid MDP (3-methoxy-4-[N, N-diethylcarbamoyl-methoxy]-phenylacetic acid) [3]. Propanidid is more rapidly broken down in the liver than in the blood plasma.

MDP is the only form excreted in human urine. It is relatively rapidly excreted. Pharmacological findings also indicate a rapid elimination. Assays of propanidid in the blood of parturient women showed a rapid decrease of the concentration after one injection. The blood concentrations in the newborn were lower and also declined quickly. Continuous infusion soon established a constant blood level. No signs of cumulation were found. Again, the blood levels were always lower in the children than in the mothers. Excretion proceeded quickly from mother and child when the infusion had been terminated or the cord had been cut.

The findings are so interpreted that, in contrast to some other short-acting anaesthetics, the enzymatic breakdown of propanidid plays a major role in the shortening of the narcosis. It ensures a brief post-anaesthetic phase after a single dose and good controllability of infusions.

Literatur

1. PRICE, H. L., KOVNAT, P. J., SAFER, J. N., CONNER, E. H., PRICE, M. L.: Clin. Pharmacol. Ther. 1, 16 (1960).
2. WIRTH, W., HOFFMEISTER, F.: Anaesthesiologie und Wiederbelebung 4, 17 (1965).
3. PÜTTER, J.: Anaesthesiologie und Wiederbelebung 4, 61 (1965).
4. DUHM, B., MAUL, W., MEDENWALD, H., PATZSCHKE, K., WEGNER, L. A.: Anaesthesiologie und Wiederbelebung 4, 78 (1965).
5. LINEWEAVER, H., BURK, D.: J. Amer. chem. Soc. 56, 658 (1934).
6. STARY, Z.: In: FLASCHENTRÄGER, B., LEHNARTZ (Hrsg.): Physiologische Chemie, S. 8. u. 14. Berlin–Göttingen–Heidelberg: Springer 1956.
7. PÜTTER, J.: Unveröffentlichte Versuche.
8. AUGUSTINSSON, K.-B.: Ann. N. Y. Acad. Sci. 94, 844 (1961).
9. PÜTTER, J.: Z. analyt. Chem. 243, 249 (1968).
10. — Symposium: Place de l'Epontol en Anesthésiologie. Paris, April 1970.
11. VOLKMANN, D., PÜTTER, J.: Unveröffentlichte Versuche.
12. CLARKE, S. R. J., DUNDEE, J. W.: Brit. J. Anaesth. 38, 401 (1966).
13. HOFFMEISTER, F.: Anaesthesiologie und Wiederbelebung 4, 47 (1965).
14. STOCKHAUSEN, H., PÜTTER, J.: II. Deutscher Kongreß für perinatale Medizin. Berlin, Juni 1969.
15. DÖNICKE, A., KRUMEY, I., KUGLER, J., KLEMPA, J.: Brit. J. Anaesth. 40, 415 (1968).

Eiweißbindung von intravenösen Narkosemitteln

Von **H. Kurz**

1. Wesen der Proteinbindung

Arzneimittel können im Organismus an verschiedene Proteine gebunden werden. Man spricht von einer spezifischen Bindung bei der Enzym-Substrat-Reaktion oder der Reaktion eines Pharmakons mit seinem Receptor. In beiden Fällen hat diese Bindung eine Reaktion zur Folge. Daneben gibt es die unspezifische Bindung an Plasma- oder an Gewebeproteine. Diese wird im eigentlichen Sinne als Proteinbindung bezeichnet. Sie führt im allgemeinen nicht zu einer Reaktion. Ihre Bedeutung liegt vielmehr darin, daß der gebundene Anteil keine pharmakologische Wirkung mehr besitzt.

Der Grund dafür ist leicht zu verstehen. Der Wirkungsort der Arzneimittel im Organismus befindet sich fast immer in den Zellen der Gewebe und nur selten im Blut selbst. Damit eine pharmakologische Wirkung zustande kommt, müssen daher die Arzneimittelmoleküle die Blutbahn verlassen und durch die Membranen in der Wand der Blutgefäße und der Zellen ins Zellinnere gelangen. Dies geschieht vor allem durch Diffusion in der Lipoidschicht und Filtration bzw. Diffusion durch die „Poren" der Membranen. Voraussetzung für das Zustandekommen dieser Vorgänge ist aber, daß das Arzneimittelmolekül nicht zu groß ist, um die Poren passieren zu können, und daß es für die Diffusion in der Lipoidschicht ein gewisses Maß an Lipoidlöslichkeit besitzt (KURZ 1970). Beide Voraussetzungen gehen aber verloren, wenn das Arzneimittel an die Makromoleküle der Plasmaproteine gebunden wird. Der entstehende Komplex ist zu groß, um die „Poren" passieren zu können, und seine Lipoidlöslichkeit sinkt durch das polare Proteinmolekül auf ein Minimum ab. Die Folge davon ist, daß der an Plasmaproteine gebundene Anteil des Arzneimittels die Blutbahn nicht verlassen kann und damit im allgemeinen keine pharmakologische Wirkung besitzt. Das macht gleichzeitig deutlich, daß es für die Beurteilung der Wirkungsstärke eines Arzneimittels nach seiner Konzentration im Blut nicht auf seine absolute Konzentration, sondern auf die Konzentration seines freien, nicht gebundenen Anteils ankommt.

Die Proteinbindung ist außerdem ein reversibler Vorgang. Freier und gebundener Anteil stehen miteinander in einem Gleichgewicht. Der gebundene Anteil kann wieder abdissoziieren, wenn sich der freie Anteil vermindert. Er kann dadurch wieder pharmakologisch wirksam werden.

2. Auswirkungen der Proteinbindung

Normalerweise wird der Einfluß der Proteinbindung bei der Anwendung der Pharmaka nicht sichtbar, denn in unseren Gebrauchsdosen ist die Bindung bereits empirisch mit einbezogen. So ist bei einem stark gebundenen Pharmakon von vornherein die Gebrauchsdosis entsprechend höher als bei einem weniger stark gebundenen Pharmakon.

Abweichungen von der erwarteten Wirkung müssen sich dagegen ergeben, wenn die Bindung von der Norm wesentlich abweicht. Solche Fälle verdienen daher unser besonderes Interesse. Die folgenden Beispiele sollen dies zeigen.

3. Abhängigkeit der Proteinbindung vom Alter

Das erste Beispiel betrifft den Einfluß des Lebensalters auf die Proteinbindung. Vergleicht man in Tabelle 1 die Bindung beim Neugeborenen mit der Bindung beim Erwachsenen, so findet man, daß sie beim Erwachsenen fast durchweg höher ist als beim Neugeborenen. Der wirksame Anteil ist damit beim Neugeborenen größer, und damit muß auch die Toxizität dieser

Tabelle 1. Freier Anteil verschiedener Arzneimittel im Plasma von Erwachsenen und Neugeborenen in %. Die letzte Spalte gibt das Verhältnis der freien Anteile Neugeborene/Erwachsene wieder. (GANSHORN u. KURZ 1968)

Substanz	Erwachsenenplasma		Neugeborenenplasma		Q N/E
Atropin	61,3	$\pm$1,1	78,9	$\pm$0,35	1,3
Morphin	57,9	$\pm$1,0	68,9	$\pm$1,0	1,2
Phenacetin	47,3	$\pm$0,08	60,9	$\pm$0,9	1,3
N-Acetyl-p-Aminophenol	52,5	$\pm$0,61	63,2	$\pm$0,25	1,2
Isoniazid	100,0	$\pm$0,2	100,0	$\pm$0,2	1,0
p-Aminosalicylsäure	32,6	$\pm$0,17	49,1	$\pm$0,58	1,5
Phenobarbital	49,3	$\pm$1,3	67,6	$\pm$0,55	1,4
Thiopental	7,2	$\pm$0,2	13,0	$\pm$0,4	1,8
Chloramphenicol	34,0	$\pm$0,9	54,1	$\pm$1,4	1,6
Sulfamethoxidiazin	9,9	$\pm$0,3	19,7	$\pm$0,6	2,0
Sulfadimethoxin	2,5	$\pm$0,2	4,3	$\pm$0,3	1,8
Salicylsäure	3,6	$\pm$0,17	8,6	$\pm$0,58	2,4
Oxyphenylbutazon	7,3	$\pm$0,3	10,4	$\pm$0,3	1,4
Nitrofurantoin	25,8	$\pm$0,81	38,1	$\pm$0,62	1,5
Meticillin	25,8	$\pm$0,73	35,2	$\pm$0,93	1,4
Diphenylhydantoin	14,2	$\pm$1,0	25,7	$\pm$1,0	1,8
Promethazin	17,3	$\pm$0,2	30,2	$\pm$0,2	1,8

Arzneimittel beim Neugeborenen größer sein als beim Erwachsenen. Unter den Barbituraten ist z. B. die wirksame Konzentration des Phenobarbitals beim Neugeborenen 1,4mal und des Thiopentals 1,8mal größer als beim Erwachsenen.

4. Abhängigkeit der Proteinbindung von der H^+-Konzentration

Die Proteinbindung hängt außerdem von der H^+-Konzentration ab. Selbst die relativ kleinen Änderungen, welche bei Acidose und Alkalose auftreten, können den freien Anteil wesentlich beeinflussen.

Tabelle 2. Verhältnis der freien Anteile im Plasma bei pH 6,8 und pH 8,0. Freier Anteil bei pH 7,4 = 1,0 (Kurz u. Mohr 1968).

	Acidose ←——→ Alkalose		
Thiopental	1,27	1	0,61
Hexobarbital	1,27	1	0,76
Methohexital	1,25	1	0,65
Pentobarbital	1,17	1	0,55
Nitrofurantoin	1,12	1	0,91
Chinin	1,05	1	0,87
Chlorpromazin	1,26	1	0,39

In Tabelle 2 ist der freie Anteil verschiedener Arzneimittel gleich 1 gesetzt und das Vielfache dieses Anteils bei extremer Acidose und Alkalose angegeben. Vor allem bei den Barbituraten und auch beim Chlorpromazin nimmt die wirksame Konzentration in der Acidose zu und in der Alkalose ab. Von der bei Barbituratvergiftungen auftretenden Acidose ist demnach neben den anderen negativen Auswirkungen auch noch eine Verstärkung der Barbituratwirkung zu erwarten.

5. Verdrängung

Eine Vergrößerung des freien Anteils eines Arzneimittels kann auch dadurch zustande kommen, daß es durch ein zweites Arzneimittel aus seiner Bindung an die Plasmaproteine verdrängt wird. Obwohl sich bei diesem Vorgang die absolute Konzentration des ersten Arzneimittels nicht ändert, nimmt seine wirksame Konzentration zu.

Es gibt bereits viele Arzneimittel, für die eine Verdrängung nachgewiesen wurde. Ein bekannter Vorgang ist z. B. die Verstärkung der Wirkung von Antikoagulantien durch gleichzeitige Anwendung von Phenylbutazon. Die folgende Darstellung soll zeigen, wie Phenylbutazon durch Verdrängung die Wirkung von Thiopental steigern kann (Kurz und Baur 1967).

Fügt man in vitro menschlichem Plasma Thiopental (10^{-4} m) zu, so beträgt der freie, d.h. wirksame Anteil 13,6 %. Ist gleichzeitig Phenylbutazon (10^{-3} m) anwesend, so steigt der freie Anteil des Thiopentals auf 16,9 % an. Das bedeutet eine Zunahme des wirksamen Anteils um 24 %. Die Stärke der narkotischen Wirkung muß also zunehmen, obwohl sich die absolute Konzentration des Thiopentals gar nicht ändert.

Dies läßt sich im Tierversuch bestätigen. So betrug beim Kaninchen nach Injektion von 10 mg Thiopental/kg KG die mittlere Dauer der Narkose 5,7 min. Wurde diese Thiopentaldosis aber zusammen mit 50 mg Phenyl-butazon/kg KG[1] verabreicht, so verlängerte sich die mittlere Dauer der Narkose auf 10,2 min. Dieses Ergebnis ist zunächst überraschend, denn Phenylbutazon selbst hat keine narkotische Wirkung, sondern ist im Gegen-teil ein Krampfgift. Es wirkt damit antagonistisch zu Thiopental. Das heißt, seine Kombination mit Thiopental müßte von den pharmakologischen Eigenschaften her zu einer Verminderung der narkotischen Wirkung des Thiopentals führen. Der Tierversuch zeigt jedoch das Gegenteil und weist damit auf den Einfluß der Verdrängung hin.

6. Injektionsgeschwindigkeit und Proteinbindung

Die Höhe der Proteinbindung ist kein gleichbleibender Wert für eine Substanz, sondern ändert sich mit der absoluten Konzentration des Phar-makons. Abbildung 1 zeigt das am Beispiel des Thiopentals. Bei geringer

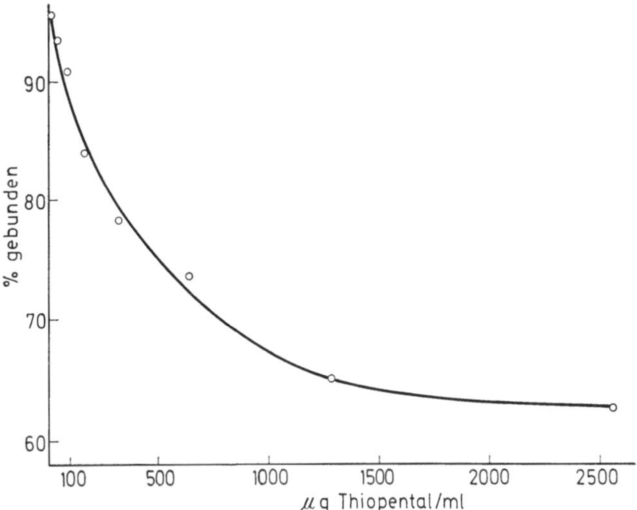

Abb. 1. Bindung von Thiopental an Plasmaproteine in Abhängigkeit von der absoluten Konzentration des Thiopentals

---

[1] Diese hohe Dosis wurde gewählt, um den Unterschied besonders deutlich zu demonstrieren.

Konzentration des Thiopentals im Plasma ist die Bindung an Plasmaproteine sehr hoch und nimmt mit steigender Konzentration ab. Umgekehrt verhält sich natürlich der freie Anteil.

Wird Thiopental schnell i.v. injiziert, so können vorübergehend hohe lokale Konzentrationen auftreten. Messungen beim Kaninchen (Kurz 1969) ergaben, daß die „Konzentrationswelle" in der Carotis etwa 3mal höher ist, wenn die gleiche Thiopentaldosis in 1 sec statt innerhalb eines Zeitraumes von 30 sec injiziert wird. Eine höhere Konzentration im Blut bedeutet aber (s. Abb. 1) eine relativ geringere Bindung an Plasmaproteine.

Nach schneller Injektion ist der freie Anteil also wesentlich größer als nach der langsamen Injektion. Da nur dieser freie Anteil für die Einstellung des Konzentrationsgleichgewichtes im ZNS in Frage kommt, sind trotz gleicher Dosis nach schneller Injektion im Gehirn höhere Konzentrationen von Thiopental zu erwarten.

Dies läßt sich im Tierexperiment bestätigen. Führt man den Versuch mit verschieden schneller Injektion der gleichen Thiopentaldosis beim Kaninchen durch, so erhält man folgendes Ergebnis (Kurz 1969): Bei Injektion von 5 mg Thiopental/kg KG innerhalb 1 sec beträgt die mittlere Narkosedauer 180 sec. Wird die gleiche Dosis im Laufe von 30, 60 oder 90 sec verabreicht, so beträgt die mittlere Dauer der Narkose 90, 71 bzw. 60 sec. Die Dauer der Narkose ist demnach am größten bei der schnellen Injektion und nimmt ab, je langsamer das Thiopental injiziert wird. Versuche an einem Durchströmungsmodell, das einmal mit Plasma und einmal mit einer proteinfreien Lösung beschickt wurde, führten zu demselben Ergebnis (Kurz 1969).

7. Bindung an Hämoglobin

Die Angaben in der Literatur über Proteinbindung verschiedener Arzneimittel beziehen sich fast ausschließlich auf die Bindung an Plasmaproteine. Diese stellen jedoch nur den kleineren Teil der Blutproteine dar. Der wesentlich größere Anteil des Hämoglobins wird von den meisten Untersuchern ignoriert. Gibt es denn keine Bindung an das Hämoglobin? Wie die Werte in Tabelle 3 zeigen, werden die meisten Narkotica an Hämoglobin fast im gleichen Ausmaß gebunden, wie an die Plasmaproteine. Voraussetzung für eine Bindung im Blut ist natürlich, daß das Pharmakon in die Erythrocyten eindringen kann. Das trifft aber für die gut lipoidlöslichen i.v. angewandten Narkotica zu. Es ist sehr wahrscheinlich, daß auch die Bindung an Hämoglobin durch die H^+-Konzentration und durch Verdrängung beeinflußt wird. Dies bedarf noch genauerer Untersuchung.

8. Bindung an Muskelproteine

Pharmaka können auch an die Proteine des Muskelgewebes gebunden werden. Dies ist besonders für die Narkotica interessant. Denn einerseits

Tabelle 3. Bindung einiger Narkotica an Plasma, Hämoglobin und Muskelgewebe beim Menschen (KURZ et al., unveröffentlicht)

Gebundener Anteil:	Plasma	Hämoglobin	Muskel
Thiopental	91,7 %	78,2 %	95,1 %
Thiobutabarbital	77,5 %	72,3 %	87,9 %
Thiamylal	93,7 %	86,4 %	96,6 %
Methohexital	88,1 %	53,6 %	86,5 %
Hexobarbital	69,5 %	40,2 %	50,9 %
Pentobarbital	63,2 %	61,3 %	—
Phenobarbital	49,3 %	56,6 %	—
Propanidid	73,1 %		58,0 %

wird diese Bindung als wesentlicher Faktor für die schnelle Beendigung der Barbiturat-Narkose durch Rückverteilung angesehen (PRICE et al. 1960). Andererseits entsteht dadurch – neben der Speicherung im Fettgewebe – ein Depot, aus dem die für den „hang over" verantwortlichen Blutkonzentrationen aufrechterhalten werden.

In Tabelle 3 ist neben der Bindung an Hämoglobin auch die Bindung verschiedener Narkotica an Muskelgewebe wiedergegeben. Im Vergleich mit der Bindung an die Plasmaproteine erfolgt diese Bindung sogar noch in etwas stärkerem Ausmaß. Außer den Barbituraten wird auch Propanidid an das Muskelgewebe gebunden. Bei dem schnellen Abbau dieser Substanz ist das aber ohne Bedeutung für Nachschlafwirkungen.

Einige Untersuchungsergebnisse deuten bereits darauf hin, daß auch die Bindung an Muskelgewebe durch die H^+-Konzentration und durch Verdrängung beeinflußt wird (KURZ und FICHTL, unveröffentlicht).

9. Quantitative Aspekte der Proteinbindung

Über die quantitative Bedeutung der Proteinbindung herrschen sehr oft falsche Vorstellungen. Wenn bei einem Pharmakon der freie Anteil durch kompetitive Verdrängung an den Plasmaproteinen um 50% erhöht wird, so wird häufig angenommen, daß damit auch die wirksame Konzentration um 50% zunimmt. Das wäre der Fall, wenn die freigesetzte Menge im Plasmaraum bleiben würde. In der Regel wird sich aber die freigesetzte Menge mehr oder weniger gleichmäßig im gesamten Wasserraum des Organismus verteilen. Dieser Körperwasserraum ist aber mehr als 10mal größer als der Plasmaraum. Das heißt aber, die echte Zunahme der wirksamen Konzentration beträgt nicht 50%, sondern weniger als 4%. Eine Zunahme der Wirkung um wenige Prozent wird sich aber klinisch kaum feststellen lassen. Eine Änderung der Bindung an den Plasmaproteinen dürfte also eigentlich kaum eine Bedeutung für die pharmakologische Wirkung haben. Wir können aber Auswirkungen einer veränderten Proteinbindung beobachten. Wie ist das zu erklären?

Eine Erklärung läßt sich finden, wenn wir nicht nur von der Bindung an die Plasmaproteine ausgehen, sondern die übrigen Proteine mit einbeziehen. Das folgende Rechenbeispiel soll dies demonstrieren.

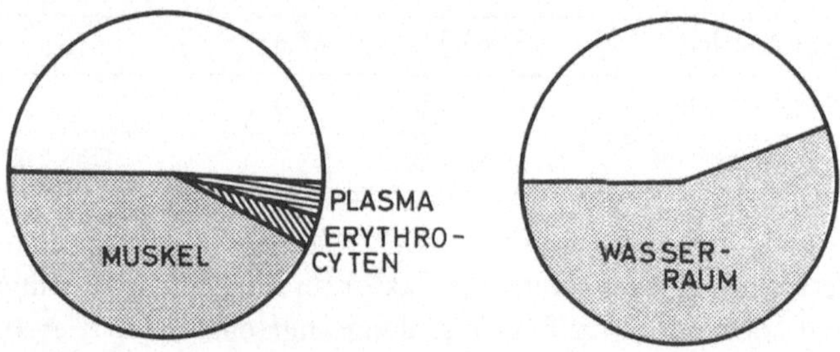

Abb. 2. Einfluß der Proteinbindung auf die wirksame Konzentration eines Pharmakons, dessen freier Anteil durchVerdrängung von 10 % auf 15 % erhöht wird.

Verdrängung an	Zunahme der Konzentration des freien Anteils	
	im Körperwasserraum	im Wasserraum von Gehirn, Herz, Lunge, Leber und Niere
Plasma	3,7 %	13,2 %
Plasma + Hämoglobin	7,2 %	25,7 %
Muskel	40,6 %	

In Abbildung 2 sind die Größenverhältnisse einiger Verteilungsräume im Organismus dargestellt, nämlich der relativ große Wasserraum, der Muskelraum und die wesentlich kleineren Räume von Plasma und Erythrocyten. Nimmt man ein zu 90% gebundenes Pharmakon an, dessen freier Anteil durch Verdrängung um 50% erhöht wird, dann beträgt die Zunahme der freien Konzentration im gesamten Wasserraum 3,7%, wenn die Verdrängung nur an den Plasmaproteinen erfolgt. Nimmt man das Hämoglobin hinzu, so beträgt die Zunahme immerhin 7%. Ein wesentlich größerer Zuwachs des freien Anteils dagegen ergibt sich, wenn man die Masse der Skelettmuskulatur hinzunimmt. Eine Verdrängung an den Muskelproteinen um 50% nämlich führt zu einer Zunahme der freien Konzentration von 40%. Das ist ein deutlicher Hinweis darauf, daß man der Bindung an Muskelgewebe mehr Beachtung schenken sollte.

Hier ist allerdings die Einschränkung zu machen, daß diese Verhältnisse vor allem für langsam ablaufende Verteilungsvorgänge von Bedeutung sind. Bei den schnell ablaufenden Verteilungsvorgängen während der Narkose ist nicht der gesamte Wasserraum, sondern vorzugsweise der Raum der gut durchbluteten Organe beteiligt. Führt man die obige Berechnung unter diesen Verhältnissen durch, dann hat – wie die Werte in der Tabelle 3 zeigen – bereits die Verdrängung an den Proteinen des Blutes (Plasma + Hämoglobin) eine wesentliche Steigerung der wirksamen Konzentration zur Folge. Wird, wie bisher üblich, nur die Bindung an Plasma berücksichtigt, so läßt sich nicht das wirkliche Ausmaß der Veränderung erkennen. Es wäre demnach für die quantitative Beurteilung schnell ablaufender Verteilungsvorgänge vorteilhafter, die Angabe der Bindung an Plasmaproteine durch eine Angabe der Bindung an Vollblut zu ergänzen.

Zusammenfassung

Arzneimittel werden im Organismus in verschiedener Weise an Protein gebunden:

1. Spezifisch an das Substrat bzw. an den Receptor
2. Unspezifisch an die Proteine des Plasmas und der Blut- und Gewebszellen.

An Plasmaproteine gebundene Arzneimittel können die Zellmembranen nicht passieren. Die Diffusion des nicht gebundenen Wirkstoffes ist von seiner Lipoidlöslichkeit bestimmt. Die Eiweißbindung ist reversibel und steht in Abhängigkeit von der Konzentration des ungebundenen Anteils, vom Lebensalter des Patienten (beim Neugeborenen ist sie geringer als bei alten Menschen), vom pH-Wert, von der Anwesenheit konkurrierender Arzneimittel (gezeigt am Beispiel Thiopental – Phenylbutazon) und von der Injektionsgeschwindigkeit (je schneller injiziert wird, um so geringer die Bindung).

Die quantitative Auswirkung einer Änderung der Menge des gebundenen Anteils ist bei der Bindung an Plasmaeiweiß gering. Wesentlich größere Konzentrationsverschiebungen ergeben sich bei Veränderungen der an Hämoglobin und Muskelproteine gebundenen Wirkstoffe. Bei schnell ablaufenden Verteilungsvorgängen ist vorzugsweise nur der Raum der gut durchbluteten Organe beteiligt. Es zeigt sich, daß dann Verdrängungen an den Proteinen des Plasmas und am Hämoglobin zu wesentlich höheren Konzentrationssteigerungen des freien Anteils führen. Es wäre demnach vorteilhaft, bei schnell ablaufenden Verteilungsvorgängen die

Angabe der Bindung an Plasmaproteine durch die Quantität der Bindung im Vollblut zu ergänzen.

Summary

Protein-binding of intravenous anesthetics.

There are different ways in which drugs can be bound to proteins in the organism:

1. specifically to a substrate, respectively a receptor of pharmacological action,

2. non-specifically to the proteins of plasma, blood cells or tissue cells.

Drugs bound to plasma proteins are unable to cross the cell membrane, whereas the diffusion of the unbound fraction is influenced by its lipid solubility. Binding of a drug to protein is a reversible process and depends on the concentration of the unbound fraction of the drug, on age (the rate of binding is smaller in newborns than in adults), on the pH-value, the presence of competing drugs (demonstrated by the example thiopentalphenylbutazone) and on the speed of intravenous injection (the rate of binding decreases with increasing speed of injection).

Changes in the effective concentration of a drug are small if the change of binding happens only with plasma proteins. Considerably higher shifts in the effective concentration may be expected if binding to hemoglobin or muscle proteins changes. However, for the rapidly distributing drugs, like most of the anesthetics, those body compartments which are well supplied with blood, are of main interest. For such drugs a displacement from their binding sites at plasma proteins and hemoglobin must result in a considerable increase of the unbound fraction. Accordingly, it would bring some advantage for the rapidly distributing anesthetics to give complete information about both plasma protein-binding and binding to hemoglobin.

Literatur

Ganshorn, A., Kurz, H.: Unterschiede zwischen der Proteinbindung Neugeborener und Erwachsener und ihre Bedeutung für die pharmakologische Wirkung. Arch. Pharmak. exp. Path. **260**, 117 (1968).

Kurz, H.: Einfluß der Proteinbindung auf die Verteilung von Arzneimitteln nach schneller und langsamer Injektion. Arch. Pharmak. exp. Path. **263**, 233 (1969).

— Die Bedeutung der Lipoidlöslichkeit in der Pharmakologie. Präparative Pharmazie **6**, 1 (1970).

— Baur, J.: Der Einfluß von Phenylbutazon auf die Bindung von Thiopental an Plasmaproteine. Arch. Pharmak. exp. Path. **257**, 300 (1967).

— Mohr, E.: Der Einfluß von Acidose und Alkalose auf die Bindung von Arzneimitteln an Plasmaproteine. Arch. Pharmak. exp. Path. **260**, 164 (1968).

Price, H. D., Kovnat, P. J., Safer, J. N., Conner, E. H., Prive, M. L.: The uptake of Thiopental by body tissues and its relation to the duration of narcosis. Clin. Pharmacol. Ther. **1**, 16 (1960).

Diskussion der pharmakologischen und experimentellen Untersuchungen über Propanidid

Vorsitz: **R. Dudziak**

Diskussionsteilnehmer: **Th. Gürtner, G. Seidel, W. Lorenz, A. Doenicke, J. Pütter**

Gürtner: Herr PÜTTER, wie erklären Sie sich den raschen Abbau des Propanidid bei der Ratte? M. E. ist dieser nicht durch Pseudocholinesterase bedingt, da der Pseudocholinesterase-Spiegel bei der Ratte sehr niedrig ist.

Pütter: Das steht in vollkommener Übereinstimmung mit unseren Versuchen. Das wirksame Enzym bei der Ratte ist keine Pseudocholinesterase, ebenso wie ja auch beim Menschen der Hauptanteil des Propanidid nicht durch Pseudocholinesterasen, sondern durch andere Esterasen abgebaut wird.

Seidel: Die Abbauversuche mit Propanidid wurden an Leberhomogenaten durchgeführt. Es ist schwer vorstellbar, daß die Verhältnisse in vivo genauso sind und daß das Propanidid durch die Leberenzyme in der Geschwindigkeit, wie sie hier angegeben wurde, abgebaut wird. Es dauert doch immerhin einige Zeit, bis das Propanidid in die Leber hineindiffundiert, mit den aktiven Enzymen in Kontakt kommt, und dann sollen die Metaboliten auch noch wieder entfernt werden. Sind Abbauversuche von Propanidid an der isoliert-perfundierten Leber bekannt?

Pütter: Ich glaube, daß die Versuche mit Leberhomogenaten weitgehend relevant sind. Wir haben die Abbaugeschwindigkeit einerseits aus den In-vitro-Versuchen errechnet, unter Annahme eines bestimmten Verteilungsraumes, den man ebenfalls errechnen kann, und haben das mit in vivo erhaltenen Ergebnissen verglichen. Die Übereinstimmung ist überraschend gut. Wir glauben also, daß die Versuche mit Leberhomogenaten ein durchaus zufriedenstellendes Bild geben. Wie das mit der intracellulären Verteilung im einzelnen zu erklären ist, können wir nicht sagen. Versuche an der durchströmten Leber haben wir nicht gemacht, weil wir glauben, daß das kein gutes Modell ist. Die Einstellung des Gleichgewichtes erfolgt wahrscheinlich doch langsamer als in vivo.

Seidel: Können Sie sich vorstellen, daß ein Mangel an Pseudocholinesterasen oder das Vorliegen irgendwelcher genetischer Defekte an dem Pseudocholinesterase-System zu einer Änderung des Wirkungsbildes vom Propanidid beim Menschen beitragen könnte?

Pütter: Nach unserer Schätzung beträgt der Anteil der Pseudocholinesterase am Propanidid-Abbau nur etwa 10–15%. Die überwiegende Menge wird durch die Esterasen der Leber abgebaut. Wir glauben daher, daß sich ein Pseudocholinesterase-Mangel nicht wesentlich auf die Verlängerung der Narkose auswirkt.

Lorenz: Wie wirkt sich ein Leberschaden auf den Abbau des Propanidid aus? Gibt es da Untersuchungen, z. B. an der Ratte, nach Vergiftung?

Pütter: Wir haben Versuche an Ratten durchgeführt, die wir chronisch alkoholisiert hatten, und haben trotz längerer Alkoholbehandlung keine wesentliche Beeinträchtigung des Propanidid-Abbaus gesehen. Es scheint, daß die Leberesterasen relativ lange stabil bleiben, auch bei einer vergifteten Leber.

Doenicke: Ich möchte nur noch eine Ergänzung zu der Aktivität der Pseudocholinesterase und der Wirkungsdauer hinzufügen. Wir haben bei einer Versuchsperson im EEG eine deutlich verlängerte Narkosedauer festgestellt. Später wurde die Pseudocholinesterase untersucht. Sie war deutlich erniedrigt. Die Dauer der Narkose entsprach etwa der bei Barbituraten.
Und nun noch etwas anderes zu Ihren Untersuchungen, Herr Pütter. Die Aktivität der Pseudocholinesterase gerade bei Schwangeren am Ende der Gravidität ist ja deutlich erniedrigt. In den letzten Tagen erschien eine Publikation von Siegmund, in der die Signifikanz dieser Erniedrigung nachgewiesen werden konnte, und deshalb würde ich doch raten, gerade bei Graviden weniger Epontol zu geben, weil auch der Abbau verzögert ist.

Pütter: Wir haben in einigen Fällen Vergleiche zwischen Narkosedauer und Pseudocholinesterase-Aktivität im Blutplasma angestellt. Die Narkosedauer war in manchen Fällen bei Pseudocholinesterasemangel etwas verlängert, aber es macht im allgemeinen nicht viel aus, wie wir auch erwartet haben.

Die Beeinflussung der linksventriculären Myokardcontractilität und Hämodynamik durch Propanidid beim Hund

Von **D. Soga, R. Beer, J. Andrae** und **B. Bader**

1. Einleitung

Angeregt durch klinische Berichte über Kreislaufzwischenfälle bei Anwendung von Propanidid [1], erschien es uns wichtig, einen weiteren Einblick in die Kreislaufwirkung dieses Kurznarkoticums zu gewinnen. Es versteht sich von selbst, daß die in der klinischen Praxis routinemäßig durchgeführte Messung des arteriellen Blutdrucks, der Pulsfrequenz und des zentralvenösen Druckes sowie auch die experimentell häufig benutzte Registrierung des Herzzeitvolumens nichts über den Angriffspunkt des Narkoticums am Herzkreislaufsystem auszusagen vermag. Ein Narkosemittel kann bekanntlich sowohl durch direkte Einwirkung auf den Herzmuskel und Verminderung seiner Contractionsfähigkeit als auch durch eine Änderung des peripheren Gefäßwiderstandes eine Kreislaufdepression hervorrufen. Eine primär peripher bedingte Kreislaufdepression kann durch ein Narkoticum dann verursacht werden, wenn infolge Vasodilatation der venöse Rückstrom zum Herzen vermindert wird oder, was seltener der Fall ist, wenn durch Vasoconstriction der arterielle Widerstand ansteigt. In beiden Fällen wird das Herzzeitvolumen abnehmen, ohne daß sich die Contractionsfähigkeit des Myokards selbst geändert hat. Andererseits muß heute auf Grund bisheriger experimenteller Befunde angenommen werden, daß alle Narkotica eine mehr oder weniger starke Beeinträchtigung der Myokardcontractilität verursachen. In welchem Ausmaß eine solche Myokarddepression an einem Kreislaufversagen beteiligt ist, wird für die klinische Praxis von entscheidender Bedeutung sein. Erst im letzten Jahrzehnt gelang es, basierend auf den richtungweisenden Arbeiten von SIEGEL und SONNENBLICK [13, 14], die Erkenntnisse der Papillarmuskelmechanik auf das Herz in vivo zu übertragen, somit die Myokardcontractilität genauer zu definieren und zahlenmäßig zu erfassen.

Eine Untersuchung des Propanidids bezüglich seines myokardialen Effektes am intakten Organismus interessierte uns um so mehr, da wir die inotrope Wirkung dieses Kurznarkoticums im Vergleich zu Methohexital bereits am isolierten Papillarmuskel getestet haben [15]. Wir fanden hierbei, daß Propanidid und Methohexital in gleicher Konzentration eine fast gleich starke negativ inotrope Wirkung entfalten. Da aber bei klinischer Anwendung Propanidid dreifach höher dosiert wird als Methohexital und dementsprechend auch seine Blutkonzentration während der Narkose höher liegt, war zu erwarten, daß Propanidid am intakten Organismus eine stärkere Myokarddepression hervorrufen würde.

2. Theoretische Vorbemerkung

In unseren neuen Untersuchungen am Hund und Menschen haben wir zur Erfassung der linksventriculären Contractilität den Contractilitätsindex nach Veragut und Krayenbühl [9, 17] verwendet. Bei diesem Verfahren (Abb. 1) wird am linksventriculären Druckablauf die maximale isovolumetrische Druckanstiegsgeschwindigkeit (dp/dt_{max}) und der zu diesem Zeitpunkt erreichte augenblickliche Ventrikeldruck, instantaneous developed pressure, kurz IP genannt, bestimmt. Aus diesen beiden Größen wird dann der Quotient $\dfrac{dp/dt_{max}}{IP}$, der sogenannte „Contractilitätsindex", gebildet. Im Gegensatz zur isolierten Verwendung der Druckanstiegsgeschwindigkeit (dp/dt_{max}) ist dieser Contractilitätindex $\left(\dfrac{dp/dt_{max}}{IP}\right)$, wie mehrfach bewiesen wurde, von reinen Änderungen des enddiastolischen Ventrikeldruckes völlig unabhängig [17], die Änderungen der Myocardkon-

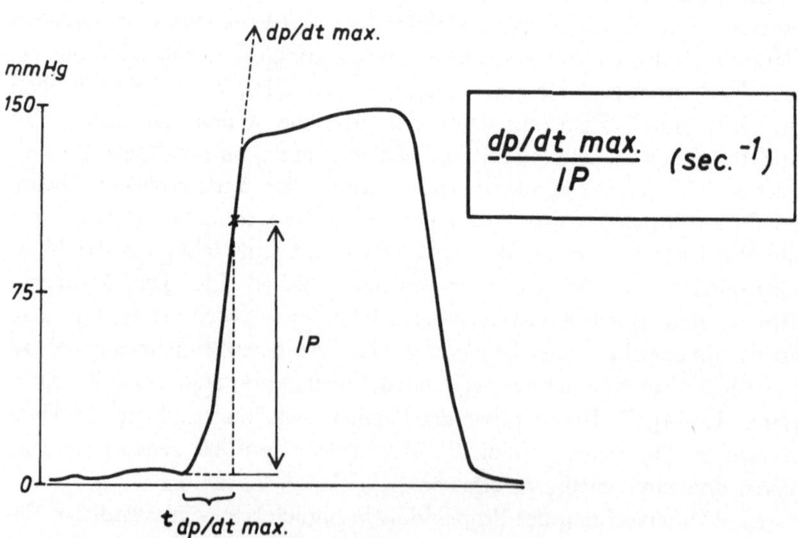

Abb. 1. Bestimmung des Contractilitätsindex $\dfrac{dp/dt_{max}}{IP}$ nach Veragut und Krayenbühl

tractilität jedoch einwandfrei und immer wieder reproduzierbar erfassen läßt. Mit Hilfe dieses Contractilitätsindex kann nun klar unterschieden werden, ob eine Abnahme des Herzzeitvolumens auf einer Minderung der Contractilität selbst oder aber auf einem negativen Frank-Starling-Effekt infolge peripherer Vasodilatation beruht.

3. Meßmethodik und Untersuchungsanordnung

Um nun die zur Bildung des Contractilitätsindex notwendigen Meßgrößen genau ermitteln zu können, muß der ventriculäre Druckverlauf amplitudenmäßig und im zeitlichen Ablauf getreu registriert werden. Die in der klinischen Kardiologie fast ausschließlich verwendeten Lumenkatheter mit extern angeschlossenem elektrischem Membran-Manometer (Statham-Element) werden diesen Ansprüchen nicht gerecht. Nur durch direkte intrakardiale Druckmessung kann der intraventriculäre Druckablauf unverzerrt aufgenommen werden. Zu diesem Zweck wurden in den letzten Jahren Spezialkatheter entwickelt, bei welchen sich der Druckaufnehmer an der Katheterspitze befindet. Die Abbildung 2 zeigt einen solchen Katheter der Firma Kulite in toto, und die Abbildung 3 gibt die Katheterspitze mit dem Tipmanometer in der Vergrößerung wieder. In der Abbildung 4 ist der

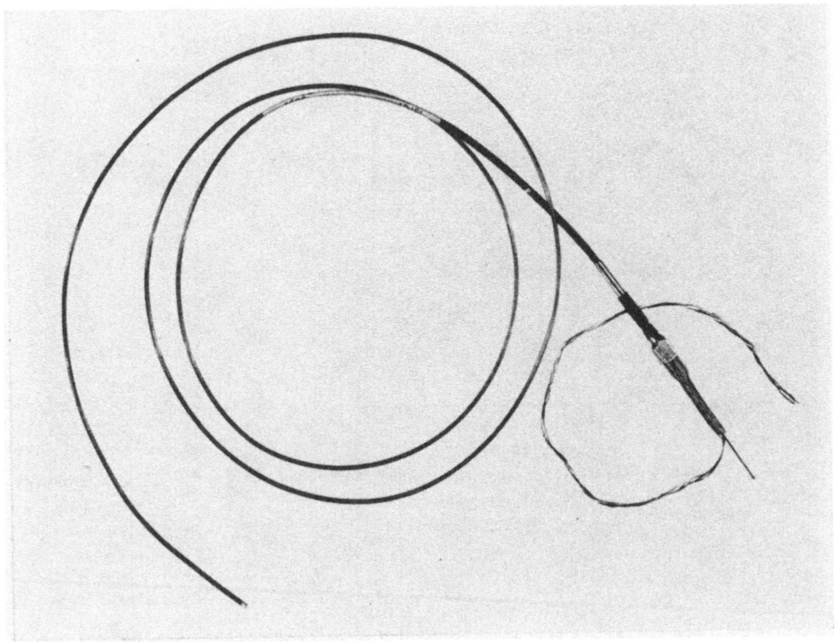

Abb. 2. Kathetertipmanometer MCP–055–5 F der Firma Kulite

Katheterkopf schematisch dargestellt. An der Stirnseite des Katheterkopfes befindet sich eine Silicium-Membran. Die Druckaufnahme erfolgt hier mit Hilfe eines in diese Silicium-Membran aufdiffundierten Dehnungsmeß-streifens. Die Abbildung 5 vermittelt Ausschnitte einer von uns angefertig-ten Originalaufzeichnung des Druckes im linken Ventrikel, gemessen mit Kathetertipmanometer, sowie des Aortendruckes und EKG im Verlauf einer Kurznarkose beim Hund.

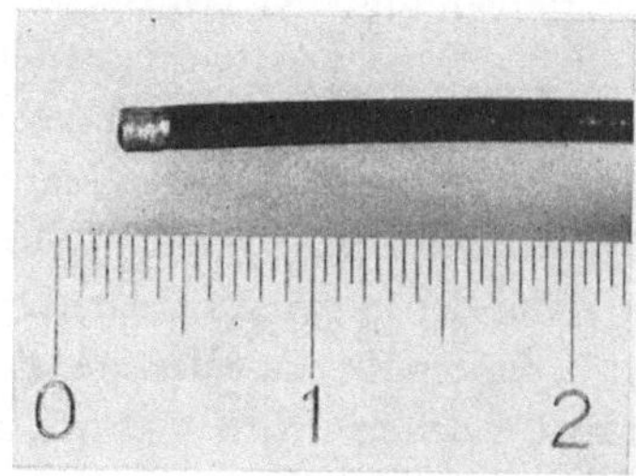

Abb. 3. Proximales Ende des Kathetertipmanometers

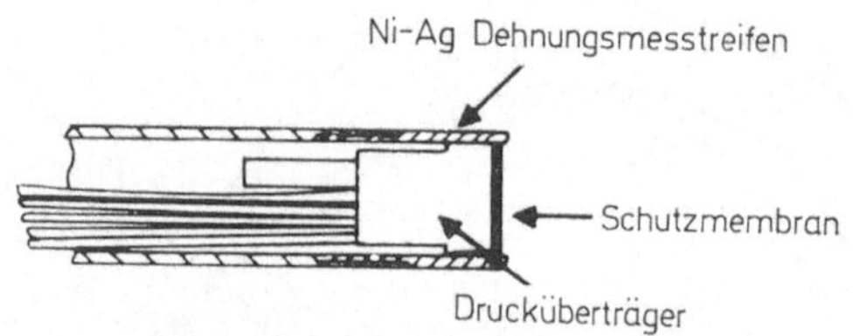

Abb. 4. Schematische Darstellung des Katheterkopfes

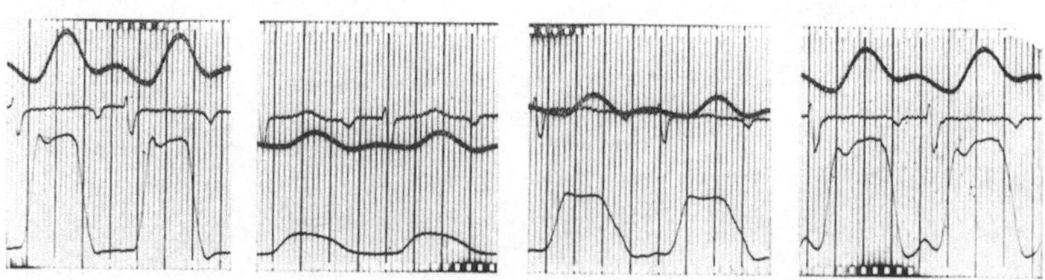

Abb. 5. Ausschnitte einer Originalaufzeichnung des Druckes im linken Ventrikel (gemessen mit Kathetertipmanometer), des EKG und des Aortendruckes im Verlauf einer Kurznarkose beim Hund

Bei unseren Untersuchungen am Hund wurde folgende Versuchsanordnung gewählt: Die Versuchstiere befanden sich in Lachgasanalgesie und wurden kontrolliert beatmet. Nach Anlegen von EKG-Nadelelektroden wurden folgende Katheter placiert: Zwei venöse Vorhof-Katheter zur Messung des zentralvenösen Druckes bzw. zur Farbstoffinjektion für die HZV-Bestimmung, ein arterieller Katheter bis zur Aortenwurzel zur Aufnahme der Farbstoffverdünnungskurven und Messung des Aortendruckes und schließlich ein Kathetertipmanometer in die linke Herzkammer zur Registrierung des linksventriculären Druckablaufes. Mit dieser Versuchsanordnung konnten folgende Parameter angemessen bzw. berechnet werden: Herzminutenvolumen und Schlagindex, aortaler und zentralvenöser Blutdruck, Herzfrequenz, Gesamtgefäßwiderstand und schließlich der Contractilitätsindex $\dfrac{dp/dt_{max}}{IP}$. Nach Aufnahme der Kontrollwerte wurden Propanidid bzw. Methohexital in einer Dosierung von 40 bzw. 10 mg/kg KG in 30 sec verabreicht. Die angegebene Dosierung wird in der Veterinärmedizin zur Narkose beim Hund üblicherweise angewandt [18, 19]. Darüber hinaus wurden am Hund für jedes Mittel noch zwei weitere Dosierungen getestet: Einmal die in der klinischen Anaesthesiologie beim Menschen verwendete Menge von 7 mg/kg Propanidid bzw. 2 mg/kg Methohexital. Die dritte und letzte Testdosierung belief sich auf das Doppelte der für den Hund klinischen Dosis und betrug 80 mg/kg Propanidid bzw. 20 mg/kg Methohexital. Diese Versuchsreihe gelang jedoch nur teilweise für Methohexital, dagegen überhaupt nicht für Propanidid, da bei dieser hohen Dosierung die Versuchstiere im akuten Kreislaufversagen ad exitum kamen.

4. Ergebnisse

Zunächst seien die in den genannten Testserien erhobenen Befunde mitgeteilt. Um die unterschiedlichen Ergebnisse für Propanidid und Methohexital leichter vergleichen zu können, sind im folgenden die Änderungen der Kreislaufparameter in Prozenten des Ausgangswertes angegeben. Es sei daher vorausgeschickt, daß die Kontrollwerte in Absolutzahlen im Normbereich lagen und zwischen den beiden Untersuchungsgruppen bezüglich der Ausgangswerte kein signifikanter Unterschied bestand.

Abbildung 6 zeigt die Ergebnisse bei Gabe von 40 mg/kg Propanidid. Die stärkste Kreislaufdepression bestand zwischen der 5. und 7. min. Nach einer initialen für Propanidid typischen Frequenz- und HZV-Steigerung betrug der Cardiac Index (C.I.) in diesem Zeitabschnitt nur noch 78%, der Schlagindex (S.I.) 76% und der mittlere Aortendruck (Ao.) 72% des Ausgangswertes. Diese Depression ist, wie der Verlauf des Contractilitätsindex $\left(\dfrac{dp/dt_{max}}{IP}\right)$ zeigt, im wesentlichen durch eine hochsignifikante Abnahme

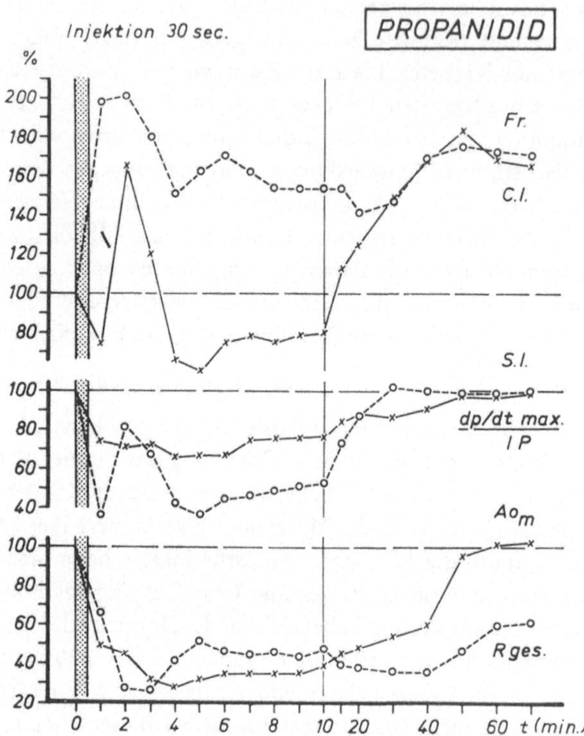

Abb. 6. Verhalten von Kreislaufparameter beim Hund nach Gabe von 40 mg/kg
Propanidid (n = 7)

der myokardialen Inotropie und kaum durch Änderungen des Gefäßwiderstandes (R ges.) bedingt. Der Gefäßwiderstand fällt zwar initial deutlich
ab, nähert sich aber zum Zeitpunkt der tiefsten Kreislaufdepression schon
wieder dem Normbereich. In der Erholungsphase folgt der mittlere Aortendruck, der Schlagindex und der Herzindex weitgehend der Myocardkon-
tractilität.

Abbildung 7 vermittelt die extremste im Einzelversuch von uns beobachtete Kreislaufdepression aus der eben beschriebenen Reihe mit 40 mg
Propanidid/kg KG. Anfänglich kommt es auch hier zunächst zu einer ex-
zessiven Tachykardie, wobei die Herzfrequenz auf 200% des Ausgangswertes ansteigt. Das Herzzeitvolumen fällt nach einer erheblichen initialen
Steigerung in der 5. min auf ca. 60% des Ausgangswertes ab. Im Verlauf
der übrigen Kreislaufgrößen ist bemerkenswert, daß neben einem Abfall
des Contractilitätsindex auf 68% vor allem der mittlere Aortendruck auch
über längere Zeit mit 30% des Ausgangswertes ein sehr niedriges Niveau
erreicht. Diese Hypotonie dürfte wohl auf die für Propanidid sonst nicht

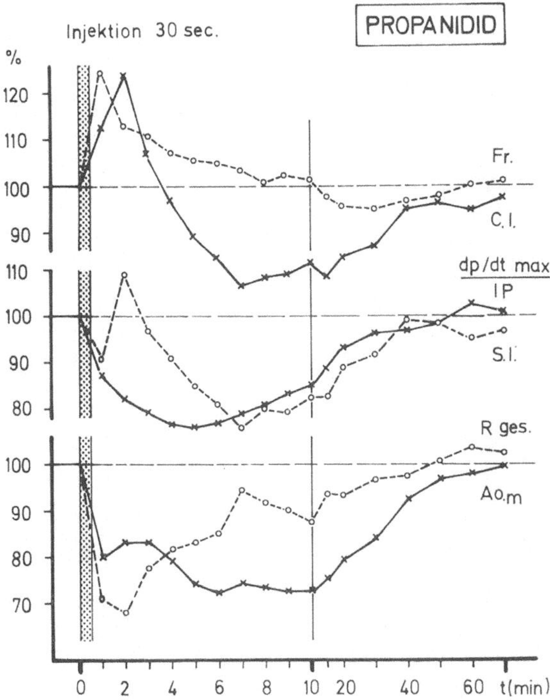

Abb. 7. Extremste von uns beobachtete Kreislaufdepression bei einem Hund nach Gabe von 40 mg/kg Propanidid

typische lang anhaltende Minderung des Gefäßwiderstandes zurückzuführen sein. Gegenüber dem Gruppenverhalten bleibt hier im Einzelversuch die Herzfrequenz über die gesamte Beobachtungszeit stark erhöht.

Ganz anders verhalten sich die Kreislaufparameter in der Methohexital-Narkose mit 10 mg/kg KG (Abb. 8). Hier überwiegt gleich zu Beginn eine Weitstellung der Gefäße. Die Myokarddepression ist weniger ausgeprägt als bei Propanidid und vor allem von sehr kurzer Dauer. Zwischen der 4. und 5. min hat die Contractilität ihren Ausgangswert bereits wieder erreicht und übersteigt denselben sogar in der anschließenden Periode. Das synchrone Verhalten des Schlag- und Herzindex trägt ab 4. min dazu bei, daß der mittlere Aortendruck trotz der lang anhaltenden Weitstellung der Gefäße wieder ansteigt.

Vergleicht man nun die Wirkung der beiden geprüften Narkotica auf die Myokardcontractilität (Abb. 9), so ist es klar ersichtlich, daß bei Verabreichung von klinischen Dosen das Herz durch Propanidid stärker beeinträchtigt wird als durch Methohexital, also unsere auf Grund der Papillarmuskelversuche geäußerte Vermutung zutrifft.

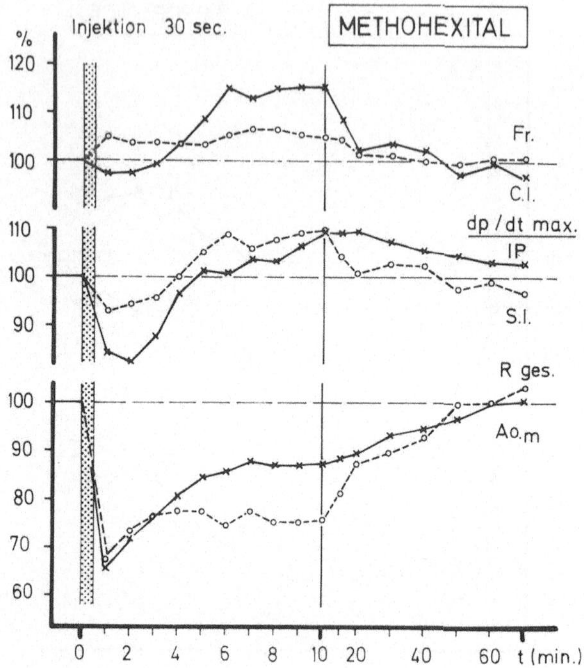

Abb. 8. Verhalten von Kreislaufparameter beim Hund nach Gabe von 10 mg/kg
Methohexital (n = 6)

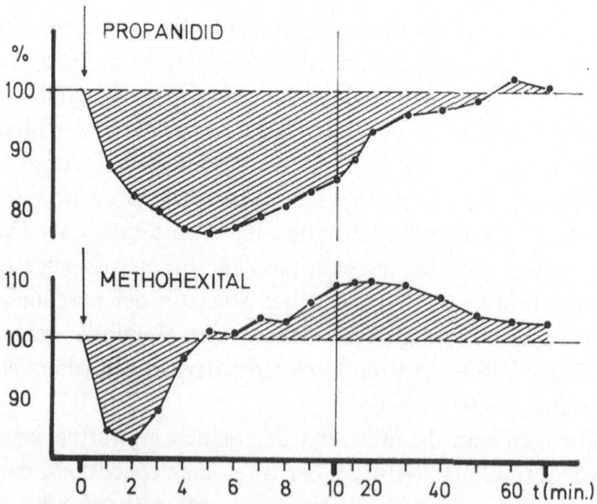

Abb. 9. Vergleich der Wirkung von Propanidid (40 mg/kg) und Methohexital
(10 mg/kg) auf die Myokardcontractilität beim Hund

Die unterschiedliche Beeinflussung der Myokardcontractilität durch die beiden Kurznarkotica kam dann auch bei der für den Hund subklinischen Dosierung von 7 mg/kg Propanidid bzw. 2 mg/kg Methohexital in gleicher Weise deutlich zum Ausdruck (Abb. 10). Der über 10 min anhaltenden Depression durch Propanidid entspricht hier sogar eine leicht positiv inotrope Wirkung von Methohexital.

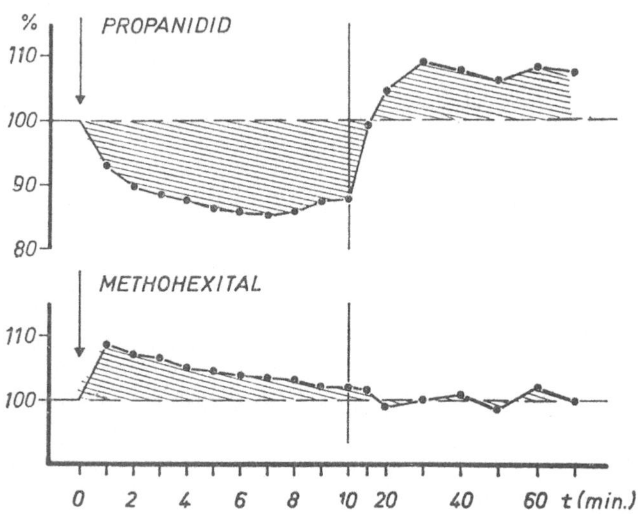

Abb. 10. Vergleich der Wirkung von Propanidid (7 mg/kg) und Methohexital (2 mg/kg) auf die Myokardcontractilität beim Hund

5. Diskussion

Überblickt man nun die hier dargestellten Untersuchungsbefunde am Hund, so kommt man zunächst zur folgenden Feststellung: Die von einigen Autoren (2, 5, 6, 7, 10, 11) aufgrund bisheriger Befunde aufgestellte These, daß die Kreislaufdepression durch Propanidid vornehmlich auf eine periphere Widerstandsminderung durch direkte Wirkung des Mittels auf die glatte Gefäßmuskulatur zurückzuführen und eine meßbare Minderung der Herzcontractionskraft nicht zu erwarten sei, kann nicht mehr aufrechterhalten werden. Wie wir nachweisen konnten, führt Propanidid auch zu einer deutlichen Beeinträchtigung der Myokardcontractilität, welche schon allein für sich als Ursache eines möglichen Kreislaufversagens in Frage kommt. Dagegen wird bei dem vergleichsweise untersuchten Kurznarkoticum Methohexital als auslösender Faktor einer Kreislaufdepression eher die erhebliche periphere Vasodilatation eine Rolle spielen.

Zur Beurteilung der kardialen Nebenwirkung eines Narkoticums reicht jedoch die Registrierung der Myokardcontractilität allein nicht aus. Darüber hinaus müssen auch noch andere Kriterien berücksichtigt werden. So haben in der letzten Zeit Kettler [8] und Spieckermann [16] auf die Bedeutung der narkosebedingten Änderung des myokardialen Sauerstoffverbrauches, der Coronardurchblutung und der Ischämietoleranz des Herzens hingewiesen. Sie fanden, daß einige Narkotica infolge Katecholaminfreisetzung mit begleitender Tachykardie den myokardialen Sauerstoffverbrauch erheblich steigern und dementsprechend auch die Wiederbelebungszeit des Herzens stark reduzieren können. Eine solche Steigerung des myokardialen Sauerstoffverbrauches kann sich aber gleichfalls deletär auswirken, vor allem bei Kranken mit eingeschränkter Coronarreserve. Da sich Propanidid bekanntlich dadurch auszeichnet, daß es initial eine exzessive Herzfrequenzsteigerung bewirkt, kann angenommen werden, daß auch dieses Anaesthesiemittel eine unerwünschte Erhöhung des myokardialen Sauerstoffverbrauches hervorruft. In dieser Richtung weisen auch schon die 1967 von Dudziak [4] veröffentlichten Befunde über Coronardurchblutung und myokardialen Sauerstoffverbrauch des isolierten Rattenherzens unter Einwirkung von Propanidid.

Wenn man nun versucht, aufgrund der vorliegenden Befunde über Minderung der Myokardcontractilität durch Propanidid und unter gleichzeitiger Berücksichtigung des myokardialen Sauerstoffverbrauches für die anaesthesiologische Praxis ein Resümee zu ziehen, so läßt sich mit Sicherheit die Meinung bestätigen, daß Propanidid für kardiale Risikofälle kontraindiziert ist.

Abschließend müssen nun generell Überlegungen angestellt werden, ob und inwieweit diese am Hund gewonnenen Ergebnisse auf den Menschen übertragbar sind. Diese Frage erscheint besonders bedeutungsvoll, wenn man die Arbeiten von Lorenz [12] und Doenicke [3] berücksichtigt. Diese Autoren konnten nachweisen, daß der im Handelspräparat Epontol benutzte Lösungsvermittler beim Hund während der 2.–7. min den Histaminspiegel im Blut kontinuierlich auf ein gegenüber dem Ausgangswert hochsignifikantes Niveau ansteigen läßt. Sie konnten weiterhin zwischen dem von ihnen gemessenen Histaminspiegel und dem beobachteten Blutdruckabfall eine direkte lineare Korrelation aufstellen. Betrachtet man daraufhin die von uns ermittelten Kreislaufgrößen im Verlauf der Propanidid-Narkose beim Hund, so fällt deutlich auf, daß die tiefste Kreislaufdepression zwischen der 5. und 7. min nach der Injektion stattfindet. Diese Übereinstimmung unserer Ergebnisse mit den Befunden von Lorenz und Doenicke läßt darauf schließen, daß die direkte depressive Wirkung des Propanidids beim Hund noch zusätzlich durch den Effekt der Histaminfreisetzung überlagert wird. In einer weiteren Mitteilung soll dazu Stellung genommen werden, inwieweit die eben dargestellten tierexperimentellen Befunde auch für den Menschen Gültigkeit haben.

Zusammenfassung

Es wird über die Wirkung des Propanidids auf die Myokardcontractilität des Hundes berichtet. Methode: Bestimmung des Contractilitätsindexes nach VERAGUT und KRAYENBÜHL. Der Contractilitätsindex

$$\frac{dp/dt_{max}}{IP}$$

wurde gewählt, da er unabhängig ist von dem enddiastolischen Ventrikeldruck und die Feststellung erlaubt, ob eine Abnahme des Herzzeitvolumens durch eine periphere Vasodilatation oder durch eine Minderung der Contractilität bedingt ist. Zur Registrierung der intraventriculären Druckveränderungen diente ein Kathetertipmanometer. Die Untersuchung erfolgte an Hunden in Lachgasanalgesie mit kontrollierter Beatmung. Es wurden gemessen: der zentralvenöse Druck, das Herzzeitvolumen, der Schlagindex, der Aortendruck, die Herzfrequenz, der linksventriculäre Druckablauf, der Gesamtgefäßwiderstand und der obengenannte Contractilitätsindex in Leerversuchen und unter 40 mg/kg Propanidid und 10 mg/kg Methohexital (Injektionsgeschwindigkeit 30 sec). Ferner zur Kontrolle: Dosierungen von 7 mg/kg Propanidid und 2 mg/kg Methohexital, wie sie bei Narkosen des Menschen üblich sind. Die Ergebnisse wurden in Prozenten des Ausgangswertes angegeben, der im Normbereich lag. Bei einer Dosierung von 40 mg/kg Propanidid wurde die maximale Kreislaufdepression zwischen der 5. und 7. min beobachtet: der Cardiac Index 78%, der Schlagindex (SI) 76%, der mittlere Aortendruck (Ao) 72% des Ausgangswertes. Der Verlauf des Contractilitätsindexes $\frac{dp/dt_{max}}{IP}$ zeigt als Ursache dieser Depression eine signifikante Abnahme der Inotropie und weniger eine Änderung des Gefäßwiderstandes.

Die Kreislaufparameter nach 10 mg/kg Methohexital lassen eine Weitstellung der Strombahn und eine wenn auch weniger ausgeprägte Myokarddepression erkennen. Zwischen der 4. und 5. min ist der Ausgangswert wieder erreicht. Der mittlere Aortendruck steigt trotz der lang anhaltenden Weitstellung der Gefäße wieder an. Die unterschiedliche Beeinflussung der Myokardcontractilität wird auch bei den niedrigen Dosen festgestellt.

Summary

The influence of propanidid on myocardial contractility in the left ventricle and haemodynamics in the dog.

The report deals with the effect of propanidid on the contractility of the dog myocardium. Method: determination of the contractility index according to VERAGUT and KRAYENBÜHL. The contractility index

$$\frac{dp/dt_{max}}{IP}$$

was chosen because it is independent of the end-diastolic ventricular pressure and enables to determine whether a decresae in cardiac output is due to peripheral vasodilation or decrease in contractility. A catheter tip manometer was used for recording changes in intraventricular pressure. The studies were carried out on dogs in nitrous oxide analgesia being controlled respirated. The following parameters were monitored: central venous pressure, cardiac output, stroke index, aortic pressure, heart rate, course of left ventricular pressure, total vascular resistance and the above mentioned contractility index. The tests were carried out in control trials, with 40 mg/kg propanidid and 10 mg/kg methohexital (period of injection 30 sec). In further series, the usual human anesthetic doses of 7 mg/kg propanidid and 2 mg/kg methohexital were used. The findings are stated in percentage rates of the base-line values which were in the normal range. With 40 mg/kg propanidid, maximum circulatory depression was observed between the 5th and 7th min: cardiac index 78%, stroke index (SI) 76%, mean aortic pressure (Ao) 72% of base-line values. The course of the contractility index $\frac{dp/dt_{max}}{IP}$ reveals as the cause of this depression a significant decrease in inotropism rather than alteration of vascular resistance.

Literatur

1. ANTER, J., BEER, R., DOENICKE, A., DUDZIAK, R., HENSCHEL, W. F., HORATZ, K., LANGREHR, D., LAWIN, P., ZINDLER, M.: Gefahren und Komplikationen der Propanidid-Narkose. Podiumsgespräch bei der Jahrestagung des Berufsverbandes Deutscher Anaesthesisten am 8. Nov. 1969 in Berlin. Z. prakt. Anästh. Wiederbeleb. **4**, 393 (1969).
2. BACHMANN, K., GRAF, N., GRIMM, H., HEYNEN, H. P.: Beseitigung von paroxismalen Rhythmusstörungen des Herzens durch intravenöse Kurznarkose. Dtsch. med. Wschr. **92**, 1264 (1967).
3. DOENICKE, A., LORENZ, W.: Histaminfreisetzung und anaphylaktoide Reaktionen bei i.v.-Narkosen. Der Anaesthesist **19**, 413 (1970).
4. DUDZIAK, R.: Über die Wirkung von Halothan, Fentanyl, Dehydrobenzperidol und Propanidid auf den Sauerstoffverbrauch und Coronardurchfluß des Warmblüterherzens. Forschungsberichte des Landes Nordrhein-Westfalen, Nr. 1866. Westdeutscher Verlag, Köln und Opladen 1967.
5. EICHLER, J., KUKULINUS, K.: Epontolnarkose zur Einleitung der Neuroleptanalgesie. Z. prakt. Anästh. Wiederbeleb. **3**, 207 (1968).
6. FLEROW, W., PFLÜGER, H.: Ekg-Untersuchungen bei Narkoseeinleitungen mit Thiopenthal und Propanidid. Med. Welt 497 (1968).
7. JOHNSTONE, M., BARRON, P. T.: The Cardiovascular Effects of Propanidid. Anaesthesia **23**, 180 (1968).
8. KETTLER, D., COTT, L., HENSEL, I., EBERLEIN, H. J., SPIECKERMANN, D. G., BRETSCHNEIDER, H. J.: Narkosebedingte Veränderungen hämodynamischer Parameter, die den Sauerstoffverbrauch und die Überlebens- und Wiederbelebungszeit des Herzens beeinflussen. Vortrag auf dem III. Europ. Kongreß in Prag 1970.

9. KRAYENBÜHL, H. P.: Die Dynamik und Kontraktilität des linken Ventrikels. Basel-New York: S. Karger 1969.

10. LANGREHR, D.: Endoanaesthetische Wirkungen von Propanidid und ihre Bedeutung für das Verhalten von Kreislauf und Atmung. Anaesthesiologie und Wiederbelebung 4, 239 (1965).

11. — Pharmakologie und klinische Anwendung des Ultrakurznarkoticums Epontol. Vortrag am 4. Dezember 1968 anläßlich des Kolloquiums über Probleme der Anaesthesiologie in Gut Moorbeck bei Wildeshausen. Herausgegeben von Bayer Pharma-Büro Bremen.

12. LORENZ,W., MEYER,R., DOENICKE,A., SCHMAL,A., REIMANN,H.J.,HUTZEL,M., WERLE, E.: On the Species Specifity of the Histamine Release from Mast Cell Stores by Cremophor-EL. Naunyn Schmiedeberg's Arch. exp. Path. Pharmak. (In press).

13. SIEGEL, J. H., SONNENBLICK, E. H.: Isometric Time-Tension Relationships as an Index of Myocardial Contractility. Circulat. Res. 12, 597 (1963).

14. — — The Quantification of Myocardial Contractility in Dog and Man. Cardiologia 45, 189 (1964).

15. SOGA, D., BRECHTELSBAUER, H., BEER, R.: Wirkung von Propanidid, Methohexital und Halothane auf die isometrische Kontraktion des isolierten Herzmuskels. Z. prakt. Anästh. Wiederbeleb. 4, 226 (1971).

16. SPIECKERMANN, P. G., BRAUN, U., HELLBERG, K., KETTLER, D., LOHR, B., NORDECK, E., BRETSCHNEIDER, H. J.: Überlebens- und Wiederbelebungszeit des Herzens während verschiedener Narkosen: Stoffwechsel der energiereichen Phosphate im normothermen ischämischen Myokard. Vortrag auf dem III. Europäischen Kongreß in Prag, 1970.

17. VERAGUT, U. P., KRAYENBÜHL, H. P.: Estimation und Quantification of Myocardial Contractility in the Closed-chest Dog. Cardiologia 47, 96 (1965).

18. WELLES, J. S., McMAHON, R. E., DORAN, W. J.: The Metabolism and Excretion of Methohexital in the Rat and Dog. J. Pharmacol. exp. Ther. 2, 166 (1963).

19. WIRTH, W., HOFFMEISTER, F.: Pharmakologische Untersuchungen mit Propanidid. Anaesthesiologie und Wiederbelebung 2, 17 (1965).

Die Veränderungen im Contractionsablauf des Herzens in Epontol-Narkose

Von **H. Lennartz** und **H. P. Siepmann**

1. Einleitung

Für die Wahl eines Narkosemittels zur Durchführung einer ambulanten Narkose sind nicht nur Wirkungsdauer und Wirkungsstärke des Narkoticums bedeutsam, sondern auch die Veränderungen im Contractionsablauf des Herzens, die durch das Narkosemittel verursacht werden. Bei der Verwendung von injizierbaren Narkosemitteln ist dieser Gesichtspunkt besonders wichtig, weil die Wirkung des einmal injizierten Narkoticums nicht mehr steuerbar ist. Die Herz- und Kreislaufwirkung aller Narkotica kann man nach THAUER einmal als Störung eines zentralnervösen Regelkreises ansehen, zum andern haben alle Narkotica auch eine depressive Wirkung auf das Herz (PRICE und HELRICH; KLUPP; VICK et al.; SAMIE und SHATA; EBERLEIN; HAMACHER et al.; LENNARTZ et al.). Diese depressive Wirkung der injizierbaren Narkotica ist besonders bei intravenöser Gabe deutlich. Aus diesem Grund untersuchten wir an Katzen die Veränderungen im Contractionsablauf des Herzens durch Epontol und verglichen dessen Wirkung mit der von Brevimytal.

Ziel unserer Untersuchungen waren die Fragen:

1. welche Veränderungen im Contractionsablauf des Herzens durch Epontol zu beobachten sind
2. nach welcher Zeit diese Veränderungen aufgehoben sind
3. ob die Veränderungen im Contractionsablauf durch Epontol mit Brevimytal verglichen werden können
4. nach welcher Zeit die Brevimytal-Wirkung am Herzen abgeklungen ist.

2. Methode

Die Untersuchungen wurden an 9 Katzen beiderlei Geschlechts mit einem mittleren Körpergewicht von 3,3 kg (2,6 kg–4,2 kg) durchgeführt.

Wir registrierten bei den Katzen, in Abbildung 1 von oben nach unten dargestellt,

1. den enddiastolischen Druck im linken Ventrikel
2. den systolischen Druck im linken Ventrikel

3. den Druck in der Aorta
4. dp/dt$_{max}$ systolisch im linken Ventrikel
5. den Druck in der Arteria pulmonalis

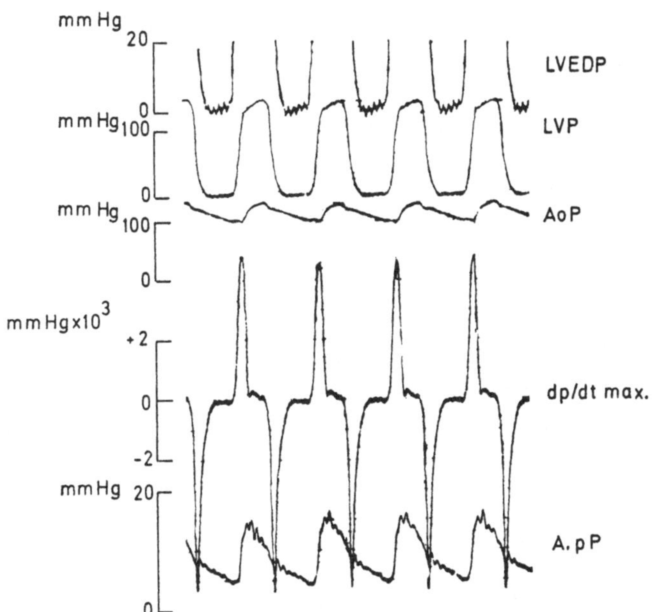

Abb. 1. Originalregistrierung bei einer Katze von 3,3 kg in Nembutal-Narkose. LVEDP (enddiastolischer Druck im linken Ventrikel); LVP (systolischer Druck im linken Ventrikel); AoP (Druck in der Aorta); dp/dt$_{max}$ (isovolumetrische Contractionsgeschwindigkeit); A.pP (Druck in der Arteria pulmonalis)

Die Registrierungen wurden mit einem Honeywell-UV-Oszillographen durchgeführt.

Zur Messung des *Druckes im linken Ventrikel* und in der Aorta benutzten wir einen doppellumigen Stahlkatheter von 190 mm Länge und einer lichten Weite in jedem Rohr von 0,6 mm. Dieser Doppellumenstahlkatheter besteht aus zwei zusammengeschweißten Kathetern, von denen der Katheter zur Druckmessung in der Aorta 15 mm kürzer ist als der zur Druckmessung im Ventrikel benutzte Katheter. Als Druckaufnehmer benutzten wir Statham-Elemente SP 37, die direkt auf den Katheter aufgesetzt wurden. Nachdem die Statham-Elemente und der Katheter luftblasenfrei mit 0,9%iger Kochsalzlösung gefüllt waren, wurde der Katheter von der rechten A. carotis aus über die Aorta in den linken Ventrikel eingeführt, ohne die Aortenklappen zu verletzen. Dabei lag die Spitze des kürzeren Teiles des Doppellumenkatheters dicht oberhalb der Aortenklappen.

Zur Messung des *enddiastolischen Druckes* im linken Ventrikel wurde der Druck im linken Ventrikel (nach Lutz) auf einem gesonderten Kanal registriert, verstärkt und bei 20 mmHg begrenzt.

Zur Messung der *isovolumetrischen Druckanstiegsgeschwindigkeit* (dp/dt max. systolisch) im linken Ventrikel wurde der Druck im linken Ventrikel über einen Differenzierverstärker (Fa. Schubart) (Nobel, Hamacher) differenziert und auf einem gesonderten Kanal registriert.

Zur Druckmessung in der *A. pulmonalis* wurden die Katzen bilateral thorakotomiert und von der Ausflußbahn des rechten Ventrikels ein starrer Plastikkatheter in die Pulmonalis vorgeschoben. Als Druckaufnehmer benutzten wir auch hier ein Statham-Element SP 37.

Nachdem die Katheter gelegt worden waren, wurden der Herzbeutel und die Thorakotomie wieder verschlossen.

Zur *Narkose* und Präparation erhielten die Katzen Nembutal in einer Dosierung von 45 mg/kg i.p. Bei Bedarf wurde Nembutal in einer Dosierung von 30–50 mg s.c. nachinjiziert.

Die Katzen wurden nach erfolgter Tracheotomie mit einem Respirator (Celog) mit reinem Sauerstoff beatmet. Nach dem Vorschlag von de Jong et al. wurden die Katzen mit einem Atemzugvolumen von 10 ml/kg bei einer Atemfrequenz von 28/min beatmet.

Versuchsablauf: Nach Einleitung der Basisnarkose und erfolgter Präparation wurde bei den einzelnen Tieren zwischen 30 und 60 min gewartet, bis sich die Kreislaufverhältnisse stabilisiert hatten. Danach erfolgten im Abstand von 15 min die Injektionen folgender Substanzen:

Epontol in steigender Dosierung beginnend: 3 mg/kg, 9 mg/kg und 27 mg/kg.

Nach völliger Erholung von Herz und Kreislauf erfolgte bei 5 Katzen die Injektion von *Brevimytal* in steigender Dosierung: 1 mg/kg, 3 mg/kg und 9 mg/kg.

Um eine überlappende pharmakologische Wirkung von Brevimytal nach der Gabe von Epontol in steigender Dosierung ausschließen zu können, wurde bei 4 Katzen zuerst Brevimytal in steigender Dosierung und dann Epontol in steigender Dosierung injiziert.

Bei den durchgeführten Untersuchungen bestimmten wir an Hand der Ventrikeldruckkurve, der Aortendruckkurve und dp/dt$_{max}$ systolisch

1. die Systolendauer
2. die Diastolendauer.

Die Herzfrequenz errechneten wir aus dem Abstand zweier R-Zacken des EKG und dem Papiervorschub.

Von den einzelnen Meßgrößen wurden die Mittelwerte ($\bar{x}$) und die mittlere Streuung der Mittelwerte ($s\bar{x}$) errechnet. Außerdem wurden bei unseren Untersuchungen die Erholungszeiten nach der Gabe der einzelnen Narkotica in steigender Dosierung berücksichtigt.

3. Besprechung der Ergebnisse

Bei unseren Untersuchungen fanden wir nach der Injektion steigender Dosen Epontol 3 mg, 9 mg und 27 mg/kg an Katzen keine Veränderungen der *Herzfrequenz* (Abb. 2). Dieser Befund steht im Gegensatz zu den Ergebnissen von SCHORER und FÖRSTER, die an Hunden bei Spontanatmung nach der Gabe von 20 mg Epontol/kg eine Abnahme der Herzfrequenz nach 1 min um 5% und nach 15 min um 12% fanden. Bei künstlicher Beatmung fanden die gleichen Autoren jedoch keine deutliche Veränderung der Herzfrequenz. Ebenso wie nach der Gabe von Epontol konnten wir auch nach der Gabe von Brevimytal in steigender Dosierung von 1 mg und 3 mg/kg keine signifikante Änderung der Herzfrequenz feststellen. Dagegen fanden wir nach der Gabe von 9 mg Brevimytal/kg eine deutliche

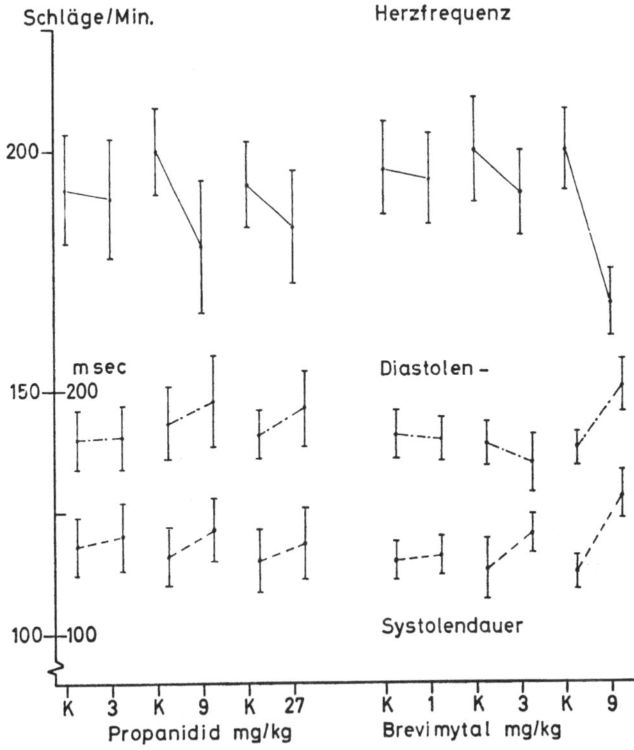

Abb. 2. Mittelwerte und mittlere Streuung der Mittelwerte der Herzfrequenz (—), der Diastolendauer (—.—) und der Systolendauer (———) bei Katzen nach Injektion von steigenden Dosen Propanidid und Brevimytal

Abnahme der Herzfrequenz von 200 im Mittel auf 168 bei jeweils 8 Tieren. Das entspricht einer Abnahme der Herzfrequenz um 16%.

In gleicher Weise wie die Herzfrequenz wurden die *Systolendauer* und die *Diastolendauer* durch die Gabe von Epontol in steigender Dosierung nicht signifikant beeinflußt. Nach der intravenösen Applikation von 9 mg Brevimytal/kg kam es jedoch bei gleichzeitigem Abfall der Herzfrequenz zu einer deutlichen Zunahme der Diastolendauer bei gleichzeitiger geringfügiger Zunahme der Systolendauer (Abb. 2).

Der *enddiastolische Druck im linken Ventrikel* blieb durch die Gabe steigender Dosen Epontol und Brevimytal unbeeinflußt. Dieses Ergebnis entspricht früheren von uns erhobenen Befunden mit Epontol an Katzen (Lennartz, Zindler u. Herpfer).

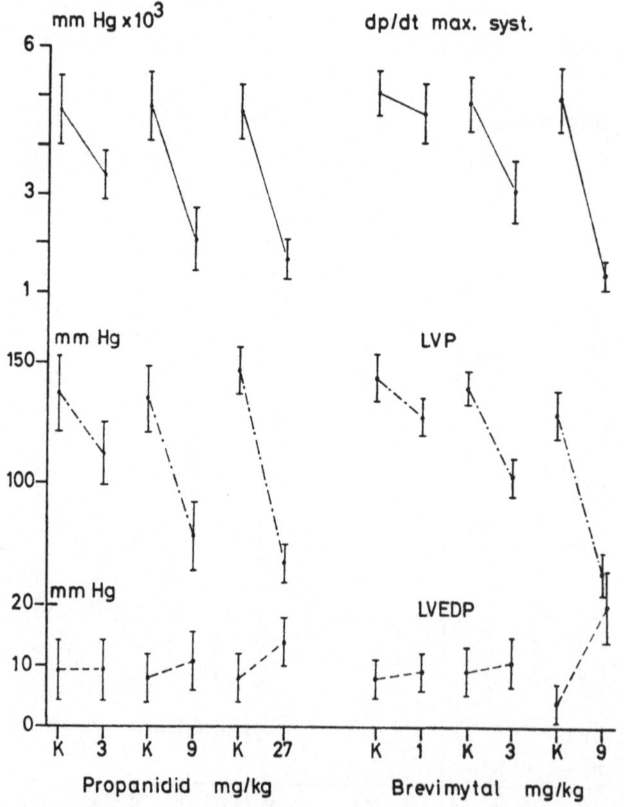

Abb. 3. Die Veränderungen der Mittelwerte und der mittleren Streuung der Mittelwerte von dp/dt$_{max}$ systolisch (—), des systolischen Druckes im linken Ventrikel (—.—) und des enddiastolischen Druckes im linken Ventrikel (— — —) an Katzen nach den Gaben von steigenden Dosen Propanidid und Brevimytal

Dagegen kam es nach der Gabe von 9 mg und 27 mg Epontol/kg zu einem deutlichen Abfall des *systolischen Ventrikeldruckes*. Ebenso wie Epontol führte auch Brevimytal zu einem Abfall des systolischen Ventrikeldruk-kes, jedoch erst in einer Dosierung von 9 mg/kg (Abb. 3).

Der *systolische und diastolische* Aortendruck ließ nach der Gabe von Epontol und Brevimytal die gleichen Veränderungen erkennen wie der systolische Ventrikeldruck (Abb. 4).

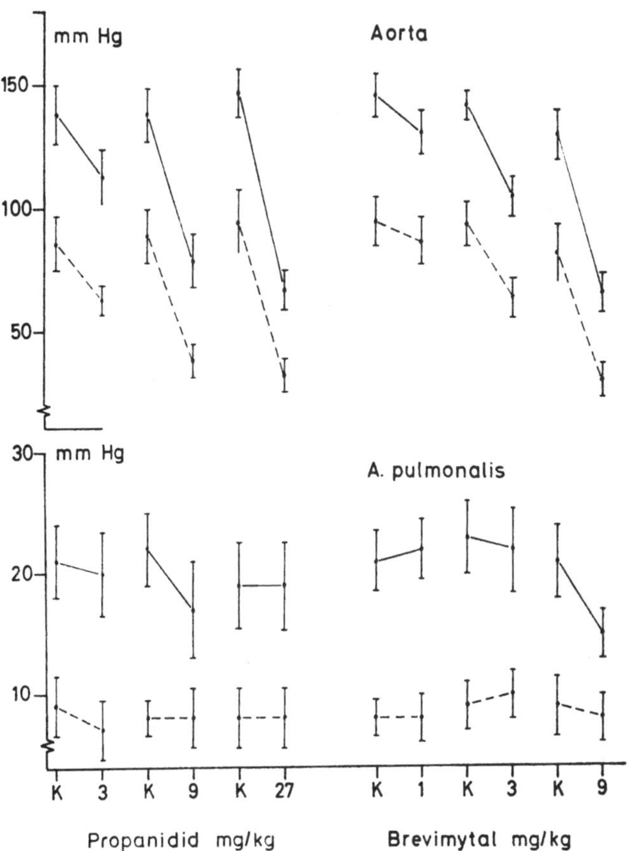

Abb. 4. Die Veränderungen der Mittelwerte und der mittleren Streuung der Mittelwerte des systolischen (—) und des diastolischen Druckes in der Aorta und in der Arteria pulmonalis an Katzen nach der Injektion steigender Dosen Propanidid und Brevimytal

Die Contractilität des Herzens, gemessen an dp/dt_{max} systolisch, nahm nach der Injektion von 3 mg Epontol/kg um 28% ab. 9 mg Epontol verursachten einen Abfall von dp/dt um 56%, und 27 mg Epontol senkten

dp/dt_{max} systolisch um 64% gegenüber dem Ausgangswert (Abb. 3). Dieser Befund entspricht den Ergebnissen von Schorer und Förster, die nur an Hunden bei Spontanatmung eine geringfügige Steigerung des Herzzeitvolumens und Schlagvolumens nach der Gabe von Epontol fanden. Da bei unseren Versuchen die Versuchstiere beatmet wurden, konnte es auch nicht zu einer reflektorischen Steigerung der Atmung und zu einer reflektorischen Steigerung der Herzfrequenz kommen. Allerdings sagen die Befunde von Schorer und Förster auch nichts über die contractilen Eigenschaften des Herzmuskels aus, da eine Änderung des Schlag- oder Minutenvolumens ohne Änderung der contractilen Eigenschaften einhergehen kann (Selzer u. Kelly). Positiv inotrope Effekte müssen nicht mit einem vergrößerten Schlagvolumen einhergehen (Guz; Nobel u. Trenchard). Da bei unseren Untersuchungen gleichzeitig der Aortendruck sowohl systolisch als auch diastolisch gesenkt war, kann die Abnahme von dp/dt_{max} systolisch zum Teil auf die Senkung des diastolischen Aortendruckes zurückgeführt werden.

Nach der Gabe von Brevimytal kam es bei 1 mg/kg zu einer leichten Abnahme von dp/dt_{max} systolisch um 10%. Nach 3 mg Brevimytal/kg fand sich jedoch schon eine gesicherte Abnahme von dp/dt_{max} systolisch um 37%, und nach 9 mg Brevimytal sank dp/dt um 72%.

Neben den Veränderungen der arteriellen Seite des Kreislaufes durch Epontol und Brevimytal untersuchten wir auch die Veränderungen im Niederdrucksystem des Kreislaufs. Wir registrierten den *Druck in A. pulmonalis.* Durch die intravenöse Applikation von Epontol in steigender Dosierung kam es zu ganz geringfügigen Veränderungen des systolischen und diastolischen Druckes in der A. pulmonalis, die statistisch nicht zu sichern waren. Auch Brevimytal führte zu keiner sicheren Abnahme des Druckes in der A. pulmonalis (Abb. 4).

Neben den Veränderungen der Herz- und Kreislauffunktion durch Epontol und Brevimytal war für uns auch die Frage der Erholungsdauer von großem Interesse. Aus diesem Grund registrierten wir die Zeitdauer nach erfolgter Injektion bis zur völligen Erholung, d.h. Erreichen des Ausgangswertes der gemessenen Parameter.

Dabei konnten wir feststellen (Abb. 5 u. Tab. 1), daß die Erholungszeit nach Epontol erheblich kürzer war als nach Brevimytal. Wir konnten außerdem feststellen, daß zwischen der Erholungsdauer und der applizierten Dosis eine Beziehung besteht. Je größer die applizierte Dosis war, um so länger dauerte es, bis die gemessenen Kreislaufparameter den Ausgangswert von vor der Injektion wieder erreicht hatten.

Bei Brevimytal waren die Erholungszeiten erheblich länger als bei Epontol. Nach der Injektion von 9 mg Brevimytal/kg fanden wir eine maximale Erholungszeit von über 40 min.

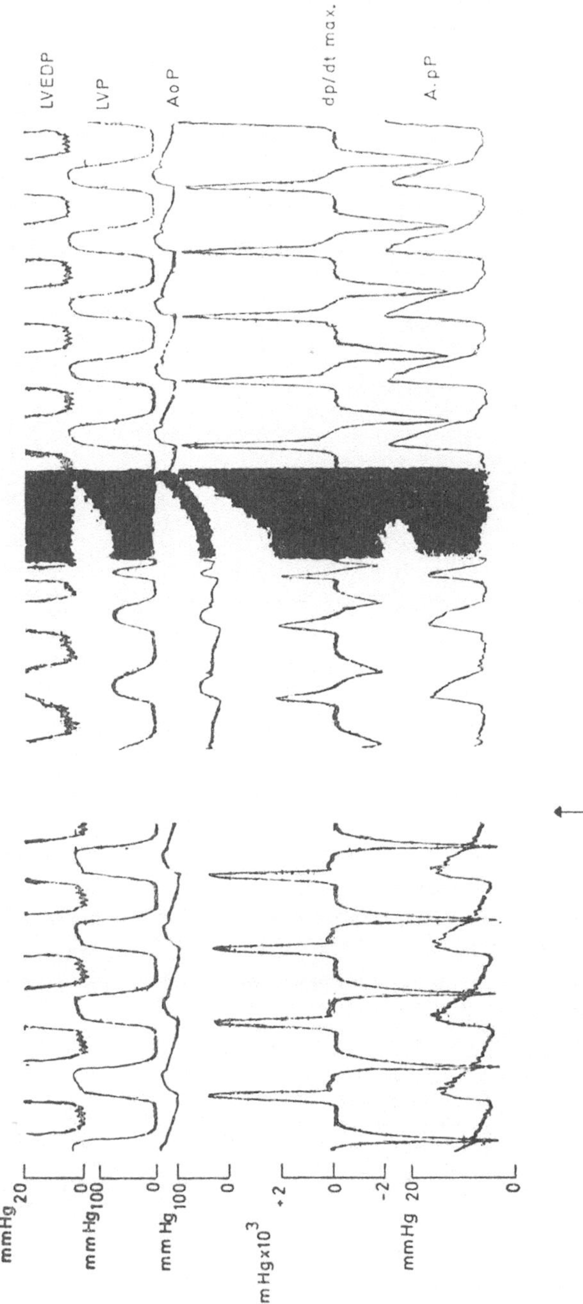

Abb. 5. Originalregistrierung der gemessenen Parameter vor und nach der Injektion von 9 mg Propanidid/kg

Tabelle 1. Erholungszeiten der gemessenen Parameter nach der Injektion von Epontol in steigender Dosierung

Nr.	3 mg Epontol (sec)	9 mg Epontol (sec)	27 mg Epontol (sec)	1 mg Brevimytal (sec)	3 mg Brevimytal	9 mg Brevimytal
4	75	150	120	58	53 sec	n. 5. min k. Erh.
7	69	170	238	keine Reaktion	80 sec	n. 10 min k. Erh.
8	55	98	267	88	keine Erholung	+
9	30	75	180	300	n. 6 min k. Erh.	+
10	60	60	160	40	600 sec	+
11	172			87	120 sec	n. 15 min k. Erh.
13	52	255	+	36	n. 10 min k. Erh.	n. 10 min k. Erh.
14	85	125	353	40	120 sec	2400 sec
15	30	60	+			

Zusammenfassung

Zusammengefaßt führten unsere Untersuchungen zu folgenden Ergebnissen:

1. Epontol führt in steigender Dosierung nicht zu einer Abnahme der Herzfrequenz.

Die Dauer der Contractionsphasen des Herzens ändert sich nach der Gabe von Epontol nicht signifikant.

Epontol verursacht in steigender Dosierung eine Abnahme des systolischen Ventrikeldruckes, des Aortendruckes und der Contractilität des Herzens, gemessen an dp/dt_{max} systolisch. Der Druck in der A. pulmonalis wird durch Epontol nicht verändert.

2. Nach der Gabe von Epontol in steigender Dosierung beträgt die maximale Erholungszeit 6–7 min.

3. Brevimytal führt in steigender Dosierung ebenfalls zu einer Abnahme des systolischen Ventrikeldruckes, des Aortendruckes und der Contractilität, gemessen an dp/dt_{max} systolisch. Im Gegensatz zu Epontol führte Brevimytal bei einer Dosierung von 9 mg/kg zu einer gesicherten Abnahme der Herzfrequenz um 16%.

4. Die Erholungszeit war nach Brevimytal wesentlich länger als nach Epontol. Die maximale Erholungszeit betrug 2400 sec = 40 min nach der Gabe von 9 mg Brevimytal pro kg.

Summary

Contractile changes occurring in the heart during Epontol anaesthesia.
Our studies in cats produced the following results:

1. When administered in increasing dosage Epontol does not cause reduction in the heart rate.

The duration of the contraction phases of the heart does not alter significantly after the administration of Epontol. When administered in increasing doses Epontol causes a reduction in the systolic ventricular pressure, the aortic pressure and the contractility of the heart measured as the dp/dt_{max} systolic. The pressure in the pulmonary artery is not altered by Epontol.

2. Following the administration of Epontol in increasing dosage the maximum recovery time amounts to 6–7 min.

3. Methohexital when administered in increasing dosage also causes a reduction in the systolic ventricular pressure, in the aortic pressure and in the contractility measured as the dp/dt_{max} systolic. Methohexital, in contrast to Epontol, leads to a confirmed decrease in heart rate of 16% when administered in a dosage of 9 mg/kg.

4. The recovery time following the administration of methohexital was considerably longer than that following the administration of Epontol. The maximum recovery time amounted to 2,400 sec = 40 min following the administration of 9 mg of methohexital per kilogram body weight.

Literatur

EBERLEIN, H. J.: Coronardurchblutung und Energieumsatz des Hundeherzens bei verschiedenen Narkosen. Kolloquium der nordrhein-westfälischen Anaesthesisten, Düsseldorf 1965.

GUTZ, A., NOBLE, M. I. M., TRENCHARD, D.: The effect of increased myocardial contractile strength of left ventricular ejection. J. Physiol. **180**, 26 (1956).

HAMACHER, J.: Messung der Steilheit des isometrischen Druckanstiegs im linken Ventrikel zur Differenzierung nach kardialem und vasculärem Wirkungsanteil. Naunyn-Schmiedeberg's Arch. exp. Path. Pharmak. **244**, 429 (1963).

– DICK, W., SCHUCKELT, H. J.: Die Wirkung injizierbarer und inhalierbarer Narkotica auf den intrakardialen Druckablauf. Naunyn-Schmiedeberg's Arch. exp. Path. Pharmak. **243**, 345 (1962).

DE JONG, R. H., LUTZ, A., WAGMANN, I.: Use of halothane anaesthesia for surgical preparation of the experimental animal. Anesth. Analg. Curr. Res. **44**, 504 (1963).

KLUPP, H.: Quantitativer Vergleich der positiv inotropen und toxischen Wirkung einiger Herzglycoside. Naunyn-Schmiedeberg's Arch. exp. Path. Pharmak. **252**, 314 (1966).

LENNARTZ, H., ZINDLER, M., HERPFER, G.: Vergleichende tierexperimentelle Untersuchung der Herz- und Kreislaufdynamik von Ketamine, Propanidid und Baytinal. Anaesthesist **19**, 252 (1970).

LUTZ, J.: Messung und Registrierung des diastolischen Druckes im linken Ventrikel. Z. Kreisl.-Forsch. **53**, 351 (1964).

Noble, F. W.: Electrical methods of blood-pressure recording. Springfield/Il.: 1953.

Price, H. L., Helrich, M.: The effect of cyclopropane, diethyl ether, nitrous oxide, thiopental and hydrogen-ion concentration on the myocardial function of the dog heart-lung preparation. J. Pharmacol. exp. Ther. 115, 206 (1955).

Samie, M. A., Shata, M. K., Madkour, M. K.: Vergleichende Untersuchung der Wirkung von Hexobarbital-Natrium und Thiopental-Natrium auf das isolierte Kaninchenherz. Anaesthesist 15, 6 (1966).

Schorer, R., Förster, G. v.: Der Effekt einer Propanidid- und Methoxyfluran-Anaesthesie auf das Herzzeitvolumen. Z. prakt. Anästh. Wiederbeleb. 3, 431 (1968).

Selzer, A., Kelly, J. J.: Action of digitalis upon the nonfailing heart: a critical review. Progr. cardiovasc. Dis. 7, 273 (1964).

Thauer, R.: Kreislauf in Narkose. Verh. dtsch. Ges. Kreisl.-Forsch. 23, 3 (1957).

Vick, R. L., Kahn, J. B., Acheson, G. H.: Effect of dihydroouabain, dihydrodigoxin and dihydrodigoxin on the heart-lung preparation of the dog. J. Pharmacol. exp. Ther. 121, 330 (1957).

Über die Wirkung von Propanidid auf die Coronardurchblutung und Hämodynamik des Hundeherzens

Von **R. Dudziak, K. W. Raff** und **F. Kosche**

1. Einleitung

In unseren früheren Untersuchungen an isolierten Herzen konnte gezeigt werden, daß das Epontol eine konzentrationsabhängige, coronarerweiternde Wirkung hat (DUDZIAK et al. 1970). Der Coronardurchfluß übertraf den für einen bestimmten Sauerstoffverbrauch zu erwartenden Wert, so daß von einer den nutritiven Bedarf übersteigenden Luxusdurchblutung gesprochen werden konnte.

Aufgrund entsprechender Untersuchungen des Lösungsvermittlers Cremophor EL konnte weiter festgestellt werden, daß die Durchflußänderung bei Epontol etwa zur Hälfte auf eine direkte dilatatorische Wirkung von Propanidid und zur Hälfte auf die durch Cremophor EL herabgesetzte Viscosität der Perfusionsflüssigkeit zurückzuführen ist.

Da das isolierte Herz mit einem konstanten Perfusionsdruck perfundiert wird – was den Verhältnissen in vivo nicht entspricht –, sollten die gewonnenen Ergebnisse diesmal am Hund überprüft werden. Um die bekannten Einflüsse der Hämodynamik auf die Änderung der Coronardurchblutung erfassen zu können, wurden als zusätzliche Parameter der Druck in der Aorta und der Druckablauf im linken Ventrikel registriert.

2. Methodik

Die Untersuchungen wurden an Bastardhunden beiderlei Geschlechts (28–32 kg) durchgeführt. Die Narkose wurde mit 30 mg Chloralose pro kg und 350 mg Urethan pro kg durchgeführt. Zur Verhinderung der Blutgerinnung erhielten die Tiere Heparin in einer Dosierung von 5 mg pro kg KG. Die Tiere atmeten spontan, wenn die Untersuchungen am geschlossenem Thorax durchgeführt wurden; 4 Hunde wurden thorakotomiert und die Coronardurchblutung mit einem elektromagnetischen Meßkopf gemessen. Sie wurden während der Untersuchungsperiode mit Bird-Respirator Mark 4 beatmet.

Bei den Tieren, die nicht thorakotomiert wurden, ist der Coronarsinusausfluß mit dem Katheter von LOCHNER und OSWALD (1964) nach dem elektromagnetischen Prinzip gemessen. Der Katheter wurde in rechter Seitenlage der Versuchstiere über die Vena jugularis externa in den rechten Vorhof eingeführt und dann unter Röntgenkontrolle in den Sinus coronarius eingelegt. Der Meßkopf des Katheters wurde mit dem elektromagnetischen Flowmeter der Firma Statham betrieben. Ein Coronarstahlkatheter wurde über die rechte Arteria carotis communis in den R. circumfl. der linken Coronararterie vorgeschoben.

Der arterielle Blutdruck wurde in der Aorta mittels eines über die Arteria femoralis hochgeschobenen Katheters gemessen. Als Druckaufnehmer wurde ein Modell P 23 GB der Firma Statham benutzt. Zur Messung des Druckes im linken Ventrikel wurde über die linke Arteria carotis communis ein Stahlkatheter unter Röntgenkontrolle eingeführt. Die Ventrikelkurve wurde mit einem Operationsverstärker (Nexus SD 5) differenziert. 90 % des max. Ausschlages wurden in 5 Millisekunden erreicht.

Die Coronardurchblutung, der Blutdruck an verschiedenen Stellen sowie aus diesen abgeleitete Größen – mittlerer Coronarsinusausfluß und mittlerer Coronarflow, mittlerer Blutdruck – wurden auf einem Direktschreiber (Firma Beckmann – Offener Typ – R-Dynograph, thermosensitives Papier) registriert.

Das Epontol wurde etwa 1 Std nach dem Anfang der Basis-Narkose mit einer elektrischen Infusionspumpe (Braun-Perfusor) kontinuierlich direkt in die linke Koronararterie in einer Zeit von 2 min injiziert. Die hier vorgetragenen Befunde wurden 60 sec nach der Einwirkung von Epontol gewonnen. Nach Beendigung der Infusion wurde bis zum Erreichen eines Steady state abgewartet, wonach die Zeitdauer der Nachwirkung von Epontol errechnet wurde. Anschließend wurden alle anderen Parameter ausgewertet. Die infundierte Wirkstoffmenge betrug 16 mg/min, 32 mg/min und 64 mg/min.

Während der Epontol-Infusion wurden aus dem Sinus coronarius Blutproben zur Untersuchung der Propanididkonzentration im coronarvenösen Blut entnommen. Nach einer entsprechenden Vorbereitung mit Prostigmin wurde das Blut zentrifugiert, das Plasma abpipettiert und eingefroren. Die entsprechenden Bestimmungen der Plasmakonzentration haben wir Herrn Dr. Pütter aus dem Pharmazeutischen Forschungszentrum der Bayer AG zu verdanken.

3. Ergebnisse

Die Coronardurchblutung. Die Coronardurchblutung in Steady state, gemessen unter den Bedingungen einer Basisnarkose, betrug bei den von uns untersuchten Tieren im Mittel 77 ml pro 100 g × min. Sie nahm wenige Sekunden nach der Einwirkung von Epontol dosisabhängig zu. Bei einer Propanididkonzentration von 16 mg/min betrug die Mehrdurchblutung rund 40%, bei 32 mg/min 76% des Ausgangswertes; bei 64 mg/min verdoppelte sie sich. Die Wirkungsdauer aller untersuchten Konzentrationen war sehr kurz. Bereits 3 min nach Ende der Infusion war die Coronardurchblutung wieder normal.

Die Herzfrequenz. Die Herzfrequenz nahm mit steigender Intracoronarpropanididkonzentration zu. Die Zunahme der Herzfrequenz war relativ gering und lag in Abhängigkeit von der applizierten Wirkstoffmenge zwischen 7,7% und 13,3%. Nach Beendigung der Infusion normalisierten sich die Werte und erreichten nach 3 min fast den Ausgangswert wieder. Einzelheiten s. Tabelle 1.

Dynamik und Contractilität des Ventrikels. Dosisabhängig bewirkt eine intracoronare Propanididinjektion eine mehr oder weniger starke Abnahme des Ventrikeldruckes und des dp/dt_{max} sowie eine Zunahme des enddiastolischen Druckes. Im Vordergrund der Befunde steht die negative Beeinflussung des dp/dt_{max}, das um 10,3%, 19% bzw. 26% abnimmt (s. Tabelle 1). Die Veränderungen des Ventrikeldruckes und des mittleren Aortendruckes waren wesentlich weniger ausgeprägt. Sie nahmen in Abhängigkeit von der applizierten Menge des Wirkstoffes um 5%, 6,2% bzw. 13,8% ab. Demgegenüber nahm der enddiastolische Druck im linken Ventrikel von 8,3–9,2 mmHg, 7,7–9,7 mmHg und 7,5–10,7 mmHg in allen drei Gruppen zu. Trotz dieser deutlichen Beeinflussung der Herzdynamik während der Wirkstoffinfusion egalisierten sich analog zur Coronardurchblutung alle untersuchten Parameter wenige Minuten nach Beendigung der Einwirkung von Epontol.

4. Diskussion

WIRTH u. HOFFMEISTER berichteten 1965, daß die coronarvenöse Sauerstoffsättigung am Hund nach einer intravenösen Injektion von 5 mg Propanidid pro kg KG zunimmt. Diese Beobachtung deutete indirekt auf eine coronardilatierende Eigenschaft des Wirkstoffes hin. Spätere experimentelle Untersuchungen unserer Arbeitsgruppe (DUDZIAK 1966, DUDZIAK et al., 1970), die an isolierten Herzen durchgeführt wurden, sowie die an Hunden und Katzen in vivo von BETANCOURT (1970) gewonnenen Ergebnisse bestätigen diese Annahme. Die registrierte Steigerung der Coronardurchblutung war dosisabhängig und von einem ungewöhnlich starken Ausmaß. In der Mitteilung von BETANCOURT betrug die Zunahme des Sinusausflusses nach einer Injektion von 10 mg Propanidid pro kg KG sogar über 200%.

Die Kreislaufuntersuchungen am Hund werden unter Propanididwirkung durch die Tatsache erschwert, daß der Wirkstoff eine Freisetzung von

Tabelle 1

n = 10	Epontol 16 mg i.c.			Epontol 32 mg i.c.			Epontol 64 mg i.c.		
	vor	während	nach	vor	während	nach	vor	während	nach
Fluß in ml/min × 100 g	78 ± 4	109 ± 12	78 ± 3	76 ± 3	132 ± 20	79 ± 3	79 ± 4	158 ± 29	80 ± 3
P. Aorta syst. mmHg	170 ± 12	164 ± 11	170 ± 12	164 ± 11	154 ± 10	163 ± 10	166 ± 10	144 ± 10	164 ± 10
P. Aorta diast. mmHg	119 ± 6	113 ± 5	117 ± 6	115 ± 4	108 ± 5	113 ± 4	115 ± 4	99 ± 2	115 ± 4
P. Aorta mmHg	136 ± 8	129 ± 7	135 ± 8	132 ± 6	124 ± 7	130 ± 6	132 ± 6	113 ± 4	131 ± 9
P. Ventr. mmHg	144 ± 14	138 ± 13	142 ± 13	137 ± 11	129 ± 10	137 ± 9	139 ± 9	119 ± 9	137 ± 9
P. enddiast. mmHg	$8,3 \pm 1,5$	$9,2 \pm 1,3$	$8,2 \pm 1,6$	$7,7 \pm 1,5$	$9,7 \pm 1,5$	$7,7 \pm 1,3$	$7,5 \pm 1,3$	$10,7 \pm 1,5$	$7,5 \pm 1,2$
dp/dt$_{max}$	3616 ± 522	3241 ± 469	3600 ± 506	3789 ± 508	3087 ± 444	3838 ± 529	3983 ± 533	3050 ± 565	3950 ± 595
Fr.	134 ± 15	143 ± 14	139 ± 14	141 ± 13	152 ± 8	144 ± 13	146 ± 16	164 ± 12	152 ± 15

P. Aorta
mm Hg
P̄. Aorta
mm Hg
P. Ventr.
mm Hg
P. enddiast. Ventr.
mm Hg
dp/dt
mm Hg/sec
Flow R. circumfl.
der linken Coronarart.
ml/min
Flow R. circumfl.
der linken Coronarart.
ml/min
an
ab

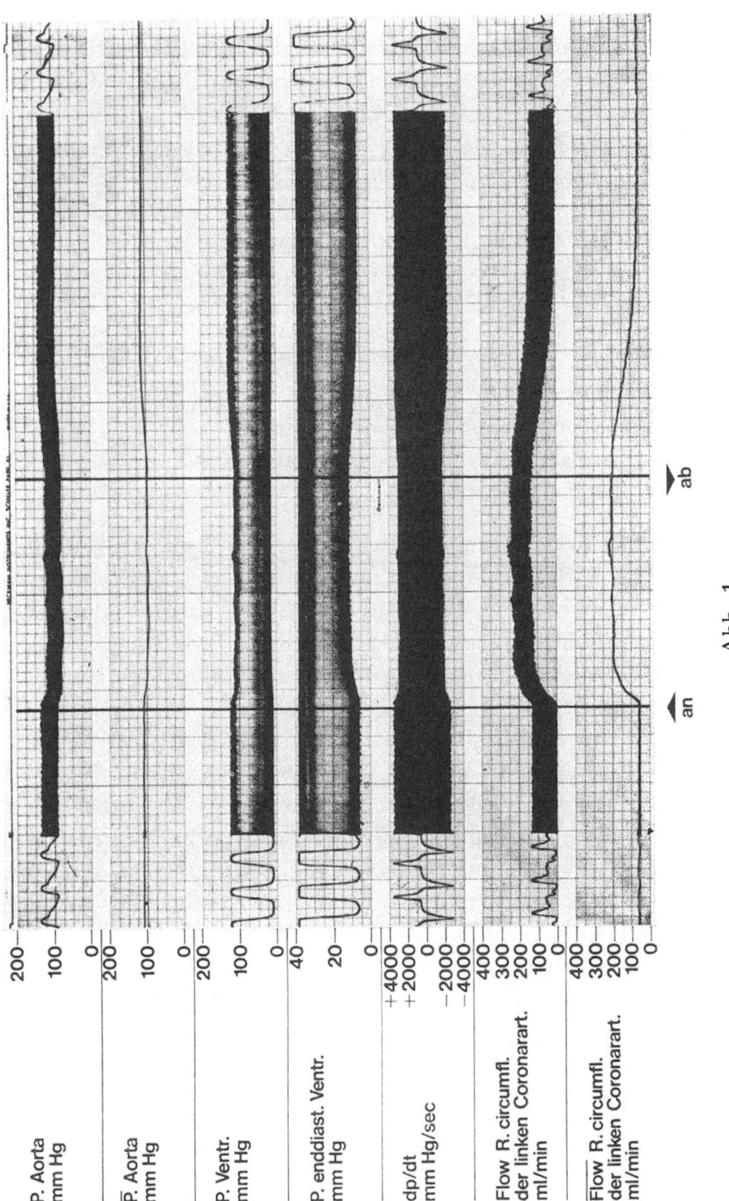

Abb. 1.

Histamin und damit eine unerwünschte Beeinflussung der hämodynamischen Parameter bewirkt. Andererseits ist die hohe enzymatische Kapazität des Hundeblutes und damit die Fähigkeit, das Propanidid verestern zu können, bekannt. Dies war einer der Gründe, weshalb wir uns für eine direkte intracoronare Injektion von Propanidid entschlossen haben. Die relativ kleinen Dosen wurden zum Teil schon während der Coronarpassage und anschließend im kleinen Kreislauf weitgehend abgebaut.

Aufgrund der gewonnenen Ergebnisse lassen sich die zur Besprechung anstehenden Probleme in drei Gruppen ordnen:

1. Coronardurchblutung
2. Hämodynamik
3. Wirkungsdauer von Epontol

Zu 1.: Die wichtigsten, den Coronardurchfluß beeinflussenden Faktoren sind:
1. Der Perfusionsdruck
2. Die vasale Komponente des Widerstandes
3. Die myokardiale Komponente des Widerstandes
4. Die Viscosität des Blutes

Unter normalen Bedingungen bewirkt eine Zunahme des Perfusionsdruckes einen Anstieg der Coronardurchblutung. Unter der Wirkung von Epontol nahm der Perfusionsdruck (sowohl systolisch als auch diastolisch) dosisabhängig verschieden stark ab. Da unter diesen Bedingungen eine Abnahme der Coronardurchblutung erwartet werden müßte, darf man von einer sehr spezifischen Wirkung des Propanidid auf den Strömungswiderstand des Coronargefäßbettes sprechen. Der Coronarwiderstand liegt nach Angaben von Eberlein in Chloralose-Urethan-Narkose etwas höher als in anderen Anaesthesiearten. Die daraus resultierende große Coronarreserve macht die Chloralose-Urethan-Narkose für experimentelle Untersuchungen der Regulation der Coronardurchblutung und der Wirkung der vasoaktiven Pharmaka besonders geeignet. Der Ausgangswert für den Coronarwiderstand von 1,525 mmHg pro ml und min $\times$ 100 g, der ebenfalls in der Chloralose-Urethan-Basisnarkose von uns gewonnen wurde, stimmt mit den von Eberlein mitgeteilten Zahlen sehr gut überein. Der Abfall des Gefäßwiderstandes in den Coronargefäßen während der Wirkung von verschiedenen Propanididkonzentrationen ist außerordentlich stark und entspricht etwa den von Eberlein im Verlauf einer Äthernarkose beobachteten Veränderungen.

Eine Erhöhung der Coronardurchblutung allein bietet keine Gewähr für eine verbesserte Sauerstoffversorgung des Herzens. Zunahme des Coronardurchflusses ohne Zunahme des Perfusionsdruckes hat zwar keine Veränderung der Contractionskraft des Herzens und damit des Sauerstoffverbrauches zur Folge, es muß jedoch damit gerechnet werden, daß gewisse

Pharmaka den Stoffwechsel des Herzens unabhängig von dem Verhalten der hämodynamischen Faktoren wesentlich erhöhen können. Die mit der Mehrdurchblutung der Coronargefäße während einer Propanididinfusion verbundene und in Stichproben von uns gemessene Zunahme der coronarvenösen Sättigung deutet jedoch zusätzlich auf die spezifisch dilatierende Wirkung von Epontol hin und spricht gegen die Zunahme des Sauerstoffverbrauches des Herzens.

Die Auswirkung der myokardialen Komponente des Coronarwiderstandes und der Viscosität des Blutes unter der Wirkung von Propanidid für das Zustandekommen der vorgetragenen Befunde war unserer Meinung nach sehr gering und kann daher vernachlässigt werden.

Zu 2. : Hämodynamik. Ein Abfall des Ventrikeldruckes und das Absinken der maximalen Druckanstiegsgeschwindigkeit im linken Ventrikel sprechen bei einem gleichzeitigen Anstieg des enddiastolischen Druckes und der Herzfrequenz für eine negativ inotrope Wirkung der untersuchten Substanz. Die Abnahme des diastolischen Aortendruckes in einer Situation, in der eine direkte Einwirkung des Epontol auf die Peripherie ausgeschlossen werden kann, ist ein zusätzlicher Hinweis auf eine direkte contractionsmindernde Wirkung von Epontol. Allerdings sind die Veränderungen der Hämodynamik während der Infusion von 16 mg/min Epontol, einer Konzentration, die an der oberen Grenze der klinisch üblichen Dosierung liegt, als gering zu bezeichnen. Ferner ist zu berücksichtigen, daß die von uns experimentell erzeugte intracoronare Epontol-Konzentration fast 2 min konstant gehalten wurde. Dies entspricht nicht den Verhältnissen während einer intravenösen Injektion des Narkoticums. In der Narkose ändert sich die Propanididkonzentration in den Coronargefäßen ständig, indem sie nach dem Erreichen eines Gipfels kontinuierlich abfällt.

Trotz dieser erhöhten intracoronaren Propanididkonzentration kam es nicht zu einer kontinuierlichen Verschlechterung der hämodynamischen Parameter, sondern es stellte sich ein neues hämodynamisches Gleichgewicht ein.

Die vorgetragenen Befunde beschränken sich auf die direkte Wirkung von Epontol auf den Herzmuskel. Die Hämodynamik während einer Epontol-Narkose wird bekanntlich zusätzlich von einer Abnahme des peripheren Widerstandes begleitet. Es ist anzunehmen, daß klinisch unter den Bedingungen einer stärkeren peripheren Vasodilatation die Zunahme des enddiastolischen Druckes infolge der Abnahme des Rückflusses ausbleiben wird. Auch die Herzfrequenzsteigerung wird durch die reflektorische Stimulation der Pressorezeptoren ausgeprägter sein.

Zum Abschluß der Diskussion stellen wir fest, daß das Epontol eine außerordentlich kurze, etwa 2–3 min dauernde Nachwirkung besitzt. Eine rasche Abnahme der Konzentration des Wirkstoffes führt zu einer ebenso schnellen Normalisierung der hämodynamischen Befunde.

Zusammenfassung

An Hunden wurde in Chloralose- (30 mg/kg) und Urethannarkose (350 mg/kg) der Coronarsinusausfluß elektromagnetisch gemessen. Ferner wurden blutig der Aortenblutdruck und der Druck im linken Ventrikel ermittelt. 1 Std nach Beginn der Basisnarkose injizierte eine elektrische Infusionspumpe innerhalb von 2 min direkt in die linke Coronararterie Epontol in folgenden Dosierungen: 16 mg/min, 32 mg/min und 64 mg/min.

Die Coronardurchblutung in Steady state während der Basisnarkose betrug im Mittel 77 ml/100 g × min. Bei der Infusion von Epontol-Lösungen nahm sie kurzfristig zu: bei 16 mg/min um 40%, bei 32 mg/min um 76% und bei 64 mg/min um 100%. Die Herzfrequenz stieg während der Infusion um 8,7%–13,3%. 3 min nach Ende der Infusion wurden die Ausgangswerte wieder erreicht.

dp/dt_{max} nahm je nach Konzentration der infundierten Epontol-Lösung um 10,3%, 19% bzw. 26% ab. Ventrikel- und mittlerer Aortendruck verringerten sich dagegen nur um 5%, 6,2% bzw. 13,8%. Entsprechend stieg der enddiastolische Ventrikeldruck an.

Die Ergebnisse: Trotz einer Verminderung des Perfusionsdruckes bei gleichzeitiger stärkerer Verminderung des Strömungswiderstandes im Coronargefäßgebiet kam es zu einer Erhöhung der Coronardurchblutung ohne eine Zunahme des Sauerstoffverbrauches des Herzens. Der Abfall des Ventrikeldruckes, das Absinken der maximalen Druckanstiegsgeschwindigkeit bei gleichzeitigem Anstieg des enddiastolischen Druckes und der Herzfrequenz sprechen für eine negativ inotrope Wirkung von Propanidid. Hier ist zu berücksichtigen, daß selbst die geringste Epontol-Konzentration des Versuches an der oberen Grenze der klinisch üblichen Dosierung lag.

Summary

The action of propanidid on coronary blood flow and the haemodynamics of the dog heart.

In dogs in chloralose (30 mg/kg) and urethane (350 mg/kg) anaesthesia, the coronary sinus outflow was measured electromagnetically. Measurements of aortic blood pressure and pressure in the left ventricle involved a surgical approach. An hour from the onset of the basis anaesthesia, an electrical infusion pump injected Epontol directly into the left coronary artery within 2 min in the following doses: 16 mg/min, 32 mg/min and 64 mg/min. The findings were obtained 30 sec after the end of the infusion.

Coronary blood flow amounted in steady state during the basis anaesthesia to average 77 ml/100 g × min. With the infusion of Epontol solution it increased briefly: with 16 ml/min by 40%, with 32 mg/min 76% and with

64 mg/min + 100%. The heart rate rose by 8.7–13.3% during infusion. The values had returned to base line 3 min after the end of infusion.

Decrease in dp/dt_{max} was related with the concentration of infused Epontol solution (10.3, 19 and 26%). Ventricular pressure and mean aortic pressure only decreased by 5, 6.2 and 13.8%. The end-diastolic ventricular pressure rose accordingly.

Decrease of perfusion pressure in connection with more marked decrease of coronary flow resistance results in increase of coronary perfusion without rise in cardiac oxygen consumption. Decrease of ventricular pressure, slowing of maximal pressure rise, with simultaneous increase in end-diastolic pressure and heart rate, are suggestive of a negative inotropic action of propanidid. However, in these experiments, even the lowest Epontol concentrations were at the upper limit of the usual clinical dosage. The coronary Epontol concentration in anaesthesia continually falls when the maximum value has occurred, whereas in these tests it remained constant for 2 min.

Literatur

1. BETANCOURT, L. G.: Epontol und Coronardurchblutung. Anaesthesist **19**, 48 (1970).
2. DUDZIAK, R.: Über die Wirkung von Halothan, Fentanyl, Dehydrobenzperidol und Propanidid auf den Sauerstoffverbrauch und den Coronardurchfluß des Warmblüterherzens. Forschungsberichte des Landes Nordrhein-Westfalen, Nr. 1866. Westdtsch. Verlag 1967.
3. — PANTKE, H., PANTKE, O. A.: Die Wirkung von Propanidid auf das isolierte Warmblüterherz. Arzneimittel-Forsch. **20**, 1060 (1970).
4. EBERLEIN, H. J.: Coronardurchblutung und Sauerstoff-Versorgung des Herzens unter verschiedenen CO_2-Spannungen und Anaesthetica. Arch. Kreisl.-Forsch. **50**, 18 (1966).
5. WIRTH, W., HOFFMEISTER, F.: Pharmakologische Untersuchungen mit Propanidid. In: Anaesthesiologie und Wiederbelebung, Bd. 4. Berlin-Heidelberg-New York: Springer 1965.

Sauerstoffpartialdruck im Mikrobereich des Gewebes nach Applikation von Propanidid – Tierexperimentelle Untersuchungen mit Ultramikroelektroden im Gehirn

Von **W. Erdmann, L. Beck** und **J. Heidenreich**

Jeder klinisch tätige Arzt wird heute mit dem Problem Kurznarkose täglich konfrontiert. Kurznarkosen finden Anwendung in fast allen Bereichen der klinischen Medizin, in der Chirurgie bei Abszeßspaltungen und Bagatellverletzungen, die heute bei der Technisierung der Umwelt immer mehr zunehmen, in der Urologie bei Cystoskopien, Probeexzisionen usw., in der inneren Medizin, in der Röntgenologie, in der Gynäkologie und vor allem in der Geburtshilfe als Durchtrittsnarkose und zur Naht einer Episiotomie. Diese Kurznarkosen werden in überwiegender Zahl von Nichtanaesthesisten durchgeführt. Der Anaesthesist hat hier die Aufgabe, Kurznarkotica mit dem geringsten Narkoserisiko bei einfacher Anwendungsweise auszuwählen.

Bis vor wenigen Jahren wurden ausschließlich sog. kurzwirkende Barbiturate angewendet. Mit dem Einführen des Propanidid ist die Diskussion um das am besten geeignete intravenöse Kurznarkoticum neu entflammt. Zu betonen ist dabei, daß in der Praxis die Kurznarkose in überwiegender Zahl als Mononarkose durchgeführt wird.

Während des Symposiums wurden die verschiedenen Veränderungen, besonders die hämodynamischen, ausführlich besprochen und diskutiert. Wir wollen uns deshalb jetzt allein auf die Wirkung aller dieser Veränderungen auf das Gewebe an Hand des Sauerstoffpartialdruckes beschränken. Es geht bei allen Diskussionen über Narkotica immer wieder darum, daß durch die Narkose das Gewebe keinen Sauerstoffmangelschaden erleidet. Wir haben uns deshalb durch direkte Gewebs-PO_2-Messungen mit neu entwickelten Goldultramikroelektroden nach dem polarographischen Meßprinzip mit den Auswirkungen von Propanidid auf den Gewebs-PO_2 im Vergleich zu den gebräuchlichsten Barbituraten beschäftigt.

Methodik

Konstruktion der Elektrode: Als Meßspitze dient ein in Glas ausgezogener Golddraht von 1 μ Durchmesser (Nixdorf, 1967) bei einer Glasummantelung von $1/_2$–1 μ. Zur Vergrößerung der messenden Oberfläche ist der Golddraht schräg angeschliffen, der Goldkern ist an einen Ableitdraht mit Silberleitlack angeklebt und die Meßspitze in eine Führungskapillare eingeführt und eingeklebt. Diese Mikroelektrode kann von jedem Experimentalmediziner hergestellt werden, Zeitbedarf 5 min/Elektrode (ERDMANN, 1971, Abb. 1).

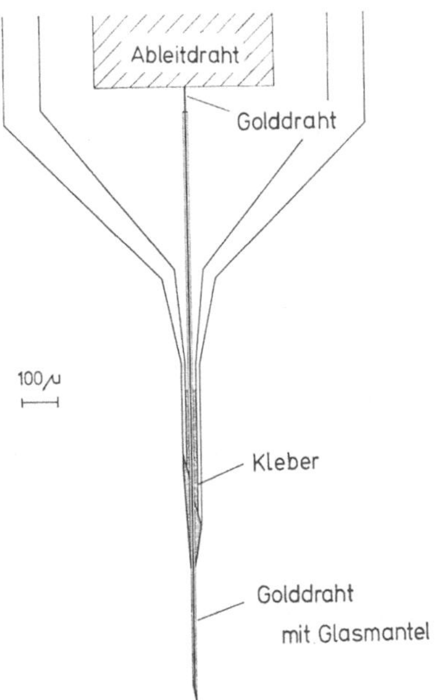

Abb. 1. Ultramikroelektrode mit einem Spitzendurchmesser von ca. 2 μ. Die Elektrode dient zur Messung des Sauerstoffpartialdruckes im Mikrobereich des Gewebes, Einzugsbereich der Messung unter 15 μ

Versuchsdurchführung: Die Untersuchungen wurden im Gehirngewebe von Katzen, Meerschweinchen und 49 Albinoratten (Stamm Wistar, Gewicht 250–300 g) durchgeführt. Zur Präparation wurden die Tiere in einen Ätherrausch versetzt und in eine stereotaktische Halterung von LPC (Paris, Frankreich) eingespannt (Abb. 2). Die Tiere wurden tracheotomiert und atmeten dann zur Aufrechterhaltung der Analgesie ein Lachgas-Sauerstoff-Gemisch (7,9:2,1) spontan aus einem Bypass. Die mit aufgenommenen Kontrollgrößen sollen außer Betracht gelassen werden, weil sie schon ausführlich besprochen wurden und nichts wesentlich Neues bringen. Die PO_2-Mikroelektroden wurden mit einem Mikromanipulator in μ-Schritten durch kleine in die Schädelkalotte gebohrte Löcher stereotaktisch eingeführt. Beim Vordrehen der Elektrode verändert sich der gemessene PO_2-Wert mit Lageveränderung der Elektrode im intercapillaren Bereich; es wird ein PO_2-Profil aufgenommen.

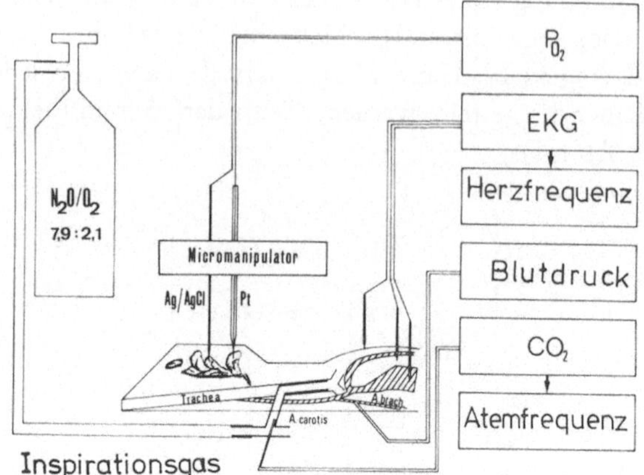

Abb. 2. Schema der Versuchsdurchführung: Neben der PO_2-Messung wurde grundsätzlich das EKG abgeleitet über extern angelegte Stahlkanülen, der Blutdruck über einen Brachialiskatheter mit einem Statham Element gemessen und die endexspiratorische CO_2-Konzentration im Uras (Hartmann & Braun, Frankfurt) bestimmt. Die Tiere lagen während des Versuchs auf einer thermoregulierten Platte

Resultate

PO_2-Normalverteilung des Gehirngewebes: In Abbildung 3 (obere Kurve) ist ein Ausschnitt aus einem PO_2-Profil unter Vordrehen der Elek-

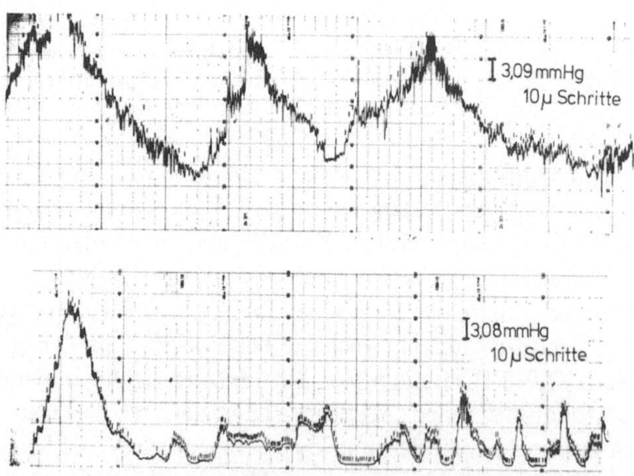

Abb. 3. Obere Kurve: PO_2-Profil aus einem gut versorgten Gebiet der grauen Substanz des Rattenhirns (s. Heidenreich, J., Erdmann, W., Metzger, H., Thews, G., 1970). Untere Kurve: PO_2-Profil aus einem weniger gut versorgten Gebiet der weißen Substanz des Rattenhirns (s. Metzger, H., Erdmann, W., Heidenreich, J., 1969)

trode in $10\,\mu$-Schritten dargestellt. Die Elektrode befindet sich in einem relativ gut versorgten capillarreichen Gebiet der grauen Substanz. Die PO_2-Werte zeigen entsprechend der Struktur des Capillarnetzwerkes Gipfel und Senken mit PO_2-Werten zwischen 6 und 30 mmHg.

Demgegenüber wird in Abbildung 3 (untere Kurve) ein Profil aus einem schlecht versorgten Gebiet in der weißen Substanz gezeigt, die Werte liegen viel niedriger und zeigen ausgesprochen breite Senken mit wenig ausgeprägten Gipfeln. Sollte hier noch ein allgemeiner Mangel in der Sauerstoffversorgung dazukommen, so können in diesem Bereich sehr leicht kritische Situationen für die Zellen auftreten.

Kurznarkose und Gewebs-PO_2-Änderung: Während des Versuchs wurde der PO_2 kontinuierlich gemessen bei je nach Lage der Elektrode im intercapillaren Bereich hohen und niedrigen PO_2-Werten zwischen 0,5 und 60 mmHg. Nach Verabreichung von Propanidid 10 mg/kg KG in 10–20 sec (Abb. 4) kommt es in der kontinuierlichen Sauerstoffregistrierung zu kei-

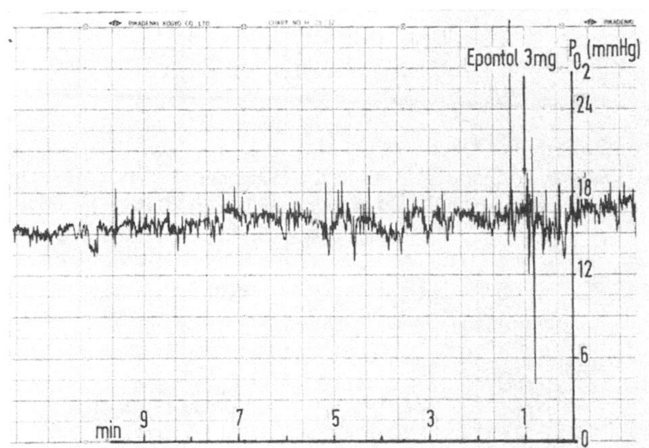

Abb. 4. Kontinuierliche Gewebs-PO_2-Messung ohne Veränderung der Elektrodenlage während Propanidid- (Epontol-) Applikation. Der Gewebs-PO_2 verändert sich nicht

ner entscheidenden Veränderung. In einigen Versuchen traten lediglich kurzfristige Oszillationen um den Ausgangswert mit Abweichungen von 5–10% auf. Dieses Verhalten zeigte der PO_2 in allen Bereichen des intercapillaren Sauerstoffpartialdruckgradientenfeldes.

Im Gegensatz zum Propanidid kommt es nach i.v. Applikation von Barbituraten zu einem Abfall des Sauerstoffpartialdruckes in allen Teilen des intercapillaren Gewebszylinders, und zwar bei allen getesteten Präparaten: Hexobarbital, Thiopental, Methohexital und Natriumpentobarbital. Dieses

Verhalten des Gewebs-PO_2 ist als Originalregistrierung in Abbildung 5 dargestellt: Der Ausgangswert beträgt in diesem Beispiel 29,7 mmHg. Nach Injektion von 15 mg/kg KG Thiopental sinkt mit einer Latenzzeit, 1 cm entspricht 1 min, von ca. 20 sec der PO_2 auf 15,2 mmHg, also auf etwa die Hälfte ab. Der PO_2 erholt sich nach Erreichen eines Minimalwertes konstant und hat nach 10 min den Ausgangswert noch nicht

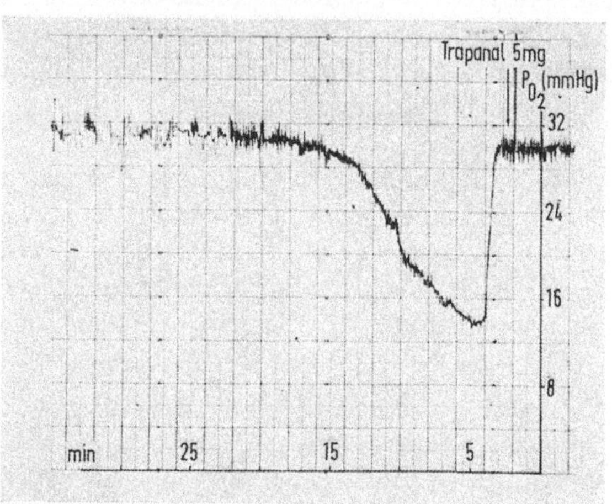

Abb. 5. Kontinuierliche Gewebs-PO_2-Messung während Barbiturat-Injektion (Thiopental-Trapanal): Der Gewebs-PO_2 fällt nach einer kurzen Latenzzeit gravierend ab und kehrt erst allmählich innerhalb von 10–15 min wieder auf den Ausgangswert zurück

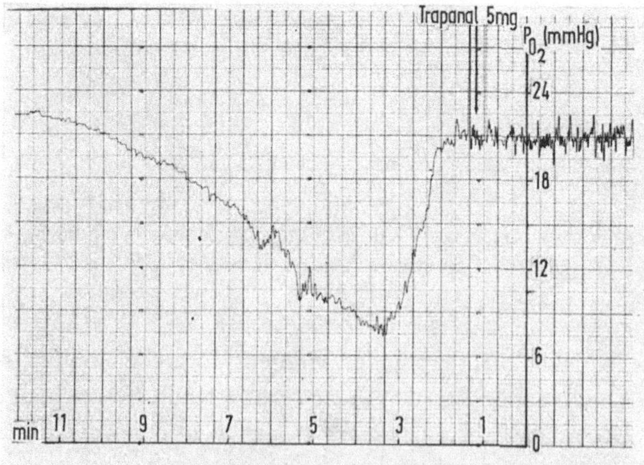

Abb. 6. Kontinuierliche Gewebs-PO_2-Messung unter Thiopentalinjektion: Der Gewebs-PO_2 hat 8 min nach Injektion den Ausgangswert erreicht und zeigt dann eine für die posthypoxische Erholungsphase typische Overshootreaktion. (Metzger, H., Erdmann, W., Thews, G., 1971)

wieder ganz erreicht. In der nächsten Abbildung (Abb. 6) noch einmal dasselbe, hier kommt es nach Erholung des PO_2 zu einem leichten Überschwinger, eine Reaktion des Gewebs-PO_2, die häufig beobachtet wurde und derjenigen nach ausgeprägter artefizieller Hypoxie entspricht.

Der Abfall des Gewebs-PO_2 ist bei allen Barbituraten 1. abhängig von der Dosis, 2. vom Ausgangswert des Gewebs-PO_2, d. h., daß sich die PO_2-Depression je nach Lage der Zellen im intercapillaren Bereich dem jeweiligen PO_2 entsprechend unterschiedlich auswirkt. In Abbildung 7 ist die Abhängigkeit der PO_2-Depression (in Prozent vom Ausgangswert) von der

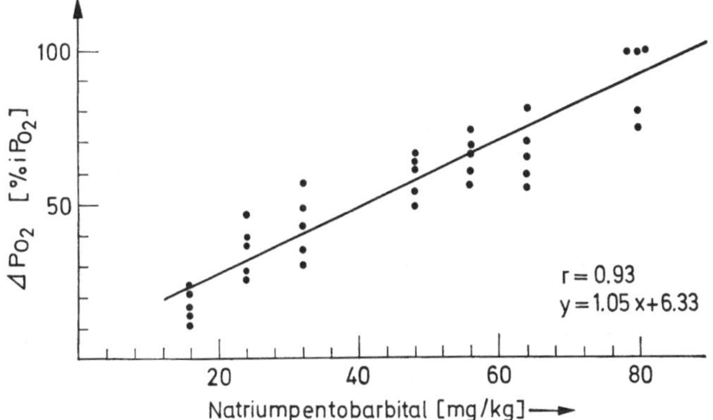

Abb. 7. Abhängigkeit der Gewebs-PO_2-Erniedrigung (in Prozent vom Ausgangswert – Ordinate) von der Barbituratdosierung (Natriumpentobarbital in mg/kg – Abscisse). Es besteht eine statistisch signifikante lineare Abhängigkeit

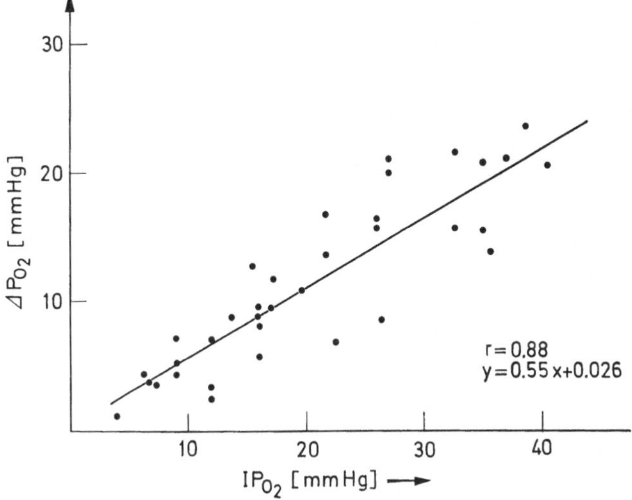

Abb. 8. Abhängigkeit der PO_2-Erniedrigung (Absolutwert in mmHg – Ordinate) vom PO_2-Ausgangswert (IPO_2 – Abscisse)

Barbituratkonzentration für Natriumpentobarbital aufgezeichnet. Die Korrelation ist statistisch signifikant.

Trägt man die absolute PO_2-Erniedrigung gegen den Ausgangswert des Gewebs-PO_2 auf, so stellt sich auch hier eine statistisch signifikante Abhängigkeit dar, wie aus der Korrelation zu entnehmen ist.

Zusammenfassend ist zu sagen: Die Veränderungen im Kreislauf- und Atmungsverhalten nach Barbituratinjektion als Monoanaestheticum sind seit langem bekannt. Die Auswirkungen auf den Gewebs-PO_2, welche bis jetzt nicht direkt gemessen wurden, sind gravierend. Daraus ergibt sich, daß der Anaesthesist bei Barbituratinjektion Maßnahmen gegen den Sauerstoffdruckabfall im Gewebe unternehmen muß, etwa durch

1. assistierte Ventilation,
2. Zufuhr eines hyperoxischen Gasgemisches,
3. Kreislaufstabilisierung durch Infusionen.

Vom Aspekt der Sauerstoffversorgung des Gewebes her ist dagegen das Propanidid komplikationslos und damit für eine Mononarkose geeignet. Natürlich sollte im Hintergrund alles für eine eventuelle anaphylactische Notfalltherapie bereitliegen, aber dafür sollte bei Barbituratanwendung auch grundsätzlich vorgesorgt sein.

Zusammenfassung

Mit Goldultramikroelektroden wurde der intercapillare Gewebs-PO_2 im Cortex des Rattenhirns kontinuierlich gemessen. Nach i.v. Applikation von Propanidid 10 mg/kg KG in 10–20 sec kam es in der kontinuierlichen Sauerstoffregistrierung zu keinem nennenswerten Effekt, es traten vereinzelt kurzfristige Oscillationen um den Ausgangswert auf mit Abweichungen von 5–10%, aber keine entscheidende Erniedrigung des Gewebs-PO_2.

Demgegenüber fällt nach Applikation von Barbituraten der Sauerstoffpartialdruck in allen Teilen des intercapillaren Gewebszylinders z. T. bis auf 50% vom Ausgangswert ab, und zwar bei allen getesteten Präparaten: Hexobarbital, Thiopental, Methohexital und Natriumpentobarbital.

Summary

Partial oxygen pressure in the microregion of tissues after administration of Propanidid – animal experiments conducted with ultramicro-electrodes in the brain.

The intracapillary tissue PO_2 in the cortex of rat brain was continually measured by means of golden ultramicro-electrodes. Following intravenous administration of 10 mg/kg Propanidid within 10–20 sec, no decisive change occurred in the continuous oxygen recording. In some studies, there were merely transitory oscillations about the initial value, with variations of 5–10% of this, but no decisive decline of the tissue PO_2.

In contrast, following the intravenous administration of barbiturates, a fall in partial oxygen pressure in all parts of the intercapillary tissue cylinder was observed, partly down to 50% of the initial value. This applied to all preparations tested: hexobarbitone, thiopentone, methohexital and sodium pentobarbitone.

Literatur

ERDMANN, W.: A quickly produced ultramicroelectrode for oxygen, H_2-clearance and action potential measurement. Mount Sinai Prize of Anesthesiology, Mount Sinai School of Medicine, New York 1971.

HEIDENREICH, J., ERDMANN, W., METZGER, H., THEWS, G.: Local hydrogen clearance and PO_2-measurements in microareas of the brain. Experientia **26**, 257–259 (1970).

METZGER, H., ERDMANN, W., HEIDENREICH, J.: Local H_2-clearance and PO_2-measurements in the microarea of the brain tissue of rats. In: BROCK *et al.* (Ed.): Cerebral Blood Flow, p. 42. Heidelberg-Berlin-New York: Springer 1969.

— — THEWS, G.: Effects of short periods of hypoxia, hyperoxia, and hypercapnia on brain O_2 supply. J. appl. Physiol. **31**, 751–759 (1971).

NIXDORF, J.: Ein neues Verfahren zur Herstellung dünner Drähte mit Durchmessern im μ-Bereich. Draht-Welt **53**, 696–702 (1967).

UNTERSUCHUNGEN AM MENSCHEN

Beeinflussung des Herzzeitvolumens durch Propanidid

Von **R. Schorer** und **H. Morlok**

In einer früheren Untersuchung bestimmten wir den Einfluß einer
raschen Propanidid-Injektion auf die wichtigsten Kreislaufgrößen, insbesondere auf das Herzzeitvolumen (Abb. 1). Dabei stellten wir beim leicht
prämedizierten Patienten unter Spontanatmung fest, daß unmittelbar nach
der damals empfohlenen schnellen Injektion von Propanidid das Herzzeitvolumen um 43% zunahm. Diese Zunahme beruhte auf einer Steigerung der
Herzfrequenz um 28% und lediglich auf einer geringfügigen Vergrößerung
des Schlagvolumens um +12%. Während in der ersten Minute nach Injektion der arterielle Mitteldruck sich noch nicht veränderte, war der Gesamtkreislaufwiderstand nach der Berechnung Torr/l/min bereits vermindert.
Ab der zweiten Minute nach Propanidid-Injektion kehrten die veränderten
Kreislaufgrößen bis zur vierten bis fünften Minute zur Norm zurück.

In diesen Untersuchungen an Patienten traten immer dann einheitlich
gerichtete Veränderungen der genannten Kreislaufgrößen auf, wenn durch
die rasche Propanidid-Injektion die Atmung gesteigert wurde. Am konstan-
testen war dabei immer die Steigerung der Herzfrequenz. Wurde jedoch
Propanidid nach vorausgegangener stärkerer Sedierung während Spontanatmung oder während künstlicher Beatmung an Patienten oder auch im
Experiment an Hunden injiziert, konnte keine Herzfrequenzzunahme beobachtet werden. Wir haben deshalb diese Befunde als reflektorische Veränderungen der Herzfrequenz infolge Steigerung der Atmung gedeutet. Die
Steigerung der Durchblutung nach Propanidid in diesem Ausmaß kann nur
bei oberflächlicher Betrachtung als ein allgemein nützlicher Effekt angesehen werden. Da die nutritive Anpassung an einen gedämpften Stoffwechsel
durch Anaesthesie in den ersten Minuten nach Propanidid ausbleibt und im
Gegenteil zu einer raschen reflektorischen Erregung der Kreislauffunktio-
nen führt, kann diese plötzliche Luxussteigerung – vor allem bei Kreislaufinsuffizienz – zum Schaden führen.

Nachdem bei langsamerer Injektion von Propanidid eine günstigere
Kreislaufreaktion beobachtet wurde, war es angezeigt, die Untersuchungen
unter diesen Bedingungen zu ergänzen. Dazu wurden erwachsenen und
kreislaufgesunden Patienten eine halbe Stunde nach einer Prämedikation
von 0,5 mg Atropin und 2 ml Thalamonal 7 mg Propanidid pro kg KG in
30 sec injiziert. Eine Veränderung der Spontanatmung – mit URAS M

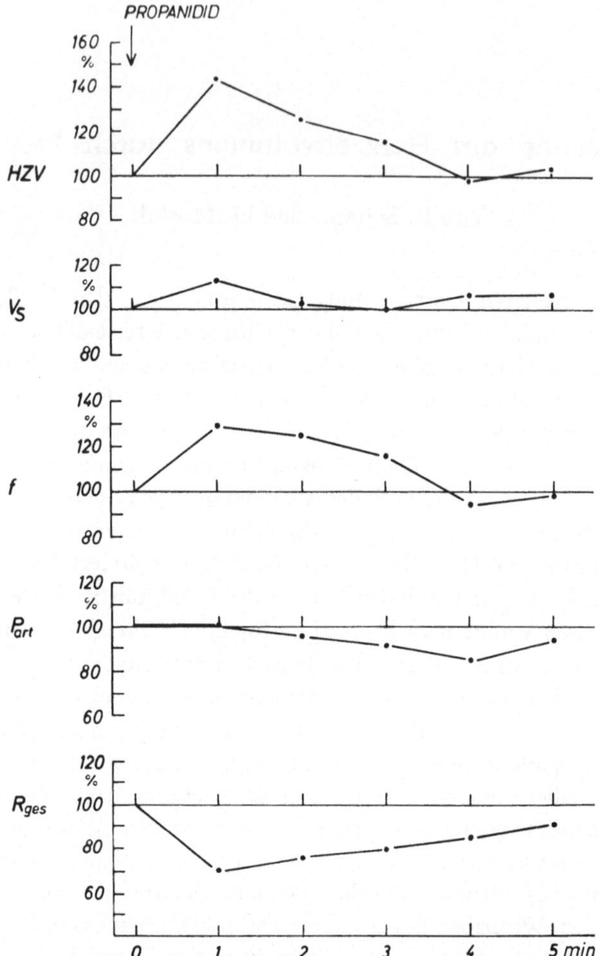

Abb. 1. Mittlere prozentuale Veränderungen von Herzzeitvolumen (HZV), Schlagvolumen (V_s), Herzfrequenz/min (f), mittlerer arterieller Blutdruck (P_{art}) und Gesamt-Kreislauf-Widerstand (R_{ges}) nach rascher Propanidid-Injektion beim Menschen. Die Ausgangswerte im Wachzustand wurden gleich 100 % gesetzt

und blutgasanalytisch kontrolliert – trat dabei nicht auf. Im Gegensatz zu den früheren Untersuchungen haben wir jetzt das Antihistaminicum Tavegil injiziert. Nach Tavegil selbst waren am Kreislauf, insbesondere am Herzzeitvolumen, keine Veränderungen zu bestimmen. Auch hier bevorzugten wir zur Untersuchung des Herzzeitvolumens die Thermo-Injektionsmethode, da sie als semikontinuierliche Methode eine Kontrolle im Abstand von unter einer Minute erlaubt. Die Injektion von 10 ml eisgekühlter Injektionslösung erfolgte in den rechten Vorhof, die Temperaturveränderung wurde mit einer Thermistorsonde im Aortenbogen gemessen. Die Venen- und Arterienpunktion erfolgte unter Lokalanaesthesie am Arm. Kontrollmessungen wurden so lange durchgeführt, bis Ruhewerte zu beobachten waren. Der mittlere Ausgangswert des Herzzeitvolumens von fünf Probanden betrug 3,63 l/min.

Die prozentualen Veränderungen der wichtigsten gemessenen und errechneten Kreislaufgrößen nach langsamer Propanidid-Injektion sind im Verlauf von 10 min in der Abbildung 2 dargestellt.

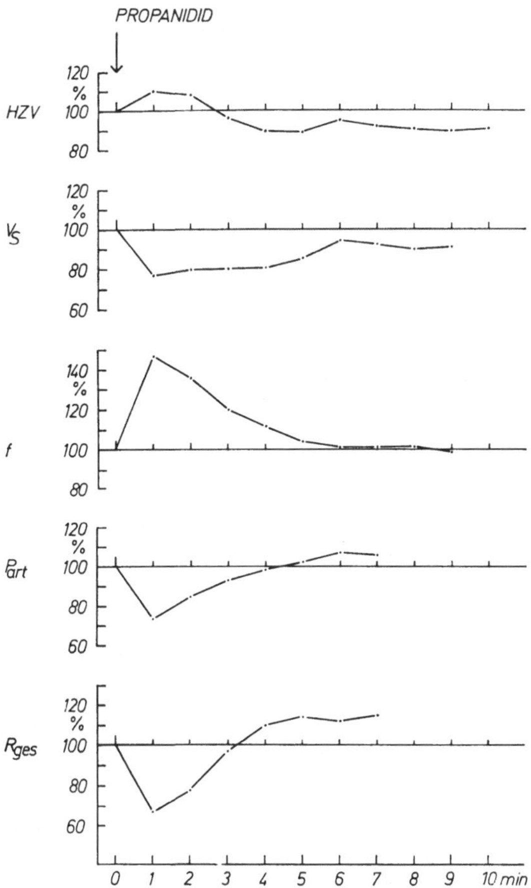

Abb. 2. Mittleres Verhalten der Kreislaufgrößen beim Menschen nach Propanidid-Injektion innerhalb 30 sec. Ausgangswerte vor Propanidid gleich 100%. Abkürzungen siehe Abbildung 1

Unmittelbar nach Injektion von Propanidid wird das Herzzeitvolumen für die Dauer von 2 min um etwa 10% gesteigert, im weiteren Verlauf um 10% vermindert. Das Verhalten des Herzzeitvolumens ergibt sich aus einer anfänglich starken Zunahme der Herzfrequenz um über 40% bei einer Verminderung des Schlagvolumens um über 20%. In Zusammenhang stehen diese Veränderungen mit einem signifikanten Abfall des Gesamtwiderstandes und arteriellen Mitteldruckes bis zur dritten Minute. Ein Abfallen des Herzzeitvolumens wird nur in den ersten 3 min durch einen Herzfrequenzanstieg abgefangen. Während der Gesamtströmungswiderstand danach wieder deutlich ansteigt und die Frequenz wieder abnehmende Tendenz zeigt, unterschreitet das Minutenvolumen den Ausgangswert.

Nach Zweitinjektionen im Abstand von über 10 min konnten wir wiederholt beobachten, daß das Herzzeitvolumen wesentlich stärker und anhaltender auch infolge Frequenzsteigerung gegenüber der Erstinjektion zunahm.

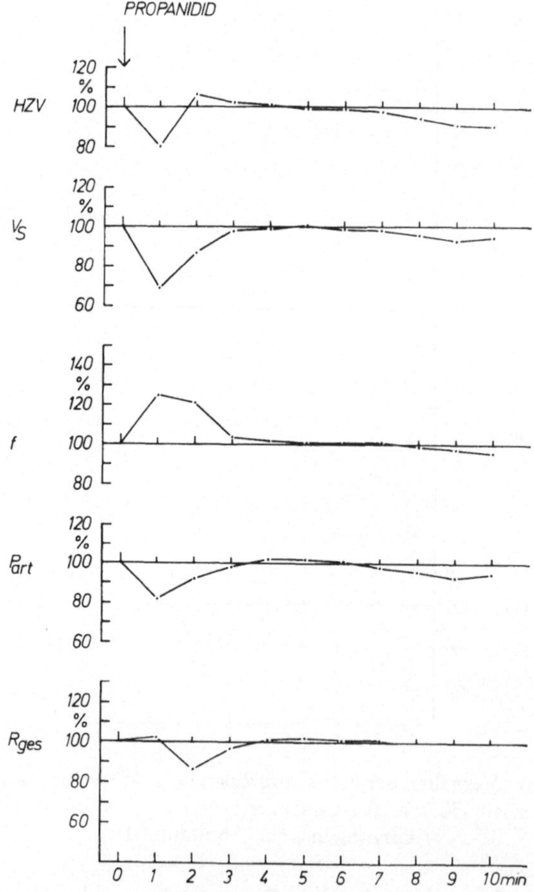

Abb. 3. Prozentuale Veränderungen der Kreislaufgrößen bei einem Patienten nach Propanidid-Injektion innerhalb 30 sec. Ausgangswerte vor Injektion gleich 100%. Abkürzungen siehe Abbildung 1

Lediglich bei einem unserer untersuchten Patienten haben wir kurz nach Propanidid-Injektion eine Verminderung des Herzzeitvolumens gemessen. Das Ergebnis ist in der Abbildung 3 dargestellt. Die Zunahme der Herzfrequenz bewirkte bei stärkerer Abnahme des Schlagvolumens eine Verminderung des Herzzeitvolumens um 29% für die ersten beiden Minuten. Dabei veränderte sich zunächst der Gesamtwiderstand nicht, während der arterielle Mitteldruck geringfügig abfiel. Der Einfluß der Herzfrequenz auf Steigerung bzw. Verminderung der Durchblutung ist von der Ausgangslage des Kreislaufes und hier vor allem des Widerstandes abhängig. Bei niedrigem Widerstand bewirkt eine Steigerung der Herzfrequenz lediglich ein geringes Absinken des Schlagvolumens und deshalb ein erhebliches Ansteigen des Herzzeitvolumens. Bei hohem Widerstand verkleinert sich das Schlagvolumen bei Erhöhung der Frequenz derart, daß nur eine geringe Zunahme bzw. eine Abnahme des Herzzeitvolumens resultiert. Die Abnahme des Herzzeitvolumens in unserem Beispiel kann durch hohen Gesamtwiderstand in der Ausgangslage gedeutet werden.

Fassen wir alle unsere Befunde zusammen, so kommen wir zu dem Ergebnis, daß Propanidid zu kurzfristigen, aber sehr deutlichen Kreislaufveränderungen führt. Im Gegensatz zu anderen Narkosemethoden mit Anpassung des Kreislaufes an einen gedämpften Stoffwechsel kommt es unter Propanidid in der überwiegenden Zahl der Fälle zu einer anfänglichen plötzlichen Kreislaufsteigerung. Im Vergleich zur raschen Injektion ist die Zunahme des Herzzeitvolumens bei langsamer Injektion geringfügiger. Obwohl es sich um eine Luxusdurchblutung handelt, ist das Verhalten des Kreislaufes nach Propanidid ökonomisch. Dies geht aus den sinnvollen Veränderungen in der Beziehung zwischen Schlagvolumen, Widerstand und reflektorischer Frequenzsteigerung hervor. Lediglich bei Ketamine wird im Vergleich zu anderen Narkosemitteln dieses abweichende Verhalten des Kreislaufes mit Zunahme des Herzzeitvolumens um 30% vorwiegend frequenzbedingt beobachtet. Sowohl rasche Erregung des Kreislaufes bei Kreislaufinsuffizienz als auch selbstverständlich bei Kreislaufdepressionen, die über eine nutritive Anpassung an einen gedämpften Stoffwechsel während Narkose hinausgehen, stellen eine Gefahr dar. Diese Gefahr läßt sich durch langsame Propanidid-Injektion erheblich verringern.

Zusammenfassung

Der Einfluß einer Propanidid-Injektion in 30 sec auf die wichtigsten Kreislaufgrößen, insbesondere das Herzzeitvolumen, wurde an leicht prämedizierten kreislaufgesunden Patienten untersucht. Die Bestimmung des Herzzeitvolumens erfolgte mit der Thermo-Injektionsmethode, wobei die Kälteverdünnungskurven nach Injektion der Kältelösung in den rechten

Vorhof in der Aorta mit einer Thermistorsonde registriert und mit Hilfe eines direkt anzeigenden Rechengerätes ausgewertet wurden.

Nach Propanidid wird das Herzzeitvolumen für 2 min im Mittel um 10% gesteigert, bedingt durch eine starke Zunahme der Herzfrequenz und Verminderung des Schlagvolumens. In dieser Phase sind Blutdruck und Gesamtkreislaufwiderstand signifikant vermindert. Nach diesen 2 min unterschreitet das Herzzeitvolumen den Ausgangswert infolge abnehmender Tendenz der Herzfrequenz; während der arterielle Mitteldruck zum Ausgangswert zurückkehrt, verhält sich der Gesamtkreislaufwiderstand dem Herzzeitvolumen umgekehrt proportional.

Lediglich bei einem der untersuchten Patienten wurde eine Abnahme des Herzzeitvolumens bis um 20% innerhalb der ersten beiden Minuten gemessen. Dabei war die Abnahme des Schlagvolumens größer als die Steigerung der Herzfrequenz. Die Abnahme des Herzzeitvolumens wird auf einen erhöhten Kreislaufwiderstand in der Ausgangslage zurückgeführt.

Während in früheren Untersuchungen nach rascher Propanidid-Injektion eine Steigerung des Herzzeitvolumens im Mittel um 43% gefunden wurde, die hauptsächlich durch eine Zunahme der Herzfrequenz mit geringfügiger Steigerung des Schlagvolumens bedingt war, waren die Veränderungen bei Injektion innerhalb 30 sec wesentlich weniger stark ausgeprägt. Da sowohl rasche Kreislauferregungen bei Kreislaufinsuffizienz als auch selbstverständlich bei Kreislaufdepressionen, die eine nutritive Anpassung des gedämpften Stoffwechsels durch Narkose überschreiten, gefährlich sind, ist der langsamen Propanidid-Injektion nach dem Verhalten der wichtigsten Kreislaufgrößen der Vorzug zu geben.

Summary

The influence of Epontol on the heart-time volume (cardiac output).

The studies were conducted on lightly premedicated patients with a healthy cardio-vascular system. The effect of an injection of Epontol within 30 sec on the most important circulatory parameters, especially the cardiac output was studied. Determination of the cardiac output was carried out by the thermo-injection method in which the cold dilution curves following injection of the cold solution into the right atrium were recorded in the aorta by means of a thermistor catheter and were evaluated with the aid of a directly indicating calculating instrument.

Following the administration of Epontol the cardiac output was on average increased by 10% for 2 min; this was caused by a marked rise in the heart rate and a reduction of the stroke volume. During this phase the blood pressure and the total circulatory resistance were significantly reduced. After these 2 min the cardiac output fell below the initial value as a result of a tendency of the heart rate to decrease; whereas the mean arterial pressure returned to the initial value, the total vascular resistance behaved inversely proportional to the changes of the cardiac output.

In only one of the patients studied did we measure a decrease in cardiac output of up to 20% within the first 2 min. Moreover, the decrease in the stroke volume was greater than the rise in the heart rate. The decrease in the cardiac output can be traced back to an increased circulatory resistance in the initial situation.

In earlier studies we had found an increase in the cardiac output averaging 43% following the rapid injection of propanidid. This was caused mainly by an increase in the heart rate with a slight increase of the stroke volume. The changes were much less marked with an injection given over a period of 20 sec. As rapid stimulations are dangerous in circulatory insufficiency and, of course, in circulatory depressions exceeding a nutritive adaptation of the metabolism inhibited through anaesthesia, preference should be given to slow propanidid injection according to the behaviour of the most important circulatory parameters.

Die Beeinflussung der linksventriculären Myokardcontractilität und Hämodynamik durch Propanidid beim Menschen

Von D. Soga, R. Beer, B. Bader, J. Andrae und E. Götz

1. Einleitung

In unseren vorangegangenen Untersuchungen am Hund [9] konnte die aufgrund der Papillarmuskelversuche [8] aufgestellte Hypothese bestätigt werden, daß bei Anwendung von narkotisch äquieffektiven Dosen von Propanidid und Methohexital die Myokardcontractilität durch Propanidid stärker beeinträchtigt wird. In den Tierexperimenten führte Propanidid vorwiegend zu einer Abnahme der Myokardcontractilität, dagegen verursachte Methohexital vor allem eine Abnahme des Gefäßwiderstandes. Das Verhalten der Kreislaufparameter während der Propanididnarkose ließ darauf schließen, daß die am Hund beobachtete Kreislaufdepression nicht allein durch depressorische Wirkung des Narkoticums, sondern zusätzlich auch durch die beim Hund fast regelmäßig stattfindende Histaminfreisetzung [1, 6] verursacht wird. Damit erschien es fraglich, ob die am Hund gewonnenen Befunde in ihrer Gesamtheit auf den Menschen übertragbar sind. Die in der Literatur bisher vorliegenden Untersuchungsergebnisse über den Einfluß des Propanidids auf das Herzkreislaufsystem beim Menschen [3, 4, 5, 7] erlauben wegen ihrer Widersprüchlichkeit keine Abklärung dieser Frage. Das eigene Interesse an diesem Problemenkreis bewog uns nun dazu, unter Benutzung gleicher Untersuchungsmethodik wie im Tierexperiment (s. S. 84), auch beim Menschen die kardialen Nebenwirkungen von Propanidid und Methohexital während ihrer routinemäßigen Anwendung zu untersuchen.

Zur Erfassung der Myokardcontractilität am Menschen wurde, wie auch in den vorausgegangenen Untersuchungen am Hund, der Contractilitätsindex $\frac{dp/dt_{max}}{IP}$ von Veragut u. Krayenbühl [9] verwendet.

2. Untersuchungsgang

Die Untersuchungen selbst fanden im Rahmen der üblichen Narkoseeinleitung bei Kranken statt, welche sich leichten bis mittelschweren chirur-

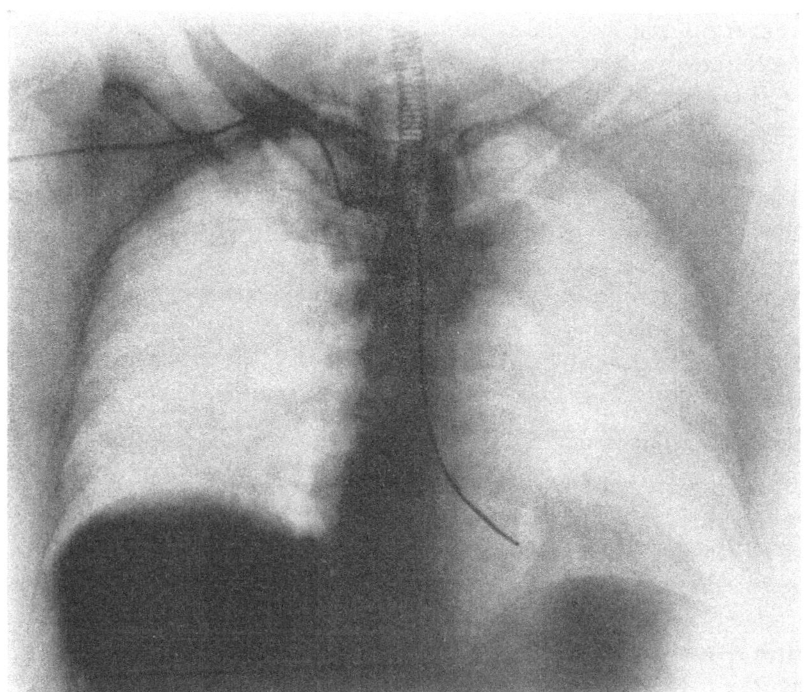

Abb. 1. Retrograd eingeführter Kathetertipmanometer zur Aufnahme linksventri-
culärer Druckkurven beim Menschen in situ

gischen Eingriffen, wie Herniotomie, Strumaresektion, Cholecystektomie,
Magenresektion usw. unterziehen mußten. Das Durchschnittsalter der
Patienten betrug 42 ± 8 Jahre. Eine spezielle Auswahl des Krankengutes
bezüglich der kardialen Anamnese wurde absichtlich nicht getroffen. Zur
Prämedikation erhielten die Kranken stets nur 50 bis 75 mg Dolantin und
0,5 mg Atropin intramuskulär 1 Std, bevor sie in den Operationssaal gebracht wurden. Zunächst wurde durch Verabreichung eines Lachgas-
Sauerstoff-Gemisches von 6:2 l/min eine Lachgasanalgesie herbeigeführt.
Danach wurden die Kranken mit Succinylcholin relaxiert, intubiert und
anschließend kontrolliert beatmet. Mit Hilfe wiederholter Blutgasanalysen
wurde die Ventilation im Normbereich gehalten.

Während der weiterhin aufrechterhaltenen Lachgasanalgesie wurden
nach Anbringen von EKG-Elektroden folgende Kanülen bzw. Katheter
gelegt: Von einer Vene des li. Unterarmes transcutan einen Katheter bis in
den rechten Vorhof zur Farbstoffinjektion für die HZV-Bestimmung, in
die linke A. radialis eine Medicut-Kanüle zur Aufnahme der Farbstoffverdünnungskurven bzw. Messung des arteriellen Blutdruckes und schließlich

über die rechte A. radialis ein Kathetertipmanometer in die linke Herzkammer zur Aufnahme der linksventriculären Druckkurven. Die korrekte Lage des Kathetertipmanometers wurde mit Hilfe des Röntgensichtgerätes überprüft. Die Abbildung 1 zeigt eine Röntgenaufnahme des menschlichen Thorax mit einem solchen in den linken Ventrikel retrograd eingeführten Kathetertipmanometer in situ. Als besonderen Vorteil des von uns verwendeten Katheters empfanden wir die Tatsache, daß er weder beim retrograden Einführen noch beim längeren Liegen im linken Ventrikel Rhythmusstörungen verursachte.

Mit der genannten Untersuchungsanordnung konnten wiederum die gleichen Kreislaufparameter bestimmt werden wie im Tierexperiment, nämlich: Herzminutenvolumen und Schlagindex, arterieller und zentralvenöser Blutdruck, Herzfrequenz, Gesamtgefäßwiderstand und schließlich der Contractilitätsindex $\dfrac{dp/dt_{max}}{IP}$. Nach Aufnahme der Kontrollwerte in der noch weiterhin bestehenden Lachgasanalgesie wurde Propanidid bzw. Methohexital in der klinisch üblichen Dosierung von 7 mg/kg bzw. 2 mg/kg KG in 30 sec intravenös verabreicht. Die anschließende Meßperiode, in welcher die Registrierung der Kreislaufparameter in Zeitabständen von 1 min erfolgte, dauerte 40 min. Danach wurde dem Lachgas-Sauerstoff-Gemisch noch Halothane beigefügt und der vorgesehene operative Eingriff durchgeführt.

3. Ergebnisse

Die Abbildung 2 gibt das Verhalten der wichtigsten Kreislaufparameter bei 6 Kranken im Verlauf der Propanidid-Narkose wieder. Die stärkste Kreislaufdepression findet beim Menschen im Gegensatz zu den Untersuchungen am Hund unmittelbar nach der Injektion während der ersten 2 min statt. Der hochsignifikante Abfall des arteriellen Mitteldruckes auf 70% des Ausgangswertes ist wiederum weniger durch Abnahme des Gefäßwiderstandes, sondern vielmehr durch eine erhebliche Myokarddepression bedingt. Der Contractilitätsindex, wie auch übrigens der Schlagindex, beträgt nur etwa 60% des Ausgangswertes. Diese Abweichung vom Ausgangswert ist für beide Größen statistisch gut bzw. sehr gut gesichert. Die für Propanidid typische initiale Frequenzsteigerung, welche ebenfalls hochsignifikant ist, vermochte hier nicht, wegen der starken Minderung der myokardialen Inotropie, einen Abfall des Herzminutenvolumens zu verhindern.

Wie erheblich die negativ inotrope Wirkung von Propanidid den Kreislauf im Einzelfall deprimieren kann, sei am Beispiel eines 69 jährigen Patienten gezeigt, welcher wegen einer Materialentfernung nach vorausgegangener Schenkelhalsnagelung zur Operation kam. Wie aus der Abbildung

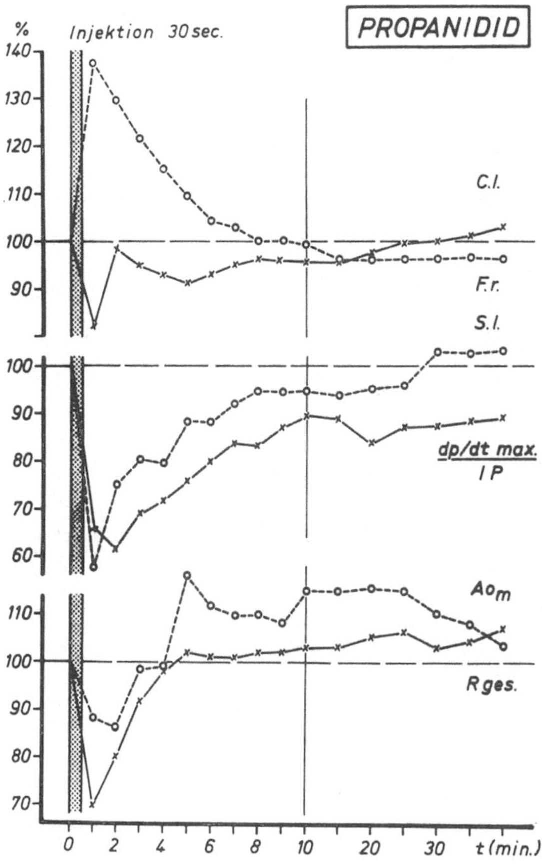

Abb. 2. Verhalten der Kreislaufparameter bei 6 Kranken nach Gabe von 7 mg/kg
Propanidid

3 hervorgeht, ist hier ein Abfall des Contractilitätsindex und Schlagindex
sogar auf 40% des Ausgangswertes zu verzeichnen. Diese beträchtliche
Inotropiedepression bewirkt, daß das Herzminutenvolumen trotz der Frequenzsteigerung anfänglich auf 55% absinkt. Die initiale Hypotonie wird
ab der 2. min durch starke gegenregulatorische Vasoconstriction über-
wunden, indem der Gefäßwiderstand auf über 150% des Ausgangswertes
ansteigt. Besonders bemerkenswert ist es, daß in der Erholungsphase zum
Zeitpunkt der Normalisierung aller anderen Kreislaufparameter der Contractilitätsindex mit 70% des Ausgangswertes weiterhin vermindert
bleibt.

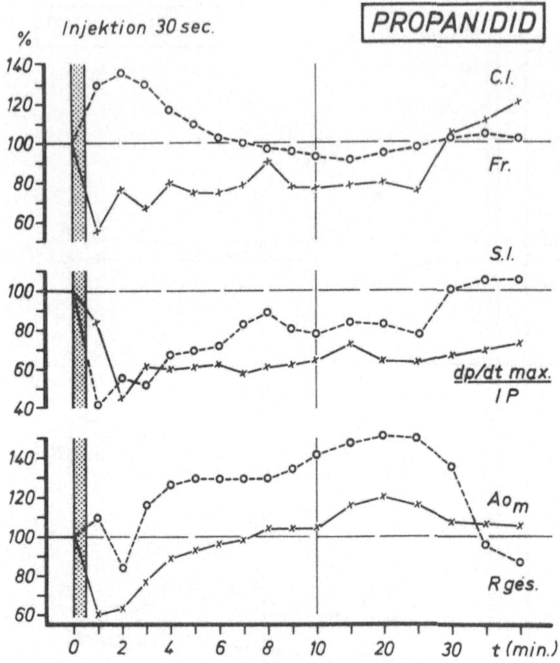

Abb. 3. Extremste von uns beobachtete Kreislaufdepression bei einem Patienten
nach Gabe von Propanidid (7 mg/kg)

Während der Narkose mit Methohexital verhalten sich die Kreislaufparameter auch beim Menschen anders als in der Propanidid-Narkose
(Abb. 4). Hier steht wiederum ganz im Vordergrund eine deutliche und
lang anhaltende Minderung des Gefäßwiderstandes. Daß der arterielle Mitteldruck trotzdem im Normbereich verbleibt, ist letztlich der geringfügigen
und nur 2 min anhaltenden Contractilitätsdepression zu verdanken. Das
Herz ist hier fähig, auf die Frequenzsteigerung mit einer Steigerung des
Herzminutenvolumens zu antworten.

Die Abb. 5 vermittelt eine direkte Gegenüberstellung des Effektes von
Propanidid und Methohexital auf die Myokardcontractilität beim Menschen,
wie wir sie in den beiden eben dargestellten Patientengruppen gefunden
haben. Dieser Vergleich zeigt eindrucksvoll, wie sehr unterschiedlich doch
zwei Narkotica mit klinisch gleichem Indikationsbereich die Contractionsfähigkeit des Herzens beeinträchtigen können.

Unsere Befunde sind zwecks besserer Übersicht in Prozenten des Ausgangswertes wiedergegeben. Es seien jedoch noch die wichtigsten Ausgangswerte in Absolutzahlen angegeben, um zu zeigen, daß die von uns gewonnenen Ergebnisse weder durch eine abnorme Ausgangslage noch durch

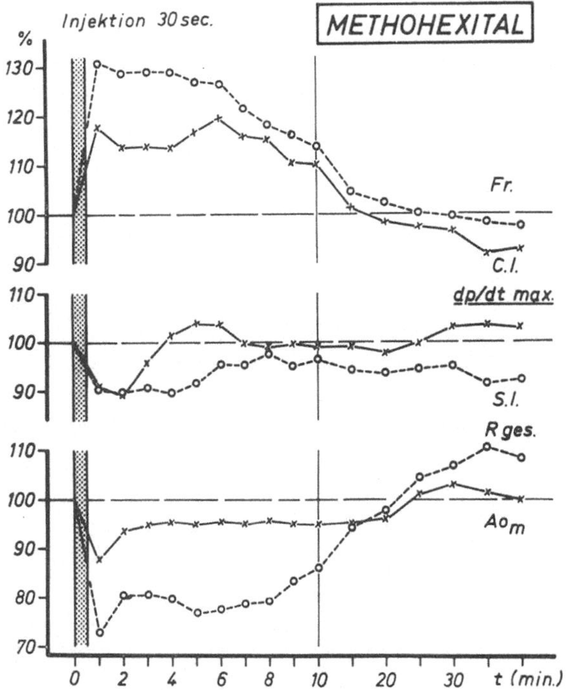

Abb. 4. Verhalten der Kreislaufparameter bei 6 Kranken nach Gabe von 2 mg/kg
Methohexital

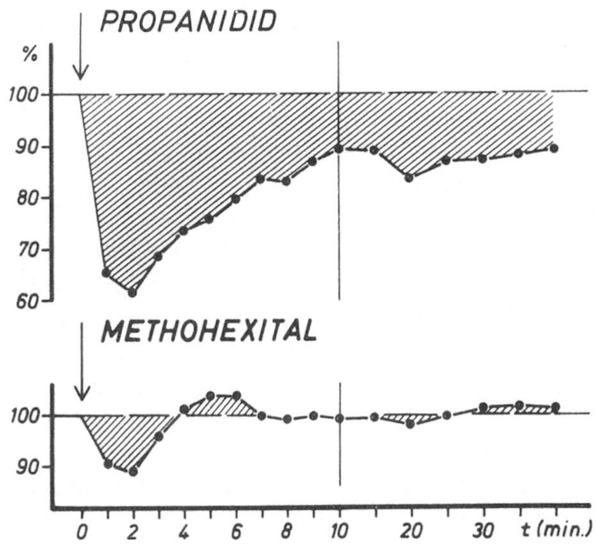

Abb. 5. Vergleich der Wirkung von Propanidid (7 mg/kg) und Methohexital
(2 mg/kg) auf die Myokardcontractilität beim Menschen

eine starke Unterscheidung der beiden Patientengruppen untereinander beeinflußt waren. So betrug der Cardiac-Index in der Propanidid-Gruppe 2,9, in der Methohexital-Gruppe 3,2 l/min/m², die Herzfrequenz 75 bzw. 71 Schläge/min, arterieller Mitteldruck 95 bzw. 101 mmHg, peripherer Gefäßwiderstand 1410 bzw. 1460 dyn · cm · sec^{-1} und schließlich der Contractilitätsindex 34 bzw. 32 sec^{-1}.

4. Diskussion

Vergleicht man nun unsere bei Untersuchungen am Hund [9] und am Menschen für Propanidid und Methohexital gewonnenen Ergebnisse, so läßt sich grundsätzlich eine recht gute Übereinstimmung feststellen, indem in beiden Untersuchungskollektiven bei Propanidid mehr eine Myokarddepression und bei Methohexital mehr eine Minderung des Gefäßwiderstandes im Vordergrund stand. Allerdings war die durch Propanidid bedingte Contractilitätsdepression beim Menschen noch stärker und diejenige durch Methohexital bedingte noch weniger ausgeprägt als beim Hund. Ein weiterer Unterschied im Verhalten der Kreislaufgrößen zwischen den beiden Kollektiven besteht darin, daß die tiefste Kreislaufdepression beim Hund zwischen der 5. und 7. min, dagegen beim Menschen während der ersten 2 min nach der Injektion stattfindet. Besonders hervorstechend ist hierbei das andersartige Verhalten des mittleren Aortendruckes, welcher zunächst bei Mensch und Hund einen initialen Abfall zeigt, beim Menschen aber dann sofort wieder ansteigt, dagegen beim Hund in einer anschließenden zweiten depressiven Phase noch niedrigere Werte erreicht. Diese andersartige zeitliche Lokalisierung der Kreislaufdepression läßt, wie bereits in unserer vorangegangenen Mitteilung [9] angeklungen, an eine möglicherweise differente Aetiologie der Kreislaufdepression während der Propanidid-Narkose beim Hund und beim Menschen denken. Während beim Hund prinzipiell eine stattfindende Histaminfreisetzung die haemodynamische Reaktion mitbestimmt, scheint dies beim Menschen nicht grundsätzlich der Fall zu sein. Die beim Menschen unmittelbar nach der Injektion einsetzende Kreislaufdepression ist sicherlich auf die direkte Wirkung der narkotischen Substanz auf das Herzkreislaufsystem zurückzuführen. Klinische Beobachtungen und neuere experimentelle Befunde deuten aber darauf hin, daß es auch beim Menschen gelegentlich zu einer ins Gewicht fallenden Histaminfreisetzung kommt [2], welche dann eine ähnliche haemodynamische Reaktion auslösen kann, wie wir sie regelmäßig beim Hund sehen.

Die in der Literatur vorhandenen widersprüchlichen Angaben über das Verhalten von Herzzeitvolumen und Gesamtgefäßwiderstand während der Propanidid-Narkose lassen sich folgendermaßen erklären: Handelt es sich um ein gesundes Herz, so wird infolge des inotropiesteigernden Effektes der typischen initialen Tachykardie die Myokardcontractilität nicht sehr erheblich abnehmen. In diesem Falle ist immer noch eine Steigerung des Herzzeitvolumens möglich, und der arterielle Blutdruck wird trotz der durch Propanidid direkt bewirkten Vasodilatation nur gering abfallen. Ist das Myokard jedoch schon von vornherein geschädigt und reagiert es nicht mehr mit einer initialen Frequenzzunahme, so wird durch Wegfall der inotropiesteigernden Wirkung der Tachykardie die durch Propanidid bedingte Myokarddepression voll zum Ausdruck kommen. Um nun bei dem stark abfallenden Herzzeitvolumen den Blutdruck aufrechtzuerhalten, wird die direkte Vasodilatation durch eine sofortige kompensatorische Vasoconstriction überspielt. Dieses unterschiedliche Verhalten läßt sich unschwer in der klinischen Praxis immer wieder beobachten.

Zum Schluß sei noch generell darauf hingewiesen, daß die Unterscheidung, ob eine narkosebedingte Kreislaufdepression auf einer Abnahme der myokardialen Inotropie oder auf einem Versagen der peripheren Regulationsmechanismen beruht, für die klinische Praxis sehr wichtig ist. Nur aufgrund einer solchen Kenntnis lassen sich exakte Empfehlungen für die Indikation eines Narkosemittels bzw. Richtlinien zur Beherrschung eines durch dieses Narkoticum hervorgerufenen Kreislaufzwischenfalles geben. So sollten selbstverständlich alle Anaesthetica, welche eine stärkere Myokarddepression bewirken, bei Kranken mit Myokardschäden bzw. Coronarinsuffizienz vermieden werden. Dagegen dürften Narkosemittel mit überwiegend peripherer Wirkung im Falle eines bestehenden Volumenmangels nur mit Vorsicht, am besten erst nach Volumensubstitution, angewandt werden. Bei Kranken im Schock sind diese Mittel absolut kontraindiziert.

Die Kenntnis der unterschiedlichen Kreislaufwirkung von Narkotica ist auch für die Behebung der akuten Kreislaufzwischenfälle von entscheidender Bedeutung. Therapeutisch läßt sich nämlich ein Mißverhältnis zwischen dem zirkulierenden Blutvolumen und der Gefäßweitenstellung durch Volumenauffüllung und notfalls durch Gabe von Vasoconstrictoren recht gut beseitigen. Bei einer zusätzlichen Histaminfreisetzung muß an Gabe von Antihistaminica und Corticosteroiden gedacht werden. Wesentlich diffiziler ist dagegen, eine akute Myokarddepression durch Verabreichung von inotropiesteigernden Medikamenten zu beherrschen.

Zusammenfassung

Die von den Autoren nachgewiesene Myokarddepression durch Epontol am Hund wird mit Hilfe des Contractilitätsindexes

$$\frac{dp/dt_{max}}{IP}$$

nach VERAGUT und KRAYENBÜHL auch am Menschen überprüft. Die Untersuchungen wurden an Patienten mit einem Durchschnittsalter von

42 ± 8 Jahren, die sich leichten bis mittelschweren Eingriffen unterziehen mußten, durchgeführt. Die Prämedikation bestand aus 75 mg Dolantin und 0,5 mg Atropin i.m. 1 Std vor der Narkose. Lachgasanalgesie, Succinylcholin, Intubation, kontrollierte Beatmung. HZV-Bestimmung mit Hilfe der Farbstoffverdünnung, blutige Messung des Blutdruckes, des linksventriculären Druckes mit Hilfe des Kathetertipmanometers, der Herzfrequenz, des Schlagindexes, des zentralvenösen Blutdruckes, des Gesamtwiderstandes und des Contractilitätsindexes. Nach Aufnahme der Kontrollwerte unter der Lachgasanalgesie intravenöse Injektion von 7 mg/kg Epontol bzw. 2 mg/kg Methohexital in 30 sec. Nach 40 minutiger Meßperiode Vertiefung der Narkose mit Halothan, Operation. Durchschnittswerte unter Epontol-Einwirkung: Blutdruckabfall auf 70% in den ersten beiden Minuten. Kontraktilitätsindex und Schlagindex 60% des Ausgangswertes, Herzminutenvolumen trotz kompensatorischer Zunahme der Herzfrequenz herabgesetzt.

Methohexital bewirkte deutliche und lang anhaltende Verminderung des Gefäßwiderstandes. Arterieller Mitteldruck im Normbereich trotz einer geringfügigen, 2 min anhaltenden Contractilitätsdepression. Frequenzsteigerung bewirkt Zunahme des Herzminutenvolumens.

Kranke mit Myokardschäden bzw. Coronarinsuffizienz dürften deshalb für eine Narkose mit Epontol nicht geeignet sein. Bei einem bestehenden Volumenmangel und im Schock sind Narkosemittel vom Typ des Methohexitals kontraindiziert.

Summary

The influence of propanidid on myocardial contractility of the left ventricle and the haemodynamics in the human subject.

For the purpose of assessing myocardial contractility in man the contractility index

$$\frac{dp/dt_{max}}{IP}$$

was employed as in previous studies on dogs. The tests were carried out on patients of 42 ± 8 years average age undergoing mild to moderately severe interventions. Premedication consisted of 75 mg Dolantin with 0.5 mg atropine intramuscularly 1 h pre-anaesthetically. Nitrous oxide analgesia, succinylcholine, intubation, controlled respiration. Determination of the heart minute volume (cardiac output) by the dye dilution method, intravascular measuring of blood pressure, measurement of left ventricular pressure with the aid of a catheter tip manometer, measurements of heart rate, stroke index, central venous pressure, total resistance and contractility index. After the control values had been taken under nitrous oxide analgesia, propanidid or methohexital was injected intravenously within 30 sec in the usual clinical dosage of 7 or 2 mg/kg. At the end of a 40 min measuring period, deepening of anaesthesia by means of halothane, then operation. Average values under the action of Epontol: reduction of arterial pressure to 70% during the first 2 min. Contractility index and stroke index amounted only to about 60% of the initial value, cardiac output decreased despite compensatory increase in heart rate.

With methohexital there occurred a distinct and persistent reduction in vascular resistance. The mean arterial pressure remained within the normal range in spite of a slight depression of contractility for 2 min. Increase in heart rate resulted in increase of cardiac output.

According to these findings, patients having myocardial lesions or coronary insufficiency may be unsuitable for Epontol anaesthesia. Anaesthetics of the methohexital type are contraindicated in existing hypovolaemia.

Literatur

1. DOENICKE, A., LORENZ, W.: Histaminfreisetzung und anaphylaktoide Reaktionen bei i.v. Narkosen. Der Anaesthesist **19**, 413 (1970).
2. — Persönliche Mitteilung, 1971.
3. GUNNER, B. W., HARRISON, G. A., WALKER, W. D., JENKINSON, I. S.: Propanidid, a New Short-Acting Anaesthetic. Med. J. Aust. **2**, 327 (1965).
4. LANGREHR, D.: Die Bestimmung relativer Herzzeitvolumina mittels Farbstoffverdünnungsmethode nach Registrierung über die Ohreinheit. 2. Oxymetrie-Symposion am 10.–12. Mai 1968 in München, S. 313. Stuttgart: Georg Thieme 1968.
5. — Pharmakologie und klinische Anwendung des Ultrakurznarkotikums Epontol. Vortrag am 4. Dezember 1968 anläßlich des Colloquiums über „Probleme der Anaesthesiologie" im Gut Moorbeck bei Wildeshausen. Herausgegeben von Bayer Pharma-Büro Bremen.
6. LORENZ, W., MEYER, R., DOENICKE, A., SCHMAL, A., REIMANN, H. J., HUTZEL, M., WERLE, E.: On the Species Specifity of the Histamine Release from Mast-Cell Stores by Cremophor-EL. Naunyn Schmiedeberg's Arch. exp. Path. Pharmak. (In Press.)
7. SCHORER, R., FOERSTER, G. v.: Der Effekt einer Propanidid- und Methoxyfluran-Anaesthesie auf das Herzzeitvolumen. Z. prakt. Anästh. Wiederbeleb. **3**, 431 (1968).
8. SOGA, D., BRECHTELSBAUER, H., BEER, R.: Wirkung von Propanidid, Methohexital und Halothane auf die isometrische Kontraktion des isolierten Herzmuskels. Z. prakt. Anästh. Wiederbeleb. **4**, 226 (1971).
9. VERAGUT, U. P., KRAYENBÜHL, H. P.: Estimation and Quantification of Myocardial Contractility in the Closed-Chest Dog. Cardiologia **47**, 96 (1965).

Hämodynamische Wirkungen von Propanidid

Von **H. Kreuzer, H.-M. Mertens, P. Spiller** und **R. Dudziak**

Sowohl nach tierexperimentellen Befunden als auch nach Untersuchungen am Menschen hat Propanidid einen negativ inotropen Effekt auf das Myokard [1, 3, 4, 6]. Diese negative Inotropie wurde beobachtet, wenn die gewichtsbezogene Dosis innerhalb von 30 sec oder schneller appliziert wurde. Da nach einer Empfehlung des Berufsverbandes Deutscher Anästhesisten (Podiumsgespräch in Berlin 1969) Propanidid jedoch langsam, d. h. in 40–60 sec injiziert werden sollte, war zu prüfen, inwieweit die Einhaltung dieser Empfehlung die negative Inotropie zu reduzieren vermag. Außerdem sollte im Gegensatz zu den bisher vorliegenden Untersuchungen am linken Herzen der Einfluß von Propanidid auf den rechten Ventrikel und den kleinen Kreislauf untersucht werden.

Die Untersuchungen wurden an 10 Patienten durchgeführt, bei denen aus diagnostischen Gründen eine Herzkatheteruntersuchung notwendig war. Es handelte sich um Patienten ohne funktionell wirksames Vitium und ohne Myokardschädigung.

Gemessen bzw. berechnet wurden folgende Größen:

1. Das Herzzeitvolumen mit der Thermo-Injektionsmethode
2. Der Druck im rechten Ventrikel mit einem Kathetertipmanometer (Fa. Statham, Modell SF_1)
3. Der 1. Differentialquotient des rechtsventrikulären Druckes (dp/dt)
4. Der Druck in der A. pulmonalis
5. Die Herzfrequenz
6. Der Widerstand im Lungenkreislauf.

Die Messungen wurden im Anschluß an die diagnostische Katheteruntersuchung durchgeführt. Keiner der Patienten hatte eine Prämedikation. Nach Einstellung eines Steady state wurde Propanidid in einer Dosierung von 7 mg/kg KG in den rechten Vorhof injiziert.

Bei 8 Patienten betrug die Injektionsdauer jeweils 60 sec. Um abschätzen zu können, welche hämodynamischen Auswirkungen unter unseren Untersuchungsbedingungen bei einer 30 sec dauernden Injektion zu erwarten sind, wurde zum Vergleich bei 2 Patienten Propanidid in 30 sec injiziert. Das Herzzeitvolumen wurde sofort nach Injektionsende und dann in Abständen von 30 sec gemessen, alle übrigen Meßgrößen wurden kontinuierlich registriert.

Tabelle 1. Mittelwerte, Standardabweichungen und Signifikanzen der gemessenen Größen vor und nach Injektion von 7 mg/kg KG Propanidid bei 8 Patienten

	Cardiac-index		Schlagvolu-menindex		Frequenz		Druck RV		Druck PA diast.		Widerstand pulm.		dp/dt RV	
	$l \cdot min^{-1} \cdot m^{-2}$		ml/m^{-2}		min^{-1}		mmHg		mmHg		$dyn \cdot sec \cdot cm^{-5}$		$mmHg\, s \cdot ec^{-1}$	
Propanidid	vor	nach	vor	nach	vor	nach	vor	nach	vor	nach	vor	nach	vor	nach
Mittelwerte	3,53	3,67	45,5	42,3	81	89	23,3	22,8	8,7	8,8	124	109	305	261
Standard-abweichung	$\pm 0,26$		$\pm 2,5$		± 5		$\pm 0,5$		$\pm 0,4$		± 5		± 13	
p	> 0,1		> 0,1		> 0,1		> 0,1		> 0,1		< 0,01		< 0,02	

Abbildung 1 zeigt den Einfluß einer 30 sec dauernden Injektion auf die
gemessenen Parameter.

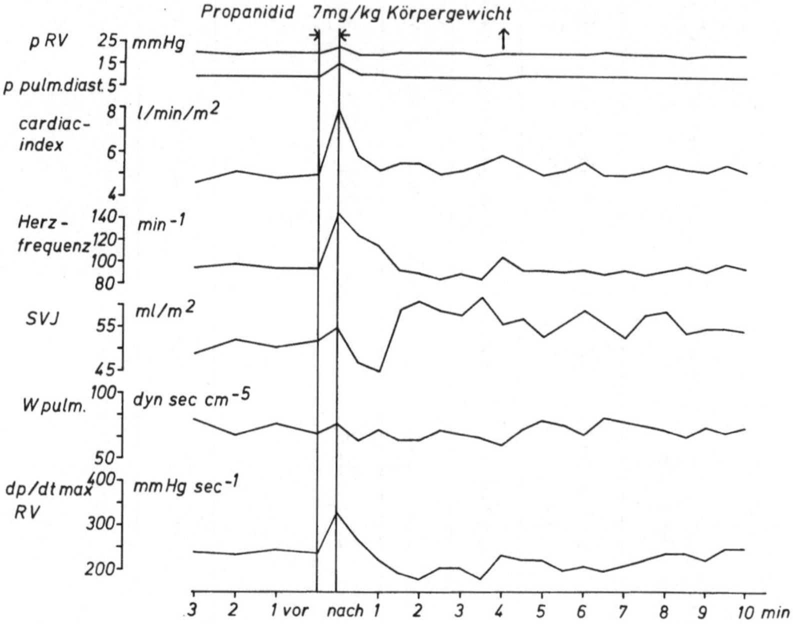

Abb. 1. Systolischer Druck im rechten Ventrikel, diastolischer Pulmonalarteriendruck, Cardiac index, Herzfrequenz, Schlagvolumenindex, Widerstand im Lungenkreislauf, dp/dt_{max}, im rechten Ventrikel vor und nach Injektion von 7 mg/kg KG
Propanidid (Injektionsdauer 30 sec)

Auch unter unseren Untersuchungsbedingungen ergibt sich ein qualitativ ähnliches Verhalten der hämodynamischen Größen wie bei den Vor-
untersuchern

Unmittelbar bei Injektionsende zeigen fast alle Meßgrößen ausgeprägte
Veränderungen gegenüber der Vorperiode. Am auffälligsten ist der starke
Frequenzanstieg von 90 auf 145 Schläge/min, der verbunden ist mit einer
erheblichen Steigerung des Cardiac index von 5 auf $8 l \cdot min \cdot m^2$. Entsprechend
der etwa gleich großen Zunahme beider Werte bleibt das Schlagvolumen
praktisch unverändert. Der Druck im Pulmonalkreislauf steigt mäßig an.
Daß es sich hierbei nicht um eine Vasokonstriktion handelt, ergibt sich aus
dem unveränderten Pulmonalwiderstand. Die maximale Druckanstiegsgeschwindigkeit im rechten Ventrikel hat zu diesem Zeitpunkt deutlich zu-
genommen.

Alle beschriebenen Veränderungen sind kurzdauernd. Schon 30 sec
nach Injektionsende sind Drucke, Cardiac index und dp/dt_{max} wieder auf

dem Ausgangsniveau. Die Frequenz erreicht ihren Vorwert erst nach 2 min. Im weiteren Beobachtungszeitraum ändern sich die gemessenen Größen mit Ausnahme von dp/dt$_{max}$ nur noch geringfügig. Die maximale Druckanstiegsgeschwindigkeit im rechten Ventrikel unterschreitet in der 1. min nach Injektion ihren Vorwert, erreicht zwischen der 2. und 4. min ein Minimum und kehrt erst nach ca. 8 min auf das Ausgangsniveau zurück.

In Abbildung 2 sind die Mittelwerte der gemessenen Parameter von 8 Patienten dargestellt, bei denen Propanidid innerhalb von 60 sec injiziert wurde.

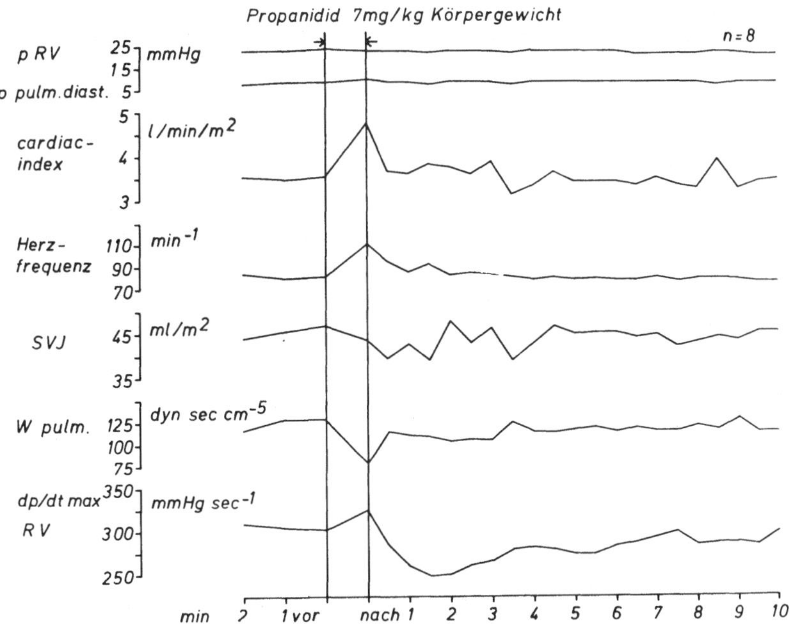

Abb. 2. Systolischer Druck im rechten Ventrikel, diastolischer Pulmonalarteriendruck, Cardiac index, Herzfrequenz, Schlagvolumenindex, Widerstand im Lungenkreislauf, dp/dt$_{max}$ im rechten Ventrikel vor und nach Injektion von 7 mg/kg KG Propanidid (Injektionsdauer 60 sec; Mittelwerte aus Untersuchungen an 8 Patienten)

Auch bei dieser Injektionsgeschwindigkeit kommt es initial zu einem Anstieg des Cardiac index, der Herzfrequenz und der maximalen Druckanstiegsgeschwindigkeit. In dieser ersten Phase sind die Änderungen der Meßwerte weniger ausgeprägt und noch kürzer als bei der 30-sec-Injektion. Ventrikel- und Pulmonalarteriendruck zeigen in dieser Phase keine Veränderungen. Der Widerstand im kleinen Kreislauf sinkt deutlich ab und bleibt auch im weiteren Verlauf gering unter seinem Ausgangsniveau. Nach der Initialphase zeigen Cardiac index, Frequenz und Schlagvolumenindex im weiteren Beobachtungszeitraum keine gerichteten Änderungen mehr. Auch bei dieser langsamen Injektion sinkt die maximale Druckanstiegsgeschwindigkeit im rechten Ventrikel deutlich unter den Ausgangswert ab. Sie erreicht zwischen der 1. und 3. min ein Minimum und ist am Ende der Untersuchung noch nicht wieder zum Ausgangswert zurückgekehrt.

Bei der statistischen Prüfung der gefundenen Veränderungen wurden die drei Ausgangswerte mit den vier aufeinanderfolgenden Werten 30–120 sec nach der Injektion verglichen. Um statistische Fehlinterpretationen zu vermeiden, blieben die Meßwerte unmittelbar bei Injektionsende unberücksichtigt.

Das Ergebnis der statistischen Berechnungen zeigt die Tabelle.

Für den Cardiac index und den Schlagvolumenindex finden sich keine signifikanten Änderungen. Erstaunlich ist, daß auch der Frequenzanstieg von 81 auf 89 Schläge/min im Mittel statistisch nicht zu sichern ist. Das ist auf die große interindividuelle Streuung (Standardabweichung $\pm$ 5) zurückzuführen. Die Druckänderungen im rechten Ventrikel und in der Pulmonalarterie zeigen ebenfalls keine signifikanten Änderungen.

Dagegen ist das Absinken des Widerstandes im Lungenkreislauf von 124 auf 109 dyn $\cdot$ sec $\cdot$ cm^{-5} wider Erwarten mit einer Irrtumswahrscheinlichkeit von 1% signifikant. Auch die Abnahme der maximalen Druckanstiegsgeschwindigkeit im rechten Ventrikel läßt sich mit $p < 0{,}02$ statistisch sichern.

Die gemessenen Parameter zeigen sowohl nach 30 als auch nach 60 sec dauernder Propanididinjektion ein qualitativ gleichartiges Verhalten mit nur mäßigen quantitativen Unterschieden.

Die Änderungen der hämodynamischen Größen sind biphasisch. In der ersten Phase, die nur knapp 1 min dauert, wird ein Anstieg der Frequenz, des Cardiac index und der maximalen Druckanstiegsgeschwindigkeit beobachtet.

Es erscheint zweifelhaft, ob die hämodynamischen Veränderungen in dieser Phase auf eine Eigenwirkung des Propanidid am Herzen zu beziehen sind. Die initiale Zunahme der Herzfrequenz ist wahrscheinlich reflektorisch durch Steigerung des Atemzeitvolumens bedingt [5]. Der gleichzeitige Anstieg des Herzzeitvolumens ist nach unseren Befunden durch die Frequenzzunahme ausreichend erklärt. Für die Steigerung der maximalen Druckanstiegsgeschwindigkeit kommen mehrere Möglichkeiten in Betracht:

1. Aus Untersuchungen von Heeg [2] ist bekannt, daß es durch Frequenzsteigerung zu einer Zunahme von dp/dt kommen kann.

Allerdings wäre für die von uns gefundene Zunahme von dp/dt$_{max}$ eine wesentlich stärkere Frequenzsteigerung erforderlich.

2. Die Zunahme des Herzzeitvolumens führt zu einer Vergrößerung der Preload und damit über den Frank-Starling-Mechanismus zu einer verstärkten Kontraktion.

3. Die Einleitung der Narkose führt bei den nicht prämedizierten Patienten zu einer kurzzeitigen Katecholaminfreisetzung mit entsprechender Beeinflussung der Inotropie.

Für die große Bedeutung extrakardialer Faktoren spricht die Änderung der gemessenen Größen beim Erwachen der Patienten (Pfeil bei 4 min in Abb. 1). Hier kommt es ganz ähnlich wie in der ersten Phase kurzfristig zu einer Zunahme der Frequenz, des Cardiac index und der maximalen Druckanstiegsgeschwindigkeit.

Die eigentliche Propanididwirkung auf Herz und Kreislauf kommt erst in der zweiten Phase zum Ausdruck. Diese Phase ist gekennzeichnet durch den Abfall des Widerstandes im Lungenkreislauf und durch die Abnahme von dp/dt_{max} im Mittel um 15%.

Der Abfall des Widerstandes und die Abnahme der Kontraktilität halten sich, bezogen auf den Cardiac index, etwa die Waage, d. h., die Kontraktilitätsänderung führt nicht zu einer Abnahme des Herzzeitvolumens. Die 2. Phase dauert etwa 8 min. Die zwischen der 8. und 10. min gemessenen Werte für dp/dt_{max} und für den Widerstand im Lungenkreislauf unterscheiden sich von den Ausgangswerten nicht mehr signifikant.

Ob die unter Propanidid gefundene Abnahme der Druckanstiegsgeschwindigkeit durch eine direkte Beeinflussung der Kontraktilität zustande kommt, ist aufgrund dieser Befunde nicht zu entscheiden.

Zur Klärung dieser Frage wurde deshalb im Tierversuch die lokale Kontraktilität eines Myokardabschnittes bei intrakoronarer Propanididinfusion geprüft.

Am narkotisierten Hund (Nembutal 25 mg/kg KG) wurde der Ramus descendens der linken Koronararterie kanüliert und volumenkonstant mit arteriellem Blut durchströmt. In dem von dem kanülierten Gefäß versorgten Myokardbezirk wurde mit Hilfe eines speziellen Druckaufnehmers der intramyokardiale Druck gemessen.

Außerdem wurden die Druckanstiegsgeschwindigkeit des Myokarddrucks, der Druck im linken Ventrikel und dp/dt LV, der Perfusionsdruck und das Perfusionsvolumen registriert.

Abbildung 3 zeigt den Einfluß von Propanidid auf die gemessenen Parameter. Zwischen den Pfeilen wurde eine Dosis von 1,5 mg Propanidid in die kanülierte Koronararterie infundiert.

Während Frequenz, Ventrikeldruck und maximale Druckanstiegsgeschwindigkeit des linken Ventrikels konstant bleiben, kommt es kurz nach Infusionsbeginn zu einer Abnahme des intramyokardialen Drucks und seiner Druckanstiegsgeschwindigkeit. Nach Infusionsende erreichen diese Werte innerhalb von 1 min wieder das Ausgangsniveau.

Nach diesen Befunden darf angenommen werden, daß Propanidid eine direkte Wirkung auf das kontraktile System des Myokards hat.

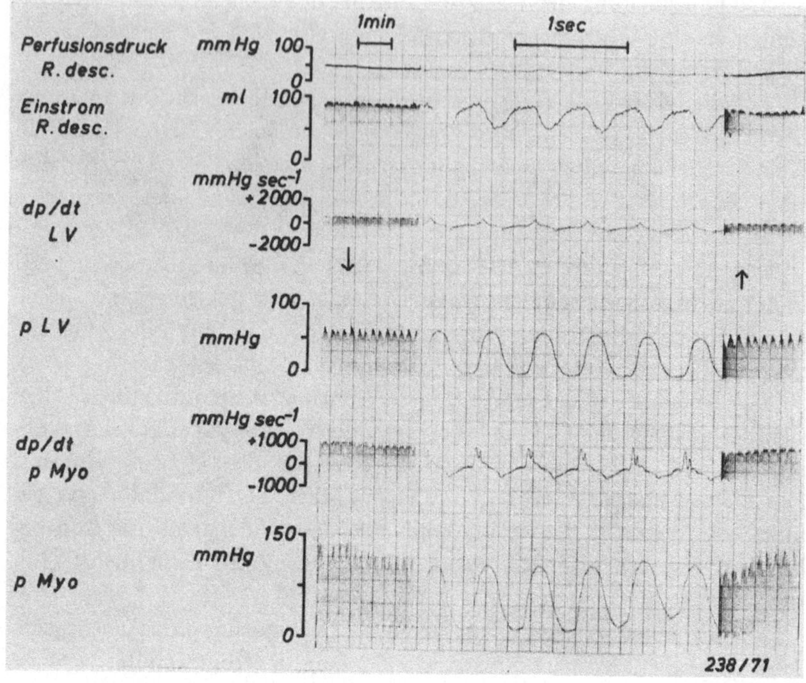

Abb. 3. Intrakoronare Infusion von 1,5 mg Propanidid am narkotisierten Hund. Druck im linken Ventrikel, dp/dt LV, intramyokardialer Druck, dp/dt des Myokarddrucks bei volumenkonstanter Perfusion des Ramus descendens der linken Koronararterie

Zusammenfassung

Ziel der vorliegenden Untersuchungen war, die Wirkung einer langsamen Injektion von Propanidid (Epontol) auf den kleinen Kreislauf zu prüfen.

Die Untersuchungen wurden an 10 nicht prämedizierten Patienten ohne funktionell wirksamen Herzklappenfehler und ohne Myokardschädigung durchgeführt, bei denen aus diagnostischen Gründen eine Herzkatheteruntersuchung notwendig war.

Gemessen bzw. berechnet wurden folgende Größen: Herzzeitvolumen, Druck im rechten Ventrikel und dessen 1. Differentialquotient, Druck in der A. pulmonalis, Herzfrequenz und Widerstand im Lungenkreislauf.

Nach Durchführung der diagnostischen Untersuchung wurde Propanidid (7 mg/kg) bei 8 Patienten innerhalb 60 sec in den rechten Vorhof injiziert. Initial kam es für etwa 1–2 min zu einem Anstieg des cardiac index, der Herzfrequenz und der maximalen Druckanstiegsgeschwindigkeit im rechten Ventrikel. Danach kehrten der cardiac index und die Herzfrequenz auf den Ausgangswert zurück, dp/dt RV und der Widerstand im Lungenkreislauf blieben für etwa 8 min erniedrigt. Ventrikel- und Pulmonalarteriendruck änderten sich nicht signifikant.

Bei einer Injektionsdauer von 30 sec (2 Patienten) änderten sich die gemessenen Parameter deutlicher, jedoch qualitativ gleich.

Zusätzlich wurde an narkotisierten Hunden der Einfluß von Propanidid auf den intramyokardialen Druck untersucht.

Nach diesen Befunden hat Propanidid eine direkt negativ inotrope Wirkung auf das kontraktile System des Myokards.

Summary

The effects of propanidid on right heart and pulmonary circulation were studied in 10 healthy patients during cardiac catheterization. The following parameters were measured, respectively calculated: cardiac output, right ventricular pressure and dp/dt RV, pulmonary artery pressure, heart rate and pulmonary vascular resistance.

In 8 patients propanidid (7 mg/kg) was administered into the right atrium within 60 sec. After a transient increase of cardiac index, heart rate and right ventricular dp/dt_{max} during the first 2 min, cardiac index and heart rate returned to control values, while right ventricular dp/dt_{max} fell below its control level. Right ventricular and pulmonary artery pressure remained unchanged, pulmonary vascular resistance decreased.

These effects were more pronounced in the 2 patients to whom propanidid was given within 30 sec.

In addition the effects of propanidid on intramyocardial pressure were studied in anesthetized dogs. The results indicate a direct negative inotropic effect on the myocardium.

Literatur

1. DOENICKE, A., GÜRTNER, TH., KUGLER, J., SCHELLENBERGER, A., SPIESS, W.: Experimentelle Untersuchungen über das Ultrakurznarkoticum Propanidid mit Serumcholinesterasebestimmungen, EEG, psychodiagnostischen Tests und Kreislaufanalysen. In: HORATZ, K., FREY, R., ZINDLER, M. (Hrsg.): Anaesthesiologie und Wiederbelebung, Bd. 4. Berlin-Heidelberg-New York: Springer 1965.
2. HEEG, E.: Untersuchungen über den Einfluß herzwirksamer Pharmaka auf den Druckablauf in der linken Herzkammer der Katze. Habilitationsschrift Düsseldorf 1967.
3. LENNARTZ, H., ZINDLER, M., HERPFER, G.: Vergleichende tierexperimentelle Untersuchungen der Herz- und Kreislaufdynamik von Ketamin, Propanidid und Baytinal. Anaesthesist **19**, 252 (1970).

4. Schorer, R., v. Foerster, G.: Der Effekt einer Propanidid- und Methoxy-fluran-Anästhesie auf das Herzzeitvolumen. Z. prakt. Anästh. Wiederbeleb. **3**, 431 (1968).
5. — Auswirkungen der Atemmechanik auf den Kreislauf. In: Anaesthesiologie und Wiederbelebung, Bd. 10. Berlin-Heidelberg-New York: Springer 1965.
6. Soga, D., Brechtelsbauer, H., Beer, R.: Wirkung von Propanidid, Metho-hexital und Halothan auf die isometrische Kontraktion des isolierten Herz-muskels. Z. prakt. Anästh. Wiederbeleb. (Im Druck.)

Vergleichende hämodynamische Untersuchungen über ein barbituratfreies und ein barbiturathaltiges intravenöses Narkoticum

Von **K. Uhlenbruch, K. A. Rosenkranz** und **H. P. Harrfeldt**

Durch den erweiterten Anwendungsbereich intravenös applizierbarer Kurznarkotica auch außerhalb chirurgischer Indikationen, z. B. im Rahmen der Elektrotherapie von Herzrhythmusstörungen, werden viele Kranke einbezogen, die kardial manifest oder mindestens latent dekompensiert sind. Deshalb beanspruchen die etwaigen Einflüsse der gebräuchlichen Präparate auf Herz und Kreislauf zunehmendes Interesse. Da unseres Wissens die bisherigen Erfahrungen auf diesem Gebiete hauptsächlich auf tierexperimentellen Studien basieren, schien es notwendig, die hämodynamischen Auswirkungen solcher Narkosemittel auch beim Menschen zu prüfen. Dabei sollte gleichzeitig untersucht werden, ob in dieser Beziehung bei der Anwendung barbitursäurefreier oder barbitursäurehaltiger Narkotica beachtenswerte Unterschiede bestehen.

Bei 6 freiwilligen Männern im mittleren Alter von 24 Jahren wurden unter Röntgenkontrolle mit konventioneller Technik der Coronarvenensinus und der rechte Ventrikel katheterisiert. Die Probanden erhielten sodann 500 mg Epontol in 45 sec über eine periphere Vene injiziert. Dabei wurden der systolische und der enddiastolische Blutdruck im rechten Ventrikel sowie die Herzfrequenz fortlaufend registriert. Aus dem im Coronarvenensinus liegenden Katheter und aus dem hyperämisierten Ohrläppchen wurden nach einem bestimmten zeitlichen Schema simultan Blutproben entnommen. Aus diesen wurden dann die arterio-coronarvenösen Werte für den Sauerstoff- und Kohlensäuredruck (PO_2 bzw. PCO_2/Torr) bestimmt. 30 min nach Applikation von Epontol erhielten die Probanden unter gleichen Bedingungen 500 mg Penthotal injiziert.

Die Ergebnisse der Herzfrequenzmessung sind in Abbildung 1 dargestellt. Es zeigt sich, daß die Mittelwerte nach der Injektion von Epontol deutlich ansteigen und nach 1 min ihr Maximum erreichen. Innerhalb von 5 min erfolgt die Rückkehr zum Ausgangswert. Nach Gabe von Pentothal ist der Frequenzanstieg zwar weniger ausgeprägt, hält aber länger an. Während in der 1. min nach Injektionsende die Herzfrequenz bei Epontol signifikant höher ist als bei Pentothal, liegen die Mittelwerte 6 min nach der Injektion bei Epontol deutlich niedriger als bei Pentothal.

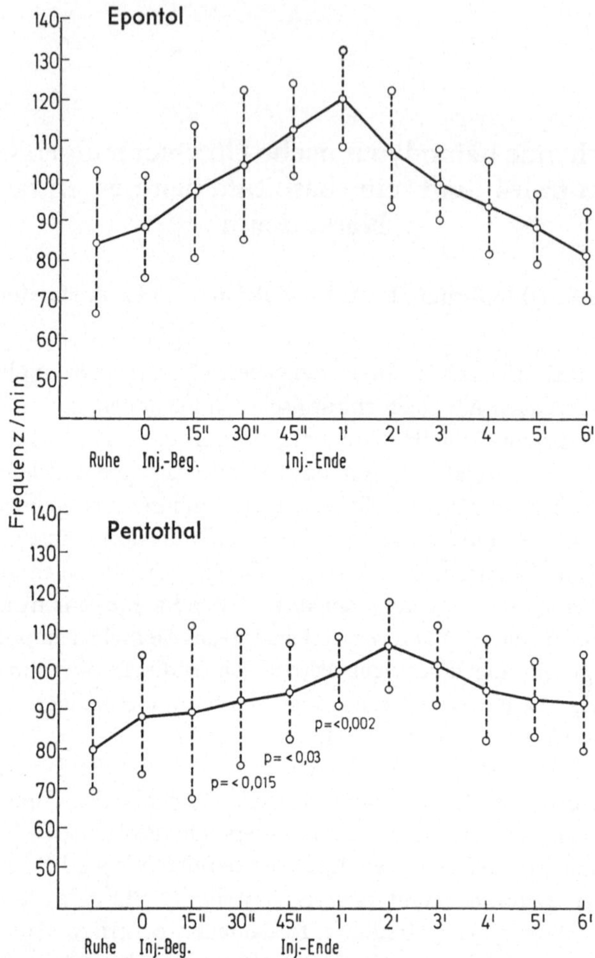

Abb. 1. Herzfrequenz während Epontol- und Pentothal-Kurznarkose

In Abbildung 2 sind die Mittelwerte und die Streubereiche für den systolischen und enddiastolischen, rechtsventriculären Blutdruck eingetragen. Nach Injektion von Epontol steigen systolischer und enddiastolischer Ventrikeldruck im Mittel zwar etwas an, der Unterschied gegenüber dem Ausgangswert ist aber nicht signifikant. Nach Injektion von Pentothal ändern sich die Blutdruckwerte im Mittel nicht. Der systolische Ventrikeldruck liegt hier in der 1. min allerdings signifikant niedriger als nach Anwendung von Epontol. Zwischen den enddiastolischen Blutdruckwerten besteht in beiden Gruppen kein Unterschied.

In Abbildung 3 sind die Mittelwerte für die arteriellen und die coronarvenösen Blutgase angegeben. Aus Gründen der Übersichtlichkeit wurde

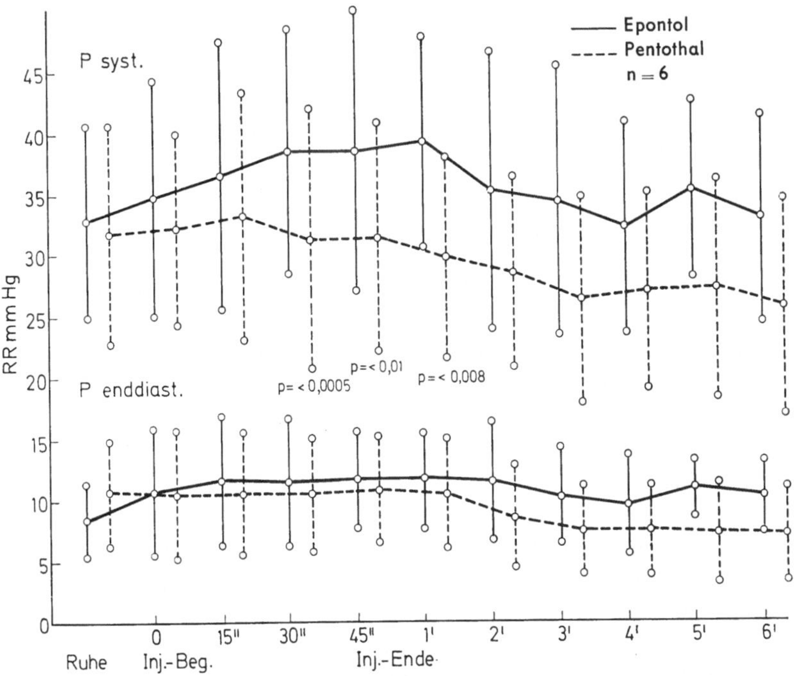

Abb. 2. Systolischer und enddiastolischer Blutdruck im rechten Ventrikel bei Anwendung von Epontol und Pentothal

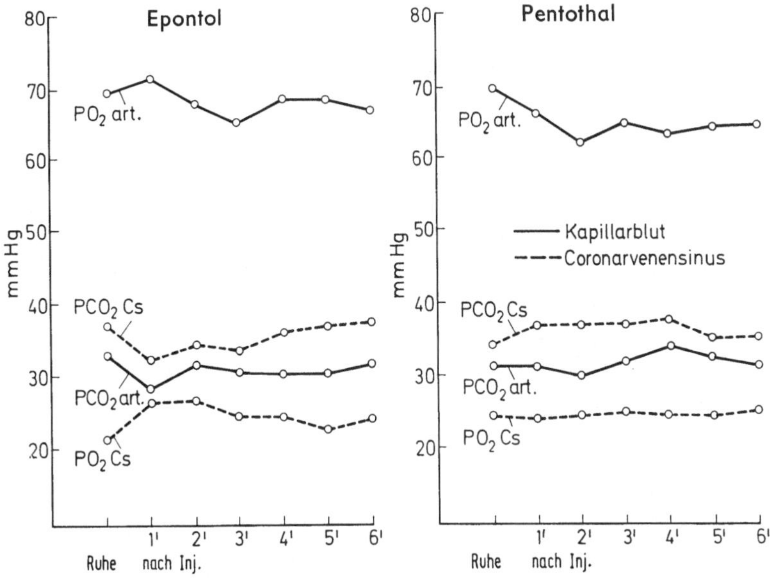

Abb. 3. Arterieller und coronarvenöser Sauerstoff- und Kohlensäuredruck bei Epontol- und Pentothal-Kurznarkose

hier auf die zusätzliche Eintragung der Streubereiche verzichtet. Nach Injektion von Epontol ändern sich arterieller Sauerstoff- und Kohlensäuredruck nicht. Hingegen steigt der Sauerstoffdruck im Coronarvenensinus über 4 min an, während der Kohlensäuredruck abfällt. Nach Pentothal kommt es zu mäßigem Abfall des arteriellen Sauerstoffdrucks. Gegenüber Epontol ist aber ein signifikanter Unterschied nicht zu sichern. Auf der coronarvenösen Seite zeigen die Mittelwerte für Sauerstoff- und Kohlensäuredruck nach Pentothal keine Änderung.

Die vorgelegten Ergebnisse von Untersuchungen an Herzgesunden zeigen als wesentlichen Befund bei der Epontol-Kurznarkose den Anstieg der Herzfrequenz in der Initialphase. Es ist anzunehmen, daß dieser Effekt durch die stärkere Hyperventilation bedingt ist. Unter Pentothal, das offenbar die Atemmittellage weniger beeinflußt, war jedenfalls der Frequenzanstieg, wenngleich protrahierter ablaufend, weniger ausgeprägt. Epontol scheint nicht nur die Sinusfrequenz zu steigern, sondern auch die Erregungsüberleitung zu beschleunigen. Wir sehen nämlich im Rahmen der Elektrotherapie bei Flimmerarrhythmien unter Epontol-Kurznarkose häufiger einen Anstieg der Kammerfrequenz; bei Vorhofflattern ist nicht selten Deblokkierung mit 1:1-Überleitung zu beobachten.

Im Gegensatz zu den Feststellungen bei der Messung des peripheren arteriellen Blutdrucks, der nach Epontol initial absinken soll, finden wir in der gleichen Phase einen kurzdauernden Anstieg des systolischen Drucks im rechten Ventrikel. Danach ist eine vorübergehende Widerstandsänderung im Lungenkreislauf denkbar, die allerdings in der festgestellten Größenordnung hämodynamisch nicht von Bedeutung ist. Bei Pentothal ist dieser Effekt indessen nicht reproduzierbar.

Der enddiastolische Ventrikeldruck kann als indirektes Kriterium für die Güte der Kammerfunktion gelten, da er bei Zunahme des enddiastolischen Volumens infolge myokardialer Insuffizienz ansteigt. Nach Mason und Braunwald liegt die obere Normgrenze des enddiastolischen, rechtsventriculären Drucks bei 12 mmHg. Diese wird bei unseren Fällen unter den gewählten Narkosebedingungen nicht überschritten. Es ist deshalb zu schließen, daß weder Epontol noch Pentothal bei Herzgesunden einen negativ inotropen Effekt bewirken.

Entsprechend den tierexperimentellen Beobachtungen von Wirth wurde unter Epontol keine wesentliche Änderung der arteriocoronarvenösen Sauerstoffdruckdifferenz beobachtet. Da danach die Sauerstoffausschöpfung des Coronarblutes nicht zunimmt, kann gefolgert werden, daß der Myokardstoffwechsel durch dieses Kurznarkoticum nicht beeinträchtigt wird. Gleiches gilt für die Anwendung von Pentothal.

Zusammenfassend ist festzustellen, daß die genannten Narkotica im Rahmen unserer Versuchsanordnung nicht zu unerwünschten Auswirkungen auf die zentrale Hämodynamik führen. Fußend auf den eigenen Erfahrungen bei mehr als 300 Kurznarkosen mit Epontol bei Patienten mit elektrotherapeutisch behandlungsbedürftigen Arrhythmien, haben wir auch bei Herzkranken keine Bedenken gegen die Anwendung beider Präparate.

Zusammenfassung

An 6 männlichen Probanden im Durchschnittsalter von 24 Jahren wurden der systolische und der enddiastolische Druck im rechten Ventrikel sowie die Herzfrequenz registriert. Ferner wurden die arterio-coronarvenösen Werte für O_2 und CO_2 mittels eines Katheters im Coronarvenensinus und aus dem Blut des hyperämisierten Ohrläppchens ermittelt. 30 min nach Applikation von 500 mg Epontol in 45 sec wurden nach einer halben Stunde 500 mg Penthotal injiziert. Die Herzfrequenz stieg unter Epontol an, erreichte nach 1 min ihr Maximum und fiel nach 5 min auf den Ausgangswert ab. Nach Pentothal nahm die Herzfrequenz geringer zu, hielt aber länger an. Die Mittelwerte für den systolischen und enddiastolischen rechtsventriculären Blutdruck waren unter Epontol etwas, aber nicht signifikant höher. Bei Pentothal ist der systolische Druck nach 1 min signifikant niedriger.

Der arterielle O_2- und CO_2-Druck ändert sich nach Epontol nicht, der coronare O_2-Druck steigt über 4 min an, der CO_2-Druck fällt ab. Bei Pentothal kommt es zu einem mäßigen Abfall des arteriellen O_2-Druckes. Im coronarvenösen Blut ändern sich die Drucke für O_2 und CO_2 nicht.

Summary

Comparative haemodynamic studies with an barbiturate-free intravenous anaesthetic and one containing barbiturate.

Systolic and end-diastolic pressure in the right ventricle were recorded in 6 male volunteers, average age 24 years. Blood samples were simultaneously taken from the coronary venous sinus, by means of a catheter lying in situ, and the earlobe, for determination of the arterio-coronary-venous values for O_2, CO_2, as well as the pH-value. At 30 min after administration of 500 mg Epontol in 45 sec, the subjects received an injection of 500 mg thiopentone. With Epontol the heart rate rose initially, reached a maximum after 1 min, and returned to the previous value after 5 min. After thiopentone the increase in heart rate was smaller but of longer duration. The mean values for systolic and end-diastolic blood pressure in the right ventricle were insignificantly elevated with Epontol. With thiopentone the systolic pressure was significantly reduced after 1 min.

Arterial O_2 and CO_2 pressure did not change after administration of Epontol, the coronary venous O_2 pressure rose for 4 min, the CO_2 pressure declined. Thiopentone produced a moderate fall of the arterial O_2 pressure and no change of the O_2 and CO_2 values in the coronary venous blood.

Literatur

1. GEBHARDT, W.: Zur Dynamik des gesunden und kranken menschlichen Herzens. For. cardiolog. **10** (1967).
2. MASON, D. T., BRAUNWALD, E.: Hemodynamic technic in the investigation of cardiovascular function in man, p. 153. New York: Grune and Stratton 1969.
3. ROSENKRANZ, K. A., HARRFELDT, H. P.: Anwendung des Kurznarkotikums Epontol bei der Elektrotherapie von Herzrhythmusstörungen. Münch. Med. Wschr. **112**, 1258 (1970).
4. WIRTH, W.: Pharmakologische und toxikologische Grundlagen über Bayer 1420. Colloquium Wuppertal 1963.

Kipptischuntersuchung mit Propanidid

Von **K. Bachmann** und **H. Grimm**

Die Elektrodefibrillation von Rhythmusstörungen des Herzens hat ihre eigene anaesthesiologische Problematik: Ein haemodynamisch überlastetes, morphologisch-strukturell geschädigtes, in seiner Coronarreserve eingeschränktes und elektrisch instabiles Myokard wird während der Propanididpassage mit einem transthorakalen Stromstoß hoher Spannung belastet.

Diese Kurznarkose bedeutet aus kardiovasculärer Sicht eine Störgrößenaufschaltung. Als Nebenwirkungen müssen Hemmung der Contractilität des Myokards, Störung der Blutdruckregulation und Atemdepression diskutiert werden. Vital bedrohliche kardiopulmonale Zwischenfälle sind jedoch nach unseren Erfahrungen bei mehr als 800 Kurznarkosen mit $4^0/_{00}$ außerordentlich selten: Bei 2 mit β-Receptorenblockern vorbehandelten Patienten verursachte Propanidid infolge totaler arterioventriculärer Blokkierung einen asystolischen Kreislaufstillstand, der durch Reanimation beseitigt werden konnte. Bei einem dritten Patienten kam es zu einem reversiblen Atemstillstand. Fälle von akuter Contractionsinsuffizienz des Herzens, akuter Coronarinsuffizienz oder Myokardinfarkt wurden während oder in zeitlichem Zusammenhang mit der Propanidid-Kurznarkose klinisch ebensowenig beobachtet wie orthostatische Kreislaufregulationsstörungen.

Nachdem orientierende Überwachungen von Kreislaufgrößen im Initialstadium der Kurznarkose eine arterielle Hypotension mit Tachykardie und im Elektrokardiogramm vereinzelt arterioventriculäre und ventriculäre Leitungsstörungen ergeben hatten, wurden systematisch direkte kontinuierliche Blutdruckmessungen im Lungenkreislauf und in der Aorta vorgenommen. Die Rückwirkung der Kurznarkose auf die Güte der Blutdruckregulation wurde mittels orthostatischer Belastung im Kipptischversuch geprüft.

Die arterielle Druckmessung erfolgte über einen percutan-transfemoral in der Aorta abdominalis lokalisierten roten Oedman-Ledin-Katheter. Die Druckmessung in der Pulmonalarterie wurde mit einem Cournand-Katheter F 8 vorgenommen.

1. Direkte kontinuierliche Druckregistrierung in der Aorta und der Pulmonalarterie mit Integration von Mitteldruck und Pulsfrequenz

Mit der Verzögerung der Kreislaufzeit fallen bereits innerhalb der 1. min nach Beginn der intravenösen Injektion arterieller Druck und Mitteldruck bei gleichzeitiger Einengung der Blutdruckamplitude deutlich ab (Abb. 1). Gleichzeitig kommt es zu einer Frequenzbeschleunigung, deren Maximum mit dem Druckminimum zusammenfällt. Im Lungenkreislauf wird zu Beginn der Propanidid-Narkose eine reaktive Hypertonie registriert. Arterielle Hypotonie und pulmonale Hypertonie sind während der apnoischen Phase am stärksten ausgeprägt (Abb. 1). Die Rückkehr der arteriellen und pulmonalen Druckwerte zum Sollwert korreliert zeitlich mit der ersten Kreislaufpassage des Propanidid. Die Blutdruck- und Frequenzänderungen sind nur 1–3 min nachweisbar.

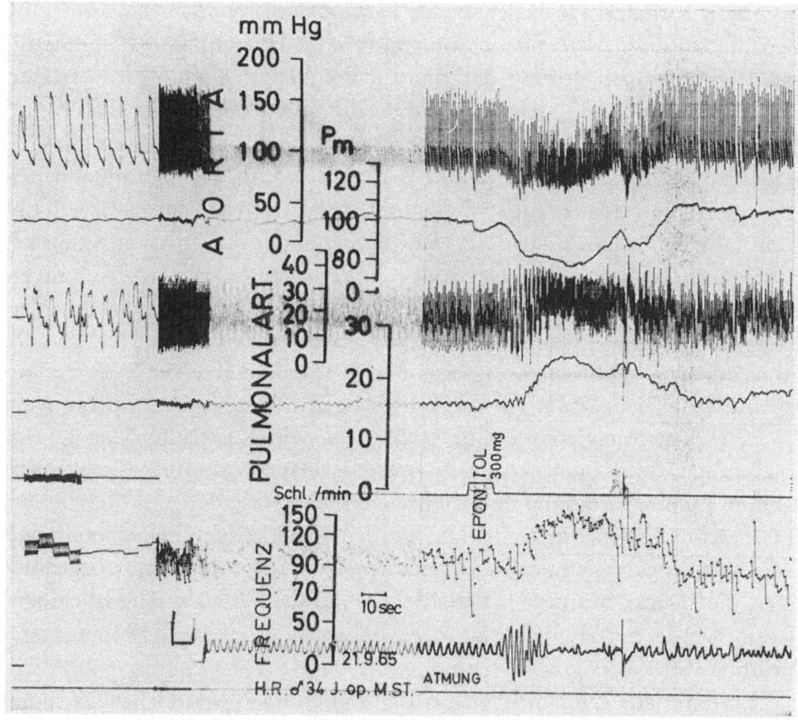

Abb. 1. Direkte, kontinuierliche Blutdruckregistrierung in der Aorta und der Pulmonalarterie mit Integration von Mitteldruck und Pulsfrequenz bei einem 34jährigen Patienten mit operierter Mitralstenose und absoluter Arrhythmie infolge von Vorhofflimmern. Noch während der Injektion von 300 mg Propanidid fällt der arterielle Blutdruck bei gleichzeitiger reaktiver pulmonaler Hypertonie ab. Die in Aorta und Pulmonalarterie gegensinnigen Druckänderungen gehen mit erheblicher Frequenzbeschleunigung einher. Arterielle Hypotonie, pulmonale Hypertonie und Tachykardie sind zum Zeitpunkt der apnoischen Phase am stärksten ausgeprägt

In einem Kollektiv von 12 Herzkranken mit Vorhofflimmern und absoluter Arrhythmie kommt es durchschnittlich 30 sec nach Beginn der intravenösen Injektion von 5 mg Propanidid/kg KG zu einem arteriellen Druckabfall von 143/81 (Pm 105) mmHg auf 98/60 (Pm 67) mmHg. Gleichzeitig nimmt die Sinustachykardie von 99 Schl/min auf 117 Schl/min zu (Abb. 2). In Einzelfällen erreicht die passagere Hypotonie 70/50 (Pm 60) mmHg, die Frequenz 150 Schl/min. Innerhalb der ersten min nach der Defibrillation werden im Durchschnitt bereits wieder 141/74 (Pm 99) mmHg und 88 Schl/min gemessen.

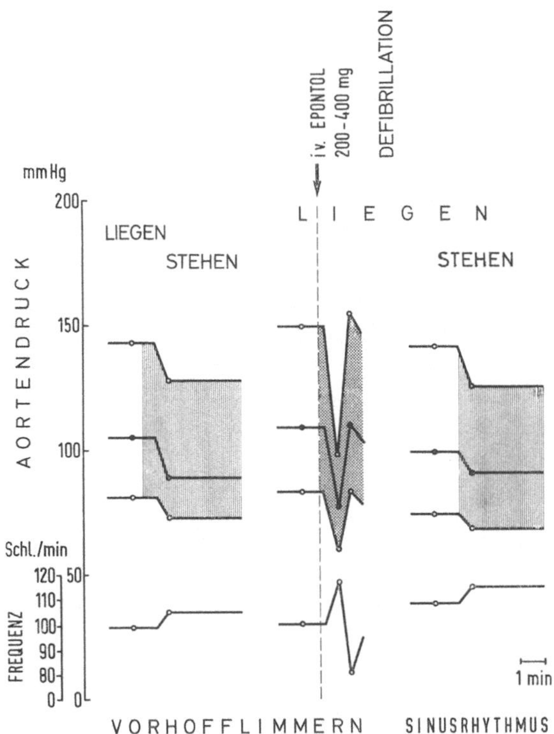

Abb. 2. Mittelwerte des arteriellen Blutdrucks und der Pulsfrequenz von 12 Herzkranken mit absoluter Arrhythmie infolge von Vorhofflimmern in Ruhe und während orthostatischer Belastung mittels Kipptisch vor und nach Defibrillation und Kurznarkose mit Propanidid

Eine gleichzeitige Registrierung des Aorten- und Pulmonalarteriendrucks erfolgte bei 6 Herzkranken vor und während der Propanidid-Kurznarkose. Gleichzeitig mit dem arteriellen Druckabfall von 114/89 (Pm 105) mmHg auf 102/69 (Pm 83) mmHg wird in der Pulmonalarterie ein reaktiver Druckanstieg von 47/18 (Pm 29) mmHg auf 52/31 (Pm 38) mmHg gemessen. Die Frequenzbeschleunigung beträgt im Durchschnitt 44/min.

Elektrokardiographische Verlaufsbeobachtungen lassen während der Propanidid-Kurznarkose die Tendenz zur Leitungsverzögerung erkennen. Bei Patienten, die unter pharmakologischer β-Receptorenblockade stehen, kann Propanidid vitalbedrohliche atrioventriculäre Leitungsstörungen verursachen.

2. Kipptischuntersuchungen vor und nach Kurznarkose mit Propanidid

Bei 12 Herzkranken mit Vorhofflimmern und absoluter Arrhythmie konnten unmittelbar vor und innerhalb von 10 min nach der Propanidid-Kurznarkose und synchronisierter Gleichstromdefibrillation die Kreislaufregulation im Kipptischversuch geprüft werden (Abb. 2, 3).

Am pharmakologisch unbeeinflußten Kreislauf provoziert die plötzliche Störgrößenaufschaltung mit passivem Übergang von der Horizontal- in die Vertikallage im Durchschnitt einen orthostatischen Blutdruckabfall von 143/81 (Pm 105) mmHg auf 128/73 (Pm 94) mmHg (Abb. 2). Während der gleichen Kipptischbelastung werden innerhalb von 10 min nach Ende der Kurznarkose im Stehen 125/68 (Pm 90) mmHg gemessen. Die Frequenz liegt nach Kardioversion während orthostatischer Belastung mit 95 Schl/min unter der Tachyarrhythmia absoluta vor der Kurznarkose, die 105 Schl/min beträgt.

Eine orthostatische Dysregulation mit arteriellem Mitteldruckabfall von mehr als 10 mmHg wird vor der Kurznarkose bei 4 von 12 Herzkranken beobachtet.

Nach Kardioversion zeigen nur noch 2 dieser Patienten auch bei Sinusrhythmus eine abnorme Blutdruckregulation.

3. Diskussion

Direkte Druckregistrierungen in der Aorta und in der Pulmonalarterie mit Integration von arteriellem Mitteldruck und Pulsfrequenz haben als kardiovasculäre Nebenwirkung der Kurznarkose mit Propanidid einen initialen arteriellen Druckabfall mit Frequenzbeschleunigung bei gleichzeitigem Druckanstieg im Lungenkreislauf ergeben. Mit auriculären, atrioventriculären und intraventriculären Leitungsstörungen muß gerechnet werden, vor allem während gleichzeitiger pharmakologischer β-Receptorenblockade.

Dauer wie Ausmaß der durch Propanidid induzierten reaktiven arteriellen Hypertonie lassen annehmen, daß es sich hierbei um eine überwiegend

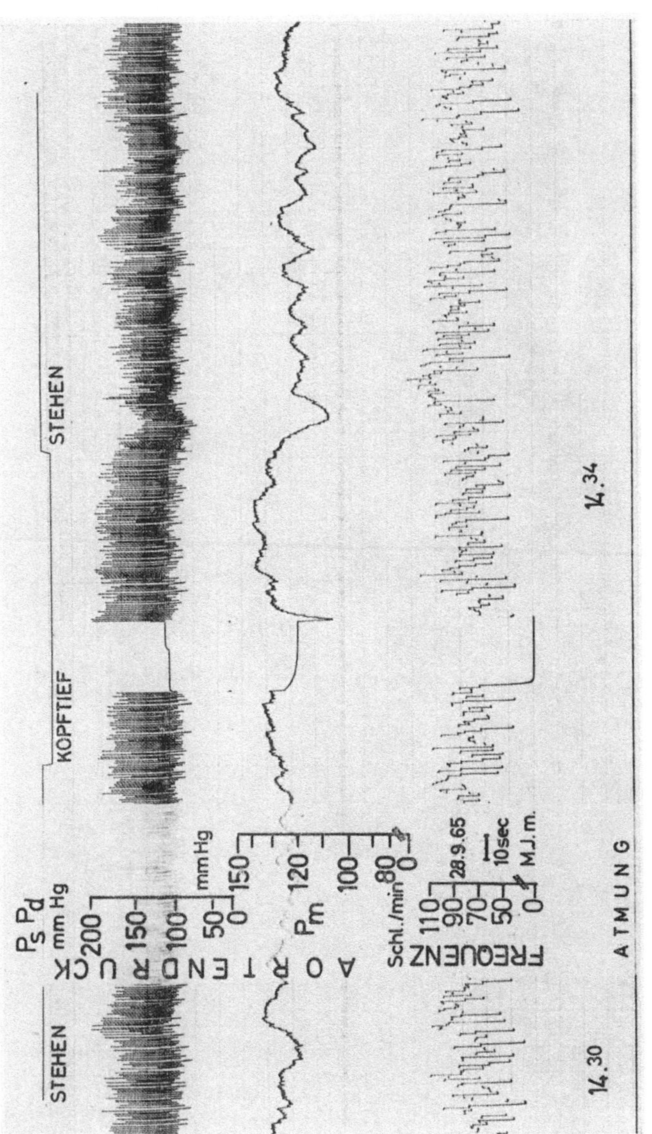

Abb. 3a. (Legende s. S. 101)

Ps Pd
mm Hg
DRUCK
200
150
100
50
0
mm Hg
150
120
100
80
0
AORTEN
Pm
EPONTOL
400 mg
150 Wsec
14.55
FREQUENZ
Schl./min
110
90
70
50
0
28.9.65
10 sec
M.J.m.
EPONTOL
300 mg
70 Wsec
70 Wsec
14.50
ATMUNG

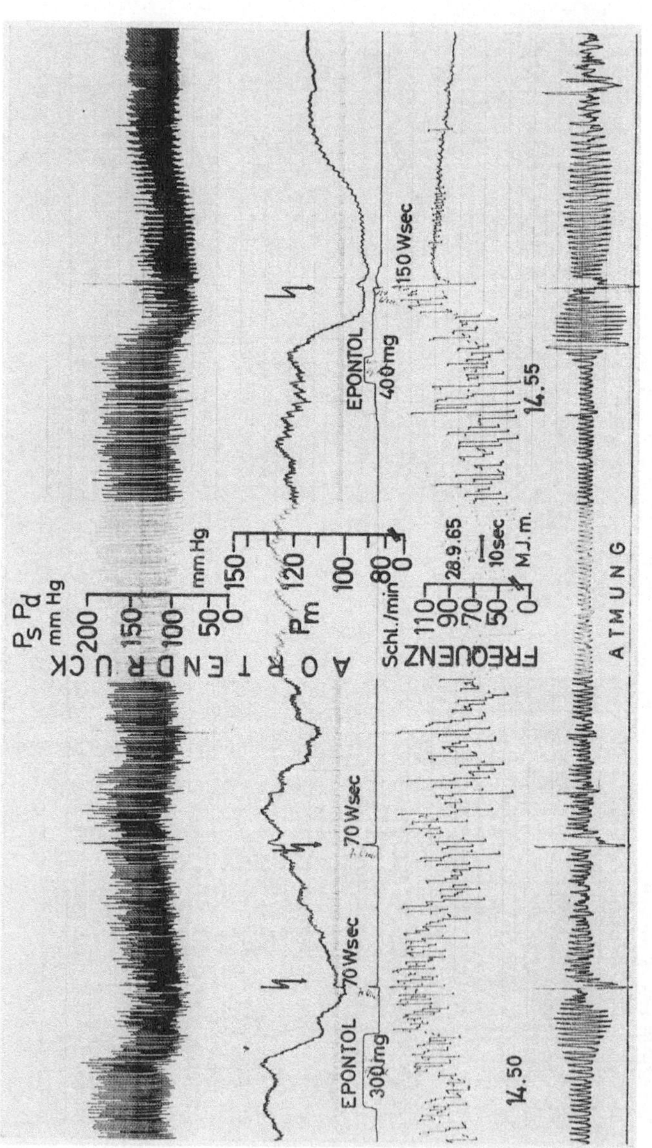

Abb. 3 b.

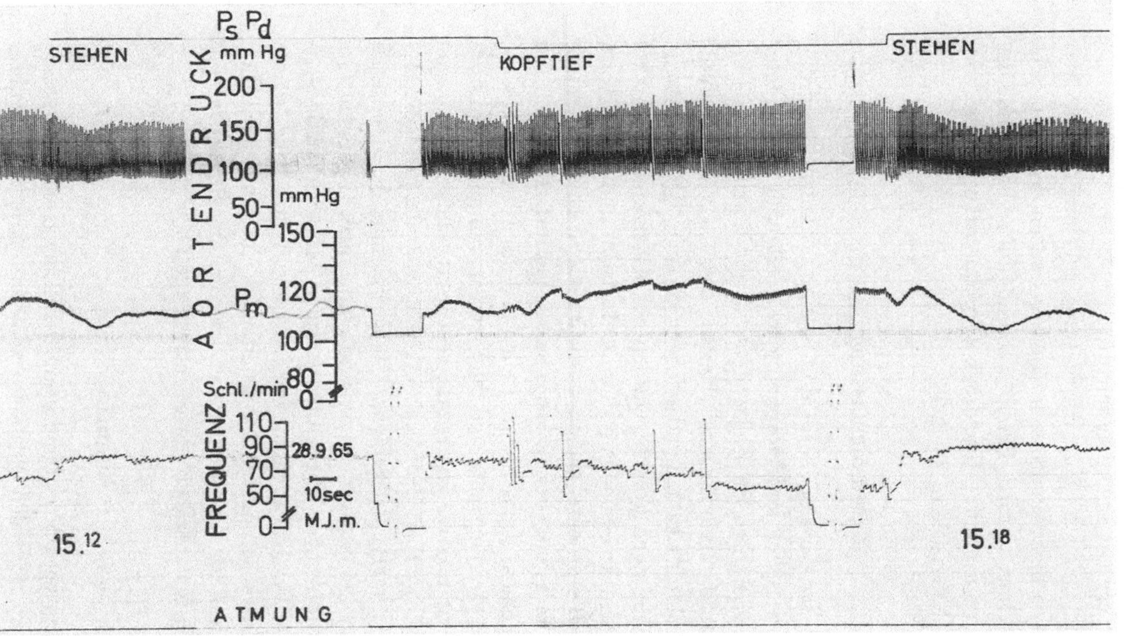

Abb. 3c.

Abb. 3a–c. Direkte kontinuierliche Blutdruckmessung in der Aorta mit Integration des arteriellen Mitteldrucks und der Pulsfrequenz bei einem 44jährigen Patienten mit Kardiomyopathie und Arrhythmia absoluta bei Vorhofflimmern; a orthostatische Belastung und Kopftieflage mittels Kipptisch; b Während der Kurznarkose mit Epontol (300 mg i.v.) sinkt der arterielle Mitteldruck bei gleichzeitiger Tachyarrhythmia absoluta und Hyperventilation von 130 mmHg auf 100 mmHg ab. Das Vorhofflimmern kann mit zweimaliger Elektrodefibrillation von 70 Wsec nicht beseitigt werden. Nach erneuter Injektion von Epontol (400 mg i.v.) in der Phase der Hyperventilation wiederum arterieller Druckabfall und Frequenzbeschleunigung. Mit 150 Wsec gelingt die Kardioversion; c 17 min nach Beginn der zweiten Kurznarkose wird die Kipptischbelastung wiederholt. Eine Einschränkung der Güte der Blutdruckregelung besteht im Vergleich mit der orthostatischen Belastung vor der Kurznarkose nicht

zentralnervöse Wirkung auf das Vasomotorenzentrum handelt. Hierfür spricht auch, daß während der Kurznarkose enddiastolische Drucksteigerungen im linken Ventrikel nicht beobachtet werden und nach Injektion von Propanidid in Höhe des Aortenbogens der gleiche arterielle Druckabfall wie nach peripherer venöser Injektion auftritt.

Mit einer Einschränkung der Güte der Blutdruckregelung über das Stadium der Kurznarkose hinaus muß nach den Ergebnissen der Kipptischbelastung nicht gerechnet werden. Bereits wenige Minuten nach Ende der Kurznarkose wird der arterielle Mitteldruck während orthostatischer Belastung wie vor der Kurznarkose geregelt.

Zusammenfassung

Die Narkose bei der Elektrodefibrillation ist eine zusätzliche Störgröße hämodynamisch überlasteter und morphologisch-strukturell geschädigter Herzen. Bei 800 Kurznarkosen zur Elektrodefibrillation traten nur in $4\,^0/_{00}$ vital bedrohliche kardiopulmonale Zwischenfälle auf. Da es bei Epontol-Narkosen zu einem Blutdruckabfall und gelegentlich zu im EKG nachweisbaren Überleitungsstörungen kommt, wurden bei 6 Herzkranken direkte kontinuierliche Blutdruckmessungen im Lungenkreislauf und in der Aorta vorgenommen. Die Blutdruckregulation wurde im Kipptischversuch durch eine orthostatische Belastung bei 12 Herzkranken geprüft. Innerhalb der 1. min kommt es zu einem Abfall des arteriellen und des Mitteldruckes, die Blutdruckamplitude wird eingeengt und die Frequenz nimmt zu. Im Lungenkreislauf wird eine reaktive Hypertonie registriert. Diese Änderungen sind nur 1–3 min nachweisbar. Bei Herzkranken erreicht die passagere Hypotonie bis zu 70/50 mmHg, die Frequenz 150 Schläge/min. Aus dem EKG ist eine Tendenz zur Leitungsverzögerung zu entnehmen. Es besteht Gefahr der vital bedrohlichen Überleitungsstörung bei gleichzeitiger β-Receptorenblockade. Bei 12 Patienten wurde vor und innerhalb 10 min nach der Epontol-Narkose und synchronisierter Gleichstromdefibrillation die Kreislaufregulation im Kipptischversuch geprüft. Die Blutdruckregulation wird über die Kurznarkose hinaus nicht eingeschränkt.

Summary

Studies conducted with propanidid using the tilting table.

Anaesthesia for electrical defibrillation is an additional factor of disturbance for a heart under haemodynamic strain and having morphological structural damage. In 800 short-duration anaesthesias for electrical defibrillation only $4\,^0/_{00}$ of vitally endangering cardio-pulmonary incidents happened. That Epontol anaesthesia lowers the blood pressure and occasionally produces conductivity disturbances in the ECG, caused to undertake continuous measurements of the blood pressure in the pulmonary circulation and the aorta of 6 heart patients. Blood pressure regulation was studied on 12 heart patients in tests implying orthostatic (postural) strain by the use of the tilting table. Within the first min, arterial pressure and mean pressure decreased, the pulse pressure was reduced and the heart rate rose. In the pulmonary circulation, reactive hypertension was recorded. These alterations only lasted for 1–3 min. Transient hypotension reached 70/50 mmHg in heart patients, the heart rate 150 beats per min. The ECG showed a tendency to delay in conductive function. A risk of vitally endangering disturbance of conduction with simultaneous beta-receptor blockade existed. Tilting-table tests of the circulatory regulation were carried out in 12 cases before and within 10 min after Epontol aneasthesia and synchronised direct-current defibrillation. Blood pressure regulation was not restricted beyond the duration of the brief anaesthesia.

Intracardiale und intravasale Druckmessungen während der Propanidid-Narkose unter der Geburt

Von **K. Martin**

An der Universitätsfrauenklinik Mainz wird seit Mitte 1966 bei Normalgeburten routinemäßig Propanidid zur Allgemeinanaesthesie beim Durchtritt des kindlichen Kopfes eingesetzt. Wir überblicken bis heute über 7000 Geburten, ohne daß dabei ein Narkosezwischenfall beobachtet werden konnte. Die Dosierung beträgt je nach Wirkungseintritt 250–500 mg bei anfänglich rascher Injektionsgeschwindigkeit. Seit ca. einem Jahr bevorzugen wir die langsame Injektion, wobei vorher ein Antihistaminicum intravenös verabreicht wird.

Im Rahmen einer größeren Untersuchungsreihe über die hämodynamischen Veränderungen unter der Geburt konnte die Einwirkung von Propanidid auf das Hoch- und Niederdrucksystem durch intravasale und intrakardiale Druckmessungen beobachtet werden. Dadurch waren Druckmessungen in Kreislaufabschnitten möglich, die größtenteils unter der speziellen Fragestellung der hämodynamischen Veränderungen unter der Geburt erstmals vorgenommen werden konnten.

Auf diese Weise wurden in der *A. brachialis* die Druckwerte bei 12 Probandinnnen während der Propanidid-Narkose aufgezeichnet. Von einem *systolischen* Mittelwert von 130,3 ± 9,2 mmHg während der Wehenpause (s. Tab. 1) sank der Druck auf 103,3 ± 6,4 mmHg, um nach ca. 1 min wie-

Tabelle 1. Druck in der A. brachialis unter der Geburt vor und während der Propanidid-Narkose

	vor Narkosebeginn	10 sec nach Propanidid i.v.	60 sec nach Injektionsbeginn
systolischer Druck	130,8 ± 9,2	103,3 ± 6,4	130,4 ± 11,8
diastolischer Druck	97,0 ± 11,1	73,7 ± 7,6	84,1 ± 7,4

der auf einen dem Ausgangswert entsprechenden Druck von 130,4 ± 11,8 mmHg anzusteigen. Der *diastolische* Druck betrug vor der Narkose 97,0 ± 11,1 mmHg, um auf 73,7 ± 7,6 mmHg abzusinken. Mit 84,1 ± 7,4 mmHg erreichte der diastolische Druck den Ausgangswert nicht mehr, so daß die

Amplitude geringgradig zunahm. Während des Druckabfalles blieb die Amplitude hingegen unverändert infolge des gleichsinnigen Verhaltens von systolischem und diastolischem Druck.

In Abbildung 1 wird anhand einer Originalkurve diese Druckänderung im arteriellen System demonstriert. Zusätzlich kommt der Druckablauf in der oberen und unteren Hohlvene zur Darstellung, wobei in der unteren Hohlvene der typische Druckabfall nach der Geburt des Kindes deutlich wird.

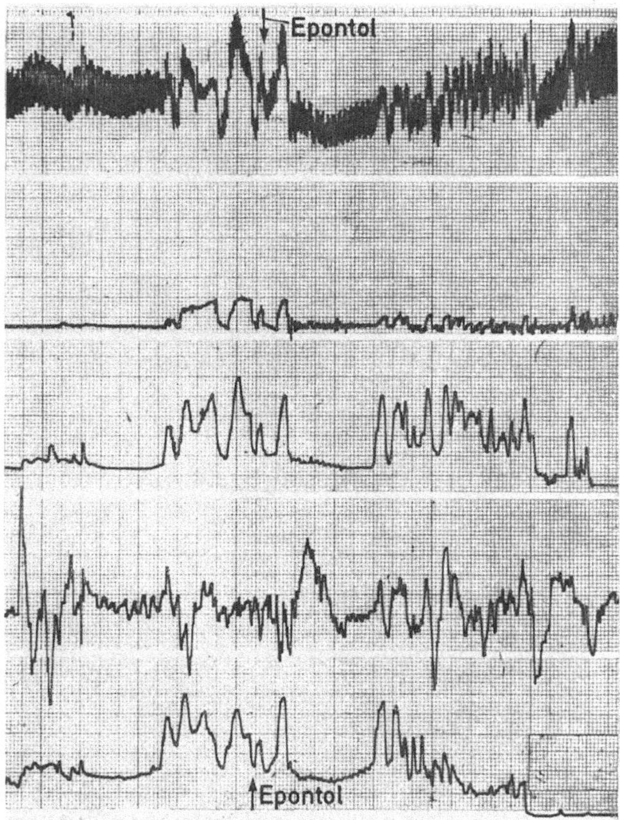

Abb. 1. Druckverlauf in der A. brachialis, der unteren und oberen Hohlvene nach Injektion von Epontol

Im *Niederdrucksystem* ändert sich der Druck während der Narkose nur geringgradig (s. Tab. 2), wobei Messungen in der *A. pulmonalis*, dem *rechten Vorhof* und der *unteren Hohlvene* vorgenommen wurden.

Tabelle 2. Druckänderungen im Niederdrucksystem unter der Geburt während
der Propanidid-Narkose

	vor Narkose- beginn	nach Propanidid i.v.	3 min nach Injektionsbeginn
A. pulmonalis (3 Fälle)	$17{,}6 \pm 2{,}8$	$20{,}6 \pm 4{,}8$	$24{,}6 \pm 3{,}4$
re. Vorhof (10 Fälle)	$12{,}1 \pm 2{,}0$	$11{,}8 \pm 2{,}6$	$12{,}9 \pm 1{,}8$
V. cava inf. (15 Fälle)	$25{,}4 \pm 2{,}9$	$23{,}8 \pm 1{,}9$	$11{,}3 \pm 3{,}6$

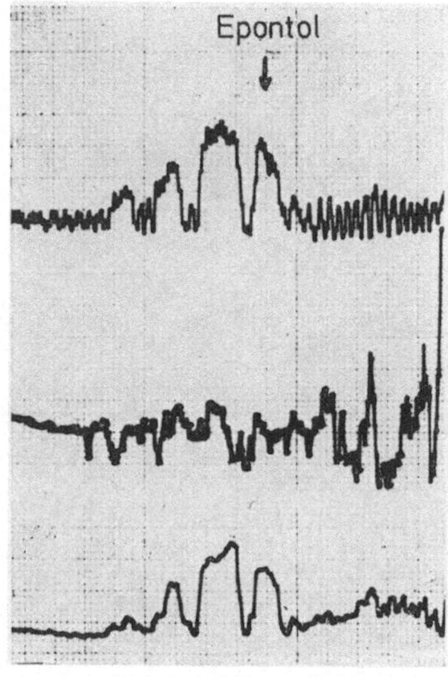

Abb. 2

    Abbildung 2 zeigt anhand einer Originalkurve das Verhalten des Druckes
in der *A. pulmonalis*, wobei die Auswirkungen der Hyperventilation in Form
von atemsynchronen Druckschwankungen deutlich werden, ohne daß sich
der Mitteldruck wesentlich ändert.

    Abbildung 3 gibt den Druckablauf im *rechten Vorhof* und in der *unteren
Hohlvene* wieder, ohne daß nennenswerte Druckänderungen sichtbar werden, wobei die dargestellten Kurven vor Geburt des Kindes registriert
wurden, wie der unveränderte Druck in der unteren Hohlvene zeigt.

    Aufgrund der Tatsache, daß es zu einem Absinken des arteriellen
Druckes kommt, müssen gemäß der Formel $p_m = W \cdot I$ entweder der periphere Widerstand W, das Herzminutenvolumen I oder beide Größen
sinken. Eine Abnahme des Herzminutenvolumens trotz der bekannten
Erhöhung des venösen Rückstromes unter der Geburt müßte zumindest zu
einem vorübergehenden Anstieg des Druckes im rechten Herzen und in

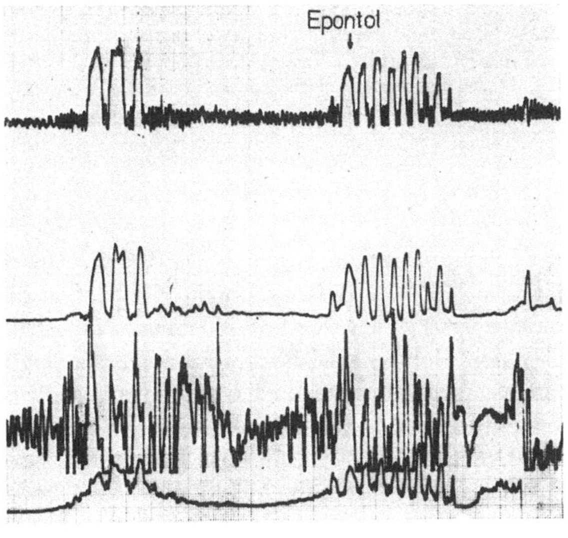

Abb. 3

Tabelle 3. Mittelwerte mit Standardabweichung sowie Maximalwerte in den einzelnen Kreislaufabschnitten während der Preßwehen

	Mittelwerte mit Standardabweichung	Maximalwerte
A. brachialis		
systolisch	189,4 $\pm$ 18,5	260,0
diastolisch	124,1 $\pm$ 15,7	200,0
A. pulmonalis	91,0 $\pm$ 8,0	140,0
re. Vorhof	67,8 $\pm$ 25,1	110,0
V. cava inf.	103,6 $\pm$ 11,4	178,0

der unteren Hohlvene führen. Dies ist jedoch nicht der Fall, wie die Druckmessungen in der venösen Strombahn gezeigt haben. Die Erniedrigung des peripheren Widerstandes ist daher wahrscheinlicher.

Die Druckänderungen während der Propanidid-Narkose stellen ein komplexes Geschehen dar, wobei einmal die durch das Narkosemittel hervorgerufene Beeinflussung von Blutdruck, Herzfrequenz, Schlag- und Minutenvolumen eine Rolle spielt, zum anderen die durch die Geburt bedingten hämodynamischen Veränderungen sich dazu teils synergistisch, teils antagonistisch verhalten.

So stellen die Preßwehen eine Salve Valsalva-ähnlicher Aktionen dar mit Anstieg des intrathorakalen und intraabdominalen Druckes, so daß es zu einem Aufstau des Blutes in den Venen des Kopfes sowie der Extremitäten kommt. Dieser Aufstau wird nach Einsetzen der Narkose unterbrochen, da nun die Druckerhöhung infolge der Preßatmung und der Betätigung der Bauchpresse wegfällt, so daß es zu einem erhöhten venösen Rückstrom kommt. Hinzu kommt *vor der Geburt* bei Fortbestehen der Wehentätigkeit ein Auspressen von 250–300 ml Blut aus dem utero-placentaren Gefäßbett während jeder Uteruskontraction, wodurch das zirkulierende Blutvolumen weiter erhöht wird. *Nach der Geburt* führt die Kontraction des Uterus zu einer Blutvolumenverschiebung von 500–700 ml aus dem utero-placentaren Bereich in die untere Hohlvene. Dadurch wird die Verminderung des venösen Rückstromes aufgrund der Propanidid-bedingten Vasodilatation ausgeglichen, so daß der Druck in der A. pulmonalis und im rechten Vorhof nahezu konstant gehalten werden kann. Die Senkung des Druckes in der unteren Hohlvene nach der Geburt in Abbildung 1 und Tabelle 2 ist nur in den unteren Abschnitten dieses Gefäßes nachzuweisen und läßt sich mechanisch erklären, da nach der Geburt der Druck des schwangeren Uterus auf die untere Hohlvene wegfällt oder zumindest wesentlich verringert wird.

Eine stärkere Blutdrucksenkung infolge der Einwirkung des Propanidid kann somit durch die für die Geburt typischen Druck- und Volumenveränderungen aufgefangen werden, so daß es bei den eigenen Fällen nur einmal zu einem Blutdruckabfall von 120/80 mmHg auf 90/60 mmHg kam.

Abschließend seien die physiologischen Druckschwankungen in der Phase der Preßwehen aufgezeigt (Tab. 3). Hierbei kommt es während weniger Herzaktionen zu ganz erheblichen Druckschwankungen innerhalb der angegebenen Maximalwerte und solchen, die mit 60/40 mmHg im arteriellen System deutlich unterhalb der Norm liegen. Die Druckänderungen während der Propanidid-Narkose sind im Vergleich zu diesen physiologischen Druckschwankungen während der Geburt als minimal zu bezeichnen.

Zusammenfassung

Bei 12 Frauen, die während der Geburt mit 250–500 mg Epontol narkotisiert und mit einem Antihistaminicum intravenös prämediziert wurden, wurde intravasal und intrakardial der Blutdruck gemessen: intrabrachial wurde ein systolischer Mittelwert von 130,3 ± 9,2 mmHg in der Wehenpause gemessen. Er sank auf 103,3 ± 6,4 mmHg ab und stieg nach 1 min wieder auf den Ausgangswert an. Diastolisch: vor der Narkose 97,0 ± 11,1 mmHg, während der Narkose 73,7 ± 7,6 mmHg. Der Ausgangswert wurde nicht wieder erreicht. Die Amplitude nahm also geringgradig zu. Im Lungenkreislauf änderten sich die Druckverhältnisse nur geringfügig, wie die Druckmessungen in der Arteria pulmonalis, im rechten Vorhof und in der unteren Hohlvene ergaben. Es wird angenommen, daß nicht eine Verminderung des Herzzeitvolumens, sondern die Herabsetzung des peripheren Widerstandes die Ursache für die Druckherabsetzung war. Es ist dabei zu berücksichtigen, daß Preßwehen 250–300 ml Blut aus dem Uteroplacentargefäßgebiet während jeder Wehe auspressen. Nach der Geburt beeinflussen Blutvolumenverschiebungen in die untere Hohlvene von 500–700 ml Blut in komplexer Weise die Hämodynamik und halten den Druck im rechten Vorhof und in der Arteria pulmonalis konstant. Dies wird als Erklärung angenommen, daß stärkere Blutdrucksenkungen während der Epontol-Narkose nur selten auftreten.

Summary

Intra-cardia and intra-vascular measurements of pressure during Epontol anaesthesia in childbirth.

In 12 women who were anaesthetised for parturition with 250–500 mg Epontol, after antihistaminic premedication, blood pressure was measured intracardially and intravascularly. The intrabrachial systolic pressure during contraction pause (mean 130.3 ± 9.2 mmHg) decreased to 103.3 ± 6.4 mmHg and in 1 min returned to the initial value. Diastolic: preanaesthetically 97.0 ± 11.1 mmHg, during anaesthesia 73.7 ± 7.6 mmHg. The initial value was not regained. The pulse pressure also slightly decreased.

Pressure in the pulmonary circulation changed only little as evidenced by measurements in the pulmonary artery, the right atrium and the inferior vena cava. The pressure decrease is thought to be due to reduction of peripheral resistance rather than reduction of cardiac output. It should be taken into account that every contraction presses 250–300 ml of blood out of the utero-placental vasculature. Post partum, shifts of blood volume into the inferior vena cava (500–700 ml of blood) influence haemodynamics in a complex way and keep the pressure in the right atrium and pulmonary artery constant. Thus it is explained that more marked blood pressure decreases are rare during Epontol anaesthesia.

Herz- und Kreislaufuntersuchungen

Vorsitz und Diskussionsleitung: **R. Dudziak**

Diskussionsteilnehmer: **R. Beer, W. Erdmann, T. Gordh, H. Grimm, Th. Gürtner, G. Hempelmann, F. Hoffmeister, H. Kreuscher, H. Kreuzer, D. Langrehr, H. Lennartz, W. Lorenz, F. Proszilla, J. Pütter, K. A. Rosenkranz, R. Schorer, D. Soga, M. Zindler**

Dudziak: Als Resümee des Podiumgespräches 1964 in Frankfurt über die Wirkung des Propanidid auf den Kreislauf wurde aufgrund der damals vorliegenden Befunde festgestellt, daß der Wirkstoff eine flüchtige, etwa 2 min anhaltende Beeinflussung des Blutdruckes und des Pulses in dem Ihnen allen bekannten Ausmaß verursacht. Es war zu der damaligen Zeit nicht möglich, den wichtigsten Parameter, nämlich die Contractilität des Herzens, zu erfassen, da die Messung der Druckanstiegsgeschwindigkeit im linken Ventrikel gerade erst im ersten Stadium ihrer Entwicklung stand. Die heute vorgetragenen Befunde, sowohl an Tieren als auch an Menschen gewonnen, bringen wesentlich mehr Licht in die Frage, inwieweit Propanidid die Contractilität des Herzmuskels beeinträchtigen kann. Nach der Definition von SONNENBLICK wird die Contractilität als die maximale Verkürzungsgeschwindigkeit eines contractilen Elementes bezeichnet. Sie am Menschen zu messen ist zur Zeit nahezu unmöglich. Man bedient sich daher einer Behelfsmethode, die in den Untersuchungen von BEER und SOGA zur Anwendung kam, nämlich der Messung des instantanen Druckes im Moment des dp/dt_{max}. Herr BEER, ist die Größe $\dfrac{dp/dt_{max}}{IP}$ tatsächlich ein Maß für die Contractilität?

Beer: VERAGUT und KRAYENBÜHL haben an ausgedehnten Tierversuchen zeigen können, daß dieser Contractilitätsindex unabhängig von der enddiastolischen Füllung ist und damit ein gutes Maß für die Contractilitätsmessung darstellt. Der Wert dp/dt_{max} allein isoliert betrachtet, ist ja noch von der enddiastolischen Füllung abhängig. Die genannten Untersucher haben in Tierversuchen durch Volumenreduzierung und zum anderen durch Transfusion den enddiastolischen Druck variiert und konnten unter diesen Verhältnissen den von ihnen benutzten Contractilitätsindex bestimmen und feststellen, daß er völlig unabhängig von der enddiastolischen Füllung ist.

Dudziak: Der Wert Ihrer Messung ist ein statischer Wert. Sie messen das IP, also den Druck im linken Ventrikel im Moment der maximalen Anstiegsgeschwindigkeit. Das ist nur ein Meßpunkt. Nun wissen wir aber aus den Arbeiten von MASON und Mitarb., daß neuerdings die Messung der Druckanstiegsgeschwindigkeit dividiert durch den momentanen Druck im Ventrikel serienmäßig durchgeführt wird, d. h., man erhält mehrere Meßpunkte. Glauben Sie, daß dadurch vielleicht die Ergebnisse positiv bzw. negativ beeinflußt werden können?

Beer: Als wir diese Untersuchungen durchführten, stellte der Contractilitätsindex nach VERAGUT u. KRAYENBÜHL die beste Meßmethode dar. Jetzt gibt es neue, von Ihnen eben erwähnte Arbeiten von MASON, in denen versucht wird, die sogenannte maximale Verkürzungsgeschwindigkeit als Maß für die Contractilität zu benutzen. Hierbei wird an der Ventrikeldruckkurve von Moment zu Moment jeweils die Druckanstiegsgeschwindigkeit sowie der dabei herrschende Ventrikeldruck bestimmt und diese Größen gegenüber dem jeweiligen Ventrikeldruck aufgetragen. Man erhält dadurch eine Kurve der sogenannten V_{CE}, also der Contractionsgeschwindigkeit der contractilen Elemente, und durch Extrapolierung zum Druckwert 0 erhält man die sogenannte V_{max}, die MASON als besten repräsentativen Wert für die Contractilität ansieht. Wir könnten diese Methode auch an den von uns aufgenommenen Druckkurven anwenden und haben das auch einmal versucht. Wir konnten dabei sehen, daß sich unsere Ergebnisse nicht wesentlich veränderten.

Dudziak: Herr KREUZER, ist denn die Messung von dp/dt_{max} allein nicht mehr ein Maß für die Contractilität des Herzmuskels?

Kreuzer: Wir sollten mit der Behauptung, die Contractilität messen zu können, grundsätzlich etwas bescheidener sein. Weder die Messung von $\dfrac{dp/dt_{max}}{IP}$ noch irgendeine andere Meßmöglichkeit sind ein sicheres Maß für die Contractilität. Es sind immer nur die zur Zeit bestmöglichen Näherungen. dp/dt_{max} wird außer von den contractilen Elementen auch von Veränderungen des Preload beeinflußt. Wenn eine periphere Vasodilatation besteht und kurze Zeit später auch der Preload verändert werden muß, kann es zu Veränderungen von dp/dt_{max} kommen, die nicht unbedingt auf Veränderungen der contractilen Muskelelemente zurückzuführen sind. Da aber bei allen Untersuchungen noch zu einem Zeitpunkt Veränderungen von dp/dt_{max} beobachtet werden, zu dem alle üblichen Kreislaufparameter bereits wieder zur Norm zurückgekehrt sind, würde ich in dem speziellen Falle des Epontol sagen, daß in den contractilen Elementen irgend etwas vorgeht. Ob wir damit alles erfassen, würde ich offenlassen.

Zindler: Wie beurteilen Sie die klinische Bedeutung einer Veränderung der maximalen Druckanstiegsgeschwindigkeit?

Kreuzer: Eine Abnahme von dp/dt, auch von $\dfrac{dp/dt_{max}}{IP}$ von 10–20% sollte nicht zu dramatisch gesehen werden, besonders, wenn sie kurzdauernd ist. Es ist aber keine Frage, daß alle Veränderungen, auch die im Tierexperiment gefundenen, die hier aufgezeigt wurden: Anstieg des enddiastolischen Ventrikeldruckes, Abnahme von $\dfrac{dp/dt_{max}}{IP}$, oder nur von dp/dt zusammengenommen, zweifellos eine Entwicklung in Richtung Herzinsuffizienz, wie wir sie heute definieren, darstellen. Ob diese Tendenz allerdings bereits ausreicht, daraus eine Kontraindikation zur Anwendung bei kardialen Patienten zu sehen, wie Herr BEER das postuliert hat, möchte ich bezweifeln.

Beer: Ich habe nicht gesagt, daß es eine Kontraindikation für den Patienten ist, sondern daß man Epontol bei kardial vorgeschädigten Patienten nur mit großer Vorsicht benutzen dürfte. Wie ich zeigen konnte, kam es bei einem Patienten zu einer Abnahme des Contractilitätsindex auf 40% des Ausgangswertes. Ich könnte mir vorstellen, daß bei schwer geschädigten Herzen eine solche Abnahme doch von Bedeutung sein könnte.

Soga: Schweizer Kardiologen konnten nachweisen, daß von Patienten einer kardiologischen Station mit klinisch gleicher Symptomatik, aber unterschiedlichen Contractilitätsbefunden diejenigen mit einer tieferen Ausgangslage klinisch wesentlich stärker dekompensierten.

Dudziak: Frau SOGA, Sie haben bei Ihren Untersuchungen mit 40 mg/kg KG am Hund etwa die gleiche Abnahme des systolischen Aortendrucks gefunden wie Herr BEER bei einer Injektion von 7 mg/kg KG beim Menschen. An sich müßte man bei Ihrer enorm hohen Dosierung wesentlich ungünstigere Werte erwarten als die, die Sie uns zeigten.

Soga: Ich glaube, daß der mittlere Aortendruck von sehr vielen Faktoren abhängig ist, und ich glaube nicht, daß man die Untersuchungen am Hund und am Menschen diesbezüglich vergleichen kann. Die Ätiologie der Kreislaufdepression ist mit Sicherheit anders.

Dudziak: Herr GRIMM, was sagen Sie zu diesen Befunden? Sie haben ja an herzkranken Menschen Propanidid angewandt.

Grimm: Wir haben dp/dt nicht gemessen, wollen es aber noch tun. Von der Klinik her kann ich sagen, daß wir aufgrund der uns bekannten Ergebnisse von BEER und SOGA bei schwer Herzkranken die Indikation für Epontol genau überprüfen werden. Ich weiß aber nicht, ob der Einfluß in der Klinik so stark ist, daß man – ähnlich wie Herr KREUZER ausführte – dem so viel Bedeutung beimessen soll, besonders, wenn man sehr vorsichtig dosiert und langsam injiziert.

Zindler: Für den Zuhörerkreis wäre es doch sinnvoll, wenn klar definiert würde, was eine Herzinsuffizienz ist und wie sie zahlenmäßig belegt oder beurteilt werden kann.

Kreuzer: Der Streit um die Definition einer Herzinsuffizienz wird schon unendlich lange geführt, und die Neueinführung von Parametern hat ihn eher noch kompliziert. Wir können heute nur noch so viel sagen, daß es sicher unzureichend ist, die Herzinsuffizienz als ein Mißverhältnis zwischen dem Bedürfnis der Peripherie und dem geförderten Volumen zu definieren. Zurückkommend auf die hier diskutierte Substanz, muß man feststellen, daß eine Reihe von Untersuchern keine nennenswerte Minderung des Cardiac-Index finden konnten, sondern nur eine Abnahme des dp/dt_{max}. Danach hätten wir nach der alten Definition überhaupt keine Tendenz zur Herzinsuffizienz. Trotzdem wird man sagen müssen, daß der Anstieg des enddiastolischen Drucks, die Abnahme der sogenannten Contractilitätsparameter – was immer auch sie bedeuten mögen – wahrscheinlich verbunden mit einer Zunahme der enddiastolischen Volumina (was leider bis jetzt niemand gemessen hat!) eine Verschiebung der Ruhedehnungskurve in Richtung Herzinsuffizienz ist.

Lennartz: Sie haben wieder den enddiastolischen Druck angesprochen. Einen Druckanstieg habe ich bei meinen Untersuchungen nie gesehen, und soweit ich mich an die Kurven, die Herr DUDZIAK gezeigt hat, erinnere, betrug der enddiastolische Druckanstieg zwischen 3 und 4 mmHg von einem Ausgangswert von 7 mmHg. Das halte ich nicht für bedeutsam.

Kreuzer: Ich glaube nicht, daß die klinische Relevanz so groß ist, wie hier heute teilweise behauptet wurde, aber es ist sicher ein Trend in Richtung Herzinsuffizienz.

Dudziak: Ich glaube, daß die negativ inotrope Wirkung von Propanidid sich nicht leugnen läßt. Nach der Definition von BRAUNWALD ist ein enddiastolischer Druck aber erst „gefährlich", wenn er über 12 mmHg ansteigt. Bei unseren Untersuchungen betrug er, selbst bei einer sehr hohen Konzentration von Propanidid in den Coronararterien, etwa 11 mmHg. Wie verhielt sich der enddiastolische Druck bei Ihren Versuchstieren, Frau SOGA, Herr BEER?

Soga: Wir sahen bei unseren Hundeversuchen bei einer Dosierung von 40 mg/kg KG und angegebener Injektionsgeschwindigkeit von 30 sec eine Steigerung des enddiastolischen Ventrikeldrucks links bis 14 oder 16 mmHg.

Rosenkranz: Wir haben bei einem Ausgangsdruck von im Mittel 7 mmHg bei der Epontol-Gruppe einen Anstieg auf 11–12 mmHg gesehen, bei Pentothal dagegen nicht. Die Differenzen waren jedoch nicht signifikant, und der beginnende Druckanstieg war zwischen der 3. und 4. min bereits wieder abgeklungen.

Beer: Halten die Pharmakologen eine Dosis von 40 mg/kg/KG beim Hund in 30 sec injiziert für adäquat?

Hoffmeister: Für eine dem Menschen adäquate Narkosetiefe würde ich 10–15, maximal 20 mg/kg in 30 sec als entsprechende Dosis bezeichnen, also $^1/_4$–$^1/_3$ der verabfolgten Menge.

Pütter: Man bekommt sonst eine überproportional hohe Blutspiegelkurve, und auch der Abbau des Blutspiegels ist offenbar langsamer, als nach der therapeutischen Dosis zu erwarten ist, weil wir keine Pharmakokinetik erster Ordnung mehr haben. Außerdem ist hinzuzufügen, daß beim Hund Propanidid langsamer abgebaut wird als beim Menschen.

Dudziak: Ich glaube, man soll hier eindeutig die zweiphasige Wirkung von Propanidid beim Hund hervorheben. Die erste Phase der Myokarddepression, die von Herrn Beer und Frau Soga gefunden und die auch bei anderen Untersuchungen bestätigt wurde, welche lediglich durch die Wirkung des Propanidid zustande kam, und die zweite, wahrscheinlich viel gefährlichere Phase, die durch Histamin bedingt ist und die infolgedessen wesentlich länger dauert.

Beer: Ich glaube nicht, daß man die Befunde, die wir am Hund erhoben haben, einfach wegen zu hoher Dosierung abtun kann. Wir haben ja auch niedrigere Konzentrationen angewandt, nämlich 7 mg/kg KG Propanidid und 2 mg/kg KG Methohexital, wie man sie auch beim Menschen gibt, und auch bei dieser Dosierung haben wir die gleichen Verhältnisse bezüglich der Contractilität wiedergefunden.

Proszilla: Ich glaube, eines der wichtigsten Anliegen dieses Symposions ist es, die zum Teil unterschiedlichen Befunde zu diskutieren. Herr Lennartz, welche Unterschiede sahen Sie beim Vergleich der Ergebnisse der Contractilitätsmessungen zwischen Hund und Katze, und wie hoch ist die Dosierung bei Katzen?

Lennartz: Wir haben die Katzen bewußt ausgewählt, weil diese Tiere sehr selten Histamin freisetzen. Zur Dosierung: Wir haben eine logarithmisch steigende Dosierung genommen, um zu sehen, wann die Kreislaufwirkung von Propanidid am stärksten ist. Wie Sie in der letzten Abbildung sahen, sind bei einer Dosis von 27 mg/kg KG, wenn sie innerhalb von 30 sec injiziert wurden, 2 Katzen gestorben.

Kreuzer: Alle heute hier vorgetragenen Untersuchungen sind mit mehr oder weniger starker und unterschiedlicher Prämedikation durchgeführt worden. Kann die Prämedikation irgendeinen Einfluß auf die Ergebnisse haben?

Soga: Die Prämedikation wird zweifellos einen Einfluß auf die Ausgangslage nicht nur der Contractilität, sondern auch aller anderen Kreislaufparameter haben, aber nicht nur sie allein, sondern auch das Narkosemittel, das verwandt wurde, um die Tiere für diese Untersuchungen zu präparieren. Wir haben unsere Hunde mit Combelen 0,03 mg/kg KG, das auch in der Veterinärmedizin verwandt wird, prämediziert und zur Narkoseeinleitung nur Lachgas genommen. Dann wurden die Tiere relaxiert, intubiert, kontrolliert beatmet und in dieser Lachgasanalgesie gehalten. Wir überzeugten uns durch dreimalige Kontrolle der Blutgase vor Beginn der Untersuchung, daß sie richtig ventiliert wurden.

Beer: Sicherlich spielt die Prämedikation eine Rolle. Da in neueren Untersuchungen gezeigt werden konnte, daß Morphinabkömmlinge nur wenig Einfluß auf die Contractilität haben, verwandten wir für unsere Untersuchungen am Menschen nur Pethidin und Atropin.

Schorer: Wir haben bei unseren Versuchen 2 ml Thalamonal $^1/_2$ Std vor Beginn der Untersuchungen gegeben. Man kann noch etwa 10–15 min hinzurechnen, bis die Katheter gelegt sind und bis die Messungen begonnen werden können. Nach unseren Beobachtungen konnten wir keine blutgasanalytischen Veränderungen finden, was m. E. eine entscheidende Rolle spielt, wenn man solche Kreislaufuntersuchungen durchführt. Das hängt natürlich auch von der Dosierung und einer Potenzierung mit der Prämedikation ab. Wenn eine Acidose vorlag, waren die Veränderungen bei Menschen sehr stark.

Dudziak: Wir können also zusammenfassen, daß eine übliche Prämedikation beim Menschen wahrscheinlich keine Veränderung der Contractilität des Herzmuskels hervorruft. Eine Prämedikation mit Thalamonal, die möglicherweise zu einer Abnahme des Atemminutenvolumens führt und dadurch eine Hypoxie und Hyperkapnie verursacht, kann natürlich über diesen Mechanismus die Contractilität unabhängig vom Wirkstoff beeinflussen.

Lennartz: Wir haben Untersuchungen über das unterschiedliche Verhalten der Contractilität bei verschiedenen Narkosen durchgeführt. Die Katzen, um die es sich handelte, verhielten sich unter Nembutal-Narkose am vernünftigsten. Unter Chloralose-Urethan-Narkose zeigten sich Contractilitäten, die bei ungefähr 10000 torr/sec lagen, und wenn wir dann versuchten, den Tieren Isoproterenol zu geben, hatten wir überhaupt keinen Effekt. Ähnlich war es auch bei Äther. Ob bei den jetzt durchgeführten Untersuchungen die Nembutal-Narkose zusätzlich einen Effekt auf das gegebene Epontol gehabt hat, möchte ich dahingestellt sein lassen, weil sie sehr lange vorher gegeben wurde. Die Präparation der Tiere dauerte etwa $1^1/_2$ Std, und dann haben wir noch 30–60 min gewartet, bis sich die Tiere erholt hatten, so daß sie sich also in einem sehr flachen Stadium der Nembutal-Narkose befanden. Daß die Thorakotomie auf die Dynamik des Herzens einen Einfluß hat, ist natürlich bekannt, und deshalb haben wir nach erfolgtem Legen der Katheter das Perikard und auch den Thorax wieder verschlossen und dann entsprechend lange gewartet, bis sich alle Werte normalisiert hatten. Dagegen könnte ich mir vorstellen, daß unter der leichten Lachgasanalgesie bei den Hunden, bei denen Frau Soga ihre Untersuchungen durchgeführt hat, vielleicht vermehrt Katecholamin freigesetzt wurde, so daß die Tiere bei Versuchsbeginn oder während des Versuches an Katecholamin so verarmt waren, daß sie eine relativ paradoxe Reaktion gehabt haben könnten.

Zindler: Um nochmals auf die Bedeutung der Ausgangslage zurückzukommen, möchte ich einmal ganz provozierend formulieren: könnte nicht unter einer Lachgasanalgesie, Succinylcholin, Intubation, künstlicher Beatmung die Contractilität so erheblich ansteigen, daß man, wenn jetzt ein Narkosemittel verabfolgt wird, das vielleicht diese Größen senkt, eher von einer Normalisierung als von einer Depression sprechen könnte?

Beer: Natürlich haben wir an diese Möglichkeit gedacht und einmal einen Vergleich angestellt zu den Werten von Veragut und Krayenbühl, die am wachen Menschen nach längerem Liegen den Contractilitätsindex bestimmt haben. Unsere Werte in der Lachgasanalgesie stimmen mit diesen Befunden sehr gut überein. Das gleiche trifft auch für die Hundeversuche zu. Krayenbühl hat die Hunde mit Chloralose narkotisiert und wir mit Lachgas, und auch hier haben wir die gleichen Verhältnisse gefunden.

Soga: Ich kann hier Kontrolluntersuchungen anführen: Untersuchungen von Veragut und Krayenbühl im Wachzustand und bei uns in Lachgasanalgesie, Relaxation und kontrollierter Beatmung. Bei den Hunden Chloralose-Narkose und bei unseren Hunden Lachgasanalgesie und Relaxation. Die Ausgangswerte unterscheiden sich praktisch nicht.

Kreuzer: Es wurde ein Cardiac index von 2,9 l/min/m² mitgeteilt. Das liegt nach der Literatur schon unterhalb der Norm. Man hat eigentlich so zwischen 3 und 4 l unterstellt und spricht bei 2 l schon von einem kardiogenen Schock. Glauben Sie, daß da noch irgendeine Beeinflussung nicht der Contractilität, sondern des Fördervolumens vorgelegen haben könnte?

Beer: Man muß den Cardiac index immer in Beziehung zum Gesamt-Sauerstoff-Verbrauch setzen. Alle Narkotica führen doch mehr oder weniger zu einer Minderung des Gesamt-Sauerstoff-Verbrauchs, so daß ich Werte um 3–3,2 doch noch im Bereich des Normalen ansehen würde unter den Bedingungen einer Lachgas-Analgesie.

Lennartz: Frau Soga, haben Sie bei Ihren Hunden einmal – bevor Sie Ihren Versuch begonnen haben – nach der Präparation Isoproterenol gegeben, um zu sehen, ob die Tiere überhaupt noch ihre Contractilität steigern können?

Soga: Nein, aber daß die Tiere die Contractilität steigern können, hatten wir in der Erholungsphase nach der Narkose gesehen – vor allem bei Methohexital, wo es zu einem leicht positiv inotropen Effekt kommt.

Gordh: Versuche von meinem Mitarbeiter Bernhoff am Langendorf-Herzen zeigen die Wirkung von positiv inotropen Mitteln wie Noradrenalin, wo es zu einer starken Steigerung der Contractilität und parallel und synchron auch zu einer Zunahme des intraventriculären Druckes kommt. Die Ergebnisse von den Versuchen mit Methohexital und Propanidid in verschiedenen Konzentrationen stimmen gut mit den Versuchen von Soga und Beer überein. Es ist kein Zweifel, daß Epontol und Barbiturate einen direkten negativ inotropen Effekt auf das Herz haben. Und man sollte die Schlußfolgerung daraus ziehen, daß man Epontol langsamer geben sollte, als wir das früher getan haben, ich meine innerhalb 1 min.

Dudziak: Was ist das Epontol eigentlich für eine Substanz, wenn sie eine mehr oder weniger starke negativ inotrope Wirkung besitzt und gleichzeitig eine Zunahme des Herzminutenvolumens und damit auch der Durchblutung der Organe bewirkt? Herr Kreuzer, was ist in diesem konkreten Fall wichtiger: die Zunahme der Durchblutung oder die Abnahme der Inotropie?

Kreuzer: Es gibt Substanzen, die negativ inotrop wirken und dabei gleichzeitig über eine Zunahme der Frequenz und eine Verminderung des peripheren Widerstandes, wie in diesem Falle auch, eine Zunahme des Cardiac index bewirken. Bei einem gesunden Herzen besteht natürlich in diesem Zeitpunkt für eine Zunahme des Cardiac index gar kein Bedürfnis, aber für ein insuffizientes Herz, das ein zu geringes Fördervolumen hat, ist diese Zunahme des Cardiac index vielleicht ganz gut. Sie ist hier aber so kurzfristig, daß man sich daraus nicht allzuviel Positives errechnen kann.

Dudziak: Die Zunahme der Herzfrequenz wird unterschiedlich erklärt. Herr Beer z. B. erklärt sie durch eine periphere Vasodilatation und durch die Abnahme des HZV.

Soga: Vielleicht ist sie auch durch eine primäre Katecholamin-Ausschüttung durch das Mittel selbst zu erklären. Aber wer hat Katecholamin-Spiegel gemessen?

Dudziak: Das Propanidid ist als Endoanaestheticum bekannt. Ich kenne kein Endoanaestheticum, das Katecholamine freisetzt.

Hoffmeister: Nein, ich kenne auch keines, aber wenn Frau Soga ihre Hunde mit 0,03 mg/kg KG Combelen prämediziert hat, können Katecholamine beliebig freigesetzt werden. Dann ist die ganze α-Phase ausgeschaltet, und der Sympathicus kann nicht mehr regeln. Sie haben da mit einem zentral und peripher stark wirksamen Sympathicolyticum prämediziert, dessen Wirkung mindestens 12 Std anhält. Es spielt also keine Rolle, ob die Untersuchungen nach 1 Std oder noch später begonnen wurden.

Langrehr: Wir haben den Befund, daß an der peripher isoliert perfundierten Extremität intraarteriell gegeben entsprechend kleine Propanidid-Konzentrationen wie Acetylcholin eine periphere Vasodilatation hervorrufen. Ob das ein Direkt-Effekt auf die Pharmako-Receptoren, also die an der Muskulatur sitzenden Receptoren, oder ein anderer direkter Effekt auf die glatte Gefäßmuskulatur ist, kann man daraus nicht sagen. Nur der Effekt, der den ca. 3 min dauernden Blutdruckabfall 10–15–20 min nach einer Einzeldosis überdauert, ist der Befund.

Dudziak: Herr Beer fand aber auch eine Zunahme des peripheren Widerstandes, die auf eine Constriction der Peripherie hindeuten würde.

Beer: Herr Langrehr hat die periphere Vasodilatation an der isolierten Extremität eindeutig nachgewiesen. Wenn aber diese direkte Dilatation durch eine Vasoconstriction überspielt wird, wenn das Herzminutenvolumen abnimmt? Ich glaube, wir müssen hier nicht vom Widerstand, sondern vom Herzen ausgehen. Die Gegenregulation des Organismus scheint mir doch mehr so angelegt zu sein, daß bei Abnahme des Herzminutenvolumens und sinkendem Blutdruck die periphere Wirkung des Propanidid auf den Vasomotorentonus überspielt wird. Deswegen können wir, wenn wir uns Einzelverläufe ansehen, bei Patienten sowohl das eine als auch das andere finden.

Dudziak: Nach den Untersuchungen von Herrn LANGREHR müßte die α-blockierende Wirkung von Epontol so stark sein, daß es nicht zu einer reflektorischen Zunahme des peripheren Widerstandes kommen dürfte.

Beer: Wurde untersucht, wie stark diese Blockierung ist und ob sie nicht zu durchbrechen ist?

Langrehr: Sie ist mit Arterenol sofort zu durchbrechen.

Dudziak: Das würde dann also für die von Herrn BEER postulierte Katecholamin-Phase sprechen.

Lorenz: Einige Bemerkungen zur Frage der peripheren Vasodilatation. Der Lösungsvermittler wirkt natürlich in der Peripherie, aber nicht an dem Hinterfuß eines Hundes, sondern im Splanchnicus-Gebiet. Es ist also nicht die Frage: setzt er Histamin frei?, sondern: *wo* setzt er Histamin frei? Deshalb kann man die Frage, ob die periphere Vasodilatation eine rein reflektorische ist, meines Erachtens gar nicht durch ein Experiment am Hinterfuß beantworten, sondern müßte es im Splanchnicus-Gebiet beantworten, weil nur dort eine Histaminfreisetzung stattfindet und nicht in der Peripherie, also nicht in Haut und Muskel.

Dudziak: Da ist das Stichwort Histamin gefallen. Wir haben das Histamin am Hund in einer Dosis von 200 μg intracoronar injiziert. Danach kam es sofort zu einem Abfall des Ventrikeldruckes und des Aortendruckes sowie zu einer Abnahme bzw. zu einem gleichbleibenden Coronardurchfluß. Das Histamin bewirkt also keine Zunahme der Coronardurchblutung, aber eine erhebliche langdauernde Abnahme der Contractilität. Aus diesem Grunde glaube ich, daß man die Wirkung von Propanidid allein auf die Contractilität als mild bezeichnen kann. Erst im Falle einer Histaminfreisetzung kommt es sekundär zu einer Abnahme der Contractilität, die dann tatsächlich gefährlich werden könnte.

Lorenz: Hierzu müßte man sich mit der Art der Mastzellen im Hundeherzen beschäftigen. Diese reagieren auf Reserpin und auch auf den Lösungsvermittler im Epontol, und deshalb können lokal sehr hohe Histaminkonzentrationen festgestellt werden.

Dudziak: Das haben wir nicht untersucht. Vielleicht können wir diese Fragen morgen diskutieren, da haben wir etwas mehr Zeit. Sind noch weitere Fragen?

Gürtner: Wie hoch ist die negativ inotrope Wirkung von Succinylcholin? Könnte nicht ein Summationseffekt bei Propanidid und Succinylcholin vorliegen, da beide Substanzen strukturell gesehen verwandt sind und sich auch im enzymatischen Abbau ähnlich verhalten? Ich möchte auch noch den Wirkungsunterschied beim Menschen und beim Hund hervorheben. Meines Wissens ergaben die Untersuchungen, daß die negativ inotrope Wirkung beim Menschen nach 2–3 min, beim Hund aber nach 5–7 min auftrat.

Beer: Ich würde nicht annehmen, daß nach so langer Zeit ein Summationseffekt zwischen Propanidid und Succinylcholin vorgelegen hat. Wir haben bei unseren Untersuchungen Succinylcholin nur am Anfang für die Intubation benutzt, und es ist unwahrscheinlich, daß nach $^3/_4$–1 Std noch eine Succinylcholin-Wirkung vorgelegen hat. Untersuchungen über eine Beeinflussung der Contractilität durch Succinylcholin sind mir nicht bekannt.

Schorer: Das Herzzeitvolumen nimmt nach Succinylcholin beim Hund und beim Menschen um etwa 5% zu. Von einem Summationseffekt kann aber zumindest bei unseren Untersuchungen keine Rede sein, da wir nur Propanidid allein verwandt haben.

Hoffmeister: Könnte man nicht versuchen, mit speziellen Untersuchungen die tatsächliche Bedeutung des verminderten Contractilitätsindex abzuklären? In der Phase 5–7 min nach Applikation des Epontol sind die Kreislaufwerte im wesentlichen wieder normal. Es wird nur – insbesondere beim Menschen – ein verminderter Contractilitätsindex gefunden. Offensichtlich ist das Herz in der Lage, die gestellten Anforderungen in diesem Zustand völlig zu erfüllen. Ob dieses Herz zum Beispiel unter Katecholaminzufuhr in der Lage wäre, seinen Index wieder zu steigern oder zu normalisieren? Das erscheint mir deswegen besonders wichtig, weil eine künstlich herbeigeführte negative Inotropie heute z. B. ein therapeutisches Prinzip beim Hochdruck ist, wo man versucht, mit Hilfe der CalciumAntagonisten die Contractionskraft des Herzens, über die Hemmung des Calcium-Mechanismus, gezielt und gesteuert zu vermindern und wo man weiß, daß man nur ausreichend Katecholamine zu geben braucht, um diesen Mechanismus wieder zu durchbrechen.

Dudziak: Zusammenfassend läßt sich sagen, daß das Propanidid tatsächlich eine contractionsmindernde Wirkung hat. Wie zu erwarten war, ließ sich nicht klären, ob diese Contractilitätsminderung klinisch relevant ist oder nicht. Vielleicht werden die Vorträge der weiteren Sitzungen noch etwas zu dieser Frage beitragen.

Hempelmann: Wir haben am Menschen die fortlaufenden PO_2-Messungen im arteriellen Blut unter Barbiturat- und Epontol-Narkose durchgeführt. Unter Barbituraten haben wir die gleichen Tendenzen im arteriellen Blut gesehen wie Herr ERDMANN im Tierversuch. Unter Epontol haben wir aber entgegengesetzte Ergebnisse. Da fällt der PO_2 im arteriellen Blut ab, entgegen dem Nichtabfall im Gewebe hier. Kann PO_2 im Gewebe konstant bleiben, wenn er im Blut doch abfällt?

Erdmann: Sie haben gesagt, daß es zu einer Hyperventilation kommt und während dieser primären Hyperventilation zu einem PO_2-Anstieg im arteriellen Blut und dann sekundär zu einer leichten Depression des arteriellen PO_2. Wahrscheinlich sind diese Veränderungen des arteriellen PO_2 sehr kurzfristig und werden so gedämpft, daß sie in der Gewebedurchblutung nicht zum Ausdruck kommen.

Hempelmann: Daß die PO_2-Abfälle kurzfristig sind, stimmt nur in einigen Fällen. Bei einer Dritt-Injektion kam es noch nach 10–12 min zu erheblichen PO_2-Schwankungen. Die normalen steilen Abfälle bewegen sich allerdings in einem Zeitraum zwischen 30 und 90 sec.

Erdmann: Handelt es sich bei diesem Fall auch wieder um einen älteren Patienten mit Ausgangswerten von 70 oder 65 mmHg?

Hempelmann: Ja, das sind ältere Patienten, wie schon bei der Diagnose arterielle Verschlußkrankheiten anzunehmen ist, die durchaus z. T. pulmonale Störungen haben können.

Erdmann: Es handelt sich hier ja wahrscheinlich um postnarkotische Störungen der Atmungsregulation. Man muß bedenken, daß bei älteren Menschen die Atmungsregulation meist über den arteriellen pO_2 stattfindet. Der pCO_2 macht nicht mehr viel aus. Bei jüngeren aber findet die Atmungsregulation hauptsächlich über den pCO_2 statt, und da ist die Reaktion viel schneller, so daß die Atmung viel schneller wieder ins Gleichgewicht kommt.

Kreuscher: Herr ERDMANN, besteht eine Korrelation zwischen den niedrigen PO_2-Werten bei Barbituraten im Gehirn und den PO_2-Werten im arteriellen Blut? 2. Haben Sie die Tiere spontan atmen lassen, oder sind sie beatmet worden? Wir wissen ja, daß die Barbiturate bei den Tieren auch eine Atemdepression machen. 3. Wir wissen, daß Barbiturate in der Lage sind, die Gehirndurchblutung recht erheblich zu senken, und zwar deshalb, weil der Sauerstoffbedarf im Gewebe herabgesetzt ist. Es könnte also auch hier eine Korrelation zwischen Ihren niedrigen PO_2-Werten im Gewebe und dem Sauerstoffbedarf liegen.

Erdmann: Wir wollen primär die Epontol- und Barbiturat-Narkose als Kurznarkose, als Monoanaestheticum zeigen. Wir haben aber auch Versuche in Relaxation mit künstlicher Beatmung durchgeführt, und auch da stellten wir fest, daß wir auch dann nach Barbiturat-Injektion eine PO_2-Depression bekamen, wenn sie auch nicht so gravierend ist, wie sie hier bei der Spontanatmung gezeigt wurde.

Kreuscher: Besteht eine Korrelation mit einer gleichzeitig abnehmenden Hirndurchblutung?

Erdmann: Die Hirndurchblutung im Mikrobereich ist schwer zu messen. Man könnte es über H_2-Auswaschkurven machen, und ich glaube nicht, daß die Gesamtdurchblutung im Gehirn direkt damit verglichen werden kann, weil es ja auch zu Verschiebungen von Shunt-Blut und direkter Capillardurchblutung kommt.

Analysis of the Hyperventilation of Epontol (Propanidid) Anesthesia

By **T. Gordh**

Hyperventilation during the induction of Epontol anesthesia is characteristic both in man and in the experimental animal. The cause has been sought for but is not completely solved so far. Possible causes have been expressed such as: the solvent itself, a central "acid-embolus" of the respiratory center by the low pH of Epontol, an emboli-effect in the lungs, effect via the carotid sinus, an effect of the vagal receptors in the lungs, the fall in blood pressure and the liberation of histamine.

The following experimental investigation was done in the cat to analyze this phenomenon.

1. Method

Basal anesthesia with Nembutal. Respiration was measured both quantitatively and qualitatively. Systemic arterial pressure and central venous pressure were followed. For injection a catheter was passed to the inferior vena cava through the femoral vein and another catheter was placed in the left atrium via thoracotomy in order to by-pass the lungs.

2. Results

Figure 1a shows the result after injection of 0.5 ml Epontol *solvent* into the femoral vein. No hyperventilation occurs.

Figure 1b shows the typical hyperventilation after injection of 0.25 ml 5% Epontol in the femoral vein. The hyperventilation begins about 8 sec after the end of the injection. In Figure 1c the injection is given into the left atrium. In this case the hyperventilation starts immediately after the end of injection, which shows that the site of action must be very close to the heart.

In Figure 2 the procedure in Figure 1b and 1c is repeated after *bilateral vagotomy* with typical vagal respiration. The hyperventilation is still present, beginning after the same time interval as in Figure 1. Bilateral vagotomy and vagal block thus do not prevent the Epontol-induced hyperventilation. The site of action must be looked for outside the lungs.

132   T. Gordh

In Figure 3 *bilateral block of the carotid sinus* is achieved with Xylocaine. In Figure 3a 0.3 ml Epontol is injected into the femoral vein, in 3b into the left atrium and in 3c into the right carotid artery. No hyperventilation occurs as compared with the result in Figure 1 and 2.

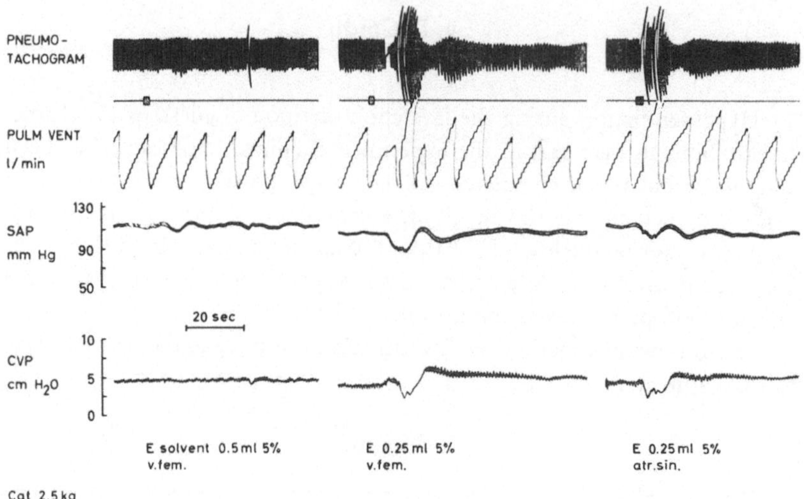

Fig. 1.

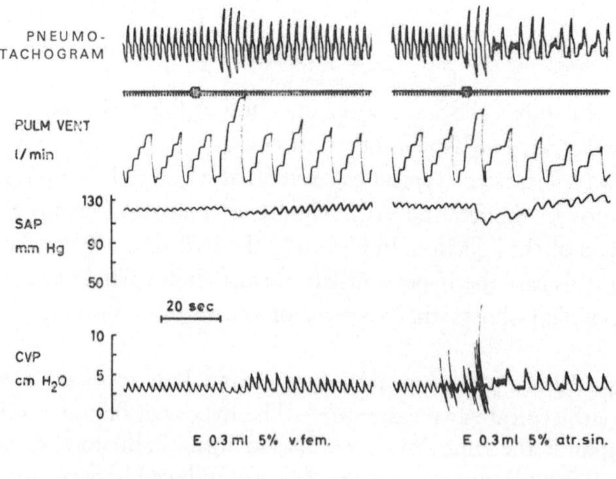

Fig. 2.

In Figure 4 the Xylocaine block has subsided and when the injection of
Epontol into the femoral vein is repeated the typical hyperventilation reappears, starting about 8 sec after the end of the injection.

The effect of Epontol is thus reminiscent of those of *Lobeline* and *sodium cyanide*, which are also used to test carotid sinus denervation. These
drugs were also tested and showed exactly the same behaviour as Epontol,
as seen in Figure 4b and 4c, where 1 mg and 2 mg respectively were injected
in the femoral vein. In Figure 5 the time of the first deep inspiration is compared
for the three drugs. The time of onset occurs nearly exactly at the same moment. Figure 6 shows the effect after bilateral block of carotid sinus after injection of Epontol, (A) Lobeline, (B) and sodium cyanide, (C). Hyperventilation is absent. After subsiding carotid sinus block the typical hyperventilation reappears for all three drugs as seen in Figure 4.

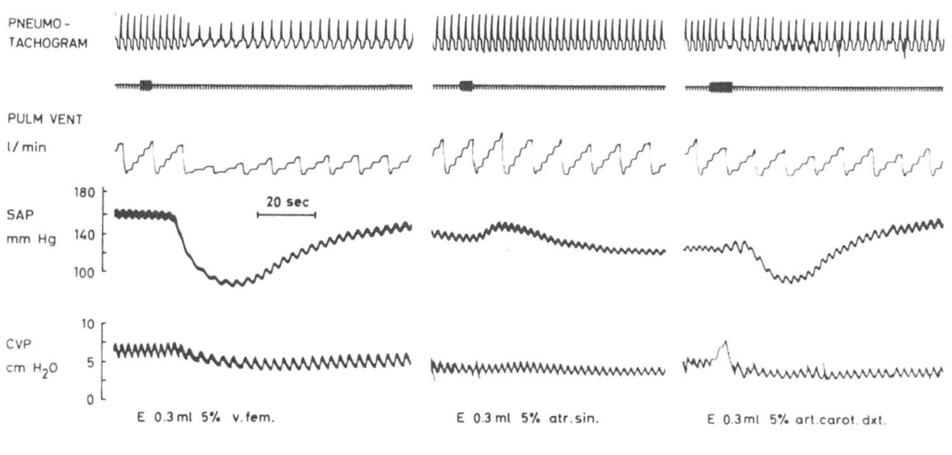

Fig. 3.

The conclusion drawn from this analysis is that Epontol acts as a stimulant of the chemoreceptors in carotid sinus in the same manner as Lobeline
and sodium cyanide. The hyperventilation is thus due to a pharmacological
effect of the active substance in Epontol (Propanidid).

Zusammenfassung

Zur Aufklärung der Ursache für die Hyperventilation in der Initialphase
der Epontol-Narkose wurden an der Katze in Nembutal-Narkose die Respi-

Cat 2.4 kg
PNEUMO-
TACHOGRAM
PULM
VENT
l / min
4
2
0
120
SAP
mm Hg
80
40
20 sec
E 0.2 ml 5%
PNEUMO-
TACHOGRAM
PULM
VENT
l / min
4
2
0
120
SAP
mm Hg
80
40
L 1mg
PNEUMO-
TACHOGRAM
PULM
VENT
l / min
4
2
0
120
SAP
mm Hg
80
40
C 2mg
Subsiding blockade,
returning chemoreceptor activity.

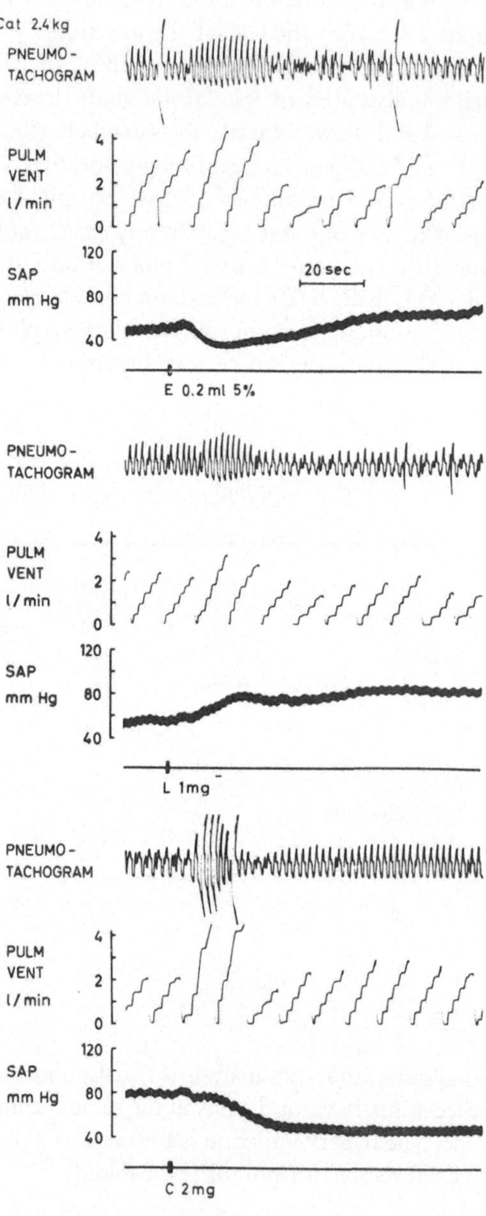

Fig. 4.

ration quantitativ und qualitativ gemessen und der systemische arterielle und der zentrale Venendruck festgestellt. Ein Katheter wurde in den linken Vorhof eingeführt. Wenn Epontol in das linke Atrium injiziert wird, tritt die Hyperventilation schneller auf als bei Injektion in die Femoralvene. Eine bilaterale Vagotomie beeinflußt die Hyperventilation nicht. Wenn der Carotissinus mit Xylocain anaesthesiert wird, tritt die Hyperventilation nicht auf. Nach Abklingen der Xylocain-Wirkung tritt die Epontol-Hyperventilation wieder auf. Völlig übereinstimmend mit Epontol verhalten sich Lobelin und Natriumcyanid. Der Verfasser nimmt deshalb an, daß Epontol die Chemoreceptoren im Carotissinus stimuliert.

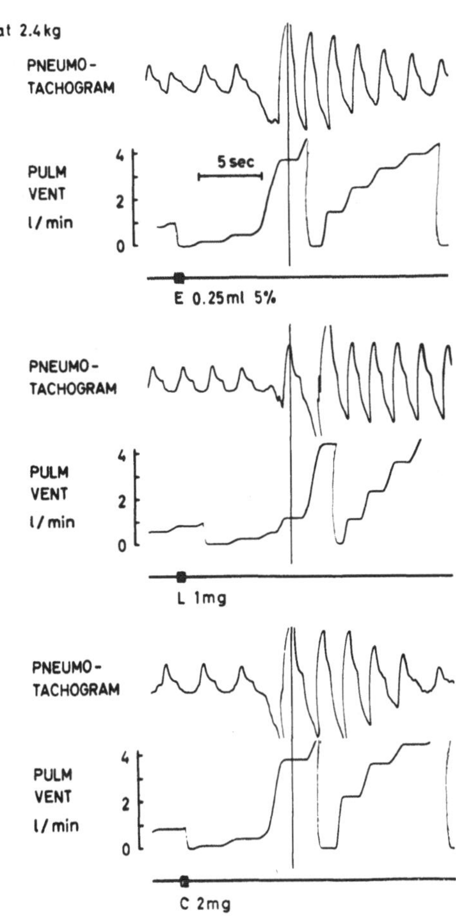

Fig. 5.

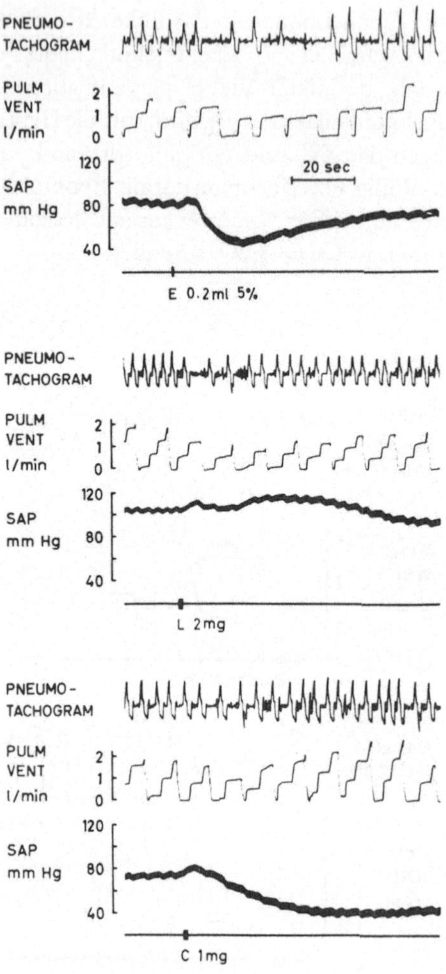

Bilateral chemoreceptor blockade.

Fig. 6.

Some Observations on the Respiratory and Circulatory Effects of Propanidid in Dogs

By **Eva Harnik** and **Ann M. Day**

1. Introductory

Since the introduction of eugenol derivatives for general anaesthesia, their unusual stimulatory effect on respiration has given rise to much interest and has led to clinical and animal research work.

LANGREHR [1] (1965), working with Propanidid on cats and dogs, exposed both vagi in the neck and, using needle electrodes, measured action potentials arising from the lungs and from the aortic chemoreceptors. He considered that the hyperventilation was due to three separate causes:

1. A fall in BP immediately following the injection of the drug

2. Desensitization of the pulmonary stretch-receptors by the drug

3. Direct chemoreceptor stimulation carrying impulses to the reticular formation of the brain stem.

Propanidid differs from other induction agents in several aspects:

1. It is an acid solution (pH 5.1), unlike barbiturates which are alkaline.

2. It has an unusual solvent: Cremophor-El (ethoxylated castor-oil containing the triglyceride of ricineolic acid). The use of an oily solvent has met with a mixed reception among anaesthetists, and could possibly be responsible for some of the pharmacological effects observed.

3. Histamine release has been reported in humans: This deserves attention as it may explain some of the side effects of this drug [2, 3] (BRADBURN, LARARD).

In this paper the authors report dog experiments designed to clarify the following questions:

1. Is the acidity of Propanidid the cause of hyperventilation?

2. What role, if any, does the solvent have in the pharmacology of Propanidid?

3. Does the vagus nerve play a major role in the respiratory effects of this drug?

2. Experiments with Buffered Propanidid

Nine preliminary experiments were carried out to investigate the effect of buffered Propanidid on the respiration. Notwithstanding the enormous buffering capacity of the blood, if given quickly the drug may act on the respiratory centre as an acid embolus. It proved very easy to bring the acid pH of the drug back to within the normal range: 1.2 mg/Eq of sodium bicarbonate per 10 m³. Propanidid raises the pH to 7.4 without affecting the narcotic potency of the drug.

In these experiments four different types of induction and maintenance of anaesthesia were used, as the authors experienced considerable difficulty in maintaining an even level of light anaesthesia. Halothane and ether proved to be incompatible with repeated i.v. injections of Propanidid, while chloralose depressed the respiratory response. Thiopentone and nitrous-oxide/ oxygen remained the only satisfactory method of establishing anaesthesia for these experiments.

Six animals received i.v. Propanidid in a dose of 15–30 mg/kg, another three received 5 mg/kg intra-arterially. After a suitable interval of not less than 45 min buffered Propanidid was given in the same dose as before; the bicarbonate was added immediately before use from specially prepared ampoules and the pH of the ready-mixed solution checked on an Astrup machine.

The mean % increase in depth of respiration following the injection of unbuffered Propanidid was 67%, while after buffered Propanidid it was 36%.

It seems from these data that the hyperpnoea following buffered Propanidid is reduced. However, the authors do not regard the acidity of the drug as a major factor in causing hyperpnoea. The changing anaesthetic conditions already mentioned may contribute to these findings. That is to say, depth of anaesthesia, thus depth of respiration was variable during each experiment.

Table 1. Mean % increase in depth of respiration following injection of buffered Propanidid.

	Mean % increase	Range
Unbuffered Propanidid	67%	0–566%
Buffered Propanidid	36%	–86–240%

3. Main Experiments

(1) Effect of (a) the Solvent alone and (b) Propanidid on the Respiration and B.P.: (2) Effect of the Drug after Vagal Section

4. Method

Nine animals received 20 mg/kg thiopentone and were intubated. Anaesthesia was maintained with N_2O/O_2, and further injections of 50–100 mg.

Thiopentone were given when required, since the experiments lasted several hours.

The femoral artery was cannulated, and BP and spontaneous respiration were monitored simultaneously on a Devices Recorder.

The drugs were injected into the internal carotid artery via a canula placed through the superior thyroid artery to just above the carotid body.

The experiments were divided into three stages:

Stage 1: An amount of the solvent equivalent to that contained in a 5 mg/kg dose of Propanidid was injected intra-arterially and the effects on BP and respiration were monitored continuously.

Stage 2: After allowing 40–60 min for the partial or full restoration of the fall in BP caused by the solvent, 5 mg/kg Propanidid was given intra-arterially.

Stage 3: Both vagi were cut, and the same dose of Propanidid as before was injected after the BP and respiration had settled to a steady pattern.

The following time intervals were used in analyzing the records thus obtained: 3 min before each injection, the BP, respiratory rate/min and respiratory depth in mm displacement of spirometer pen were noted as baseline readings. Following the injection of the solvent, readings were taken after 30 sec, and then at 5, 10, 20 and 40 min. These data formed the basis of the mean % calculation of the decrease or increase in the above mentioned parameters.

The same procedure was followed with the drug itself except that the readings were not carried beyond 10 min. In this way it was possible to eliminate the potential effect of the incremental Thiopentone used to maintain anaesthesia during experiments lasting (as mentioned above) 3–4 h. However, in some instances the effect of Thiopentone appears on the spirometric records; this will be discussed later.

The mean % calculation for the depth of respiration was based on the deepest single breath immediately following injection, or later at the stated times for readings. This method of calculation was used throughout the experiments. The mean % calculation for increase in rate was based on rate taken over 30 sec; 30 sec after injection and at the times stated above.

Evaluation of the results of stage 1. As seen from figure 1 the respiratory rate on a mean % basis rises immediately after injection and continues to do so for 10 min. It then begins to decline, only to arrive to a second peak 40 min after intra-arterial injection. Compared with the rate, the depth of respiration does not show any significant change until after 30 min. This late rise in both parameters in our view is due to the lightening of anaesthesia, and it was usually necessary to give an incremental dose of Thiopentone at this stage.

The BP shows a most remarkable prolonged fall after the injection of the solvent. In fact, it was this prolonged fall which prevented us from

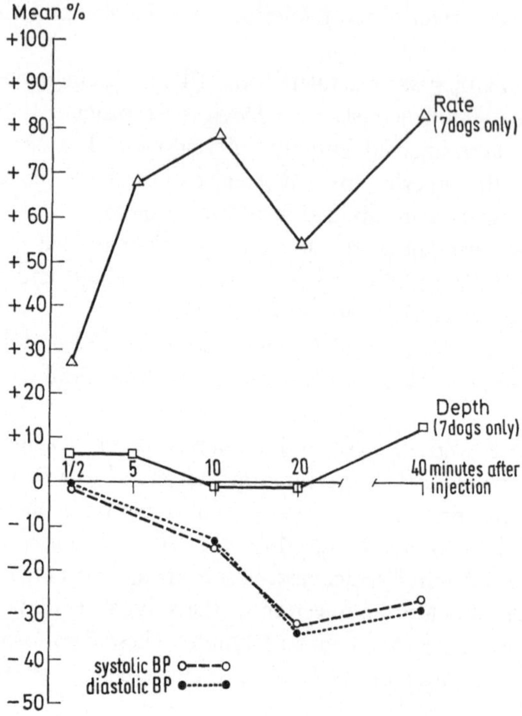

Fig. 1. The effect of solvent on rate and depth of respiration and on the BP for 9 animals based on mean % calculation. The respiratory rate rises sharply and immediately after the injection reaching its maximum in 10 min. The depth of respiration does not show substantial change. Both rate and depth of respiration increase after 30 min due to lightening of anaesthesia. The BP shows a remarkable prolonged fall, this reaches its lowest level by 20 min after injection and it is maintained at this level for at least another 20 min.

proceeding immediately to Stage 2, as we did not want to give further injections until the BP was nearly restored to its original level. This fall in BP was invariably observed and it accounted for the prolonged duration of the experiments.

To illustrate the effect of the solvent some records are shown here:

Record No. 1 illustrates the effect of the solvent on the respiratory rate. Three sections were taken and the respiratory tracings placed under each other for convenience. Before injection the rate was 18/min. On the upper tracing the point marks the injection of the solvent. The rate rises rapidly to 64/min. On the lower tracing 12 min later 80 mg Thiopentone was given i.v. This reduced the tidal volume, but the respiratory rate remained at 64/min. These three sections cover a continuous period of 18 min.

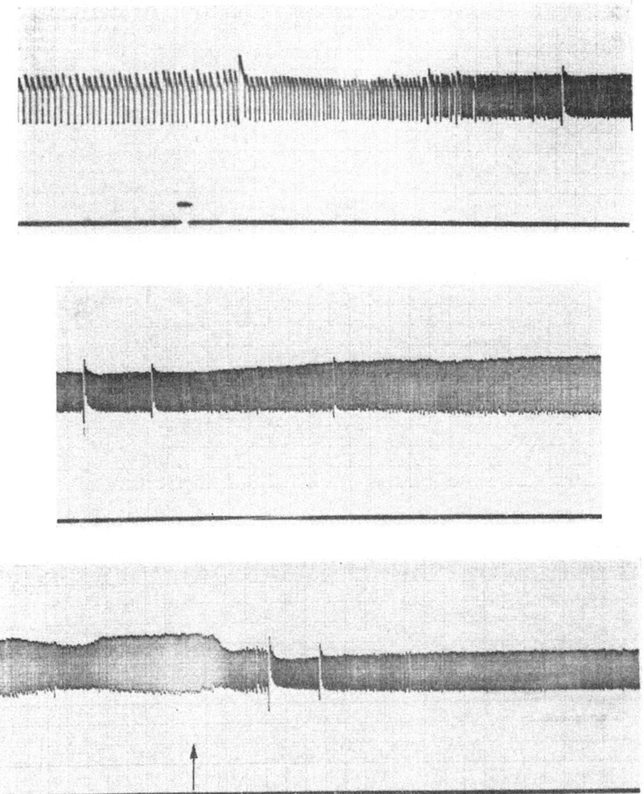

Record No. 1a–c. The effect of the solvent on the respiratory rate: the three respiratory tracings are in continuity and cover a period of 18 min. On the top tracing the pointer marks the injection of the solvent. Rate before injection: 18/min. On the middle tracing the rate has risen to 64 min. On the bottom tracing, 12 min later, the arrow marks the injection of 80 mg Thiopentone. This reduced the tidal volume, but the respiratory rate remained 64/min.

Apart from these regular findings represented in the Figures, we have also on occasion seen some very bizarre respiratory patterns, which may suggest severe midbrain damage. Record No. 2 shows such a picture. Again for convenience, only the respiratory records are included. The top half shows the effect of the solvent 15 sec after injection. Some 15 min later 80 mg Thiopentone was injected and the effect can be seen on the lower tracing; respiration is substantially restored to a near-normal pattern. If there had been intense vasospasm in the midbrain, this was not permanent and Thiopentone was effective in eliminating it. In our view this finding makes fat emboli more improbable since these would cause more lasting permanent damage. However, the brains of the animals were not examined histologically.

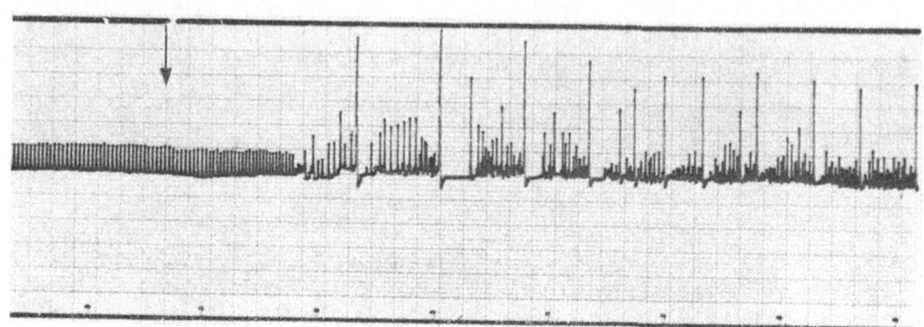

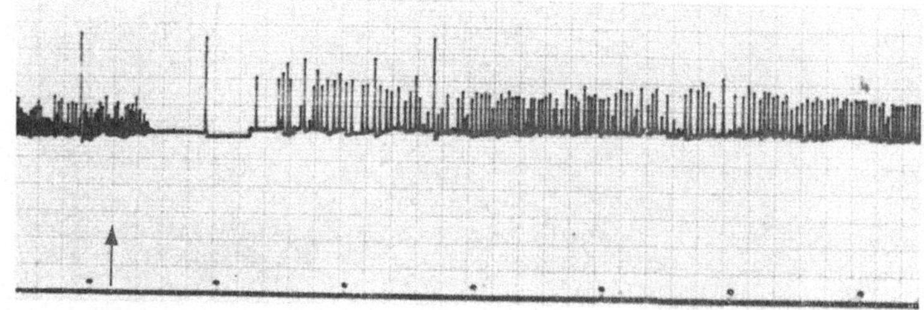

Record No. 2a-b. The effect of the solvent on the respiratory pattern. On the top tracing the arrow marks the intra-arterial injection of the solvent, gross irregularity follows 75 sec later. On the bottom tracing, 15 min later, 80 mg Thiopentone restores the respiratory pattern to nearly normal

Evaluation of the results of stage 2. As will be remembered, each animal received 5 mg/kg propanidid intra-arterially. Figure 2 shows the effect of the drug on the rate and depth of respiration and on the BP for nine animals.

The respiratory rate shows a marked rise, very similar to that seen with the solvent. However, the main finding here is the occurrence of hyperpnoea. There is an immediate response identical to that found in humans; after 10 min the tidal volume is still 12.8% higher than the base line. This latter figure reflects one of the most interesting observations we have made: some animals show an immediate hyperpnoea, others do not respond at all, and yet a third group begins or continues to breathe deeply several minutes after the injection. We have named this phenomenon delayed and maintained hyperpnoea and it will be shown in Record No. 3.

In evaluating depth of respiration, the deepest single breath was used for mean % calculations as before.

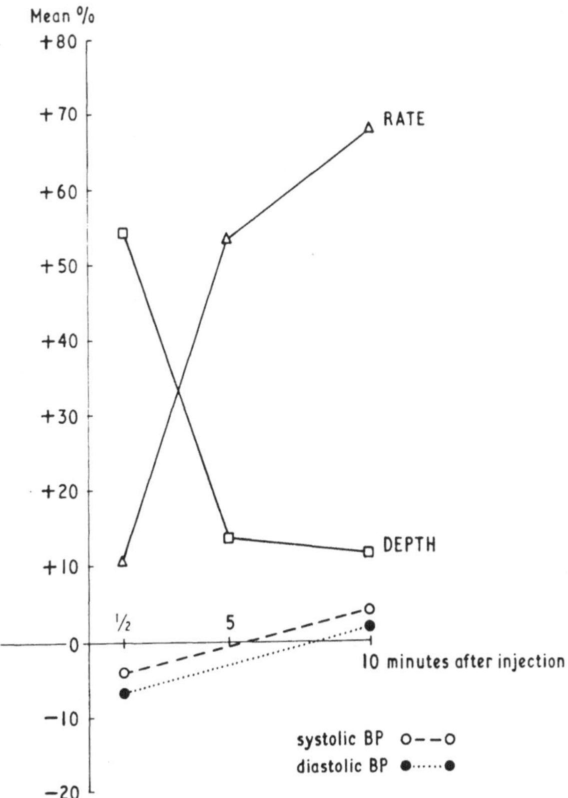

Fig. 2. The effect of intra-arterial Propanidid on the rate and depth of respiration and on the BP before vagal section for nine animals. The results are based on mean % calculation. The respiratory rate rises immediately after injection, reaching its maximum 10 min later. The occurrence of hyperpnoea is shown on the abscissa immediately after injection, 10 min later the depth of respiration is still 12.8 % higher than before injection. The BP falls briefly and is restored within 5 min.

The BP falls briefly and moderately after the injection and coincides with the hyperpnoea. In our experience, this transient fall is always present and it is accompanied by tachycardia. Our findings support earlier observations by other authors [4, 5] (CONWAY, C. M., ELLIS, D. B., JOHNSTONE *et al.*).

The authors do not attach great importance to the finding that hyperpnoea and fall in BP coincide, as the BP will fall after intra-arterial or i.v. drug for about 30 sec irrespective of the presence or absence of any respiratory changes. However, we shall put forward a plausible explanation for BP falls in the discussion.

Mean % calculation does not show up the range of variations in the observed changes, which we must stress was wide in every stage of the experiment; perhaps this scatter is due to differences in the breed of dog used.

In the third stage of the experiment both vagi were cut. The immediate response to this was a marked rise in BP, whilst the respiration became slow and very deep. After 3–5 min both circulation and respiration settled down to a steady state, which always differed from the previous pattern shown when the nerves were intact. The base-line reading for this part of the experiment was taken at 3–5 min after vagotomy. Figure 3 shows the mean % changes in respiration and circulation after a further intra-arterial injection of Propanidid, calculated on the above-mentioned basis.

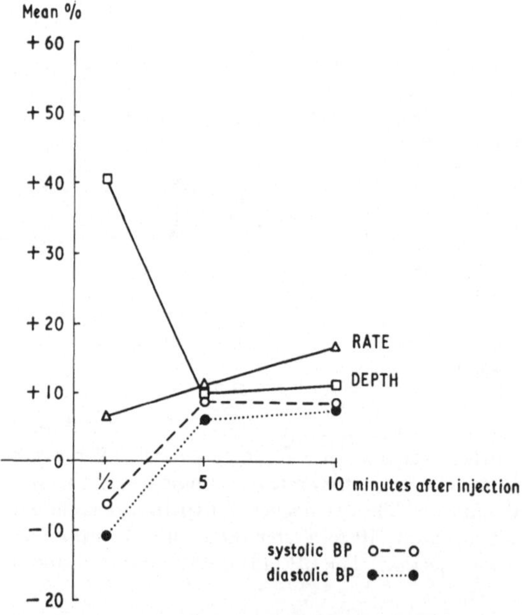

Fig. 3. The effect of intra-arterial Propanidid on the rate and depth of respiration and on the BP after bilateral vagal section for nine animals is shown on the abscissa as mean % increase in tidal volume. The rate of respiration shows little increase compared to Figure 2. The BP falls briefly only. The effect of Propanidid on the depth of respiration is not significantly changed by vagotomy

Comparing Figure 3 with Figure 2, the most striking finding is that the changes in depth of respiration following the injection of Propanidid are not significantly affected by vagotomy; hyperpnoea will occur both immediately and as a delayed and maintained hyperpnoea. Thus, in our view, this part of the respiratory response cannot be mediated through the vagus nerve and pulmonary stretch-receptors. On the other hand, the change in respiratory rate shows very little increase compared to that produced by the solvent or by the drug with the vagi intact. Though a rise in respiratory rate does occur occasionally after vagotomy, it is much less marked. Those animals which were tested with CO_2 were found to be capable of responding with a further increase in rate even after vagotomy.

Irregular respiration may recur in a mild form after intra-arterial injection of Propanidid, but when the vagi are cut it does not occur at all.

BP changes are very similar to those in Figure 2 and again the fall in BP occurs irrespective of the presence or absence of hyperpnoea.

The following records were chosen to demonstrate the response to the drug before and after vagotomy, including the effect of Thiopentone on delayed hyperpnoea.

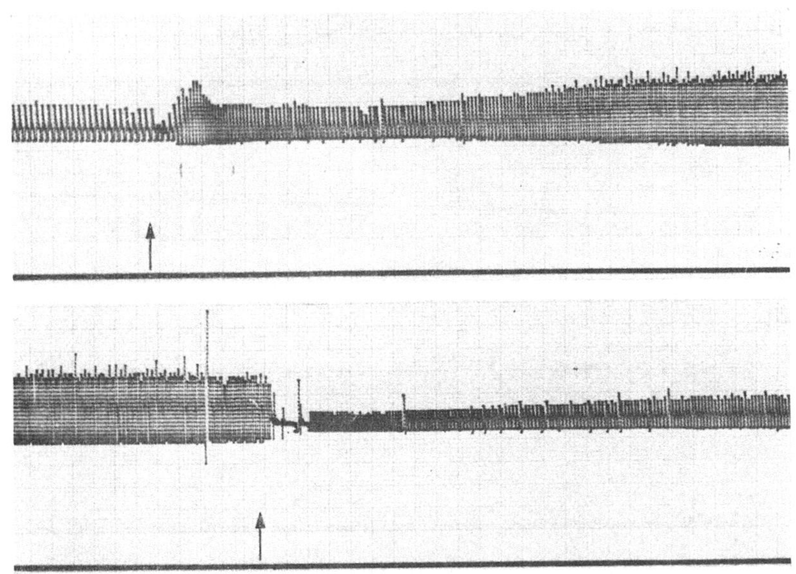

Record No. 3a–b. Shows immediate and delayed hyperpnoea after intra-arterial Propanidid on the intact animal. The two respiratory tracings are in continuity and cover 15 min. The first arrow points to the injection of Propanidid, the second to the injection of 50 mg Thiopentone. The latter abolishes the delayed and maintained hyperpnoea.

Record No. 3 shows immediate and delayed hyperpnoea after intra-arterial injection of Propanidid in the intact animal. The second tracing followed immediately on the first, and they cover a period of 15 min; the second arrow points to the injection of 50 mg Thiopentone i.v. This effectively stopped the delayed and maintained hyperpnoea.

Record No. 4, b–c shows the effect of Propanidid after vagal section.

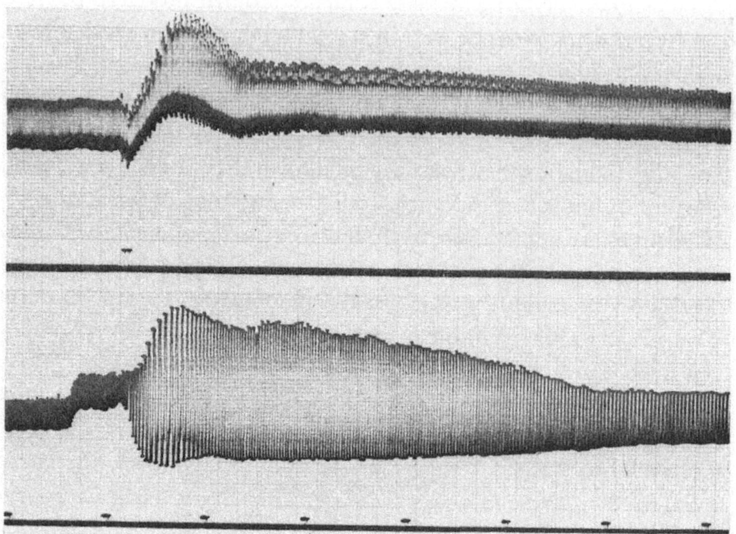

Record No. 4 b

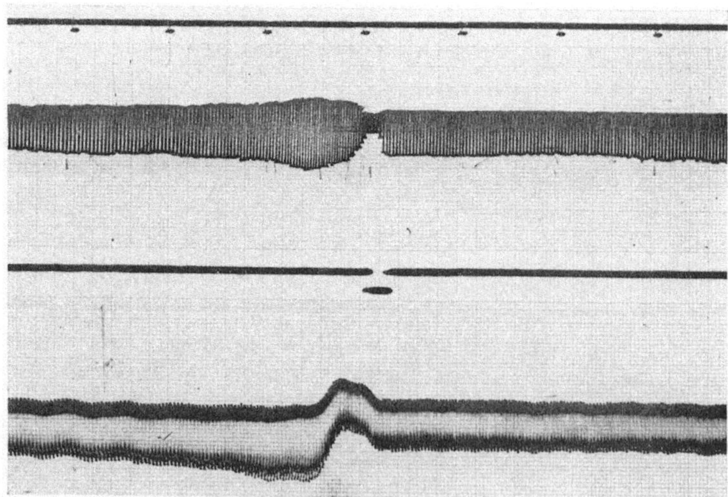

Record No. 4 c

Record No. 4, b shows the effect of vagal section on BP and respiration before
Propanidid is injected. The pointer marks the cutting of the nerves
No. 4, c: BP and respiration have settled to a steady pattern. Pointer marks the
intra-arterial injection of Propanidid, immediate hyperpnoea follows.

Discussion

This paper does not aim to give a full physiological explanation of the many pharmacological effects of Propanidid and its solvent. One difficulty in interpreting our results was the scatter in response to the drug in all the groups of experiments; we attribute this scatter in part to the fact that for reasons beyond our control we could not use the same breed of dog in every experiment, and in part to the difficulty of maintaining an even, light level of anaesthesia with spontaneous even respiration over several hours. Although we adhered to a strict time schedule in taking our readings, the effect of incremental doses of Thiopentone on depth of anaesthesia, minimal though it may be, cannot be neglected. We have chosen to express our results as mean % changes as this method shows clear trends of changes admirably.

Although we have not attempted to identify the exact site of action of Propanidid, we have tried to eliminate several possible sites or mechanisms causing hyperpnoea. For example, when investigating the effect of buffered Propanidid, we found that the increase in respiratory volume was reduced from 67% to 36%. In our view this observation is not sufficient to support an acid-embolus hypothesis: the occurrence of hyperpnoea after buffering alone is enough to suggest that pH cannot be an important factor.

We believe the most important single finding to be the recurrence of identical respiratory phenomena in successive experiments irrespective of the type or stage of the experiment, i.e.: respiratory irregularities, hyperpnoea and rate increase. This points to a central mechanism which is not blocked by buffering, by antihistamines or by vagal section. What this central mechanism is, we cannot say for certain: its identification would require further experiments of a complexity not possible in those described here.

The relevance of these animal experiments to clinical practice is important. The authors have seen some rather alarming side effects in dogs, particularly following the injection of the solvent alone. However, the effect of the solvent is probably modified and mitigated by the water-soluble compound, formed with Propanidid in the ampoules for clinical use.

The most alarming effect observed in these experiments was the prolonged fall in BP after injection of the solvent, and it is now known that this is due to histamine release in the dog: other signs pointing to histamine release regularly accompany the prolonged fall in BP. i.e. urticaria, skin-flush, forced expiration and increased peristalsis leading to defecation. This prolonged depression of BP does not occur on subsequent injections of Propanidid once the pressure has stabilized spontaneously (see below).

Since this work was completed a symposium has been dedicated to the side-effects of Propanidid; this noted the occurrence of allergic reactions and many signs of histamine release in humans: the results were published in Germany [6] (1969).

There is no doubt that the solvent of Propanidid has its own pharmacology. The experimental findings were very consistent and showed the least variation and scatter. Its predictable effects may be summarized as follows:

A: It causes a fall in BP. This develops 2–5 min after injection, quickly reaches its lowest point and returns slowly to normal, the whole process lasting 30–60 min. This could be due to histamine release with involvement of a vasomotor site. The evidence available favours a peripheral site. If the vasomotor centre were directly involved, the fall would occur within seconds after injection through a cannula placed close to the brainstem. However, BP fall never occurred so quickly, and it must be assumed that the solvent had to reach some peripheral receptor site to trigger off a chemical mechanism causing the fall, a process which might well take several minutes.

B: The solvent has a marked effect on the respiratory rate and an occasional one on the respiratory pattern. After intra-arterial injection the rate rises progressively for about 20 min and some animals showed a 2- to 4-fold increase lasting for even longer periods (however, the tidal volume was not affected). This increase, coupled with the marked irregularities in pattern, such as spiky respiration, suggests a central disturbance possibly vasomotor in origin such as temporary brain ischaemia or a biochemical change in brain metabolism. Fat emboli are not likely cause in view of the gradual increase in rate and the spontaneous cessation of respiratory irregularities, especially since both these effects can be reduced by small i.v. doses of Thiopentone. All this suggests that both rate increase and respiratory irregularities are caused by a similar central mechanism and both are enhanced reactions to some form of temporary brain damage or excessive stimulation.

C: Administration of the solvent is followed by urticaria. This appears some minutes after injection, lasts for up to an hour and disappears spontaneously, sometimes turning into a diffuse flush. After subsiding it does not recur on repeated injections. This phenomenon is most probably due to histamine release; although it appeared in further experiments carried out under antihistamine cover, the reactions were very much milder than in the main experiments.

The effects of Propanidid itself are as follows:

A: It causes a transient fall in BP, which recurs after each injection. This brief fall is comparable in degree and duration to that seen in clinical practice and is accompanied by tachycardia. Propanidid itself does not cause a secondary prolonged fall in BP provided that the solvent has previously been given. This observation supports the hypothesis that it is histamine release which causes the prolonged BP fall after the solvent; presumably all histamine stores are depleted or discharged when the solvent arrives at the receptor site and hence no more is available subsequently when the drug arrives at the same site. We may safely assume that the brief and immediate BP fall following the injection of the drug is a direct effect on the vasomotor centre, as with barbiturates.

B: The respiratory rate is increased; this occurs immediately after injection and continues for about 10 min. The solvent alone also raises the rate, but the effects can be differentiated in that the rise occurs within 30 sec after injection of the drug but takes some min to develop after injection of the solvent. Irregularities do not occur on the scale observed with the solvent and can be seen only as occasional spikes on the records.

C: Hyperpnoea, either immediate or delayed and maintaned, follows intra-arterial injection of Propanidid. The latter type of response presents as long periods of deep breathing appearing some minutes after injection, and can be abolished by a small dose of Thiopentone. In this the animal results differ from clinical experience, as immediate hyperpnoea is not always present in the dog, whereas the delayed and maintained hyperpnoea occassionally characteristic of the dog has not been described in human subjects.

Whatever the mechanism of the hyperpnoea, it does not appear to depend upon vagal impulses, since it occurs after vagal section. It is therefore not initiated by the stretch-receptors and does not depend on their activation. Delayed and maintained hyperpnoea occurs also after vagal section, indicating a central mechanism in the CNS.

The exact site of these varied and interesting respiratory effects has not been established. It is probable that several mechanisms are at work. An increase in rate can appear independently of hyperpnoea and the effect of the solvent on respiration is somewhat different from that of the drug. LANGREHR postulated an effect either on the reticular formation in the brainstem or on chemoreceptors, and suggested that the vagi were also involved in the causation of hyperpnoea. Our findings contradict only the latter view. We did not attempt to identify the exact site in the CNS and think it is probable, that several mechanisms, each with its corresponding site, may be involved. If we are correct, each of these would have to be separately identified and localized in the CNS.

Summary

Observations were made on the changes in BP and respiratory pattern which followed the intra-arterial injection of Propanidid in dogs. The experiments were designed to clarify the role of (a) the solvent and (b) vagotomy in the causation of the observed respiratory changes.

It is suggested that the hyperpnoea is mediated by a central mechanism and not, as previously suggested, through the stretch-receptors of the lung.

An incidental finding was that the solvent alone invariably produced a marked fall in blood pressure.

Possible mechanisms for these findings and their relevance to clinical situations are discussed.

Zusammenfassung

Einige Beobachtungen in bezug auf die Wirkungen von Propanidid auf Atmung und Kreislauf bei Hunden.

Bei Hunden wurden Veränderungen des Blutdrucks und der Atmung nach i. a. Injektion von Propanidid beobachtet. Die Versuche sollten dazu dienen, die Rolle von (a) dem Lösungsvermittler und (b) Vagotomie bei der Verursachung der beobachteten respiratorischen Veränderungen zu klären.

Es wird angenommen, daß die Hyperpnoe durch einen zentralen Mechanismus zustande kommt, nicht, wie früher vermutet wurde, durch die Dehnungsreceptoren der Lunge.

Als Zufallsbefund wurde festgestellt, daß der Lösungsvermittler allein immer einen deutlichen Blutdruckabfall verursachte.

Mögliche Mechanismen der beobachteten Veränderungen und ihre Bedeutung für die klinische Situation werden besprochen.

References

1. Langrehr, D.: Endoanaesthetische Wirkungen von Propanidid und ihre Bedeutung für das Verhalten von Kreislauf und Atmung. In: Horatz, K., Frey, F., Zindler, M.: Intravenöse Kurznarkose mit dem neuen Phenoxyessigsäurederivat Propanidid, S. 239. Berlin-Heidelberg-New York: Springer 1965.
2. Bradburn, C. C.: Severe hypotension following induction with propanidid. Case report. Brit. J. Anaesth. 42, 363 (1970).
3. Larard, D. C.: Cardiac arrest following induction with propanidid. Case report. Brit. J. Anaesth. 42, 652 (1970).
4. Conway, C. M., Ellis, D. B., King, N. W.: A comparison of the acute haemodynamic effects of thiopentone, methohexitone and propanidid. Brit. J. Anaesth. 40, 376 (1968).
5. Johnstone, M., Barron, P. T.: The cardiovascular effects of propanidid. Anaesthesia, 23, 180 (1968).
6. Gefahren und Komplikationen der Propanidid-Narkose: Z. prakt. Anästh. 4, Nr. 6, 393–98 (1969).

Über die Atmung bei der Narkose-Einleitung mit Propanidid

Von B. Smalhout

Die wesentlichsten Unterschiede zwischen Epontol und anderen Narkosemitteln sind in einer kurzen Zeit nach der intravenösen Injektion zu beobachten.

Ein großer Teil von diesen Unterschieden und typischen Eigenschaften des Epontol ist heute allgemein bekannt und löst kaum noch Diskussionen aus.

Beim genauen Studium der Literatur fällt auf, daß manchmal unterschiedliche Meinungen und Ergebnisse publiziert werden. Ein typisches Beispiel hierfür betrifft die Wirkung von Epontol auf die Atmung. Hieraus sind überall die folgenden zwei Tatsachen zu entnehmen:

1. Propanidid gibt eine kurzdauernde, aber deutliche Hyperventilation.

2. Jedoch folgt nach dieser Hyperventilation meistens eine Atemdepression oder sogar eine Apnoe (HARNIK 1964, WOOD-SMITH 1969). Es wäre vielleicht nützlich, diese Aussagen kritisch an Hand von persönlichen Erfahrungen an mehr als 14000 Narkoseeinleitungen mit Epontol zu betrachten.

Bereits während der Injektion von Epontol entsteht, fast zusammen mit dem Verlust des Bewußtseins, diese typische Hyperventilation. Der Literatur zufolge pflegt nach dieser Phase eine Atemdepression und manchmal eine Periode von Apnoe aufzutreten. Der günstige Effekt von Epontol auf die Ventilation könnte hierdurch verlorengehen.

Weder über die Art noch über die Ursache von dieser eigenartigen biphasischen Wirkung von Epontol ist in der Literatur eine endgültige Aussage zu finden.

LANGREHR (1965) erklärt die Hyperventilation teilweise über eine endoanaesthetische Wirkung von pulmonalen Mechanoreceptoren, doch gibt er keine Erklärung für die sekundäre Depression. DARBINJAN (1969) erklärt die typische Epontol-Tachypnoe mit einer Herabsetzung der Reizschwelle des Atemzentrums für CO_2, doch spricht er nicht über eine eventuelle sekundäre Atemdepression. Andere (z. B. GUERRIERI c.s. 1969) sahen überhaupt keine Atemdepression.

HARNIK (1969) konnte die Hyperventilation durch den pH-Wert von Epontol nicht erklären, ebensowenig über einen Reflexmechanismus über den Nervus vagus. Auch der Lösungsvermittler allein war nicht verantwortlich für die Hyperventilation. Die Schwierigkeit ist, daß alle diese Gegebenheiten nicht miteinander zu vergleichen sind, weil sie mit unterschiedlichen Verfahren, wie z. B. Spirographie, Pneumotachographie, Messung von Blutgasen usw. (SMALHOUT, 1969), ermittelt wurden. Eine gute Technik für das Studium der Atmung ist die Kapnographie. Sie betrifft die Registrierung der ausgeatmeten Kohlensäure mit Hilfe einer ultraschnellen Infrarot-Absorptionsmethode (LUFT, 1943, SMALHOUT, 1962, 1967, 1970).

Abb. 1 zeigt ein typisches Beispiel einer Narkoseeinleitung mit Pentothal. Es betrifft einen gesunden 26 jährigen Mann, der einer Laminektomie wegen Diskushernie unterzogen werden mußte. Der Patient atmete während der Registrierung nur Normalluft. Jede Spitze ist ein Atemzug. Die Höhe der Kurve ist ein Maß für den CO_2-Gehalt. Die Registrierung erfolgte über eine gut schließende Maske, worin der Absaugschlauch des Kapnographen einmündete.

Bei A wurde mit der intravenösen Injektion von 500 mg Pentothal begonnen. Die Injektionsdauer betrug 60 sec. Nach mehr als 30 sec nach Beginn der Injektion entstand eine Apnoe, die $^3/_4$ min andauerte. Danach kehrte die Spontanatmung zurück, doch war der endexspiratorische CO_2-Gehalt deutlich erhöht als Beweis für die bei Pentothal bekannte zentrale Atemdepression, die vor allem das Atemvolumen betrifft (PFLÜGER, 1960). Ganz rechts sieht man eine Aufzeichnung, die 12 min nach der Pentothal-Zuführung registriert wurde. Deutlich ist, daß es sich noch immer um einen erhöhten CO_2-Gehalt handelt.

Abb. 2 zeigt dieselbe Prüfung bei einem ebenso gesunden jungen Mann, doch jetzt mit Epontol. Der Patient atmete gleichfalls Normalluft. Zwischen A und B wurde 500 mg Epontol in einer Zeit von 15 sec injiziert. Unmittelbar hiernach entstand eine Tachypnoe mit Hyperventilation, die bei C (1 min nach Beginn der Injektion) und bei D ($1^1/_2$ min nach Beginn der Injektion) in eine kurzdauernde Apnoe überging.

Doch ist es falsch, von einer Atemdepression zu sprechen. Bei einer Atemdepression handelt es sich immer um eine Erhöhung des alveolären und arteriellen CO_2-Gehalts. Es ist wohl sehr deutlich wahrnehmbar, daß das hier nicht der Fall war. Der Kohlensäuregehalt der Ausatmungsluft blieb nach dem Epontol niedriger als vor der Narkoseeinleitung. Dies stimmt auch überein mit den Befunden von PODLESCH u. ZINDLER (1965).

Der Verlauf ist typisch für eine einmalige Epontol-Injektion. In der Praxis sieht man das meistens nicht, weil man dem Epontol manchmal unmittelbar andere Mittel folgen läßt, z.B. Lachgas, Fluothan, Fentanyl, Succinylcholin usw.

Obwohl es nach Zufuhr von Epontol zu einer oder mehreren Apnoe-Phasen kommen kann, bedeutet das noch keine Atemdepression. Es stellt sich die Frage, wie diese Apnoe-Phasen entstehen können. HOWELLS c.s. (1965) vermuteten eine Zentraldepression, die nicht von den Blutgaswerten

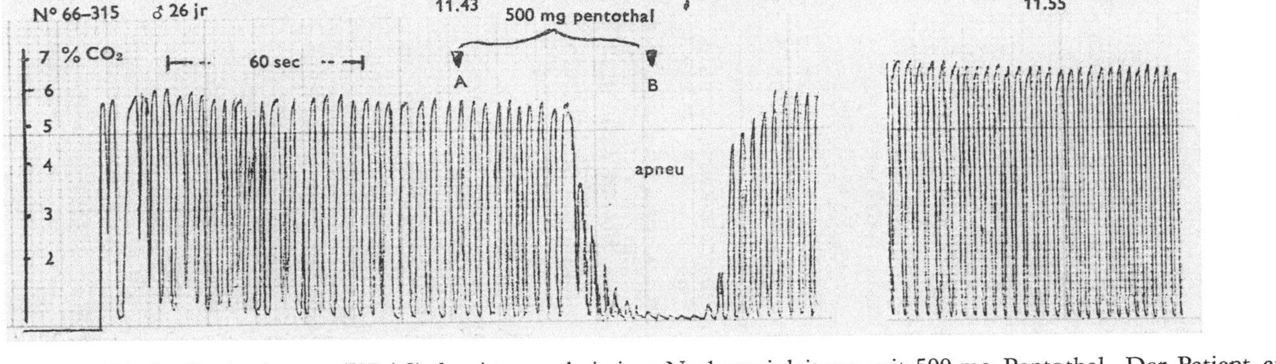

Abb. 1. Kapnographische Registrierung (URAS) der Atmung bei einer Narkoseeinleitung mit 500 mg Pentothal. Der Patient atmet Frischluft. A–B. Dauer der Injektion (60 sec). Bereits nach Injektion von 250 mg Pentothal entstand eine Apnoe. Dauer ungefähr 45 sec. Außen rechts: Kapnogramm desselben Patienten 12 min später. Deutliche Atemdepression. Der CO₂-Gehalt ist höher als vor der Verabreichung von Pentothal

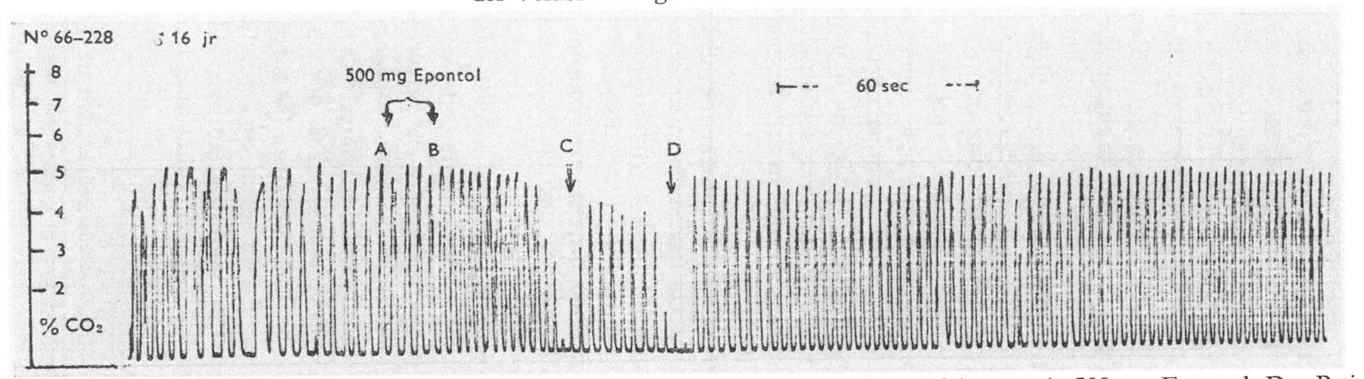

Abb. 2. Kapnographische Registrierung (URAS) der Atmung während einer Narkoseeinleitung mit 500 mg Epontol. Der Patient atmet Frischluft. A–B. Dauer der Injektion (15 sec). Nach der Injektion folgt eine deutliche Hyperventilation mit Tachypnoe, die bei C und D durch kurze Apnoe-Perioden unterbrochen wird. Danach bleibt die Atmung mehr oder weniger stimuliert. Der CO₂-Gehalt ist niedriger als vor der Verabreichung von Epontol

abhängig war. So sah er auch bei Patienten periodische Atmungen auftreten, die Propanidid per infusionem bekamen.

Harrfeldt (1965) deutete die Apnoe nach Epontol als eine posthyperventilatorische Gegenregulation. Es ist in der Tat logisch, einen Zusammenhang mit der vorhergehenden Hyperventilation zu suchen.

1867 stellte Hering fest, daß narkotisierte Tiere nach passiver Hyperventilation einen kurzen Atemstillstand zeigten. Die klassische Erklärung von dieser sogenannten posthyperventilatorischen Apnoe war, daß die arterielle Kohlensäurespannung zeitweise zu niedrig geworden war, um das „Atemzentrum" anregen zu können.

Boothby (1912) gelang es nicht, dieses Phänomen auch bei nicht narkotisierten Freiwilligen hervorzurufen. Dies wurde allgemein als ein Irrtum gedeutet, bis Mills (1946) Boothbys Experimente bestätigte.

Fink (1961) stellte dies ebenfalls fest, doch entdeckte er, daß posthyperventilatorische Apnoe wohl erzeugt werden konnte, wenn die Freiwilligen in Narkose gebracht wurden oder auf natürliche Weise schliefen. Er folgerte daraus, daß es im Gehirn ein Atemstimulierungssystem geben mußte, das nah verwandt mit dem Bewußtsein ist und das die Atmung auch dann unterhielt, wenn die arterielle Kohlensäurespannung unter die Reizschwelle absank.

Plum c.s. (1962) stellte fest, daß posthyperventilatorische Apnoe auch bei *nicht* schlafenden Patienten hervorzurufen war, wenn diese an diffusen, bilateralen supramedullären Hirnerkrankungen litten. Außerdem spielt diese posthyperventilatorische Apnoe eine wesentliche Rolle bei der Entstehung von periodischer Atmung (Plum u. Brown, 1963).

Möglicherweise ist die Apnoe nach Epontol an Hand dieser Theorien zu erklären.

Epontol gibt, über welchen Mechanismus auch immer, eine Hyperventilation. Wenn die arterielle Kohlensäurespannung hierdurch abgesunken ist, ist gleichzeitig Bewußtlosigkeit eingetreten, wodurch eine posthyperventilatorische Apnoe entstehen kann. Die Atmung stellt sich wieder ein, sobald der Kohlensäuregehalt zu normalen Werten angestiegen ist.

Da die Epontol-Narkose nur kurze Zeit dauert, ist die posthyperventilatorische Apnoe nur kurze Zeit zu registrieren. Ganz anders ist die Situation, wenn der Patient bereits vor der Zufuhr von Epontol bewußtlos oder unter Narkose ist. Wir haben experimentell bei mehr als 100 gesunden Personen, die nach einer Epontol-Einleitung in einer leichten Fluothan/Lachgas/Sauerstoff-Narkose waren und die spontan atmeten, Epontol zum *zweiten* Mal zugeführt.

Es traten dann unverändert die gleichen Erscheinungen auf. Nach der initialen Hyperventilation entsteht eine Apnoe, die manchmal mehr als 5 min dauern kann und die zeitweise eine künstliche Beatmung erforderlich macht.

Nach Wiedereintreten der Spontanatmung zeigt sich aus dem erhöhten CO_2-Gehalt, daß eine deutliche Atemdepression entstanden ist, die ziemlich lange anhalten kann (bis $\pm$ 15 min).

Die folgenden Beispiele illustrieren es deutlich:

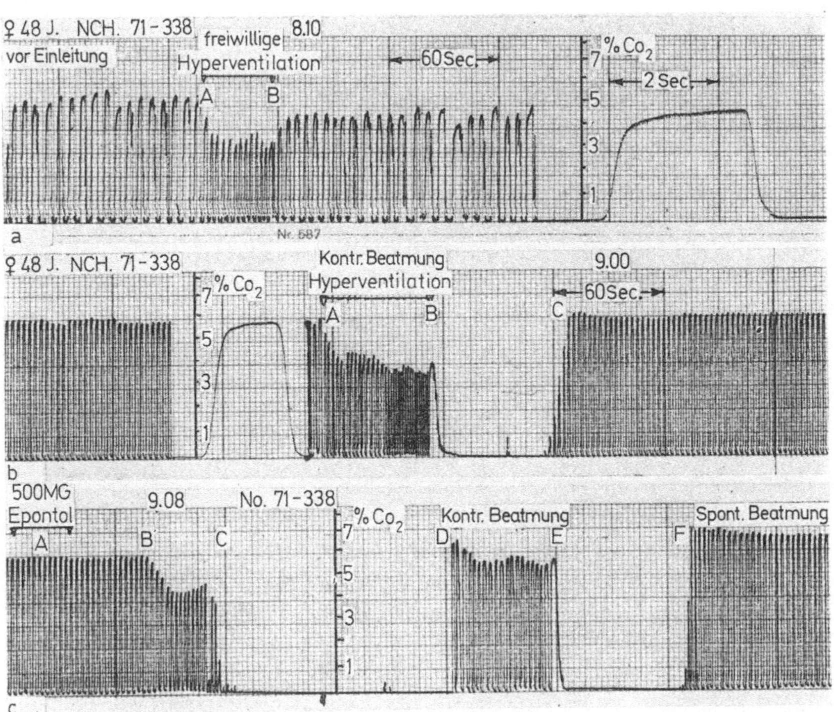

Abb. 3. 3 Fragmente aus dem Kapnogramm einer 48jährigen Frau: a) Vor der Narkose. Der Effekt willkürlicher Hyperventilation (A–B). Eine posthyperventiläre Apnoe tritt *nicht* auf. b) Während der Narkose (Lachgas, Sauerstoff, Halothan) spontane Atmung. Der Effekt einer passiven Hyperventilation (A–B). Zwischen B und C posthyperventiläre Apnoe. Hiernach Wiederherstellung der spontanen Respiration bei dem ursprünglichen CO_2-Niveau. c) Der Effekt einer zweiten Dosis Epontol während der Narkose (Lachgas, Sauerstoff, Halothan). Spontane Respiration. Bei A 500 mg Epontol. Zwischen B und C Hyperventilation. Zwischen C und F $4^1/_2$ min dauernde Apnoe. Zwischen D und E Apnoe zeitlich unterbrochen durch künstliche Ventilation. F Wiederherstellung spontaner Respiration. Noch deutliche Atemdepression. CO_2 höher als vor Verabreichung der zweiten Dosis Epontol

Abb. 3 zeigt drei Abschnitte des Kapnogramms von einer sonst gesunden 48jährigen Frau, die zur Vornahme einer Halswirbeloperation eine allgemeine Anaesthesie bekam. Abschnitt a zeigt ihre Spontanatmung vor der Einleitung der Narkose. Die Atemfrequenz war $\pm$ 10/min und der endexspiratorische Kohlensäuregehalt $\pm$ 5%.

Bei A wurde sie ersucht, einige Male tief auszuatmen. Deutlich ist die Hyperventilation zu sehen, die hierdurch entstand. Der CO_2-Gehalt sank bis 3,5%.

Bei B wurde sie ersucht, die Hyperventilation einzustellen. Trotz des niedrigen Kohlensäuregehaltes ging die Respiration normal weiter, und der CO_2-Gehalt blieb niedriger als vor der Hyperventilation. Es war also keine posthyperventilatorische Apnoe, in vollkommener Übereinstimmung mit den Befunden von Boothby (1912). Abschnitt b zeigt ihre Spontanatmung während der Narkose (Lachgas-Sauerstoff-Fluothane). Die Atemfrequenz betrug 20/min, der endexspiratorische CO_2-Gehalt 5,9%.

Bei A wird die Patientin zeitweise künstlich beatmet, und wohl in der Weise, daß sie hyperventiliert wurde. Bei B ist der CO_2-Gehalt ebenfalls wie im Abschnitt a 3,5% geworden.

Jedoch trat nach Beendigung der passiven Hyperventilation eine Apnoe auf, die mehr als 1 min andauerte. Bei C stellte sich die Spontanatmung wieder ein, nachdem der endexspiratorische CO_2-Gehalt genau so hoch angestiegen war wie vor der Hyperventilationsperiode. Dies war also die typische posthyperventilatorische Apnoe, wie sie bereits 1867 von Hering bei Tierexperimenten unter Narkose beschrieben wurde. Abschnitt c zeigt bei derselben Patientin die typische Wirkung von einer zweiten Epontol-Injektion. Diese Registrierung wurde ungefähr 10 min nach Abschnitt b aufgezeichnet. Die Patientin war noch immer unter Narkose (Lachgas-Sauerstoff-Fluothan). Der endexspiratorische CO_2-Gehalt betrug 5,8%. Die Atemfrequenz war 20/min.

Bei A wurden 500 mg Epontol eingespritzt. Die Injektion dauerte 30 sec.

Bei B, mehr als 1 min nach der Injektion, begann die bekannte Tachyhyperpnoe (das lange Zeitintervall zwischen A und B entstand, weil das Epontol nicht in die Armvene, sondern in eine Fußvene eingespritzt wurde).

Bei C, nach 30 sec Hyperventilation, war der endexspiratorische CO_2-Gehalt bis auf $\pm$ 3,5% abgesunken, genau wie nach der passiven Hyperventilation in dem vorigen Kapnogrammabschnitt. Jedoch entstand dann eine mehr als 4 min dauernde Apnoe, die zwischen D und E durch eine künstliche Beatmung unterbrochen werden mußte, um die Patientin nicht in Gefahr zu bringen.

Bei F stellte sich Spontanatmung wieder ein, aber mit einem höheren endexspiratorischen CO_2-Gehalt als vor der Injektion. Über eine Dauer von mehr als 15 min blieb der endexspiratorische CO_2-Gehalt deutlich höher als Beweis für eine echte zentrale Atemdepression.

Die Atemdepression nach der zweiten Epontol-Injektion kann zusammen mit einer periodischen Atmung auftreten (Abb. 4). Das könnte überein-

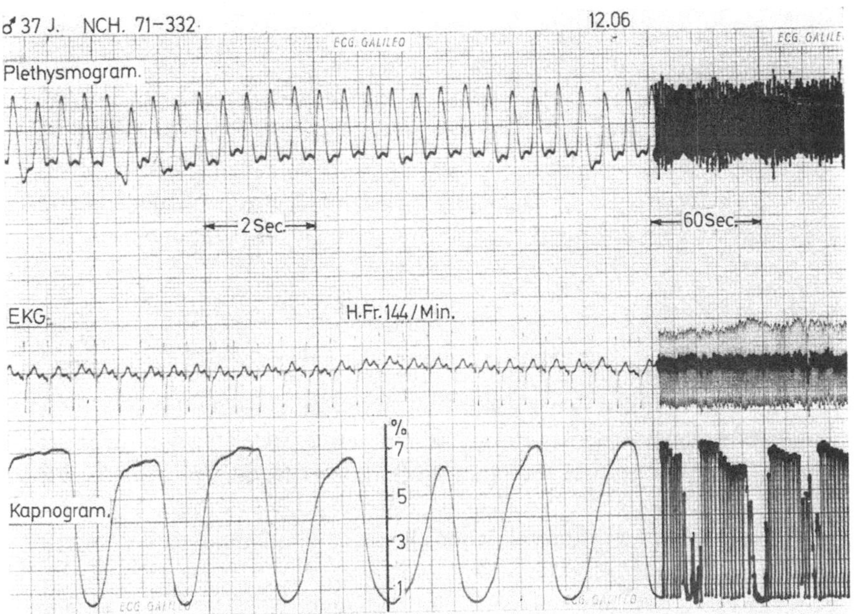

Abb. 4. Simultane Registrierung von Plethysmogramm, EKG und Kapnogramm, nach Injektion der zweiten Dosis Epontol, 2 min nach der ersten. Tachykardie (144/min) bei guter peripherer Durchblutung. Ernsthafte Atemdepression (CO_2 > 7 %) mit Auftreten periodischer Atmung (außen rechts)

stimmen mit den Befunden von HOWELLS (1965), der eine Cheyne-Stokes-Atmung bei Patienten entstehen sah, die Epontol infundiert bekamen.

Das gleiche kann man beobachten, wenn bei der Einleitung mit Epontol eine zweite Dosis Propanidid noch vor erfolgtem Abbau der ersten Dosis gegeben wird.

Zusammenfassung

Abgesehen von der initialen Hyperventilation ist die Wirkung von Epontol auf die Atmung bei einem bereits narkotisierten Patienten die gleiche wie die Wirkung von Pentothal bei einem noch nicht Narkotisierten.

Die Atemdepression nach der zweiten Epontol-Injektion kann zusammen mit einer periodischen Atmung auftreten.

Das könnte übereinstimmen mit den Befunden von HOWELLS (1965), der eine Cheyne-Stokes-Atmung bei Patienten entstehen sah, die Epontol infundiert bekamen.

Das gleiche kann man beobachten, wenn bei der Einleitung mit Epontol eine zweite Dosis Propanidid noch vor erfolgtem Abbau der ersten Dosis gegeben wird.

Aus diesem allen ist die Folgerung zu ziehen, daß Epontol einen atemstimulierenden Effekt hat, solange der Patient das Mittel nur einmal und allein zur Narkoseeinleitung zugeführt bekommt.

Die Zuführung von Propanidid während einer bereits eingeleiteten Narkose gibt unweigerlich Anlaß zu einer mehr oder weniger ernsten Atemdepression. Wahrscheinlich beruht das unter anderem darauf, daß durch die Narkose zeitweise das supramedulläre bilaterale atemstimulierende neuro-anatomische System in den Hemisphären nicht mehr funktioniert.

Summary

Respiration during the induction of anaesthesia by means of Epontol.

Apart from initial hyperventilation, the effect of Epontol on the respiration of a patient who has already been anaesthetised is the same as the effect of Thiopentone on the respiration of one who has not yet been anaesthetised.

Respiratory depression following the second Epontol injection can appear together with periodic respiration.

This could be in agreement with the findings of Howells (1965) who observed Cheyne-Stokes breathing in patients receiving an infusion of Epontol.

The same may be observed when in Epontol induction a second dose of Epontol is administered before the breakdown of the first dose has taken place.

It can be concluded that Epontol exerts a respiratory stimulant effect as long as the patient has only received one dose of the substance for the induction of anaesthesia.

Administration of Epontol during an already induced anaesthesia unquestionably gives rise to more or less serious respiratory depression. Probably this depends, among other things, on the fact that during the anaesthesia there is a temporary suspension of function of the supramedullary bilateral respiratory-stimulating, neuro-anatomical system in the hemispheres.

Literatur

Boothby, W. M.: Absence of apnoe after forced breathing, J. Physiol (Lond.) **45**, 328–337 (1912).

Darbinjan, T. M.: Die Epontol-Narkose in „Symposium Epontol", Moskau (1969). Ed.: Gesundheitsministerium der U.d.S.S.R., Unions-Forschungsgesellschaft der Anaesthesiologen und Reanimatologen der U.d.S.S.R., Bayer AG, Leverkusen.

Fink, B. R.: Influence of cerebral activity in wakefulness on regulation of breathing. J. appl. Physiol. **16**, 15–20 (1961).

Guerrieri, S., Azzena, G. F., Malagu, I., Guberti, A.: L'anestesia con propanidide nella diagnostica angiografica, Minerva anest., **35/1**, 17–25 (1969).

HARRFELDT, H. P.: Technik und Erfahrungen bei 2700 Kurznarkosen mit Propanidid. In: HORATZ, FREY, ZINDLER (Hrsg.): Die intravenöse Kurznarkose mit dem neuen Phenoxyessigsäurederivat Propanidid (Epontol), S. 182–202. Berlin-Heidelberg-New York: Springer 1965.

HARNIK, E.: A study of the biphasic ventilatory effects of propanidid. Brit. J. Anaesth. **36**, 655 (1964).

— Hyperventilation following the injection of propanidid in dogs. Proc. roy. Soc. Med. **62/10**, 1018–1019 (1969).

HERING, E.: Zusammensetzung der Blutgase während der Apnoe. Diss. Dorpat (1867).

HOWELLS, T. H., ODELL, J. R., HARNIK, E.: Eine klinische Untersuchung über Propanidid. In: HORATZ, FREY, ZINDLER (Hrsg.): Die intravenöse Kurznarkose mit dem neuen Phenoxyessigsäurederivat Propanidid (Epontol), S. 209–218. Berlin-Heidelberg-New York: Springer 1965.

LANGREHR, D.: Endoanästhetische Wirkungen von Propanidid und ihre Bedeutung für das Verhalten von Kreislauf und Atmung. In: HORATZ, FREY, ZINDLER (Hrsg.): Die intravenöse Kurznarkose mit dem neuen Phenoxyessigsäurederivat Propanidid (Epontol), S. 239–247. Berlin-Heidelberg-New York: Springer 1965.

LUFT, K.: Über eine Methode der registrierenden Gasanalyse mit Hilfe der Absorbtion ultraroter Strahlen ohne spektrale Zerlegung, Ztschr. f. Techn. Phys. **24**, 97 (1943).

MILLS, J. N.: Hyperpnoea induced by forced breathing, J. Physiol. **105**, 95–116 (1946).

PFLÜGER, H.: Respiratorische Veränderungen bei intravenöser Narkose. Der Anaesthesist **9**, 56 (1960).

PLUM, F.: BROWN, H. W., SNOEP, E.: Neurologic significance of posthyperventilation apnea. J. Amer. med. Ass. **181**, 1050–1055 (1962).

— — The effect on respiration of central nervous disease. Ann. N.Y. Acad. Sci. **109**, 915–930 (1963).

PODLESCH, I., ZINDLER, M.: Klinische Erfahrungen mit Propanidid. In: HORATZ, FREY u. ZINDLER (Hrsg.): Die intravenöse Kurznarkose mit dem neuen Phenoxyessigsäurederivat Propanidid (Epontol). S. 160–181. Berlin-Heidelberg-New York: Springer 1965.

SMALHOUT, B.: Expériences sur l'emploi et l'utilité du capnographe dans les opérations intracraniennes sous anesthésie générale, Neuro-Chirurgie **8**, 370–378 (1962).

— Capnography, its importance in diagnosis, operation and after treatment of neurosurgical patients. A. Oosthoeks' Uitgevers Maatschappij N.V. (1967).

— Central Respiratory Disorders. In: VINKEN, P. J., and BRUYN, G. W. (Ed.): Handbook of clinical neurology. Disturbances of nervous function. Amsterdam: North Holland Publ. Comp. **1**: 650–684 (1969).

— The importance of capnographic control in general anaesthesia. Bilthoven, Holland: Godart N. V. (Ed.): 1970.

WOOD-SMITH, F. G., STEWART, H. C., VICKERS, M. D.: Drugs in anaesthetic practice, 3rd ed. London: Butterworths 1968.

Recent Investigation on Propanidid in Japan (Analgesic Effect and Effect on Serum Cholinesterase)

By H. Yamamura

There are many animal experiments as well as clinical studies on Propanidid in Japan, however I will limit myself to the effect of Propanidid on the central nervous system and pseudocholinesterase.

1. Analgesic Effect of Propanidid

Clinical study. There is much controversy about the analgesic effect of Propanidid. Dundee, on the basis of analgesimetric studies, reported that Propanidid had some analgesic properties. On the other hand, HOWELL *et al.* did not confirm the definite analgesic action of Propanidid. ISHIKAWA *et al.* administered subanesthetic doses of Propanidid to the human volunteer and measured the change in pain threshold.

Seven male and one female volunteers between the age of 22 and 30 served as subjects. Sikers earlobe algesimeter was used to determine pain threshold. The principle of the earlobe algesimeter is direction of an interrupted current across the earlobe of the subject by means of an adjustable earpiece. The voltage is increased as the secondary coil is moved toward the primary coil at a constant fixed speed. The pain threshold is distinguishable as a distinct pricking sensation preceded by a feeling of vibration in the earlobe, whereupon the subject presses the lock switch. Thus pain threshold can be measured by the voltage. Before the administration of Propanidid, pain thresholds were obtained as a control, then 1 mg/kg of Propanidid was injected intravenously in 30 sec. Pain thresholds were determined at 30 sec, 1, 2, 3, 4, 5 and 10 min thereafter. Two kinds of pain thresholds were measured, the threshold of pain that is just noticeable and maximum tolerable pain threshold.

For comparison, 0.5 mg/kg of Thiopentone or 0.1 mg/kg of Ketamine was administered intravenously.

Results

1. Vital signs. The doses of three anesthetic agents used in this study were about $^1/_{10}$ of clinical dosage. All volunteers became a little sleepy after the

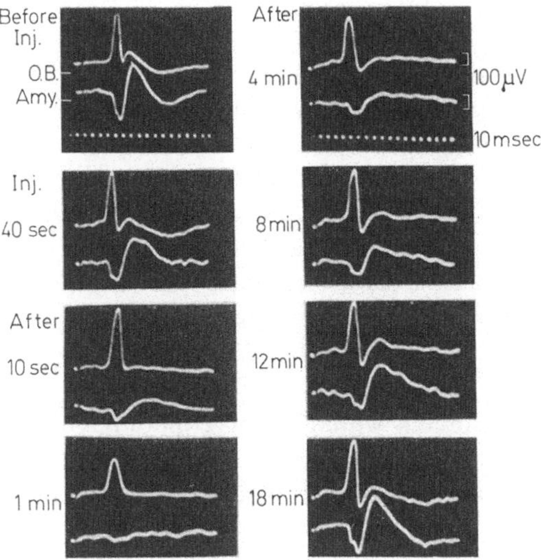

Fig. 1.

administration of these drugs, but their consciousness was clear. They were quite comfortable. Blood pressure did not change except in the Ketamine group, where blood pressure rose by about 5%. Pulse rates and respiratory rates were constant in the three groups.

2. Pain thresholds. The average values of the control minimum and maximum tolerable pain threshold were 2.13 ± 0.18 volts and 2.96 ± 0.11 volts in the Thiopentone group, 1.93 ± 0.20 volts and 2.91 ± 0.25 volts in the Propanidid group, 1.95 ± 0.13 volts and 3.12 ± 0.31 volts in the Ketamine

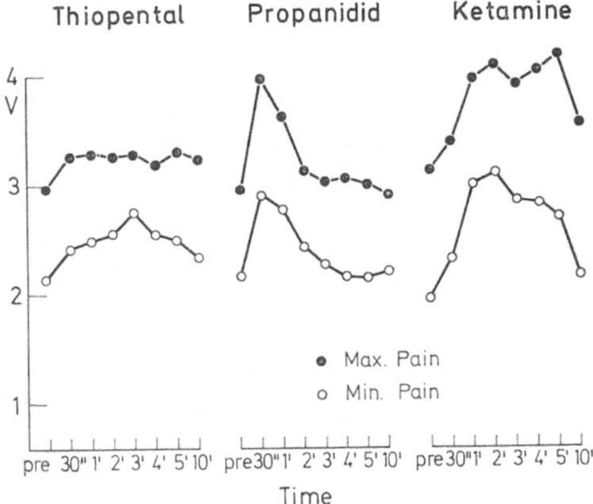

Fig. 2.

group, respectively. The differences in pain thresholds among the three groups are not significant. After the injection, Thiopentone did not change pain threshold at all.

In case of Propanidid, both the minimum and the maximum tolerable pain threshold rose significantly at 30 sec after the injection. These elevated thresholds returned to the initial level about 2 min after the injection. Ketamine also elevated pain thresholds. These elevations reached their maximum at 2 min after the injection and lasted more than 5 min.

From these results, it can be concluded that Propanidid has some analgesic action, but its duration is very short. The duration of analgesic action coincides with the anesthetic state of Propanidid.

Animal experiments which support the analgesic action of Propanidid. To clarify the mechanism of analgesic action of Propanidid, Kitani *et al.* and Tachibana *et al.* performed the following animal experiments.

1st experiment

Using adult rabbits, the potentials evoked in the olfactory bulb and the amygdala by the stimulation of the olfactory membrane were recorded.

The olfactory bulb is the intermediate nucleus and the amygdala is the terminal nucleus of the olfactory system.

1–2 min after intravenous injection of Propanidid (100 mg/min), the potentials evoked in the amygdala were inhibited completely and those in the olfactory bulb partly.

The degrees of inhibition of the responses evoked in the olfactory bulb and in the amygdala are shown in the slide. The degree of inhibition is expressed as a percentage of the initial value.

2nd experiment

The recruiting responses in the neocortex caused by the low frequency stimulation (6 c/s 4 volts) of the centromedian nucleus were recorded before and after the injection of Propanidid in rabbits. Recruiting responses in the neocortex disappeared after intravenous injection of Propanidid, but were restored rapidly.

The same phenomenon was observed in the isolated rabbit brain, where the effect from the midbrain reticular formation was excluded.

Therefore, the inhibition of the recruiting responses is due to the direct action of Propanidid on the thalamocortical reverberation circuit.

3rd experiment

In a test using six adult cats, average responses evoked in the nucleus ventralis posterolateralis of the thalamus (VPL) by the stimulation of the

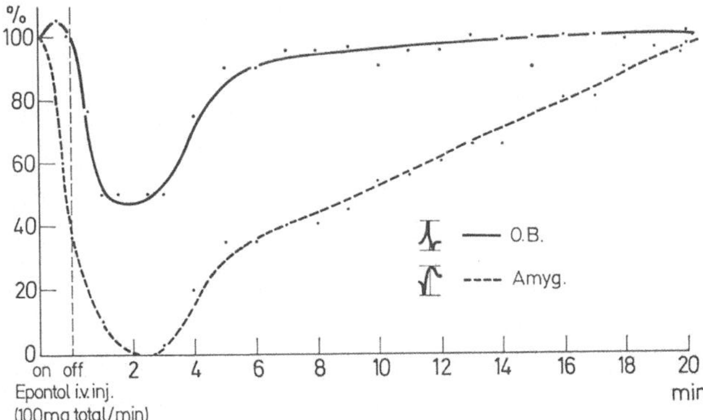

Fig. 3.

contralateral ischiadic nerve were recorded before and after injection of
Propanidid. The stimulus was repeated 20 times with 4 c/sec and the curve
shows the arithmetic mean of the responses, positivity being recorded
downward. The first positive wave with a latency of 12 msec was used as
an indicator of averaged responses evoked in VPL, because in the previous
experiment it was found that there was a good correlation between stimulus
intensity and the amplitude of the first positivity. After the injection of 20
mg/kg Propanidid, average responses evoked in VPL decreased to 50% of
the control value, but returned to the initial level after 5 min and there was
no change thereafter.

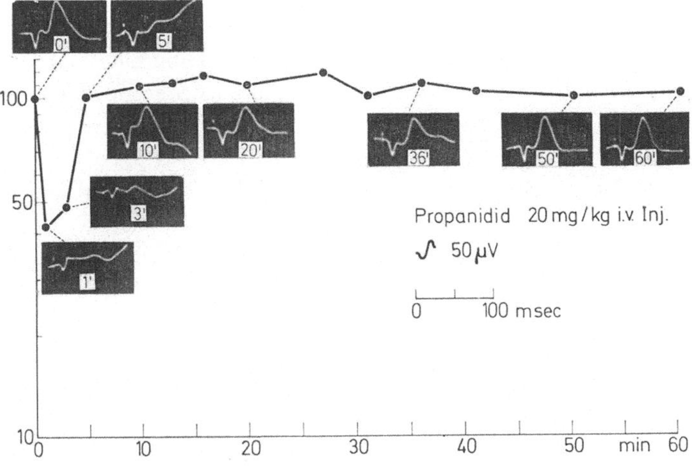

Fig. 4.

From these three animal experiments it can be concluded that Propanidid has an inhibitory effect not only on polysynaptic responses, but also on monosynaptic ones. The fact that Propanidid inhibits monosynaptic responses and thalamorcortical reverberating circuit supports the analgesic action of Propanidid which has been shown clinically.

2. Effect of Propanidid on the Serum Cholinesterase Activity

During the early clinical trials of Propanidid, it became apparent that this drug prolongs the period of apnea following succinylcholine chloride.

This phenomenon is not clearly explained at present. There are two theories on the mechanism.

DOENICKE *et al.* have implied a relationship between prolongation of succinylcholine-induced apnea and anticholinesterase activity of Propanidid.

ELLIS showed that the potentiation of succinylcholine by Propanidid cannot be ascribed to its anticholinesterase action in his experiment on isolated rat phrenic-nerve diaphragm preparation. He suggested that the most likely effect of Propanidid was partial depolarization of the muscle-cell membrane, which would potentiate the depolarization produced by succinylcholine in the vicinity of the endplate. MIYAZAKI investigated the inhibition of serum cholinesterase by Propanidid in vitro and in vivo. He also studied on the inhibitory status of serum cholinesterase produced by Propanidid and succinylcholine.

a. Inhibition of Serum Cholinesterase Activity by Propanidid in vitro

Method

A similar method to that for measurement of Dibucaine Number was used. Dibucaine was replaced by Propanidid and its concentration as an inhibitor was increased in increments. Three series of tubes were prepared as described below.

1st test tube contains 5 ml of buffer, 0.5 ml of Propanidid and 0.1 ml of serum.

2nd test tube contains 5 ml of buffer, 0.5 ml of distilled water and 0.1 ml of serum.

3rd test tube contains 5 ml of buffer, 0.5 ml of Propanidid and 0.1 ml of distilled water.

The 1st and 3rd test tubes contain Propanidid, while the 2nd test tube does not contain Propanidid.

The contents of all three tubes are mixed with acetylcholine, and the test tubes are then put into a water bath at 37° C for 30 min. Then optical density of the test tubes is measured by spectrophotometer at 570 mμ. When the values for each series of test tubes are a, b and c respectively, the percentage inhibition is calculated as follows.

$$\text{Enzymic Activity (\%)} = \frac{c-a}{c-b} \times 100$$
$$\text{Inhibition (\%)} = 100 - \text{Enzymic Activity}$$

Results

Results are shown in the slide. 10.7% of inhibition is noted at the concentration of 1.48×10^{-6} Mol which is clinically used for induction of anesthesia. Severe inhibition of serum cholinesterase occurs at a concentration 100 times higher than that of a single clinical dose.

The actual Mol concentrations of Propanidid and succinylcholine chloride in clinical anesthesia were calculated as 1.48×10^{-6} Mol per ml and 3.15×10^{-4} Mol per ml respectively. 1.48×10^{-6} Mol per ml corresponds to 8 mg/kg of Propanidid and 3.15×10^{-4} Mol per ml to 5 mg/kg of succinylcholine. In order to investigate the inhibitory rate of serum cholinesterase activity by actual concentration in clinical anesthesia, the above calculated doses of Propanidid and succinylcholine were added to the tubes containing acetylcholine as the substrate.

The percentage inhibition with this mixture was 38%. However, such large doses of succinylcholine chloride are rarely given at one time in clinical anesthesia.

b. Inhibition of Serum Cholinesterase Activity by Propanidid, Succinylcholine Chloride and Pancuronium Bromide in Clinical Anesthesia

Method

The control group of seven patients was induced with 5 mg/kg of Thiopental and intubated with an aid of 1 mg/kg of succinylcholine chloride.

The Propanidid group of 44 patients was induced with 8 mg/kg of Propanidid and intubated with the same dose of succinylcholine chloride.

Anesthesia was maintained by neuroleptanesthesia of type II. Pancuronium bromide, which is also known as serum cholinesterase inhibitor, was given as a muscle relaxant.

At the end of the operation, 0.82 mg of neostigmine or 1 mg of methylprostigmine was given intravenously with 0.75 mg of atropine to reverse muscle relaxation. Serum cholinesterase activities were measured during anesthesia.

The principle of measurement is to determine the change in pH. Patients serum is added to the substrate of acetylcholine which is then hydrolyzed with acetic acid and choline. Decrease of pH due to acetic acid formation is measured. Serum cholinesterase activity is calculated from the pH difference.

Results

There is some tendency to decrease in serum cholinesterase activity both in the Propanidid group and in the thiopental group, but these decreases are not significant. The difference between the two groups is also insignificant.

The same degree of inhibition is observed following the injection of Pancuronium in both groups.

At the end of operation, serum cholinesterase activity decreased to 74% of preanesthetic level. When neostigmine was used at this time, the activity decreased further to 50% of preanesthetic value, while methylprostigmine did not change the activity.

In conclusion, large doses of Propanidid inhibit serum cholinesterase activity in vitro, but clinical doses of Propanidid do not affect cholinesterase activity in vivo even if it is combined with succinylcholine chloride.

Zusammenfassung

Der Vortragende berichtet über Arbeiten japanischer Autoren. Es wurde die analgetische Wirkung von Epontol am Menschen von ISCHIKAWA mit dem Ohrlappen-Algesimeter nach Siker bestimmt. Nach Epontol waren die minimale und die maximale Schmerzschwelle 30 sec nach der Injektion für 2 min signifikant erhöht. KITAMI und TACHIBANA prüften am Tier. Sie reizten die Riechplattenmembran und leiteten die Potentiale von dem Rhinencephalon und den Mandelkernen ab. Nach Injektion von Epontol (100 mg/min) wurden die „evoked" Potentiale in den Mandelkernen ausgelöscht, im Rhinencephalon nur teilweise. Nach Reizung der zentromedialen Kerne mit Strömen niedriger Frequenz (6 Hertz) wurden die ausgelösten Potentiale des Neocortex vor und nach Epontol-Injektion aufgezeichnet. Die Potentiale des Neocortex verschwanden für kurze Zeit nach der Epontol-Verabreichung.

Am isolierten Kaninchengehirn wurde die Funktion der Formatio reticularis unterbrochen. Es wird deshalb auf eine direkte Wirkung von Epontol auf die thalamo-corticalen Bahnen geschlossen.

An 6 erwachsenen Katzen wurden nach Reizung des Nervus ischiadicus die Potentiale im ventralen posterolateralen Kern des Thalamus abgeleitet. Die Potentiale im VPL des Thalamus nahmen um 50% für 5 min ab. Daraus wird geschlossen, daß Epontol nicht nur polysynaptische, sondern auch monosynaptische Reflexe unterbricht.

MIYAZAKI untersuchte die Hemmung der Serumcholinesterase in vitro und in vivo. Mit Konzentrationen, wie sie bei Narkosen des Menschen zu finden sind, wurde in vitro die Cholinesterase um 10,8% gehemmt. Eine wesentliche Hemmung tritt erst bei 100mal höheren Konzentrationen auf. Bei Untersuchung klinischer Konzentrationen von Epontol und Succinylcholin werden 38% der Cholinesterase gehemmt.

The Measurement of Recovery from Anaesthesia
A Comparison of Propanidid and Methohexitone

By **K. Glennie-Smith**

1. Introduction

The assessment of recovery following intravenous anaesthesia of short duration given for minor surgical procedures usually depends on the individual subjective response of each patient. After an arbitrary series of simple tests and questions the patient is judged fit to leave medical care, accompanied, and with the verbal admonition not to undertake responsible tasks or perform skilled work for 12 to 24 h.

Several studies [1, 2, 3, 4, 5] have been made in an attempt to provide an objective means of assessing recovery, but none has been so accurate and simple as the measurement of Flicker Fusion Threshold (FFT) [6]. In previous work using this test, the recovery phase following intravenous Thiopentone and Methohexitone was measured and compared. Three other tests, including those of reaction time and static ataxia, were used in parallel at the start of the investigation, but were later discontinued, since none was so reliable or so quickly repeatable as the FFT measurement.

In this early series of experiments the results showed that when equipotent single doses of the two barbiturates were used there seemed little difference in recovery time at a low dose level; but as the dose was increased, equipotently for each drug, the recovery time after Methohexitone was found to be markedly shorter than that after Thiopentone [6].

Since that time, several intravenous anaesthetic agents have been introduced, each being hailed as having a shorter length of action and recovery. As the latter is by far the more important quality so far as the safety of modern anaesthesia is concerned, several workers have expended considerable energy in attempting to make accurate comparisons of the recovery phase [4, 5, 7, 8].

Propanidid is unique in its rapidity of action, as a non-barbiturate: previous non-barbiturates have been long-acting with slow recovery. It seems important, therefore, to ensure that the apparent speed of emergence from anaesthesia leads to genuine full recovery, before taking the risk of letting patients leave medical and nursing care unfit to face the intricacies of modern life, such as the hazards of traffic and work involving responsibility for others.

The next obvious step was to compare the rate of recovery after equipotent doses of Propanidid and Methohexitone, using the same reliable method as before. These two agents are the most frequently used for similar surgical purposes – out-patient surgery, dental anaesthesia [13, 14], etc., – and in order that patients may be treated as 'day patients' and not occupy precious hospital beds. Therefore it is vital in our own interests, as well as our patients', to make quite sure that these drugs are completely metabolised, that there are no secondary metabolic effects and that there are no delayed effects on cerebral aptitude and performance. It would also be of interest to discern a difference in the pattern of recovery, since the chemistry and metabolic pathways of the two drugs are very dissimilar [9, 10].

2. Flicker Fusion Threshold (FFT)

The critical frequency of flicker or flicker fusion threshold (FFT) is the rate of successive light flashes from a stationary light source at which the sensation of flicker disappears and the light becomes continuous. For a long time it was taken for granted that the appreciation of FFT is a retinal function. It is now accepted that the location of the critical component of the FFT is in the visual centres of the cerebral cortex, and therefore its measurement refers directly to the integration of the CNS. FFT measurement has been used for years for investigations in applied physiology particularly the effects of hypoxia and fatigue on the CNS. Anything that depresses CNS integration, such as sedatives, hypoxia, alcohol, will lower the FFT [12]: likewise, stimulants, such as analeptics (even a cup of tea or coffee) will raise the threshold if it has been lowered.

3. Measurement of FFT

The measuring device is a Dawe Stroboflash 1200 E, an apparatus used in industry for measuring the speeds of rotating machinery. It is essentially a neon discharge tube whose rate of light emission can be infinitely varied simply by turning a control knob: the rate, in flashes per minute, can be read on a dial.

The face of the extension lamp is covered with a black mask punctured by a 0.5 cm aperture: this provides a fixed-point source of light for the subject to observe. At a distance of 15 inches from this aperture a face-rest holds the subject's head at the chin and temples to prevent sideways and rotational movement. The dominant eye is used for the tests and a patch is placed over the other eye. In order to eliminate as many variables as possible, the tests are conducted in a quiet room where there is a constant low level of illumination. Noise and movement round the subject can distract, and alter the FFT to produce false readings. After a practice run, 6 readings of the FFT are taken, three by increasing the speed of flicker to fusion point, and three by reducing the rate to flicker point. The average of these is used as the base-line value with which to compare subsequent readings.

4. Subjects

Volunteers were found among junior hospital staff known to be normal and fit. Each subject was appropriately prepared as for any anaesthetic; no food or fluid was taken for at least 4 h before anaesthesia, and a consent form was signed. The tests were conducted in a large cubicle close to the Intensive Care Unit: two anaesthetists were always present, one of whom measured the FFT each time.

5. Method

On different occasions, but under standardized conditions, the volunteers received single intravenous doses of either Methohexitone or Propanidid. The dose selected was arbitrary and not adjusted to the subject's weight. During the series, graded equipotent doses of the two drugs were administered to each subject so that a comparison of effects could be made. A potency ratio of 5:1, Methohexitone: Propanidid, was accepted (100 mg Methohexitone in 10 ml: 500 mg Propanidid in 10 ml) [7].

A base-line measurement was made. Then with the subject lying comfortably on his back, an intravenous injection of either Methohexitone or Propanidid was given at a constant rate of 1 ml/3 sec. A stop-watch was started at the beginning of each injection.

As soon as the subject was capable of standing, he was moved to the test-bench and the first recovery phase FFT was measured. The FFT measurement was then repeated every few minutes until the figure returned to its prenarcotic level. At this point recovery was deemed complete. In every test in the series the subject said he felt free from drug effects, usually some time before the FFT returned to its original level.

A few points on the method of measurement are of interest. It is not possible for the subject to know the rate of flicker at any time, and he cannot improve on his FFT by practice. Misleading results have been obtained when the subject is made to look at the light for too long, and so for each determination of the FFT the rate of flicker was altered over a short period. Each test was started approximately 200 flashes/min faster or slower than the end-point found in a practice run: then the rate was increased or decreased steadily by 20 flashes/min per sec, the test run taking about 10 sec. The maximum variation in any six determinations was nearly always within 30 flashes/min of the mean. The occasional grossly abnormal result was ignored and another reading taken.

6. Results

The results of all the tests are shown in the accompanying graphs. There are two series, representing the recovery phase in two volunteer subjects. Each graph shows the recovery pattern of equal-potency doses of both drugs above the same time scale so that a direct comparison can be made at each stage. The FFT figures on the ordinate in some slides have been shifted in order to accommodate the two graphs one above the other.

All FFT figures should be multiplied by 100 in order to represent the true number of flashes/min.

On some of the graphs there are markings to show (V) when the volunteer felt subjectively free from the effects of the drug, (E) when he had taken exercise, and (C) when he had drunk a cup of coffee.

In each instance, when subjective recovery was noted there was a delay before measurable recovery had occurred. Exercise, either moderate (walking the length of a ward and back) or vigorous (20 rapid press-ups), produced a depression of FFT, signifying a further redistribution of the drugs from muscle tissue, via the circulation, to the brain. Coffee, given therapeutically to a starving volunteer, produced an elevation of the FFT.

Comparison of the recovery patterns of the two drugs shows a marked difference over the low dose range in one subject, the recovery from 35 mg (Fig. 1) and 45 mg (Fig. 2) of Methohexitone taking more than 3x as long as that from respectively equipotent doses of Propanidid. In the second subject (Fig. 3), the recovery phase was virtually the same for both drugs.

Using the higher dosage in the first subject (Fig. 4), the recovery from twice the dose of Propanidid was more than twice as long. The shorter recovery period from a larger dose of Methohexitone is incongruous and is difficult to explain. In this instance, the period is the same for both drugs. In the second subject (Fig. 5), using the higher dosage, the recovery measured after 400 mg of Propanidid (Fig. 6) agrees with the findings of DOENICKE

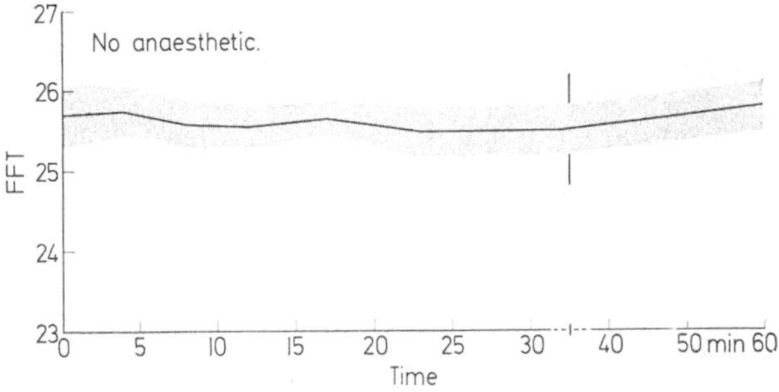

Fig. 1.

et al.: the serum concentration is zero after about 25 min. Recovery from 80 mg of Methohexitone appears to take twice as long. This again would conform with previous findings in work on the distribution and excretion of barbiturates.

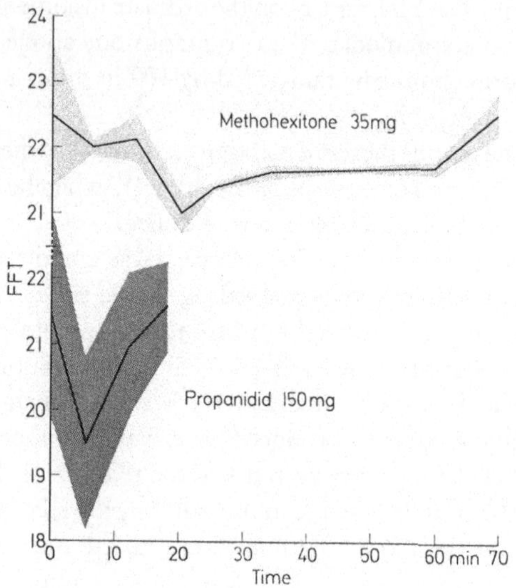

Fig. 2.

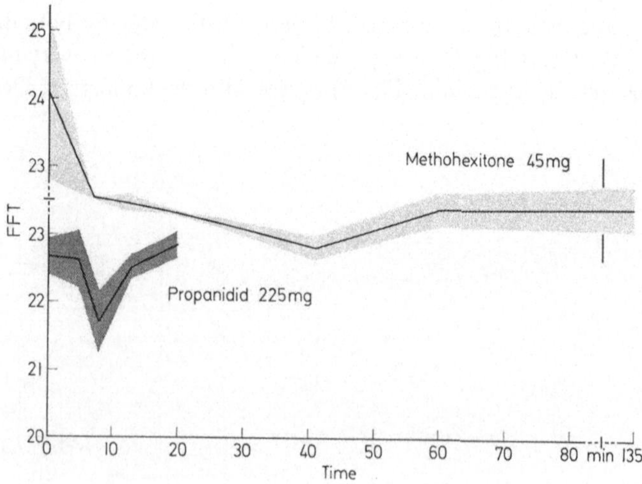

Fig. 3.

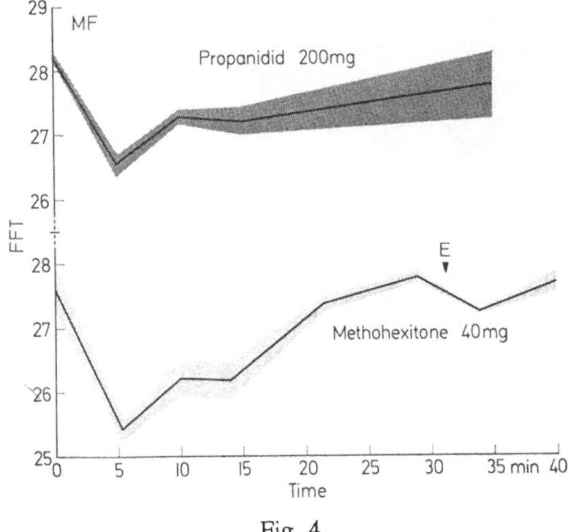

Fig. 4.

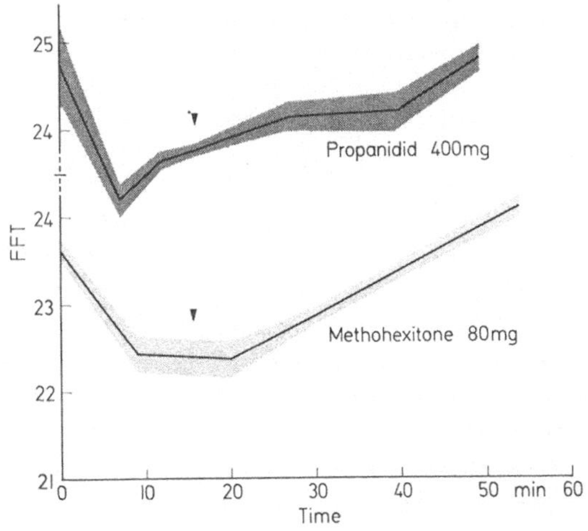

Fig. 5.

In this small series, one subject was anaesthetized 6 times and the second
subject 4 times. Two further volunteers were each given a dose of Propanidid: one received 300 mg and the other 500 mg. The results of FFT measurement of these two cases are not included. The first was recalled to duty
before the measurements were completed, and it has not yet been possible
to continue the experiments. The second subject was violently sick imme-

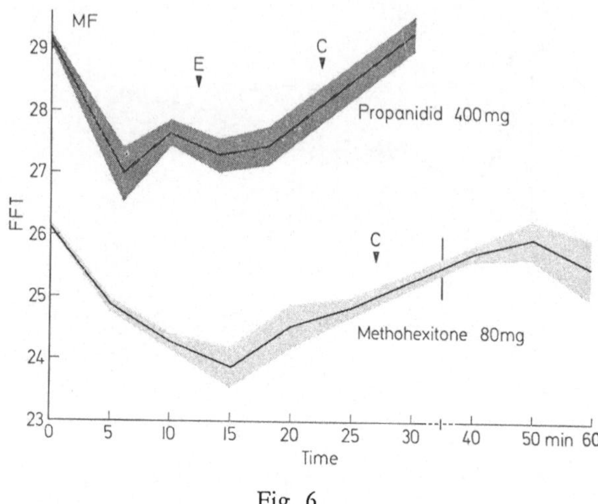

Fig. 6.

diately following the post-hyperpnoeic phase of apnoea, and, although FFT measurements were made to full recovery (which incidentally took 1 h 20 min) he left soon afterwards for another hospital post, and again it was not possible to make any comparative measurements.

Discussion

Despite the apparently small size of this study, enough experience has been gained with the method to demonstrate its accuracy as a means of making an objective assessment of recovery. Although not so simple and inexpensive as the Maddox wing methods, the stroboflash is sufficiently portable and easy to operate to be used under clinical conditions, such as in outpatient operating theatres and dental surgeries. It is certainly less cumbersome and expensive, and its use and interpretation are considerably simpler, than an EEG recording apparatus.

Comparisons can be made with these two previous studies. In the series using Maddox wing readings [5], other anaesthetic agents such as nitrous oxide and halothane were used in addition to Propanidid and Methohexitone so a true assessment of just the two intravenous agents was not made. Also the period of testing in the recovery period did not continue beyond 30 min, since the routine of a busy dental clinic would have been upset.

The aim of our study was to eliminate as many variables as possible, use the same test subjects, give no premedication or other drugs, and simply compare the actions of the two intravenous agents in isolation. Our results in the main concur with those in the EEG series [10], in which similar standardized criteria were observed.

It is our intention to conduct another investigation, comparing the recovery times after intermittent doses of Propanidid and Methohexitone. The purpose of this next series is for us to be in a position to give advice to our dental practitioner colleagues who commonly use these two drugs in a minimal-increment technique for conservative dentistry [13, 14]. At the moment it appears that many patients are allowed to leave medical and nursing supervision before they have fully recovered, and the risks of incurring medicolegal action are not fully realized.

A further investigation is planned, to measure the recovery phase after increasing doses of intravenous diazepam. This agent is gaining popularity in dental clinics for conservative work, as well as in hospital for endoscopic and other minor procedures. Recovery, in hospital experience, certainly appears to be longer after this agent than after any of the conventional intravenous anaesthetics. A comparison could usefully be made between the three intermittent techniques, Methohexitone, Propanidid and diazepam. An accurate assessment of full recovery from each of these agents is essential, before the doctor who administers them can say, 'The regimen I adopt shall be for the benefit of my patients, according to my ability and judgement, and not for their hurt nor for any wrong...' [15].

Summary

The measurement of flicker fusion threshold as a means of making an accurate objective assessment of recovery following general anaesthesia is described. The method is used to compare the recovery period after equipotent doses of Methohexitone and Propanidid. The relevance of this comparison is discussed in relation to the safety of current anaesthetic techniques used in dental surgeries and day hospital clinics, with particular reference to the period of post-anaesthetic surveillance. A programme of more extensive investigation is outlined.

Zusammenfassung

Messung der Erholung nach Narkose. Ein Vergleich von Propanidid mit Methohexital.

Es wird die Messung der Flimmerfusions-Schwelle beschrieben als ein Mittel der genauen objektiven Feststellung der Erholung nach Allgemein-Narkose. Die Methode wird zum Vergleich der Erholungszeit nach äquipotenten Dosierungen von Methohexital und Propanidid angewandt. Die Relevanz dieses Vergleichs wird im Zusammenhang mit der Sicherheit der zur Zeit in der Zahnmedizin und Tagesklinik gebräuchlichen Narkosemethoden besprochen, unter besonderer Berücksichtigung der postnarkotischen Überwachungszeit. Es wird ein Programm für ausführlichere Untersuchungen vorgelegt.

References

1. Jolly, C.: Recovery time from methohexital anaesthesia. Brit. J. Anaesth. **32** 576 (1960).
2. Francis, J. G., Glennie Smith, K.: General anaesthesia for out-patient bronchoscopy. Brit. J. Dis. Chest. **56**, 186 (1962).
3. Green, R. A., Lang, H. A., Elliott, C., Jr., Howells, T. H.: A method of studying recovery after anaesthesia. Anaesthesia **18**, 189 (1963).
4. Doenicke, A., Kugler, J., Schellenberger, A., Gürtner, Th.: The use of electro-encephalography to measure recovery time after intravenous anaesthesia. Brit. J. Anaesth. **38**, 580 (1966).
5. Hannington-Kiff, J. G.: Measurement of recovery from out-patient general anaesthesia with a simple ocular test. Brit. med. J. **3**, 132 (1970).
6. Vickers, M. D.: The measurement of recovery from anaesthesia. Brit. J. Anaesth. **37**, 296 (1965).
7. Howells, T. H., Harnik, E., Kellner, G. A., Rosenoer, V. M.: Propanidid and methohexitone: their comparative potency and narcotic action. Brit. J. Anaesth. **39**, 31 (1967).
8. Doenicke, A., Kugler, J.: Electrical brain function during emergence time after methohexital and propanidid anaesthesia. Acta Anaesth. Scand. **XVII,** 99 (1965).
9. Sunshine, I., Whitwam, J. G., Fike, W. W., Finkle, B., Le Beau, J.: Distribution and excretion of methohexitone in man. Brit. J. Anaesth. **38**, 23 (1966).
10. Doenicke, A., Krumey, I., Kugler, J., Klempa, J.: Experimental studies of the breakdown of Epontol: determination of propanidid in human serum. Brit. J. Anaesth. **4⁻**, 415 (1968),
11. Simonson, E., Brozek, J.: Flicker fusion frequency: background and applications. Physiol. Rev. **32**, 349 (1952).
12. Grove-White, I. G., Kelman, G. R.: Critical flicker frequency after small doses of methohexitone, diazepam, and sodium 4-hydroxybutyrate. Brit. J. Anaesth. **43**, 110 (1971).
13. Cadle, D. R., Boulton, T. B., Spencer Swaine, M.: Intermittent intravenous anaesthesia for out-patient dentistry. A study using propanidid. Anaesthesia **23**, 65 (1968).
14. Mann, P. E., Hatt, S. D., Dixon, R. A., Griffin, K. D., Perks, E. R., Thornton, J. A.: A minimal increment methohexitone technique in conservative dentistry. Anaesthesia. **26**, 3 (1971).
15. The Hippocratic Oath.

Theorien über die Atmungsbeeinflussung durch Propanidid und weitere Untersuchungen

Vorsitz und Diskussionsleitung: **K. Wiemers**
Diskussionsteilnehmer: **A. Doenicke, J. Heidenreich, G. Hempelmann,
D. Langrehr, J. Pütter, J. Schara**

Hempelmann: Zur Frage der Atmung möchte ich über fortlaufende PO_2-Messungen berichten. Bei der dritten Epontol-Injektion bei einem Patienten mit arterieller Verschlußkrankheit kam es zu der typischen Hyperventilation und der darauffolgenden Erholungsphase mit ausgeprägten PO_2-Schwankungen. Bei einer Epontol-Narkose zu einer Cardioversion führten wir zunächst einen kleinen Atemtest durch. Nach einem tiefen Atemzug stieg der PO_2 an. Nach der danach vorgenommenen Epontol-Injektion sahen wir den typischen starken PO_2-Anstieg und danach einen erheblichen PO_2-Abfall in der apnoischen Phase. Bei einem anderen Patienten kam bei Spontanatmung mit Luft der arterielle PO_2-Abfall noch stärker zum Ausdruck.

Resümee: Man sollte keine Epontol-Narkose ohne Sauerstoffzugabe vornehmen, da der PO_2 bei vielen Patienten doch erheblich stark abfallen kann.

Wiemers: Waren die Ausgangswerte des PO_2 bei diesen Patienten nicht bereits auffällig niedrig? Wählten Sie solche Patienten absichtlich?

Schara: Noch zum Thema Hyperventilation. Man kann sie beim Menschen bei langsamer Injektion fast völlig unterdrücken, wenn man nicht über 250 mg/min hinausgeht, das bedeutet also 3,5 mg/kg/min. Kann man bei Lobelin die Hyperventilation ebenfalls verhindern, wenn man es nur langsam genug injiziert?

Langrehr: Man kann dann zwar die Hyperventilationsphase unterdrücken, aber nicht eine Hypoventilation bekommen.

Heidenreich: Wir konnten bei unseren PO_2-Messungen im Gewebe nie diesen Effekt der Oszillation und ein Absinken nach Epontol feststellen. Ich weiß natürlich nicht, wie weit Durchblutungsveränderungen hineinspielen, die diesen Effekt ausgleichen.

Doenicke: Die Untersuchungen über die Pseudocholinesterase aus Japan stimmen mit unseren In-vitro-Befunden überein. Außerdem haben wir in neueren Untersuchungen feststellen können, daß Thiopental auch eine Hemmung der Cholinesterase bei etwa $3{,}5 \cdot 10^{-4}$ molar verursacht. In vivo ist die Hemmung der Cholinesterase sicherlich dosisabhängig. Wenn man 500 mg in 5 sec injiziert, sieht man eine Hemmung um etwa 15%, und dann tritt auch eine potenzierende Wirkung mit Succamethonium auf. Wenn wir das Propanidid jedoch langsam verabreichen, ist die Hemmung wesentlich geringer, und es ist sogar schwierig, sie überhaupt nachzuweisen.

Pütter: Auch unsere Untersuchungen führten zu ähnlichen Ergebnissen. Zu bemerken ist, daß nur die Pseudocholinesterase gehemmt wird, die spezifische Acetylcholinesterase wird durch Propanidid nicht gehemmt.

Biochemie und Pharmakologie der Histaminfreisetzung durch intravenöse Narkosemittel und Muskelrelaxantien

Von **W. Lorenz** und **A. Doenicke**

Histamin, ein pharmakologisch hochaktives Gewebshormon, ist im menschlichen und tierischen Organismus weit verbreitet. Chemisch gehört es zur Gruppe der biogenen Amine, wozu auch Serotonin und die Katecholamine zählen, und wird nach seiner Strukturformel als β-Imidazolyläthylamin bezeichnet. Im tierischen und bakteriellen Organismus entsteht es durch Decarboxylierung aus der Aminosäure L-Histidin [1]. Die Enzyme, die diese Reaktion katalysieren, werden Histidindecarboxylasen genannt. Die pharmakologische Inaktivierung von Histamin bei Mensch und Tier erfolgt in erster Linie durch oxydative Desaminierung der Seitenkette in Gegenwart von Diaminoxydasen oder Methylierung in Stellung 1 des Imidazolkerns unter der Wirkung von Histaminmethyltransferase [2].

Ein Sonderfall der biologischen Inaktivierung des Histamins ist seine Speicherung im Gewebe. Die Hauptspeicherorgane sind meist auch die mit dem größten Histamingehalt: Gastrointestinaltrakt, Lunge und Haut. In der Muskulatur ist der Histamingehalt relativ niedrig, doch wird dieser Speicher durch seine große Masse bei Histaminfreisetzung bedeutsam. Im Gastrointestinaltrakt ist Histamin vor allem in Magen und Dünndarm lokalisiert [3].

Auf cellulärer Basis sind in erster Linie die Mastzellen die Speicher des Histamins. Sie färben sich mit basischen Farbstoffen, z. B. Toluidinblau, metachromatisch und sind damit in den meisten Fällen zu identifizieren [4]. Folgende Zellarten wurden bisher als Histaminspeicher nachgewiesen:

1. Unspezifische Mastzellspeicher, die in den meisten Geweben vorkommen,

2. gewebsspezifische Histaminspeicher, die nur in einem oder in wenigen Geweben vorkommen [5].

Die unspezifischen Mastzellspeicher kommen nur in typischen Mastzellen vor, deren Histamin durch die Referenzsubstanz 48/80 liberiert werden kann. Die spezifischen Speicher kommen dagegen nur in atypischen Mastzellen im Magen-Darm-Trakt, in APUD-Zellen, in Insel- und Hypophysenvorderlappenzellen sowie in Nervenendigungen des ZNS vor. Ihr Histamin wird z. B. durch Reserpin als Referenzsubstanz freigesetzt [6].

Aus den unspezifischen und spezifischen Histaminspeichern wird nun Histamin nicht nur durch Referenzsubstanz, sondern auch durch eine große

Zahl von Pharmaka freigesetzt, die bei Narkosen Verwendung finden. Mit folgenden Methoden läßt sich diese Histaminfreisetzung beim Menschen nachweisen:

1. Durch direkte Methoden, wie Histaminbestimmung im Plasma und Vollblut.

2. Durch indirekte Methoden, wie Kreislaufreaktionen, Magensaftsekretion, Bronchospasmus, Erythem- und Ödembildung und die teilweise oder vollständige Hemmung dieser Reaktionen durch Antihistaminica.

Die optimale und am meisten spezifische Methode von allen genannten Verfahren stellt die Histaminbestimmung im Plasma dar. Eine Erhöhung des Histamins im Plasma entspricht dabei einer Histaminfreisetzung, deren pharmakologische Reaktionen zudem noch durch Bestimmung der Magensaftsekretion und von Kreislaufparametern festgestellt werden sollten. Inzwischen gibt es vier Methoden zur Bestimmung von Histamin im Plasma: nach Adam et al. [7] biologisch am überströmten Meerschweinchenileum, nach Graham et al. [8] fluorometrisch nach Reinigung über Decalso und Butanolextraktion, nach Lorenz et al. [9] fluorometrisch nach Reinigung über Dowex 50 und Butanolextraktion und nach Miller et al. [10] in Form einer enzymatischen Doppelisotopenverdünnungsmethode. Die Spezifität unserer Methode [9] haben wir durch Fluorescenzspektrum und enzymatischen Abbau mit gereinigter Diaminoxydase und Histaminmethyltransferase nachgewiesen [9, 11]. Der Mittelwert normaler Plasmahistaminkonzentrationen beim Menschen liegt bei 0,6 ng/ml Plasma, was bei allen vier genannten Bestimmungsmethoden übereinstimmt. Die Extremwerte betragen 0,3 und 1,4 ng/ml Plasma.

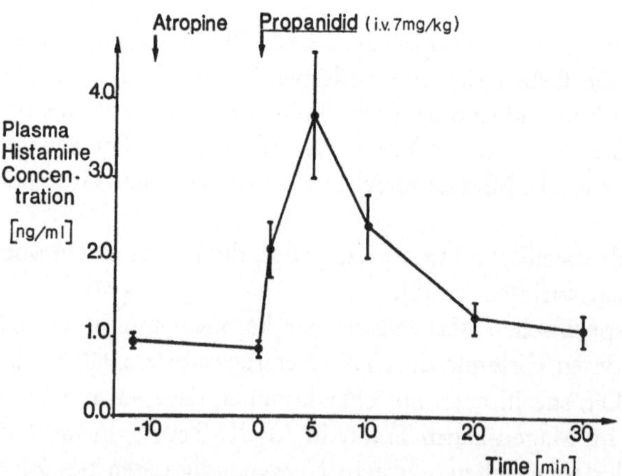

Abb. 1. Zunahme der Plasmahistaminkonzentration beim Menschen nach intravenöser Injektion von Propanidid. Mittelwerte ± S.E.M., 12 Probanden wurden mit Propanidid behandelt (7 mg/kg i.v., Injektionszeit 20 sec). Bedingungen und Bestimmungsmethoden s. [11]

Mit unserem fluorometrischen Verfahren untersuchten wir nun die Histaminfreisetzung durch drei intravenös verabreichte Kurznarkotica beim Menschen: Propanidid, Thiopental und Methohexital. Die Narkose- und Abnahmetechnik entsprach dem in der Chirurgischen Poliklinik München verwendeten Verfahren [11]. Nach Injektion von Propanidid (Abb. 1) kam es bei 12 normalen Versuchspersonen zu einer Histaminfreisetzung durch Propanidid, die ihr Maximum nach etwa 5 min erreichte. Diese Hist-

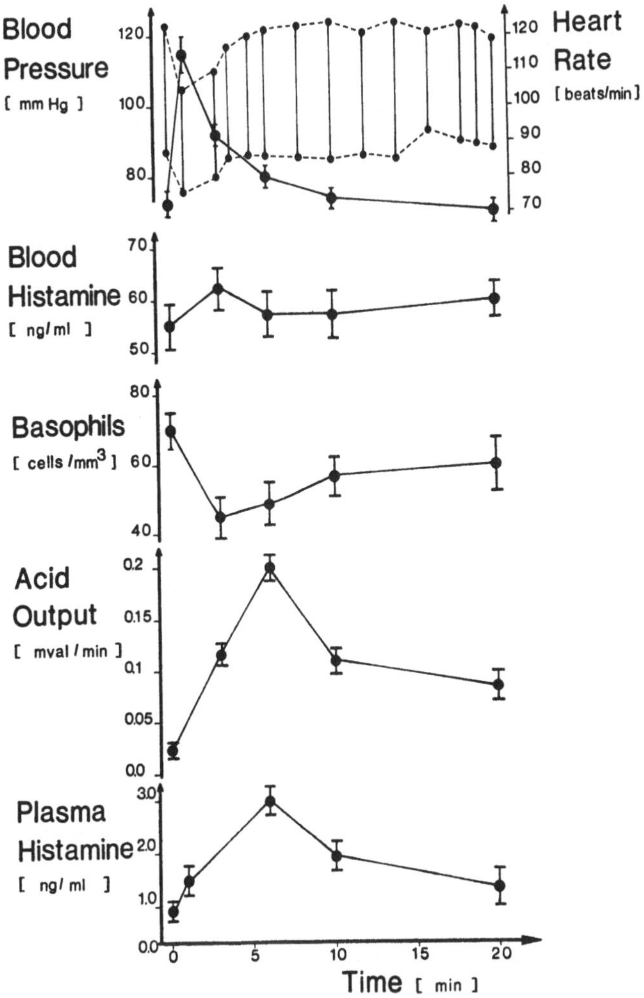

Abb. 2. Histaminkonzentration im Vollblut und Plasma, Basophilengehalt, Magensaftsekretion, Blutdruck und Herzfrequenz nach intravenöser Injektion von Propanidid. Mittelwerte ± S.E.M., 5 Probanden wurden mit Propanidid behandelt (7 mg/kg i.v., Injektionszeit 20 sec). Bei jeder Person wurden alle Parameter gleichzeitig untersucht. ⸺ Herzfrequenz, ----- Blutdruck

aminfreisetzung bei *Normalpersonen* verursachte aber keine allergischen oder gar anaphylaktoiden Reaktionen. Es fehlten Bronchospasmus, Erythem- und Ödembildung ebenso wie Reaktionen von seiten des Kreislaufs. Nur eine etwa halbmaximale Magensaftsekretion wurde bei den Probanden festgestellt.

Bei gleichzeitiger Messung verschiedener biologischer und biochemischer Parameter (Abb. 2) kam es unmittelbar nach Injektion von 7 mg/kg Propanidid zur typischen Tachykardie und leichten Hypotension, die aber innerhalb von 3 min wieder verschwanden. Da die Veränderungen beider Kreislaufparameter mit dem Anstieg des Histamins im Plasma zeitlich nicht übereinstimmten, wurden sie damit auch nicht in Verbindung gebracht. Ganz im Gegensatz stand hierzu aber die Stimulierung der Magensaftsekretion, die der des Anstiegs des Plasmahistamins parallel lief. Histamin im Vollblut änderte sich nur geringfügig, dafür fielen aber die Basophilen auf 60% des Ausgangswertes ab. Auch Thiopental führte in Dosen, die in der Klinik verwendet werden, bei Normalpersonen zu einer Erhöhung der Plasmahistaminkonzentration (Abb. 3). Ausmaß und zeitlicher Ablauf der

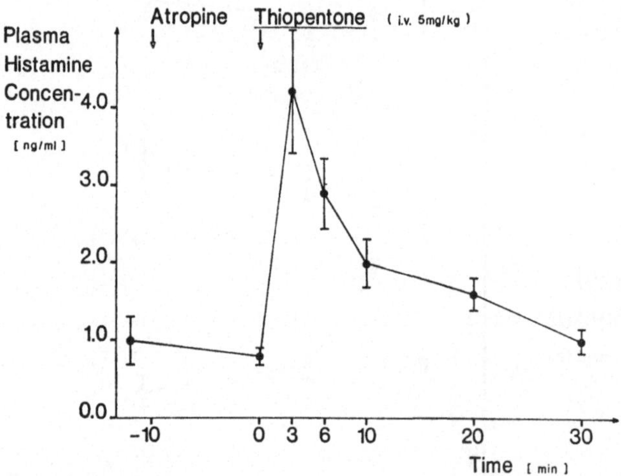

Abb. 3. Zunahme der Plasmahistaminkonzentration beim Menschen nach intravenöser Injektion von Thiopental. Mittelwerte ± S.E.M., 8 Probanden wurden mit Thiopental behandelt (5 mg/kg i.v., Injektionszeit 20 sec). Atropin (0,01 mg/kg i.v.) wurde 10 min vor Thiopental appliziert

Histaminfreisetzung entsprachen dabei denen nach Propanidid [11, 12]. Auch führte die Histaminliberierung nach Thiopental bei Normalpersonen zu keiner allergischen oder anaphylaktoiden Reaktion. Nur eine halbmaximale Magensaftsekretion wurde festgestellt. Bei gleichzeitiger Messung der bei Propanidid untersuchten biologischen und biochemischen Parameter kam es unmittelbar nach Injektion von 5 mg/kg Thiopental zu einer leichten

Hypotension und zu geringfügiger Tachykardie. Diese verliefen aber wie bei Propanidid der Histaminfreisetzung zeitlich nicht parallel, im Gegensatz zur Stimulierung der Magensaftsekretion, die mit dem Anstieg und Abfall des Plasmahistamins übereinstimmte.

Von 8 Probanden, die Methohexital in einer Dosis von 1,5 mg/kg erhielten, fanden wir ebenfalls bei 6 Personen eine Histaminfreisetzung. Die Plasmahistaminkonzentration stieg 5 min nach Injektion des Narkoticums im Durchschnitt um 200% an. Die Histaminfreisetzung bei Normalpersonen war damit geringer als nach Gabe von Propandid und Thiopental.

Im Gegensatz zu der geringen, klinisch kaum relevanten [11] Histaminfreisetzung durch intravenös applizierte Kurznarkotica bei Normalpersonen wurden aber *bei Zwischenfällen* mit Propanidid erheblich höhere Histaminkonzentrationen im Plasma gefunden, als sie oben beschrieben wurden (Abb. 4).

Bei vier allergischen bzw. anaphylactoiden Reaktionen auf Propanidid wurden Pulsfrequenz, Blutdruck und Plasmahistamingehalt gemessen.

Patient Nr. 1, Gr. Al., hatte $7^1/_2$ min nach Injektion von Propanidid einen auf dem EKG-Monitor an der Nullinie sichtbaren Herzstillstand von 1 min, Bronchospasmus und ein Erythem an der oberen Körperhälfte. Sein Blutdruck fiel zuvor bis auf nicht meßbare Werte ab, die Tachykardie – solange meßbar – betrug 160 Schläge/min. Der Plasmahistaminspiegel stieg auf 100 ng/ml an. Es bestand Parallelität zwischen dem Blutdruckabfall und der Zunahme der Pulsfrequenz sowie der Zunahme des Plasmahistaminspiegels.

Patient Nr. 2, Dep. W., hatte eine schwere Hypotension, Bronchospasmus, Ödeme an Kopfschwarte und Augenlidern und ein Erythem der oberen Körperhälfte. Der Blutdruck fiel parallel zum Anstieg des Plasmahistamins ab, die Pulsfrequenz nahm entsprechend zu. Auch der Rückgang der pathologisch veränderten Kreislaufparameter und der klinischen Symptome erfolgte in Parallelität zur Abnahme des Plasmahistamingehaltes (s. Abb. 4 und [11]).

Patient Nr. 3, K. Th., hatte eine leichte Hypotension, Bronchospasmus, ein Ödem der Kopfschwarte und der Augenlider, ein Erythem an Gesicht und Hals. Der initiale Blutdruckabfall nach Injektion des Narkoticums blieb über 10 min erhalten, die Tachykardie über 17 min. Die Veränderungen der Kreislaufparameter und der klinischen Symptome 5 min nach Narkosebeginn liefen der Plasmahistaminkonzentration parallel.

Patient Nr. 4, Schw. D., zeigte nur ein Erythem an Gesicht und Hals sowie Kopfschmerzen. Es bestand eine leichte Tachykardie, die ebenfalls nach 5 min der Histaminkonzentration im Plasma parallel verlief.

Damit bestand:

1. Proportionalität zwischen der Schwere der anaphylaktoiden Reaktion und dem Anstieg des Plasmahistaminspiegels.

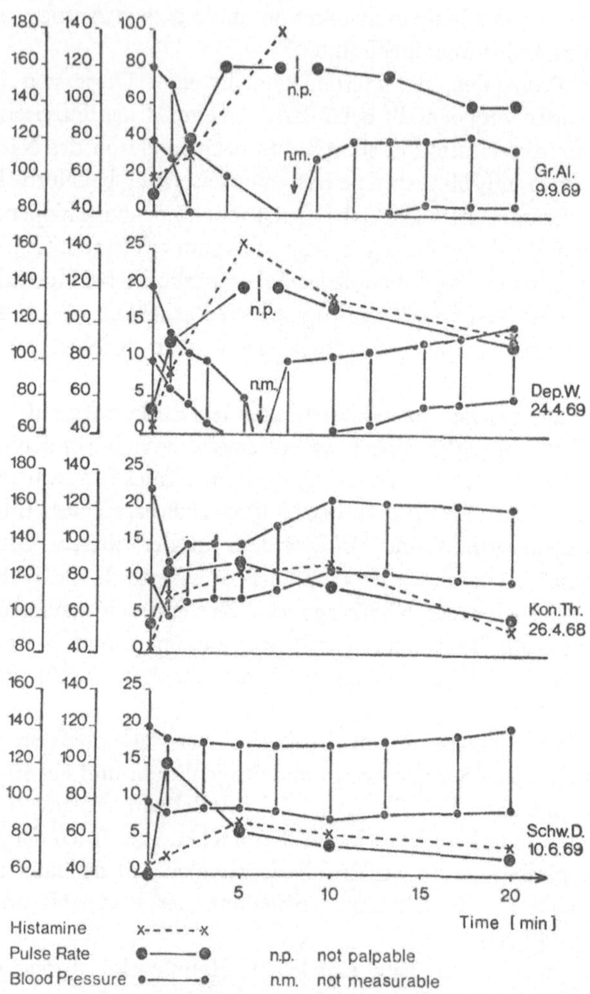

Abb. 4. Korrelation zwischen Plasmahistaminkonzentration, Pulsfrequenz und Blutdruck in vier Fällen von anaphylaktoiden und allergischen Reaktionen auf Propanidid. Werte von Einzelbestimmungen. Plasmahistamingehalt in ng/ml, Blutdruck in mmHg und Pulsfrequenz in Schläge/min

2. Zeitliche Parallelität zwischen Entstehung und Verschwinden der klinischen Symptomatik und dem Anstieg und Abfall des Plasmahistamins.

Patient 4 zeigte nur geringe klinische Symptome einer Histaminfreisetzung. Wir versuchten deshalb, durch Histamininfusion einen Plasmahistaminspiegel zu erzeugen, der dem bei Patient 4 entsprach (Abb. 5). Wir infundierten das Amin in einer Konzentration, wie sie auch beim Histamintest zur Stimulierung der Magensaftsekretion verwendet wird [13]. 45 ng Histamin/kg und min verursachen danach eine etwa halbmaximale Magensaftsekretion. Bei dieser Dosierung stieg das Histamin im Plasma auf Werte um 3–4 ng/ml an, also auf Werte, die nach Injektion der Narkotica tatsächlich gemessen wurden. Diese Histaminkonzentrationen verursachten keine Tachykardie und keinen signifikanten Abfall des Blutdrucks, was mit unseren Ergebnissen bei den Narkosen übereinstimmt. Histaminkonzentrationen von mehr als 5–6 ng/ml führten aber trotz Gabe eines Antihistaminicums, in diesem Falle Antazolin (Antistin) zu einer Tachykardie, wie sie auch bei Patient 4 unserer allergischen Reaktionen beobachtet wurde.

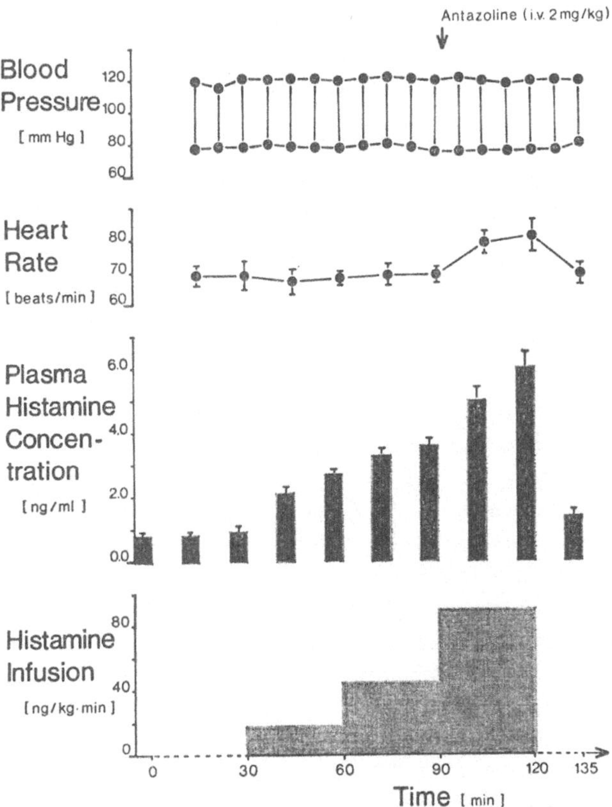

Abb. 5. Plasmahistaminkonzentration, Blutdruck und Herzfrequenz nach intravenöser Infusion von steigenden Dosen Histamin. Mittelwerte ± S.E.M., 3 Probanden

Damit besteht bei Patient 4 Übereinstimmung zwischen dem tatsächlichen Befund und dem Modellversuch. Experimente mit höheren Histaminkonzentrationen können und dürfen beim Menschen nicht durchgeführt werden. Wir wiesen aber in früheren Arbeiten bei Schweinen und Hunden nach [14–16], daß bei Histaminfreisetzung zwischen der Schwere der Hypotension und dem Anstieg des Plasmahistaminspiegels eine direkte Proportionalität besteht und daß ein Anstieg des Plasmahistamins um etwa 100 ng/ml bei beiden Species ein ähnlich schweres klinisches Bild erzeugt, wie wir es beim Menschen in zwei der klinischen Fälle beobachteten. Hund und Schwein sind aber hinsichtlich Hypotension durch Histamin wesentlich unempfindlicher als der Mensch.

Aus diesen quantitativen Ergebnissen schließen wir deshalb, daß bei den beobachteten anaphylaktoiden Zwischenfällen mit Propanidid Histaminfreisetzung die wesentlichste Ursache darstellt. Bei Thiopental und Methohexital konnten wir bei unseren Versuchspersonen bisher keine Zwischenfälle beobachten. In der Literatur wurden uns aber über Thiopental anaphylaktoide Fälle bekannt (Zusammenfassung s. [11]).

Mit indirekten Methoden wurde ferner beim Menschen Histaminfreisetzung durch eine Vielzahl von bei der Narkose verwendeten Pharmaka nachgewiesen (Abb. 6). Diese Ergebnisse zeigen, daß nicht nur Propanidid, sondern verschiedene Narkotica, Muskelrelaxantien und andere Substanzen Histamin beim Menschen in excessivem Maße freisetzen können. Der Anaesthesist muß deshalb mit Histaminfreisetzung als Narkosekomplikation grundsätzlich rechnen.

Als Ursache für die Histaminfreisetzung müssen verschiedene Mechanismen angenommen werden, ohne daß hierbei bisher in allen Fällen ein vollständiger Beweis vorliegt:

1. Chemische Histaminfreisetzung durch Narkotica als ein direkter Effekt auf die Histaminspeicher (chemische Histaminliberatoren),

2. Histaminfreisetzung durch Narkotica indirekt oder in Verbindung mit Hypoxie, Hyperkapnie und Acidose (Koliberatoren),

3. Histaminfreisetzung infolge von immunologischen Prozessen z. B. nach Sensibilisierung mit Narkotica oder bei Kreuzallergie.

Dagegen erscheint es äußerst unwahrscheinlich, daß der Lösungsvermittler des Propanidid, das Micellophor, als Ursache der Histaminliberierung beim Menschen angesehen werden kann. Während nämlich Micellophor oder Cremophor bei Hund und Katze eine starke Hypotension und massive Histaminliberierung verursachten, konnten wir bei Mensch, Schwein und Kaninchen keine dieser Wirkungen nachweisen [16].

Mit den modernen Methoden der Biochemie, die heute zur Verfügung stehen, sollten grundsätzlich alle bei der Narkose eingeführten Substanzen auf ihre histaminliberierende Eigenschaft hin untersucht werden. Nur durch die Kenntnis dieser Nebenwirkung und eine geeignete rasche Therapie,

über die im folgenden berichtet wird, können hierdurch bedingte Narkosezwischenfälle vermieden werden.

Zusammenfassung

1. Histaminfreisetzung durch Propanidid, Thiopental und Methohexital wurde mit einer neuen, hochempfindlichen und spezifischen Methode für
die Histaminbestimmung im menschlichen Plasma nachgewiesen. Bei normalen Versuchspersonen hatte diese Histaminfreisetzung aber keine besondere klinische Bedeutung.

2. Bei anaphylaktoiden Zwischenfällen mit Propanidid trat aber eine
massive Histaminfreisetzung auf, die die schweren klinischen Symptome
bei diesen Reaktionen erklären kann. Mit Thiopental wurde keine anaphylaktoide Reaktion beobachtet, doch sind in der Literatur derartige Zwischenfälle beschrieben.

Summary

The biochemistry and pharmacology of histamine liberation by intravenous anaesthetic agents and muscle relaxants.

Histamine release by propanidid and thiopentone was demonstrated
with the use of a new, highly sensitive and specific method for determining
histamine in human plasma. Examinations of gastric secretion, blood pressure and pulse rate support this proof. However, histamine release found
in normal persons had no special clinical significance.

On the other hand, in anaphylactoid incidents with propanidid, such a
massive histamine release occurred that it could explain the severe clinical
symptoms observed during these reactions. With thiopentone, in no anaphylactoid incidents as yet could histamine in plasma be measured, although
anaphylactoid reactions with this anaesthetic support the view that a massive
histamine release can also occur.

Literatur

1. WERLE, E.: Biochem. Z. **288**, 292 (1936).
2. SCHAYER, R. W.: Physiol. Rev. **39**, 116 (1959).
3. LORENZ, W., WERLE, E.: Intern. Encyclopedia of Pharmacology and Thera-
   peutics, section 74 (subeditor: PETERS, E.). Oxford: Pergamon Press (In
   Druck).
4. SELYE, H.: The mast cells. London: Butterworths 1965.
5. LORENZ, W., SCHAUER, A., HEITLAND, ST., CALVOER, R., WERLE, E.: Naunyn-
   Schmiedeberg's Arch. exp. Path. Pharmak. **265**, 81 (1969).
6. HÅKANSON, R.: Acta physiol. scand. Suppl. **340**, 1 (1970).
7. ADAM, H. M., HARDWICK, O. C., SPENCER, K. E. V.: Brit. J. Pharmacol. **12**,
   397 (1957).

8. Graham, H. T., Scarpellini, J. A. D., Hubka, B. P., Lowry, D. H.: Biochem. Pharmacol. **17**, 2271 (1968).
9. Lorenz, W., Benesch, L., Barth, H., Matejka, E., Meyer, R., Kusche, J., Hutzel, M., Werle, E.: Z. anal. Chem. **252**, 94 (1970).
10. Miller et al.: J. Pharmacol. exp. Ther. (1970).
11. Lorenz, W., Doenicke, A., Meyer, R., Reimann, H. J., Kusche, J., Barth, H., Geesing, H., Hutzel, M., Weissenbacher, B.: Brit. J. Anaesth. (1972)
12. Doenicke, A., Lorenz, W.: Anaesthesist **19**, 413 (1970).
13. Lawrie, J. H., Smith, G. M. R., Forrest, A. P. M.: Lancet **II**, 270 (1964).
14. Lorenz, W., Barth, H., Kusche, J., Reimann, H. J., Schmal, A., Matejka, E., Mathias, Ch., Hutzel, M., Werle, E.: Europ. J. Pharmacol. **14**, 155 (1971).
15. Messmer, K., Lorenz, W., Sunder-Plassmann, L., Kloevekorn, W. P., Hutzel, M.: Naunyn-Schmiedeberg's Arch. exp. Path. Pharmakol. **267**, 433 (1970).
16. Lorenz, W., Meyer, R., Schmal, A., Reimann, H. J., Hutzel, M., Werle, E.: Naunyn-Schmiedeberg's Arch. exp. Path. Pharmakol. **269**, 417 (1971).

Nachweis von Histaminfreisetzung bei hypotensiven Reaktionen nach Propanidid und ihre Prophylaxe und Therapie mit Corticosteroiden

Von **A. Doenicke** und **W. Lorenz**

Nachdem die Biochemie und die Pharmakologie der Histaminfreisetzung durch Pharmaka in der ersten Mitteilung beschrieben wurden [1], sollen klinische Beobachtungen mit biochemischen Ergebnissen im zweiten Bericht kombiniert werden. Hiermit soll versucht werden, einen Zusammenhang zwischen Histaminanstieg und klinischer Symptomatik mit der hierbei erforderlichen Therapie darzustellen. Vor allem erscheint es wichtig, mittels experimenteller Untersuchungen eine Bestätigung für die Richtigkeit der seit $2^{1}/_{2}$ Jahren von uns bevorzugten Prophylaxe und Therapie mit Antihistaminica und Corticosteroiden bei eventuell eintretenden anaphylaktoiden Komplikationen zu liefern.

Die Basis für die Erfahrungen, daß solche Reaktionen vorkommen, bildete einmal die tägliche Praxis, denn seit Mai 1965 wurde bei jedem Patienten, ob alt oder jung (über 5 Jahre), ob kardial oder anderweitig organgeschädigt, die Anaesthesie mit Propanidid eingeleitet [2, 3, 4]. Zum anderen ergänzen diese klinischen Erfahrungen die Ergebnisse experimenteller Untersuchungen an über 200 gesunden Versuchspersonen, die unter den verschiedensten Bedingungen und unter Messung zahlreicher Parameter eine Propanidid-Narkose erhielten [5–9].

Ein Beispiel aus der Reihe unserer experimentellen Untersuchungen an freiwilligen Versuchspersonen und die ausführliche Beschreibung einiger Narkosen bei einem Patienten stehen im Mittelpunkt des Berichtes.

Fall 1 : Der Student Dp. W. erhielt am 31. 3. 1969 seine erste Propanidid-Narkose (Abb. 1). 0,5 mg Atropin wurden prämediziert, 10 min vor Injektion von 7 mg/kg KG Propanidid in 20 sec. Danach kam es zu der üblichen und auch wiederholt beschriebenen kurzfristigen Tachykardie und Hypotension, komplikationsloser Narkoseverlauf. Der Plasmahistaminspiegel betrug vor der Narkose 0,8 ng/ml. 3, 6, 10 und 20 min nach Injektion von Propanidid stieg er geringfügig an. Der Anstieg der Plasmahistaminkonzentration blieb damit in dem bei Normalpersonen [10–12] üblichen Bereich (Abb. 1, linke Bildhälfte).

Am 24. 4. 1969 erhielt der Proband eine zweite Propanidid-Narkose. Nach Prämedikation mit Atropin wurden wiederum 7 mg/kg KG Pro-

A. Doenicke und W. Lorenz

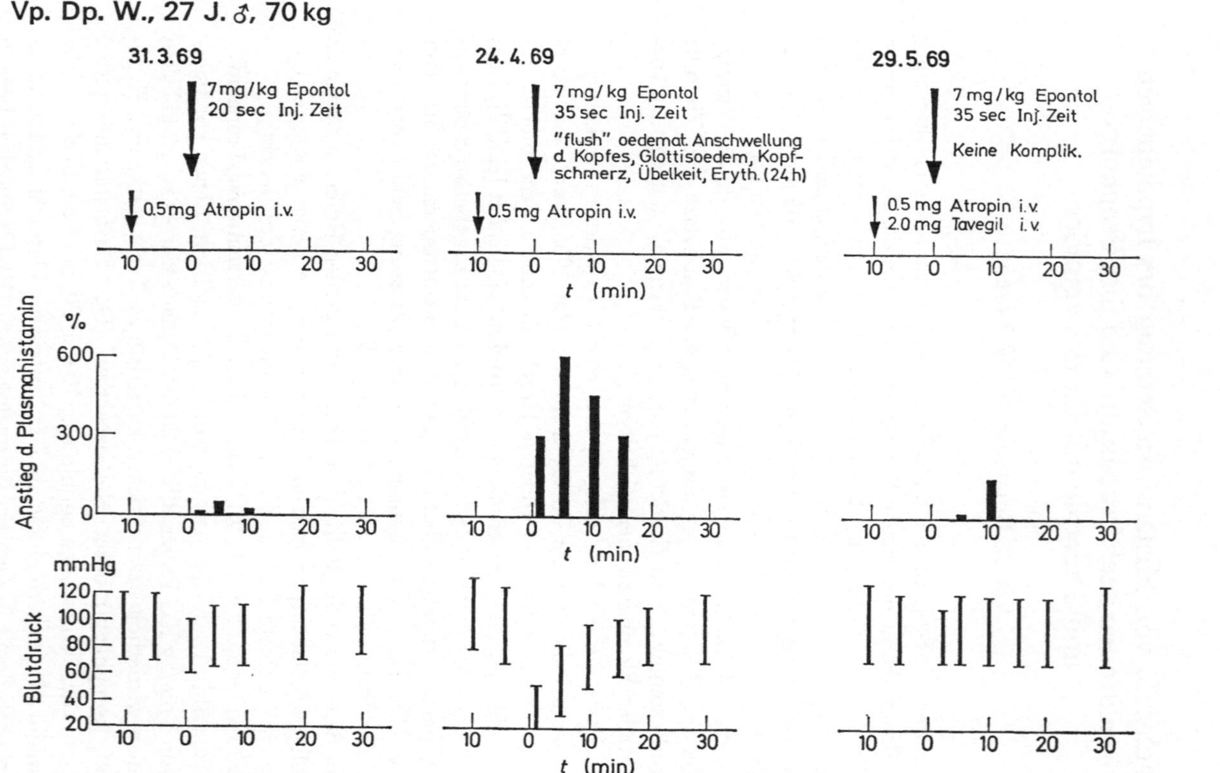

Abb. 1. Plasmahistaminbestimmung bei der freiwilligen Versuchsperson Dp. W. 3 Propanidid-Narkosen im jeweiligen Abstand von ca. 4 Wochen. Prämedikation bei der 1. und 2. Narkose 0,5 mg Atropin i.v.; bei der 3. Narkose 0,5 mg Atropin i.v. und 2 mg Meclastin (Tavegil) i.v.

panidid langsam (in 35 sec) injiziert. 1 min nach der Applikation bekam der Proband ein starkes Erythem im Gesicht, das sich über Hals und Brust ausbreitete. Mit dem Erwachen begann der Proband zu husten, und es entwickelte sich ein geringgradiger Bronchospasmus. Zugleich bestand noch immer Tachykardie (vor der Narkose: 70 Schläge/min, 4 min nach Injektion: 110 Schläge/min). Diese erhöhte sich bis auf 140 Schläge/min, der Blutdruck fiel auf nicht mehr meßbare Werte ab. Gleichzeitig entwickelte sich ein starkes Ödem im Gesicht und an der Kopfschwarte. Neben den üblichen Sofortmaßnahmen (Infusionen) wurde 1 mg/kg Prednisolon i.v. appliziert. 5 min nach Narkosebeginn waren Puls und Blutdruck gut meßbar und betrugen 140 Schläge/min bzw. 80/40 mmHg. Übelkeit, Kopfschmerzen und das Erythem hielten bis zu 24 Std nach der Narkose an. Die Histaminkonzentration im Plasma stieg von 0,8 ng/ml vor der Narkose auf 9, 26, 18 und 13 ng/ml 1, 5, 10 und 20 min nach Propanididinjektion an.

Da wir zum damaligen Zeitpunkt noch überzeugt waren, mit dem Antihistaminicum Meclastin (Tavegil) eine anaphylaktoide Reaktion nach Propanidid beherrschen zu können, führten wir mit Einwilligung des Probanden am 29. 5. 1969 eine dritte Propanidid-Narkose durch. Diese sollte den direkten Beweis liefern, daß eine Prämedikation mit Antihistaminica Zwischenfälle mit Propanidid verhindern kann. 10 min vor der Propanididinjektion wurden 0,04 mg/kg KG Meclastin und 0,5 mg Atropin i.v. verabreicht. Nach Propanidid kam es zur regelmäßig beobachteten kurzfristigen mäßigen Tachykardie und Hypotension, aber zu keinerlei klinischen Symptomen einer anaphylaktoiden oder allergischen Reaktion. Der Plasmahistamingehalt betrug vor der Narkose 0,7 ng/ml, nach Propanidid stieg er bis zu 4,3 ng/ml an. Die Histaminfreisetzung entsprach also der bei den übrigen Probanden [10, 11].

Der beim Studenten 4 Wochen nach dem Zwischenfall sowie ein zweites Mal 10 Wochen nach der letzten Narkose durchgeführte Pricktest war negativ. Der Histamingehalt und der Basophilengehalt des Vollblutes bei dem Probanden waren mit 72 ng/ml und 78 Zellen/mm^3 im Normbereich. Eine am 24. 4. 1970 durchgeführte Narkose mit Thiopental verlief ohne Komplikationen. Der Histamingehalt des Plasmas stieg nicht mehr als bei Normalpersonen an. Nach Injektion von Micellophor, dem Lösungsmittel von Propanidid, kam es zu keinen signifikanten Veränderungen des Plasmahistaminspiegels.

Fall 2: Der Patient (G. R., Al.) [12, 13] erhielt die erste Propanidid-Narkose am 4. 8. 1969 wegen einer offenen supracondylären Oberschenkelfraktur rechts und einer offenen Unterschenkeltrümmerfraktur links, aufgrund deren eine AO-Osteosynthese bzw. eine Überbrückung des Knochendefektes der Tibia mit einer AO-Platte vorgenommen wurde. Hierbei verlief die Narkose ohne Komplikationen, Prämedikation mit Atropin, Meclastin und Thalamonal.

Am 27. 8. 1969 zweite Narkose wegen einer Verschiebeplastik. Nach langsamer Injektion von Propanidid (40–50 sec) kam es zu einem mäßigen Zwischenfall mit peripherer Hypotension bis auf Werte von 80 mmHg, Tachykardie von 110 Schlägen/min und mäßigem Bronchospasmus.

Da wir überzeugt waren, daß bei der zweiten Narkose methodische Fehler vorgelegen haben mußten und nach den Erfahrungen des ersten Falles die Prämedikation von Meclastin einen Zwischenfall verhindern würde, verabreichten wir auch bei der dritten Narkose zur Einleitung Propanidid, so am 9. 9. 1969. Jetzt wurde parallel zur Bestimmung von Blutdruck und Pulsfrequenz auch Blut zur Plasmahistaminbestimmung abgenommen.

Nach vorheriger Gabe von Meclastin und Atropin wie oben und langsamer Injektion von Propanidid (Injektionszeit 80 sec) kam es nach 2 min zum Erythem, nach 3 min zu zunehmender Tachykardie (120 Schläge/min) und zu massivem Flush. Nach $7^1/_2$ min kein peripherer Puls mehr tastbar, und der Blutdruck war auch nicht mehr meßbar. Sofortige extrathorakale Herzmassage und die üblichen Wiederbelebungsmaßnahmen, Injektion von 1,5 mg/kg Prednisolon. Auf dem Monitor war im EKG ca. 30 sec lang Nullinie vorhanden, 2 min nach dem Ereignis war der periphere Puls wieder palpabel, Blutdruck noch immer nicht meßbar, nach 20 min war die Pulsfrequenz immer noch 140 Schläge/min, der Blutdruck 80/40. Die Anaesthesie wurde mit Halothan fortgesetzt, 15 min nach Beginn der Anaesthesie und 7 min nach dem Zwischenfall wurde mit der Operation begonnen. Die Plasmahistaminkonzentrationen betrugen bei dem Patienten vor Atropin und Meclastin 8,0 ng/ml, 10 min nach beiden und unmittelbar vor der Injektion von Propanidid 9,2 ng/ml, 2 min nach Propanidid 26 ng und nach 7 min, also unmittelbar vor dem Herzstillstand, 100 ng/ml (Abb. 2). Während der folgenden Zeit wurde keine Blutprobe mehr abgenommen. Der gewaltige Anstieg des Histamins im Plasma vermag die Schwere der klinischen Symptome zu erklären. Das Antihistaminikum war nicht in der Lage, die Symptome einer so massiven Histaminfreisetzung wesentlich zu vermindern.

Am 5. 11. 1969 (Abb. 3, linke Seite), also etwa 2 Monate später, war eine weitere Operation (Spongiosaplastik) erforderlich. Der Patient wurde über die Komplikationen, die während der zweiten und dritten Narkose auftraten, aufgeklärt. Nach seinem Einverständnis änderten wir die Anaesthesie nicht, sondern gaben als Prämedikation außer Atropin und Meclastin zusätzlich 2 mg/kg Prednisolon bei einer reduzierten Dosis von Propanidid.

Injektion von Propanidid 5 mg/kg in 40 sec, 4 min danach stieg die Pulsfrequenz (120 Schläge/min) an, der Blutdruck nahm geringfügig zu, ansonsten war der Verlauf der Narkose völlig unauffällig, die Kreislaufparameter kehrten nach 10 min wieder auf die Werte vor der Narkose

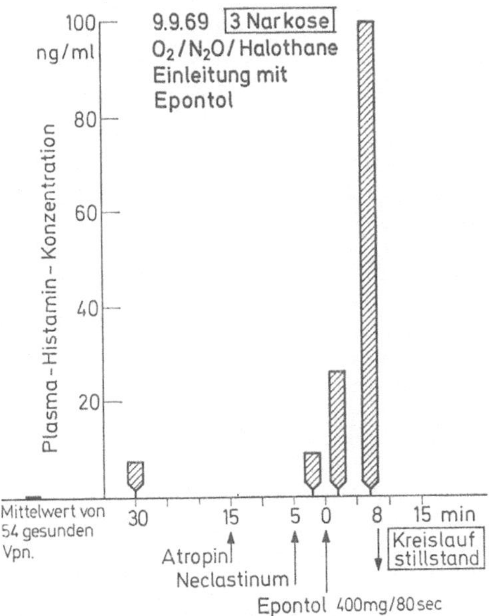

Abb. 2. Plasmahistaminwerte bei einem Patienten während der 3. Propanidid-narkose innerhalb von 5 Wochen. Einleitung der Sauerstoff-Lachgas-Halothane-Narkose mit 400 mg Propanidid bei einer Injektionsgeschwindigkeit von 80 sec. Kreislaufstillstand 7½ min nach der Einleitung. Wiederbelebung. Gabe von Glucocorticoid. Ab der 15. Minute nach Narkoseeinleitung normaler Narkose-verlauf

zurück. Die gleichzeitig durchgeführte Bestimmung von Histamin im Plasma gab einen Abfall des Plasmahistamins von 9,3 ng auf 2,8 ng nach der Prämedikation. Der Anstieg 8 min nach Propanidid auf 17,7 ng Histamin/ml hätte bei einem Vergleich mit der Histamininfusion, über die Herr LORENZ [1] berichtete, zu klinischen Symptomen führen müssen. Offensichtlich hat dies die Prednisolon-Therapie verhindert.

Im mittleren Teil der Abb. 3 ist eine Kontrolluntersuchung der Plasma-histaminkonzentration am 8. 1. 1970 dargestellt. Der Plasmahistaminspiegel war immer noch mit 4,3 ng/ml um das 7–8fache der Norm erhöht. Der kurze vom Zeitpunkt der 1. Narkose an über ein Vierteljahr weitklaffende Weich-teildefekt am Unterschenkel war inzwischen langsam zugranuliert.

Am 22. 1. 1970 wurde unter Propanidid-Narkose die AO-Platte am Unterschenkel entfernt. Nach derselben Prämedikation wie am 5. 11. 1969 wurde wieder Propanidid (7 mg/kg) verabreicht. Es kam weder zu klini-schen Symptomen einer anaphylaktoiden Reaktion noch zu einem wesent-

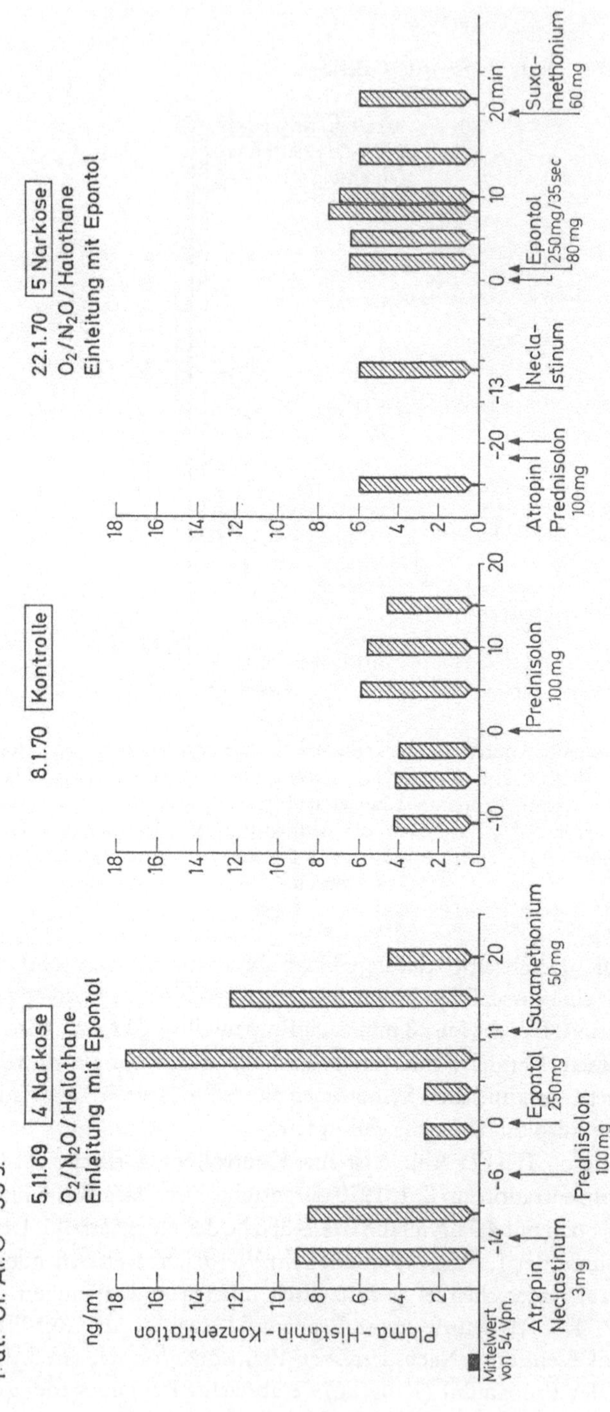

Abb. 3. Plasmahistaminwerte bei dem Patienten G.R., Al. Nähere Erläuterungen siehe Text

lichen Anstieg des Histamins im Plasma von 6 ng vor der Narkose auf 7,6 ng nach Injektion von Propanidid. Wegen Knochenspananlagerung waren weitere Narkosen erforderlich. Am 3. 6. 1970 wurde diese mit Thiopental (5 mg/kg) vorgenommen, kein Prednisolon in der Prämedikation, sondern nur Meclastin. Das Plasmahistamin stieg um 1,4 ng/ml an, der Narkoseverlauf war komplikationslos.

Die nächste und letzte Propanidid-Narkose erhielt der Patient am 2. 11. 1970, also nach etwas mehr als 9 Monaten. Nach derselben Prämedikation wie bei den vorangegangenen Propanidid-Narkosen, also mit Prednisolon, Meclastin und Atropin, kam es nach Epontol zu einer über 20 min andauernden leichten Hypotension von 120 auf 100 mmHg und zu einer über 35 min andauernden Tachykardie (maximal 140 Schläge/min). Die Plasmahistaminkonzentration stieg 1 min nach Propanidid auf 16,5 ng/ml an, in der 10. und 15. min auf 45 ng/ml. Zum Zeitpunkt maximaler Tachykardie war auch der Histaminspiegel im Plasma am höchsten. Die gewählte Prämedikation war aber offensichtlich in der Lage, eine so beträchtliche Histaminfreisetzung nahezu vollständig zu beherrschen. Vergleicht man die Ergebnisse von LORENZ und DOENICKE [1, 12] mit der Histamininfusion sowie die Befunde der zweiten und dritten Narkose bei unserem Patienten, so hätte sich eine schwere Hypotension entwickeln müssen.

Folgende weitere Untersuchungen wurden durchgeführt: Histamin im Vollblut und Basophilengehalt des Blutes waren im Normbereich. Die Injektion von Micellophor verursachte 3 Monate nach der letzten Propanidid-Narkose weder eine anaphylaktoide Reaktion noch einen Anstieg des Histamins im Plasma. Auch war der Pricktest 1 Monat nach der dritten Narkose und 2 Monate nach der letzten negativ. Die aufgezeigten 2 Beispiele zeigen eine Beziehung zwischen Schwere der klinischen Symptome und der Höhe des Plasmahistamins nach Injektion von Propanidid, wie bereits berichtet wurde [1].

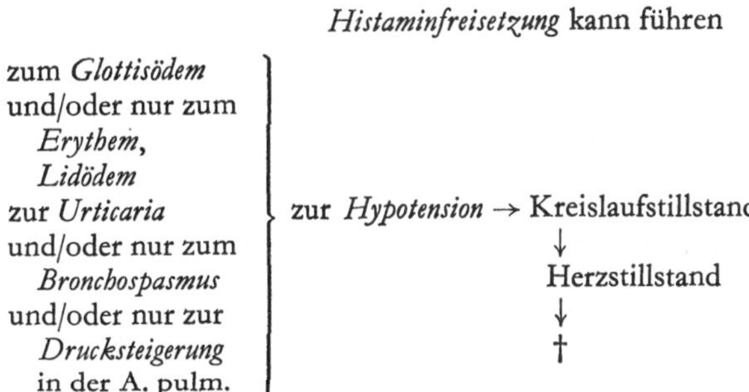

Abb. 4. Schematische Darstellung der Symptome bei einer Histaminfreisetzung. Im Mittelpunkt steht die Hypotension [10]

Diskussion: Die Histaminfreisetzung in entsprechendem Ausmaß kann zu folgenden klinischen Symptomen führen [10]: (Abb. 4). Eine mehr oder minder ausgeprägte Hypotension wird immer beobachtet. Erythem, Ödem oder auch eine Urticaria können auftreten. Selten sind bei Propanidid Glottis- oder auch Kopfschwartenödeme, während ein Bronchospasmus häufiger vorkommt. Die Drucksteigerung in der Arteria pulmonalis ist nach tierexperimentellen Ergebnissen von Felix und Mattes [14] anscheinend ebenfalls an der peripheren arteriellen Drucksenkung beteiligt. Diese konnte inzwischen auch in der Klinik beobachtet werden. Alle diese Symptome können sowohl einzeln als auch gemeinsam auftreten. Bei massiver Histaminfreisetzung kommt es über den Blutdruckabfall zum Kreislaufstillstand.

Hinsichtlich der Herkunft des Histamins lassen sich 2 Möglichkeiten unterscheiden, die auch die Therapie bestimmen (Abb. 5).

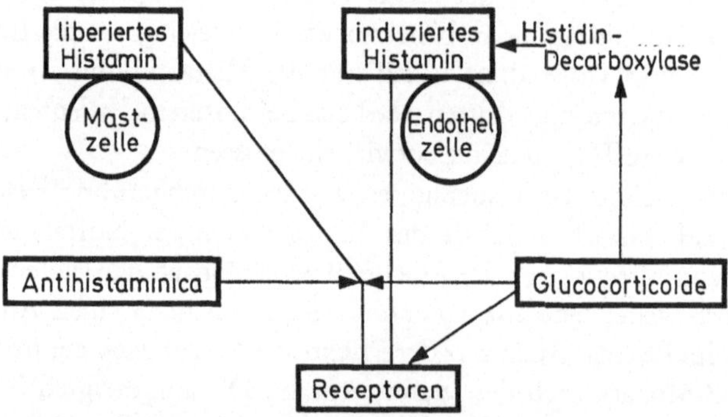

Abb. 5. Angriffspunkte von Antihistaminica und Glucocorticoiden im System Histamin-Histidin-Decarboxylase. Es werden 2 Lokalisationen für das System Histamin-Histidin-Decarboxylase unterschieden: Mastzellspeicher und Endothelzellen. Antihistaminica hemmen nur Histamin aus den Mastzellspeichern, nicht aber das Histamin im Bereich der Endothelzellen, das nur durch Glucocorticoide zu beeinflussen ist. Weitere Erläuterungen s. Text [10]

Es werden 2 Lokalisationen für das System Histamin-Histidin-Decarboxylase unterschieden: Mastzellspeicher und Endothelzellen. Antihistaminica hemmen nur Histamin aus den Mastzellspeichern, nicht aber das Histamin im Bereich der Endothelzellen, das nur durch Glucocorticoide zu beeinflussen ist.

Das bei allergischen Prozessen, Röntgenbestrahlungen, Verbrennungen und septischen Erkrankungen vermehrt gebildete induzierte Histamin im Bereich der Endothelzellen beeinflußt die Mikrozirkulation. Die Glucocorticoide hemmen die Induktion des Enzyms „Histidindecarboxylase", das Histidin zum Histamin decarboxyliert, und verhindern so eine vermehrte Bildung von Histamin. Ferner wirken sie als funktionelle Antagonisten des Histamins am Gefäßendothel.

Auch das aus den Mastzellen freigesetzte Histamin greift an den Histaminrezeptoren an. Die herkömmlichen Antihistaminica blockieren diese Wirkung zum Teil, soweit es sich um H_1-Rezeptoren handelt. Bei massiver Freisetzung von Histamin aus Mastzellen, aber auch bei später erfolgender vermehrter Histaminbildung durch Induktion, bei denen schwere klinische Symptome in einzelnen Fällen beobachtet wurden, können jedoch Antihistaminica allein die Wirkung des Histamins nicht verhindern, da sie nicht in ausreichenden Dosen appliziert werden können und die H_2-Rezeptoren, mit Ausnahme von Burimamid, das noch nicht im Handel ist, auch nicht blockieren können. Hier bringt erst die Kombination Glucocorticoid und Antihistaminikum den entscheidenden Erfolg.

Eine erfolgversprechende Prophylaxe und Therapie bei der Histaminfreisetzung ist aus den genannten Vorstellungen über die Pathogenese von histaminbedingten Narkosezwischenfällen abzuleiten: (Abb. 6). An erster Stelle steht die Verabreichung von Katecholaminen und Glucocorticoiden, z. B. Adrenalin und Dexamethason oder Prednisolon, dann die von Antihistaminica.

Vasoconstrictoren	z. B. Noradrenalin, Adrenalin, Norphen oder andere
Glucocorticoide	Dexamethason 15–20 oder Prednisolon 50–100 mg
Antihistaminica	z. B. Neclastinum i.v. (Tavegil) 2–3 mg
Infusionen	Blutersatzlösungen, Natriumbicarbonat
Broncholytica	z. B. Alupent

Abb. 6. Schema für die Therapie bei Histaminfreisetzung [10]

Bei einer aufgetretenen Komplikation ohne vorherige Gabe eines Antihistaminicums bzw. eines Cortison-Derivates sollten zuerst Katecholamine, wie Adrenalin und ein Glucocorticoid, dann ein Antihistaminicum i.v. und Infusionen zur Auffüllung des Kreislaufes verabreicht werden. Vasoconstrictoren, wie Noradrenalin i.v., Epinephrin u. a. haben sich als funktionelle Antagonisten zur Histaminwirkung bewährt. Broncholytica (Alupent) sind beim Bronchospasmus angezeigt.

Als Prophylaxe sollte man bei Pharmaka, die eine Histaminfreisetzung erwarten lassen, immer ein Antihistaminicum i.v. geben. Bei einer allergischen Diathese ist eine prophylaktische Gabe von Glucocorticoiden angezeigt.

Zusammenfassung

Über die Komplikationen während einiger Propanidid-Narkosen wird ausführlich berichtet.

Bei einer Versuchsperson reichte die Prämedikation mit dem Antihistaminicum Meclastin vor der zum drittenmal durchgeführten Propanidid-Narkose scheinbar aus, um die Komplikationen mit Blutdruckabfall, wie sie bei der zweiten Narkose aufgetreten waren, zu verhindern. Allerdings wurde bei der dritten Narkose auch Histamin nicht in exzessivem Maße freigesetzt.

Bei dem Patienten dagegen, der stark erhöhte Histaminwerte im Plasma hatte, war trotz Meclastin ein Kreislaufstillstand bei der zweiten und dritten Narkose mit Propanidid eingetreten. Erst mit der zusätzlichen Prämedikation von Glucocorticoiden war ein komplikationsloser Narkoseverlauf zu erreichen. In drei weiteren Propanidid-Narkosen beim gleichen Patienten im Abstand einiger Monate konnte die Richtigkeit unserer Prämedikation in der Kombination Meclastin und Glucocorticoid trotz Anstieg des Plasmahistamins nach Propanidid bestätigt werden.

Summary

The demonstration of histamine liberation in hypotensive reactions following administration of Epontol and their prophylaxis and treatment with corticosteroids.

Complications during some anaesthesias with propanidid are reported in detail.

In one test person pre-medication with the anti-histamine clemastine prior to the third propanidid anaesthesia apparently sufficed to prevent the complications with a fall in blood pressure such as had occurred with the second anaesthesia. No excessive histamine release could be demonstrated in this test person following the third injection of propanidid.

However, in a patient with a markedly raised histamine level in the plasma, circulatory arrest occurred with the second and third anesthesias induced by propanidid in spite of administration of clemastine. It was only possible to achieve uncomplicated anaesthesia by additional corticosteroid pre-medication. During the course of further propanidid anaesthesias in the same patient over a period of several months, the correctness of pre-medication comprising clemastine and glucocorticoid was confirmed in spite of the rise in plasma histamine following propanidid.

Literatur

1. Lorenz, W., Doenicke, A.: Biochemie und Pharmakologie der Histaminfreisetzung durch intravenöse Narkosemittel und Muskelrelaxantien. Anaesthesie und Wiederbelebung, Bd. 74, Berlin-Heidelberg-New York: Springer 1973.

2. DOENICKE, A., SPIESS, W., SCHELLENBERGER, A.: Narkosen mit einer barbituratfreien Einleitung. Bericht über 2750 Anästhesien unter besonderer Berücksichtigung der Ambulanznarkose. Münch. med. Wschr. **108**, 2615 (1966).
3. — Methodik und Vorteile einer neuartigen Narkoseeinleitung. Therapeutische Berichte **39**, 47 (1967).
4. SPIESS, W., DOENICKE, A.: Moderne Kombinationsnarkose. Z. prakt. Anästh. **3**, 140 (1968).
5. DOENICKE, A., GÜRTNER, TH., KUGLER, J., SCHELLENBERGER, A., SPIESS, W.: Experimentelle Untersuchungen über das Ultrakurznarkoticum Propanidid mit Serumcholinesterasebestimmungen, EEG und Kreislaufanalysen. Anaesthesie und Wiederbelebung **4**, 249 (1965).
6. — KUGLER, J., SCHELLENBERGER, A., GÜRTNER, TH.: The use of electroencephalography to measure recovery time after intravenous anaesthesia. Brit. J. Anaesth. **38**, 580 (1966).
7. — KRUMEY, J., KUGLER, J., KLEMPA, J.: Experimental studies of the breakdown of Epontol. – Determination of propanidid in human serum. Brit. J. Anaesth. **40**, 415 (1968).
8. KUGLER, J., LAUB, M.: EEG-Untersuchungen während Epontol-Methyoxyflurane-Narkose. Z. prakt. Anästh. **3**, 213 (1968).
9. LORENZ, W., DOENICKE, A., HALBACH, S., KRUMEY, J., WERLE, E.: Histaminfreisetzung und Magensaftsekretion nach Propanidid. Klin. Wschr. **47**, 154 (1969).
10. DOENICKE, A., LORENZ, W.: Histaminfreisetzung und anaphylaktoide Reaktionen bei intravenösen Narkosen. Biochemische und klinische Aspekte. Anaesthesist **19**, 413 (1970).
11. LORENZ, W., DOENICKE, A., MEYER, R., REIMANN, H. J., WERLE, E.: Histamine release in man as cause of hypotensive reactions after anaesthesia with propanidid. Naunyn-Schmiedeberg's Arch. exp. Path. Pharmak. Suppl. to **270**, R 90 (1971).
12. — DOENICKE, A., BARTH, H., KUSCHE, J., MEYER, R., REIMANN, H. J., GESING, H., WEISSENBACHER, I., HUTZEL, M.: Histamine release in man by propanidid and thiopentone. Pharmacological effects and clinical consequences. Brit. J. Anaesth. **44**, 355 (1972).
13. DOENICKE, A., LORENZ, W., MEYER, R., SCHMIDINGER, ST., REIMANN, H. J., GESING, H.: Narkosezwischenfälle bei einem Fall mit erhöhten Plasmahistaminwerten. Brit. J. Anaesth. (in press) 1973.
14. FELIX, W., MATTES, P.: Zum Mechanismus der Blutdrucksenkung durch Histamine. Naunyn Schmiedeberg's Arch. exp. Path. Pharmak. **355**, 433 (1966).

Biologische Histaminbestimmungen
nach Propanididgaben

Von **B. Rasche** und **H. P. Harrfeldt**

Als Diskussionsbeitrag zur Frage der Histaminfreisetzung unter dem Einfluß des als Kurz- und Einleitungsnarkoticum eingeführten Propanidid (Epontol) haben wir den Histaminspiegel im Blut vor und nach Epontol-Injektion untersucht.

Im Gegensatz zu Mitteilungen [1, 3], in denen schwere Reaktionen nach Epontol-Anflutungen mitgeteilt wurden, die auf eine Histaminausschüttung hinwiesen und bei denen vor allem ein starker Blutdruckabfall beobachtet werden konnte, hat HARRFELDT bei über 40000 Epontol-Anwendungen in seiner Abteilung mit Ausnahme des letzten halben Jahres, worüber er selber noch berichten wird, keine derartigen Beobachtungen machen können, wobei es sich nicht um ein ausgesuchtes Patientengut gehandelt hat [6].

Dieses Ergebnis veranlaßte uns, nochmals dem von verschiedenen Autoren beschriebenen Histaminanstieg im Vollblut und Plasma nach Epontol-Injektion nachzugehen, vor allem deshalb, weil sich die Anwendung dieses Narkoticums in unserer Klinik mit einem großen täglichen Durchgang an kleineren Betriebsunfällen als besonders günstig erwiesen hat.

Unser Untersuchungsgut setzte sich teils aus organgesunden freiwilligen Personen, teils aus ambulanten Patienten mit kurzen chirurgischen Eingriffen, die in Epontol-Narkose durchgeführt wurden, zusammen. Das Alter der Probanden lag zwischen 20 und 62 Jahren.

Die Untersuchungen wurden im Plasma, in Einzelfällen auch in Blutzellen nach der Methode von CODE bzw. BARSOUM u. GADDUM [2], am Meerschweinchenileum durchgeführt. Unsere Ausgangswerte im Plasma liegen im Mittel bei 0,014 μg Histaminbase/ml Plasma (von 0,001–0,026 μg/ml) und entsprechen damit den in der Literatur von DUNER u. PERNOW [4] angegebenen Normalwerten für Plasma, die bei modifizierter Aufarbeitungsmethodik ebenfalls am Meerschweinchenileum gewonnen wurden.

Ausgehend von der Überlegung, daß Propanidid bereits gegen Ende der Injektionszeit abgebaut wird (die Halbwertzeit durch enzymatischen Abbau beträgt nach PÜTTER [11] etwa 2–3 min), haben wir folgende Untersuchungszeiten gewählt:

1. 10–180 sec nach Injektion
2.   3– 30 min nach Injektion.

Als Kontrolle haben wir je einer entsprechenden Versuchsgruppe 10 ml physiologische Kochsalzlösung injiziert. Die Epontol-Dosis betrug für alle Probanden 500 mg.

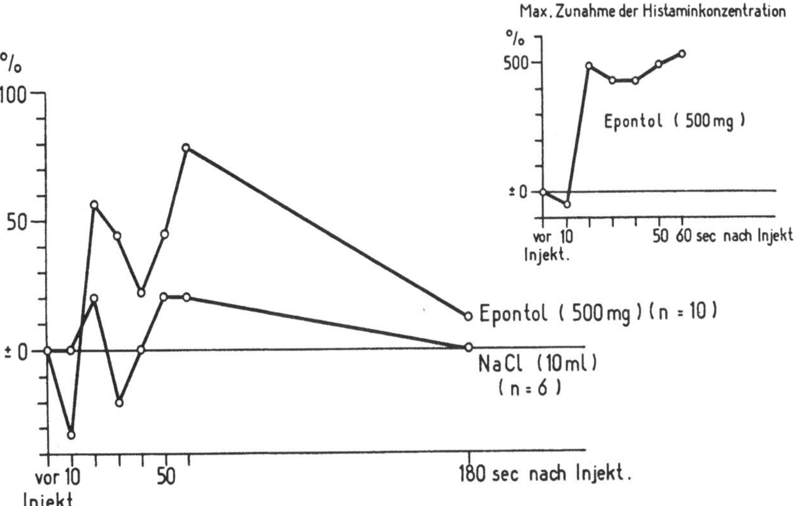

Abb. 1. Zunahme der Histaminkonzentration im Plasma in % vom Ausgangswert 10–180 sec nach Epontol-Injektion (500 mg) und Kochsalzkontrolle

Abbildung 1 zeigt die mittlere Zunahme des Histaminspiegels im Plasma nach Epontol-Injektion in % vom Ausgangswert im Vergleich mit der Kochsalzkontrolle. Der Abfall des Histaminspiegels 10 sec nach Injektion war bei allen Probanden zu beobachten. Der Kurvenverlauf zeigt 2 Maxima nach 20 und 60 sec. Die Histaminzunahme um 80% 60 sec nach Injektion möchten wir als Reaktion auf das Narkoticum werten. In diesem Zusammenhang sei darauf hingewiesen, daß Uvnäs [12] ca. 50 sec nach Gabe eines Histaminliberators an isolierten Mastzellen das Maximum der Degranulation, gemessen an der Histaminkonzentration, feststellen konnte. Der Histaminanstieg ist nicht signifikant. Die Streubreite des Mittelwertes beträgt für den maximalen Histaminanstieg ± 56%. In Abbildung 1 oben ist der maximale Anstieg des Histamins im Plasma eines Patienten dargestellt. Er beträgt während der kurzen Untersuchungszeit um 500%. Dieser 47jährige Patient, der während einer Meniscuseinschüttelung gemessen wurde, hat allerdings keine der bekannten Reaktionen auf Histamin erkennen lassen. Abbildung 2 zeigt bei einer Patientengruppe, die allerdings nur 20, 30 und 180 sec nach Epontol-Injektion gemessen wurde, den Histaminspiegel im Plasma und in den Blutzellen. Die Messung sollte zeigen, daß die Reaktion vor allem im Plasma effektiv wird, was auch von anderen Autoren [3, 10] gefunden wurde.

                    B. Rasche und H. P. Harrfeldt

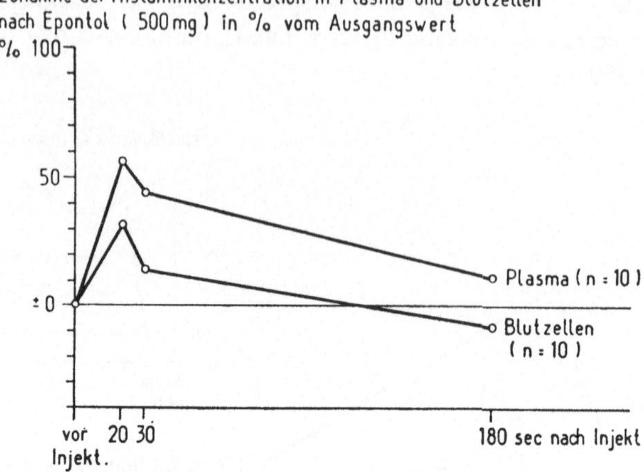

Abb. 2. Zunahme der Histaminkonzentration im Plasma und in den Blutzellen in
% vom Ausgangswert bis 180 sec nach Epontol-Injektion (500 mg)

In Abbildung 3 ist der Plasmahistaminspiegel von 15 Patienten in %
vom Ausgangswert im Vergleich mit der Kochsalzkontrolle 3–30 min
nach Injektion des Narkoticums aufgeführt. In Anlehnung an andere Autoren [8] haben wir zusätzlich die Injektionszeit variiert. Der 3-min-Wert
entsprach im Mittel dem Endwert der Gruppe I (Abb. 1). Die Kurven zeigen, daß ein erhöhter Histaminspiegel bei der kürzesten Injektionszeit von
15 sec bis zum Ende der Untersuchungszeit, bei den längeren Injektionszeiten bis etwa 20 min danach gemessen wird. Er liegt jedoch wesentlich
unter dem Maximum 60 sec nach Injektion (Abb. 1). Bei dem schnellen
Abbau des Propanidid muß diskutiert werden, ob diese Histaminspiegel
entweder durch eine sukzessive Freisetzung oder auch durch Abbauprodukte
des Präparates verursacht werden. Versuche in unserem Institut, vornehmlich an Hunden, hatten gezeigt, daß die Histaminwirkung intravenös ge-
gebener Dosen nur bis zu 2 min nach i.v. Applikationen anhält.

In der Abbildung 4 sind für jede der Gruppen Einzelfälle aufgeführt
worden, bei denen ein zweiter Histaminanstieg von maximal 100% während
der Abbauphase des Narkoticums gemessen werden konnte. Diese Messungen weisen vielleicht auf eine sekundäre Wirkung der Metaboliten des
Propanidid hin.

Islam u. Mitarb. [7] konnten im Tierversuch nachweisen, daß bei Gabe
von Histaminliberatoren der Blutdruckabfall bedeutend länger anhält als
bei Gabe von Histaminchlorid. Es muß diskutiert werden, ob durch Histaminliberatoren die Reaktion durch eine etwas verzögerte Freisetzung
länger, evtl. auch durch Mobilisierung anderer Kinine, in Gang gehalten
wird, und daß sich unsere erhöhten Werte nach Abbau des Narkoticums
auf diese Weise erklären lassen.

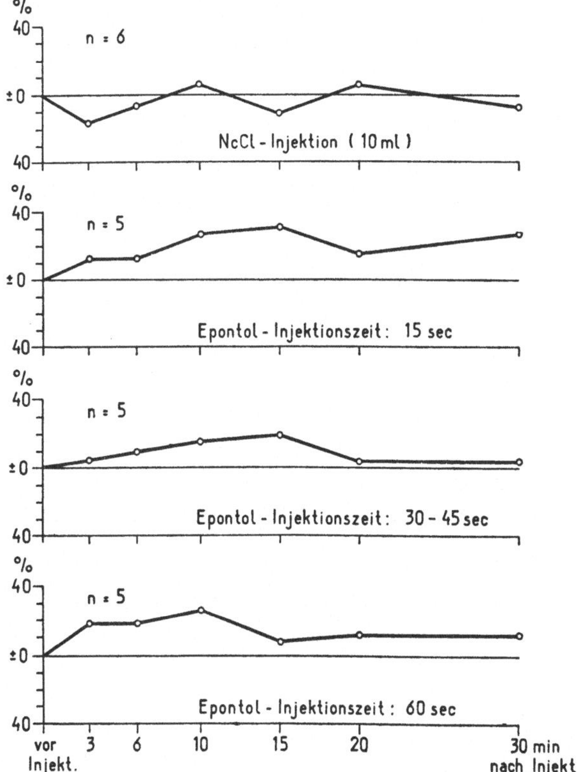

Abb. 3. Zunahme der Histaminkonzentration im Plasma in % vom Ausgangswert 3–30 min nach Epontol (500 mg) bei verschiedenen Injektionszeiten und Kochsalzkontrolle

In der Literatur wird eine Histaminapplikation von 25 μg/kg für die Auslösung der typischen Reaktionen, verbunden mit Blutdruckabfall, angegeben [7]. Eine Histaminfreisetzung, vor allem durch Mastzelldegranulation um das 20fache, führt beim Meerschweinchen zum anaphylactischen Schock [5]. Diese Werte liegen erheblich über denen, die bei unserem Untersuchungsgut gemessen wurden. Der Maximalwert des in Abbildung 1 aufgeführten Patienten lag bei 0,088 μg Histaminbase/ml Plasma, das entspricht etwa der 4fachen Menge der in der Literatur angegebenen oberen Normwerte. Alle übrigen Meßwerte liegen unter den bei typischen Reaktionen unter Beteiligung von Histamin in der Literatur angegebenen Werten [9]. Die klinische Beobachtung ergab bei diesen Probanden ebenfalls keine Veränderungen, die auf Histaminreaktionen schließen ließen. Wir können daher aus unseren Ergebnissen keine generellen Schlüsse für

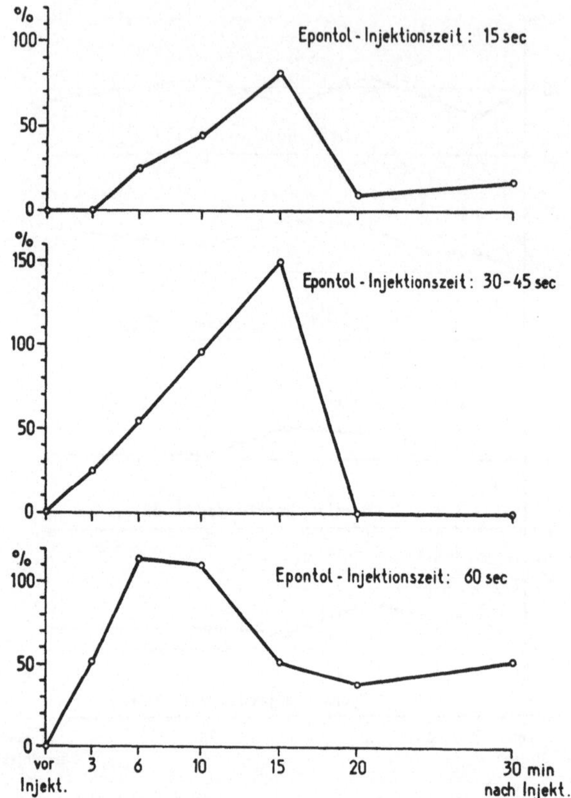

Abb. 4. Maximale Zunahme der Histaminkonzentration im Plasma in % vom
Ausgangswert bei einzelnen Probanden 3–30 min nach Epontol (500 mg) bei verschiedenen Injektionszeiten

eine bedrohliche Histaminfreisetzung durch Propanidid ziehen, zumal
ähnliche Werte auch bei Anwendung anderer Narkotica [3] gefunden
wurden. Sicherlich wird es nach dem Anstoß, der vor allem durch die Arbeiten von DOENICKE u. LORENZ [3, 10] und von ANTER u. TÜMER [1]
erfolgt ist, notwendig sein, der Histaminfreisetzung durch narkotisch wirksame Substanzen in Zukunft mehr Aufmerksamkeit zuteil werden zu lassen.

Zusammenfassung

Im Plasma, in Einzelfällen auch in den Blutzellen, wurde die Histaminkonzentration nach der Methode von CODE bzw. BARSOUM u. GADDUM am
Meerschweinchenileum ermittelt. Die Ausgangswerte im Plasma (0,014 μg

Histaminbase/ml) entsprechen den von DUNER und PERNOW angegebenen
Normalwerten. Die Untersuchungen wurden an organgesunden Freiwilligen oder ambulanten Patienten mit kurzen chirurgischen Eingriffen durchgeführt. Wegen der geringen Halbwertzeit des Epontol (2–3 min) wurden Histamin-Konzentrationen nach 10–180 sec und nach 3–30 min ermittelt. Kontrolluntersuchungen nach Injektion von 10 ml physiologischer Kochsalzlösung. Epontol-Dosis: 500 mg pro Versuchsperson.

10 sec nach der Injektion kam es bei allen 10 Versuchspersonen zu einem Abfall, nach 20 und 60 sec zu je einem Maximum. Letzteres, um 80%, wird als Reaktion auf das Narkoticum angesehen. Es ist nicht signifikant.

Bei einem anderen Probandenkollektiv wurde bei je 5 Personen in 15, in 30–45 und in 60 sec Epontol injiziert. Bei der kürzesten Injektionsgeschwindigkeit war eine erhöhte Histaminkonzentration bis zum 30-min-Wert nach der Injektion festzustellen, bei den beiden längeren Injektionszeiten bis zum 20-min-Wert. Die Werte, die nach 3–30 min ermittelt wurden, waren wesentlich niedriger als der 60-sec-Wert bei der 1. Untersuchungsgruppe.

Bei dem ersten Kollektiv wurde eine maximale Konzentration bei einem Patienten von 0,088 μg/ml Plasma gemessen. Der Patient hatte keine klinischen Hinweise für eine Histaminliberierung.

Summary

Biological histamine determinations after the administration of Epontol.

The histamine concentration in plasma, in few cases also in blood cells, was determined by the method of CODE or BARSOUM and GADDUM on guinea-pig ileum. The base-line plasma value (0,014 μg histamine base/ml) corresponded to the normal values stated by DUNER and PERNOW. Trial subjects were organically healthy volunteers or outpatients on whom minor surgical procedures were carried out. In view of the brief half life of Epontol (2–3 min), histamine concentrations were determined after 10–180 sec and after 3–30 min. Control tests were carried out after injection 10 ml normal saline. Epontol dosage: 500 mg.

At 10 sec after injection, there was a decrease of the histamine concentration in all 10 trial subjects. At 20 sec and 60 sec two maxima occurred. The 80% histamine increase at 60 sec is rated as a reaction to the anaesthetic agent. It is not significant.

In another series, Epontol was injected at different speeds (in 5 cases each, within 15, 30–45 and 60 sec). After the shortest injection period, the histamine concentration was raised until 30 min post injection, after the two longer injection periods until 20 min. The values after 3–30 min were essentially lower than the 60 sec value in the first group.

In the first group, the maximum value for a patient was 0,088 μg/ml plasma. This patient showed no clinical signs of histamine liberation.

Literatur

1. Anter, I., Tümer, O.: Todesfälle und Komplikationen in Zusammenhang mit Propanidid. Z. prakt. Anästh. Wiederbeleb. **4**, 281 (1969).
2. Barsoum, G. S., Gaddum, G. H., Code, C. F.: Zit. bei: Vugman, I., Rocha e Silva, M. In: Handb. d. exp. Pharmakol. Erg. W. Bd. XVIII/1, S. 81. Berlin-Heidelberg-New York: Springer 1966.
3. Doenicke, A., Lorenz, W.: Histaminfreisetzung und anaphylaktoide Reaktionen bei i.v. Narkosen. Der Anaesthesist **19**, 413 (1970).
4. Duner, H., Pernow, B.: Determination of Histamine in Blood and Urine by Absorption on Amberlite IRC-50. Scand. J. clin. Lab. Invest. **10**, 233 (1958).
5. Giertz, H., Hahn, F., Bernauer, W.: Wirkung von Histamin und Serotonin und Mastzellfunktion in der Lunge. Beitr. Klin. Tuberk. **138**, 297 (1968).
6. Harrfeldt, H. P.: Zum Zusammenhang von Todesfällen und Komplikationen mit Propanidid. Z. prakt. Anästh. Wiederbeleb. **5**, 55 (1970).
7. Islam, M. S., Kammler, E., Kilian, J., Walter, F., Weller, W., Ulmer, W. T.: Der Einfluß biogener Amine auf die Atmung und den kleinen Kreislauf. II. Mitteilung: Verhalten von Atmung und Kreislauf bei Histamininhalation und nachfolgender Antihistamingabe. Pneumonologie **143**, 348 (1970).
8. Langrehr, D.: Pharmakologie und klinische Anwendung des Ultrakurznarkotikums Epontol. Colloquium über „Probleme der Anaesthesiologie". Gut Moorbeck 4. 12. 1968.
9. Lindell, S. E., Westling, H.: Histamine Metabolism in Man. Handb. d. exp. Pharmakol. Erg. W. Bd. VXIII/1, S. 734. Berlin-Heidelberg-New York: Springer 1966.
10. Lorenz, W., Doenicke, A., Halbach, S., Krumey, I., Werle, E.: Histaminfreisetzung und Magensaftsekretion bei Narkosen mit Propanidid (Epontol). Klin. Wschr. **47**, 154 (1969).
11. Pütter, J.: Über den fermentativen Abbau des Propanidid. Bericht über die Arbeitstagung der Deutschen Gesellschaft für Anaesthesie und des Berufsverbandes Deutscher Anaesthesisten, 25.–26. 1. 1964 in Frankfurt/Main.
12. Uvnäs, B.: Mechanism of Histamine Release in Mast Cells. Ann. N.Y. Acad. Sci. **103**, 278 (1963).

Wirkung von Histamin auf die Atmung
und den kleinen Kreislauf

Von E. Kammler

DE KOCK u. Mitarb. [4] konnten bei Injektion von 0,2–0,4 μg/kg Histamin in die Bronchialarterien beim Hund eine Erhöhung des Strömungswiderstandes in den Atemwegen und eine Verminderung der Lungendehnbarkeit (Compliance) bei unbeeinflußtem Blutdruck im großen Kreislauf feststellen.

Aus diesen Beobachtungen heraus versuchten wir bei 12 Hunden durch Kurz- und Langzeitinhalation (als Modell der örtlichen Histaminfreisetzung) sowie durch Injektion von Histamin und 48/80 (als Modell der allgemeinen Histaminfreisetzung) folgende Fragen zu klären:

1. Kann eine Langzeitinhalation von Histamin bei weitgehend unbeeinflußtem Kreislauf eine Ventilationsstörung größeren Ausmaßes hervorrufen?

2. Gibt es bei Histamin-Inhalation eine Tachyphylaxie?

3. Wirken Antihistaminica auch gegen per inhalationem eingebrachtes Histamin?

4. Wie wirkt Histamin auf den kleinen Kreislauf?

5. Sind die pathologischen Veränderungen bei Histamin-Inhalation mit denen bei örtlicher Histamininjektion vergleichbar?

6. Welche Auswirkungen hat eine allgemeine Histaminfreisetzung auf die Atmung, den großen und den kleinen Kreislauf?

1. Methodik

Unsere Versuchstiere waren Boxer (Gewicht 18–33 kg) und wurden mit Pentothal narkotisiert. Es wurden Femoralisdruck, Pulmonalisdruck, Atemfrequenz und Atemtiefe, Ösophagusdruck, arterielle und venöse Blutgase gemessen. Zur Inhalation verwendeten wir Histamin-Dichlorid in 1%iger Lösung. Die inhalierte Histamindosis wurde individuell so gewählt, daß Kreislaufreaktionen gerade erkennbar wurden. Im Mittel betrug die Histamindosis 0,025 mg/kg/min. 48/80 wurden als einmalige Injektion von 125 μg/kg und Histamin in einer Dosis von 25 μg/kg/min intravenös gegeben. Als Antihistaminicum verwendeten wir Pyribenzamin in Reinsubstanz in einer Dosis von 1 mg/kg KG.

2. Ergebnisse

Bei einer relativ kreislaufunwirksamen Dosis kam es zu einer Vergrößerung der endin-/endexspiratorischen ösophagealen Druckschwankungen als Ausdruck der sich entwickelnden Obstruktion, einer Steigerung der Atemfrequenz und einer Abnahme der Atemtiefe. Bei den Blutgasen fiel der Sauerstoffdruck etwas ab, der Kohlensäuredruck stieg nicht an. Einen kontinuierlichen Anstieg wies dagegen der Druck in der Art. pulmonalis auf. Das Ausmaß der Reaktionen des Kreislaufes und der Atmung auf erhöhtes Histaminangebot nahm mit der Dauer der Inhalation immer mehr ab.

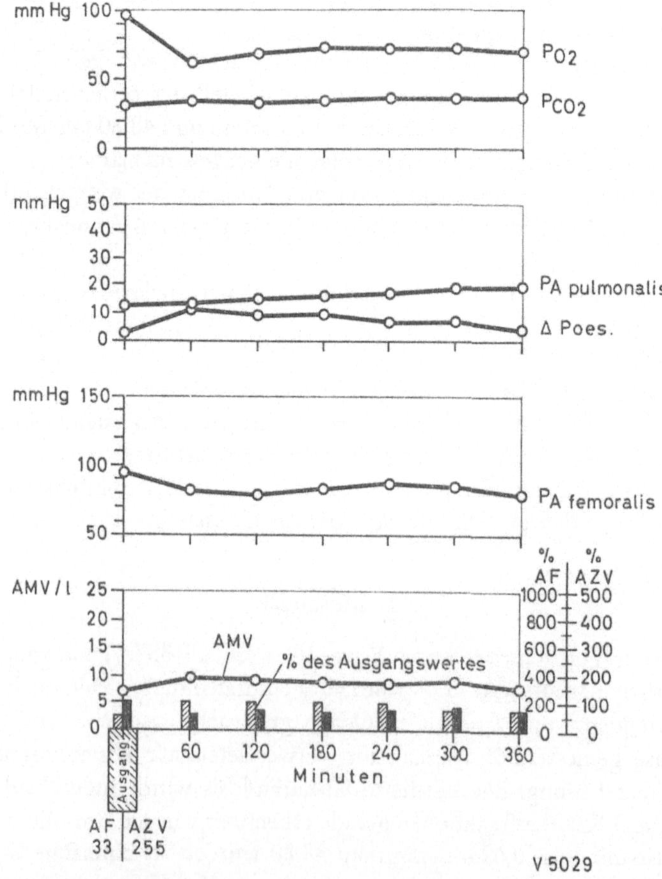

Abb. 1. Verhalten der Atemfrequenz, des Atemzugvolumens, des Atemminutenvolumens, des Femoralisdruckes, des Ösophagusdruckes, des Pulmonalisdruckes und der Blutgase während Histamin-Inhalation über 6 Std

Während nach einer 3minutigen Histamingabe von 0,5% und anschließender kurzzeitiger Gabe von 10%igem Histamin unter starkem Absinken des Blutdruckes die atemsynchrone ösophageale Druckdifferenz deutlich anstieg, erfolgte nach 1 Std auf die gleiche Dosissteigerung hin keine

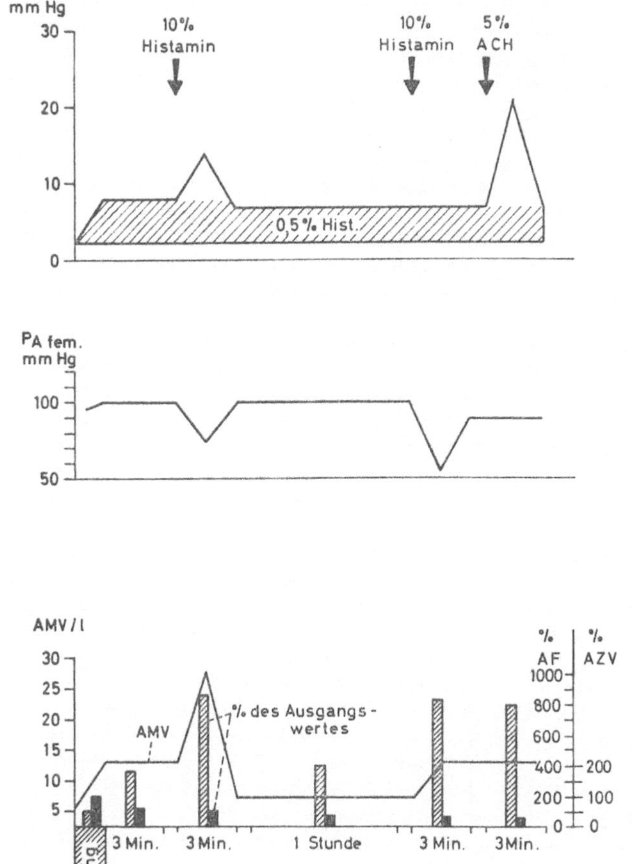

Abb. 2. Verhalten des Ösophagusdruckes, des Femoralisdruckes, der Atemfrequenz, des Atemzugvolumens und des Atemminutenvolumens während einer Histamin-Langzeitinhalation. Nach 3 min und nach 1 Std wurde jeweils für die Zeit von 3 min die Histaminkonzentration erhöht. Im Anschluß an die 2. Histamingabe wurde Acetylcholin inhaliert

Änderung der Strömungswiderstände in den Atemwegen. Als Beweis der
noch vorhandenen Reaktivität des Bronchialsystems darf das Ansprechen
der Bronchialmuskulatur auf Acetylcholin gelten. Bei zu großen Anfangskonzentrationen kann man eine so schwere alveoläre Hypoventilation hervorrufen, daß es durch die zustande kommende Hypoxie zu einem Kreislaufversagen kommt.

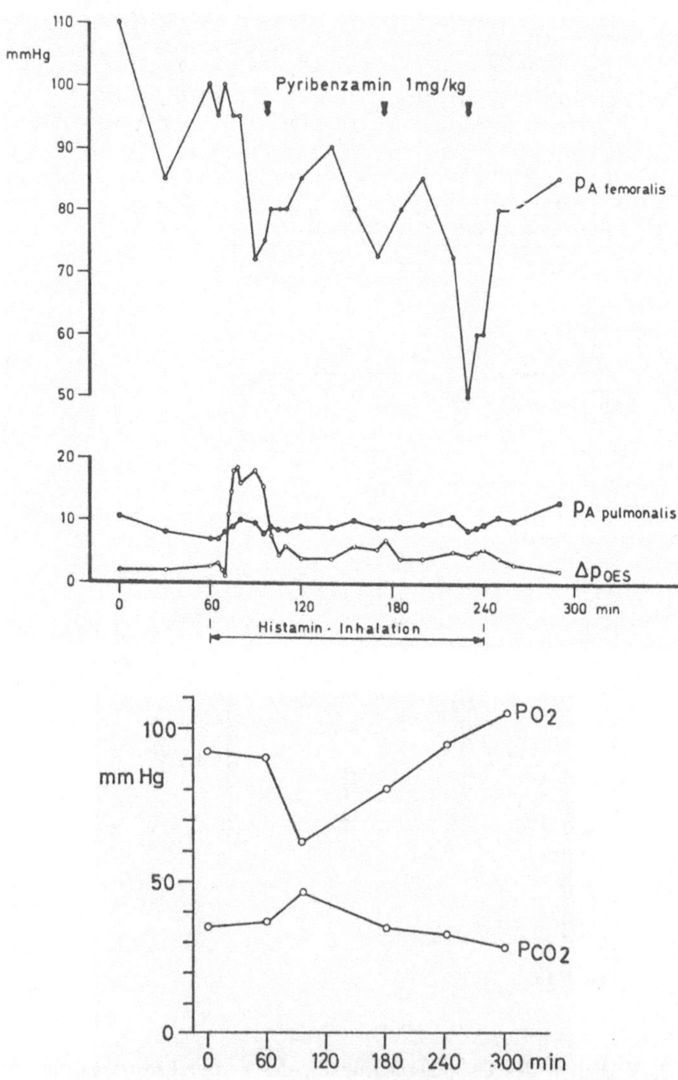

Abb. 3. Antihistaminicumwirkung auf die Größe der intrapleuralen Druckschwankungen (ΔP ösoph.), den Pulmonalisdruck, den Femoralisdruck und die
Blutgase unter Histamin-Inhalation

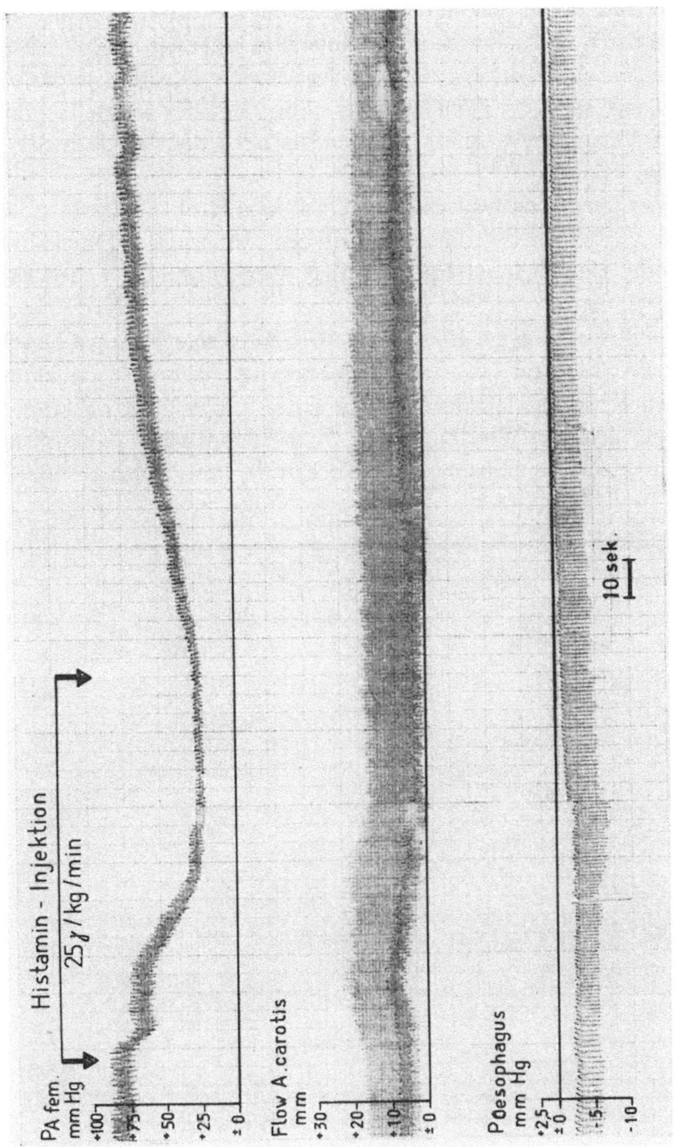

Abb. 4. Wirkung einer Histamininjektion auf den Femoralisdruck, den Flow in der Art. carotis und den Ösophagusdruck

Wurde nach 40, 100 und 170 min Histamininhalation Pyribenzamin intravenös injiziert, trat sofort ein Abfall der intrapleuralen Druckschwankungen ein. Im Anschluß an die Pyribenzamin-Gaben erreichten die Ösophagusdrucke trotz steigender Histamindosen nicht mehr die anfangs gemessenen Werte. Eine vollständige Normalisierung des ΔP-Ösophagus wurde auch nach der 2. und 3. Pyribenzamin-Injektion nicht erreicht. Die verbesserte alveoläre Ventilation zeigte sich nach den Injektionen des Antihistaminicums an den erhöhten Sauerstoffdrucken des arteriellen Blutes. Die ganze Versuchszeit nahezu unverändert blieb der Druck in der Art. pulmonalis.

Bei einer stark kreislaufwirksamen Dosis kam es zu keiner wesentlichen Vergrößerung der endin-/endexspiratorischen ösophagealen Druckschwankungen oder einem Atemfrequenzanstieg. Der Flow in der Art. carotis blieb unverändert.

Während es nach der 1. Injektion von 48/80 zu einem starken Druckabfall im großen Kreislauf kam, ließen sich keine signifikanten Veränderungen am kleinen Kreislauf und der Atmung feststellen. Eine 2. Injektion von 48/80 zeigte keinerlei Wirkung mehr. Auch 15 min nach 48/80-Injektion kam es zu keinem signifikanten Blutdruckanstieg im großen Kreislauf.

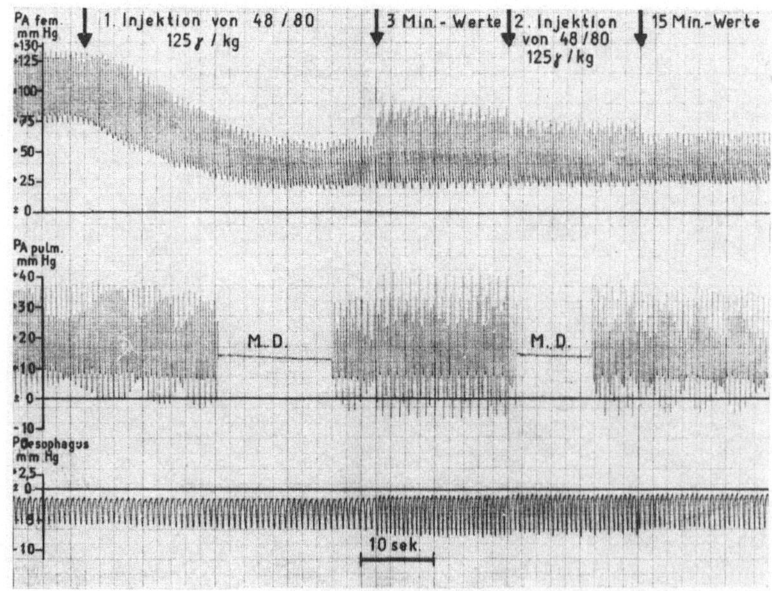

Abb. 5. Verhalten des Femoralisdruckes, des Pulmonalisdruckes und des Ösophagusdruckes nach Gabe von 48/80

3. Diskussion

Unsere Versuche haben in Übereinstimmung mit anderen Untersuchungen [1, 9, 13] gezeigt, daß es bereits bei Inhalation relativ kreislaufinaktiver Histamindosen zu einem Anstieg der Resistance und einer Abnahme der Compliance [8] kommen kann. Die arterielle Hypoxie war im Mittel mäßig ausgeprägt, der Alveolarraum blieb insgesamt ausreichend ventiliert.

Obwohl die Obstruktion der Atemwege mit Verteilungsstörungen bei den meisten Tieren nur gering war, kann es bei besonders empfindlichen Tieren zu einem starken Spasmus im Bereich der Bronchiolen kommen, in dessen Gefolge sich eine schwere alveoläre Hypoventilation [1–4] entwickeln und das Versuchstier an der hierdurch verursachten Schädigung des Atemzentrums [18] zugrunde gehen kann.

In den Langzeitversuchen ließ die bronchospastische Wirkung des inhalierten Histamins immer mehr nach, weitere Dosissteigerungen blieben sogar wirkungslos (Tachyphylaxieeffekt).

Das Antihistaminicum Pyribenzamin hatte eine eindeutig schützende Wirkung gegen das in den Bronchialbaum durch Inhalation eingebrachte Histamin. Schild u. Mitarb. [14] konnten auch durch Histamin provozierte Contractionen der Bronchialmuskulatur an isolierten Asthmatikerlungen durch ein Antihistaminicum gut verhindern.

Eine direkte Beeinflussung der Herztätigkeit ließ sich durch Histamin nicht nachweisen. Der nur mäßige Anstieg des Druckes in der Art. pulmonalis bei Histamingabe läßt sich durch die gleichzeitige Dilatation der capacitiven Venen bei peripher constrictorischer Wirkung an den Gefäßen des kleinen Kreislaufes erklären [6]. Für den großen Kreislauf wird eine peripher dilatierende Wirkung auf die Gefäße angenommen. Es spricht vieles dafür, daß beide Histaminwirkungen auf nervalem Wege gesteuert werden [5, 6, 11].

Die von verschiedenen Autoren [3, 4, 6, 12] durchgeführten örtlichen Histamininjektionen in den kleinen Kreislauf via rechter Vorhof, Art. pulmonalis und Bronchialarterien zeigen keine von unseren Beobachtungen abweichenden Ergebnisse. Ein wesentlicher Unterschied scheint jedoch bei örtlich injiziertem und inhaliertem Histamin zu liegen, was sich aus dem relativ größeren Resistance-Anstieg bei injiziertem Histamin und relativ größerer Abnahme der Lungendehnbarkeit (Compliance) bei inhaliertem Histamin andeutet [13]. Es wird von Nadel [12, 13] und de Kock [4] angenommen, daß endogen freigesetztes bzw. injiziertes Histamin reflektorisch über den N. vagus, inhaliertes Histamin aber direkt auf die Bronchialmuskulatur wirken.

Erfolgt die Histamin-Applikation allgemein intravenös, so steht die Vasodilatation mit Schädigung der Capillarpermeabilität im Vordergrund [7]. Die Auswirkung auf das Bronchialsystem ist hierbei sehr gering. Auch durch den Histaminliberator 48/80 freigesetztes Histamin vermag keine wesentlichen Veränderungen an Atmung und kleinem Kreislauf hervorzurufen. Hier ist lediglich, im Gegensatz zur intravenösen Histamin-Applikation, ein längerer konstanter Blutdruckabfall festzustellen, der sich möglicherweise durch die Freisetzung anderer Kinine bei Irritation der Mastzellen (Kettenreaktion) erklären läßt. Daraus ergibt sich, daß wahrscheinlich nur die starke örtliche Histaminfreisetzung für schwerwiegende pathologische Veränderungen am Bronchialbaum entscheidend ist.

Überträgt man nun dieses tierexperimentell erhaltene Bild auf den Menschen, wo es durch die verschiedenen Ursachen [15, 17] zur örtlichen und allgemeinen, verschieden starken Histaminfreisetzung aus den Mastzellen der Gewebe und des Blutes (basophile Granulozyten) kommen kann, so muß man sagen, daß es bei örtlicher starker Histaminausschüttung in der Lunge zu erheblichen Veränderungen an der Atmung im Sinne einer schweren alveolären Hypoventilation mit tödlichem Ausgang kommen kann. Allgemein im Kreislauf freigesetztes Histamin wird nur geringe Veränderungen an der Atmung hervorrufen, jedoch über einen mehr oder weniger starken Blutdruckabfall im großen Kreislauf gefährlich werden. Entscheidend jedoch dürfte die individuell freigesetzte Histaminmenge sein, die eine Funktion der Anzahl der vorhandenen Mastzellen und deren Histamingehalt [10] ist. Es konnte ebenfalls nachgewiesen werden, daß die Anzahl der Mastzellen mit dem Geschlecht und dem Alter stark variiert [16], so daß schon deshalb mit einer sehr unterschiedlichen Empfindlichkeit gerechnet werden muß.

Zusammenfassung

Unsere an 12 Hunden durchgeführten Versuche zeigen, daß die durch örtliche Histamininjektionen bekannten Veränderungen an der Atmung und am Kreislauf auch durch Histamininhalationen hervorgerufen werden können, während allgemein freigesetztes Histamin nur geringe Veränderungen am Bronchialsystem hervorruft, jedoch über einen starken Blutdruckabfall im großen Kreislauf gefährlich werden kann.

Örtliche Histaminkonzentrationen, welche noch kreislaufinaktiv bleiben, können bereits zu einem Pulmonalisdruckanstieg, mäßiger Obstruktion der Atemwege mit Verteilungsstörungen und verminderter Compliance führen. Bei sehr empfindlichen Tieren kann sich ein so starker Bronchospasmus ohne sichere Reaktion auf den Kreislauf entwickeln, daß die Tiere an der alveolären Hypoventilation zugrunde gehen.

Bei Langzeitinhalationen läßt die bronchospastische Wirkung des Histamins immer mehr nach. Konzentrationssteigerungen bleiben sogar wirkungslos (Tachyphylaxieeffekt).

Antihistaminica heben den Effekt des inhalierten Histamins an den Bronchien und am Kreislauf weitgehend auf.

Histamin wirkt entweder direkt oder reflektorisch über den N. vagus auf die glatte Muskulatur des Bronchialbaumes.

Bei starker örtlicher Histaminausschüttung in der Lunge kann es ebenfalls beim Menschen zu einer erheblichen Funktionseinschränkung kommen, während allgemein im Kreislauf freigesetztes Histamin auch hier nur geringe Veränderungen am Bronchialsystem hervorrufen wird.

Summary

Effect of histamine on the respiration and pulmonary circulation.

The studies, which were conducted on 12 dogs, showed that the well-known changes in the respiration and circulation which can be produced by the local injection of histamine can also be caused by inhalations of histamine. Systemic liberation of histamine induces only minor alterations in the bronchial system while it can be dangerous due to severe depression of the blood pressure in the general circulation.

Local concentrations of histamine which are still inactive on the circulation can cause a rise in pulmonary pressure, moderate obstruction of the respiratory passages with disturbances of distribution and reduced compliance. In very sensitive animals such a severe state of bronchospasm may develop without definite reaction of the circulation that the animals may succumb from alveolar hypoventilation.

Where inhalation is prolonged the effect of histamine in causing bronchospasm is progressively reduced. Increasing the concentration is even ineffective (tachyphylactic effect).

Antihistamines largely cancel out the effect of the inhaled histamine on the bronchi and the circulation.

Histamine acts either directly, or by a reflex mechanism via the vagus nerve, on the smooth musculature of the bronchial tree.

Literatur

1. Bouhuys, A., Georg, J., Jönsson, R., Lundin, G., Lindell, S.-E.: The influence of histamine inhalation on the pulmonary diffusing capacity in man. J. Physiol. **152**, 176 (1960).
2. — Jönsson, R., Lichtneckert, S., Lindell, S.-E., Lundgren, C., Lundin, G., Ringquist, T. R.: Effects of histamine on pulmonary ventilation in man. Clin. Sci. **19**, 79 (1960).
3. Colebatch, H. J. H., Olsen, C. R., Nadel, J. A.: Effect of histamine, serotonin and acetylcholine on the peripheral airways. J. appl. Physiol. **21**, 217 (1966).
4. de Kock, M. A., Nadel, J. A., Zwi, S., Colebatch, H. J. H., Olsen, C. R.: A new method for perfusing bronchial arteries: histamine bronchoconstriction and apnea. J. appl. Physiol. **21**, 185 (1966).

5. Felix, W., Mattes, P.: Zum Mechanismus der Blutdrucksenkung durch Histamin. Naunyn-Schmiedeberg's Arch. exp. Path. Pharmak. **251**, 179 (1965).
6. — — Zum Mechanismus der Blutdrucksenkung durch Histamin. Naunyn-Schmiedeberg's Arch. exp. Path. Pharmak. **255**, 453 (1966).
7. Giertz, H.: Bildung und Freisetzung biologisch aktiver Substanzen unter besonderer Berücksichtigung des Histamins. In: Filipp, G. (Hrsg.): Pathogenese und Therapie allergischer Reaktionen. Stuttgart: Enke 1966.
8. Gude, A.-W., Kammler, E., Engineer, S., Islam, M. S.: Pharmakologische Beeinflußbarkeit der Lungendehnbarkeit. Pneumonologie **144**, 220 (1971).
9. Islam, M. S., Kammler, E., Kilian, J., Walter, F., Weller, W., Ulmer, W. T.: Der Einfluß biogener Amine auf die Atmung und den kleinen Kreislauf. II. Mitteilung: Verhalten von Atmung und Kreislauf bei Histamininhalation und nachfolgender Antihistamingabe. Pneumonologie **143**, 336 (1970).
10. Jaques, R., Rüegg, M.: Age and sex differences in mast cell count and histamine content. Agents and Actions **1**, 144 (1970).
11. Mattes, P., Felix, W.: Die Bedeutung der thorakalen Gefäße für die Blutdrucksenkung durch Histamin. Naunyn-Schmiedeberg's Arch. exp. Path. Pharmak. **253**, 73 (1966).
12. Nadel, J. A.: Structure-function relationships in the airways: Bronchoconstriction mediated via Vagus nerves or bronchial arteries: peripheral lung constriction mediated via pulmonary arteries. Med. Thorax **22**, 231 (1965).
13. — Mechanism of airway response to inhaled substances. Arch. environm. Hlth. **16**, 171 (1968).
14. Schild, H. O., Hawkins, D. F., Mongar, J. L., Herxheimer, H.: Reaction of isolated human asthmatic lung and bronchial tissue to a specific antigen. Lancet **261**, 375 (1951).
15. Smith, D. E.: Dynamics of release of histamine from tissue mast cells. Science **128**, 207 (1958).
16. Sundberg, M.: On the mast cells in the human vascular wall. A quantitative study on changes at different ages. Acta path. microbiol. scand. Suppl. **107**, 1–82 (1955).
17. Tidball, M. E., Grim, J. F.: Effect of pH, bicarbonate and acetazolamide on active release of cellular histamine. Amer. J. Physiol. **218**, 923 (1970).
18. Ulmer, W. T., Reif, E., Weller, W.: Die obstructiven Atemwegserkrankungen. Stuttgart: Georg Thieme 1966.

Klinisch-experimentelle Untersuchungen
zur Frage der Propanidid-Allergie

Von **M. Werner** und **E. Wolff**

Bis Ende 1970 sind im Zusammenhang mit Propanidid-Narkosen neben anderen auch 92 Zwischenfälle gemeldet worden, die als „Überempfindlichkeitsreaktionen" deklariert werden. Ihre Manifestationen, überwiegend vasculär-hämatogen determiniert als flüchtige Hautrötungen, Exantheme, Urticaria, Quincke-Ödeme, bronchospastische Dyspnoe, krisenhafter Blutdruckabfall, Herz- und Kreislaufstillstand, dürften von unterschiedlicher Pathogenese sein, da sie in etwa 40% der Fälle nach der Erstinjektion und in annähernd 60% der Fälle nach einer Mehrfachinjektion von Epontol auftraten. Weitere Anwendung des Narkosemittels macht aber die Kenntnis der Pathogenese auch der Nebenwirkungen unabdingbar; zwei Pathogeneseformen stehen zur Diskussion, und zwar einmal die allergische oder anaphylaktische und zweitens die anaphylaktoide, durch Histamin oder andere Mediatoren effektive. Der Pathomechanismus der beiden Formen unterscheidet sich darin, daß bei der allergischen Pathogenese eine spezifische, serologisch fundierte Antigen-Antikörper-Verbindung und bei der anaphylaktoiden ein unspezifischer, meist chemischer Vorgang die Liberierung von Histamin und analogen biogenen Aminen veranlaßt, die dann als Mediatoren wirksam sind. Die Reaktionsphase dieser Mediatoren ist gleichsam als beiden Pathogeneseformen „gemeinsame Endstrecke" anzunehmen.

1. Eigene Untersuchungen

In klinisch-experimentellen Untersuchungen haben wir am Modell der Intracutanreaktionen die Pathomechanismen von Nebenwirkungen zu klären versucht, die durch Epontol und seine Bestandteile ausgelöst werden. Dazu injizierten wir entsprechenden Probanden intracutan 0,05–0,07 ml der Prüfsubstanzen und zum Vergleich die gleiche Menge physiologischer Kochsalzlösung und einer 1:10000 Histaminlösung. Nach 20–30 min werden die entsprechenden Lokalreaktionen abgelesen und vergleichend bewertet; der Reaktionsausfall gilt als einfach positiv, wenn sich eine 1,0 bis 1,2 cm im Durchmesser große blaßrosa Quaddel, umgeben von einem 1,5 bis 2,0 cm breiten roten Hof, nach Art der Lewisschen Trias darstellt (Abb. 1). Die Histaminreaktion ist als Maximalreaktion meist mit zweifach (++) oder dreifach positiv (+++) und die Kochsalzreaktion als Null-Reaktion mit Ø zu bewerten. In Vorversuchen an jeweils 20 Allergikern bestimmten wir sowohl von Epontol als auch vom Lösungsvermittler Cremophor EL die Grenzkonzentrationen, die nach intracutaner Injektion keine Lokalreaktionen zeigen; die Verdünnungen 1:10 der 5%igen Epontol- und der Cremophor-Lösung sind als solche Grenzkonzentrationen anzunehmen.

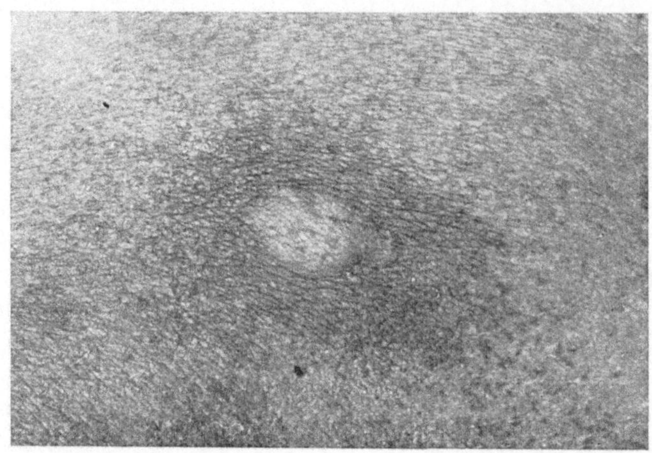

Abb. 1. Histamin – Hautreaktion – Bewertung: ++ (Originalgröße)

1. Versuchsreihe. In dieser Versuchsreihe wird der histaminliberierende Mechanismus von Epontol bei nichtallergischen und allergischen Probanden geprüft, die weder gegen Propanidid noch Cremophor EL (z. B. durch Konakion) spezifisch sensibilisiert sind. 60 Nichtallergikern und 78 Allergiekranken (mit Asthma bronchiale, Pollinosis oder Urticaria, aber auch Nahrungsmittelallergikern) werden die 3 Vergleichsinjektionen von Epontol-Lösung (1:10), Histamin-Lösung (1:10000) und von physiologischer Kochsalzlösung intracutan injiziert. 5 der 60 nichtallergischen und 5 der 78 allergischen Probanden zeigen eine positive intracutane Epontol-Reaktion, die mit den Vergleichsreaktionen in Tabelle 1a und 1b zusammengestellt sind.

Tabelle 1a. 5 positive Epontol-Reaktionen bei 60 Nichtallergikern

Prob.	Epontol	Histamin	Kochsalz
5	+	++	
34	+	++	Ø
35	+	++	Ø
27	+	++	Ø
53	+	++	Ø
Sa.	5	10	

Tabelle 1b. 5 positive Epontol-Reaktionen bei 78 Allergikern

Prob.	Epontol	Histamin	Kochsalz
7	++	+++	∅
10	++	+	∅
24	+++	+++	∅
67	+	+++	∅
76	++	+++	∅
Sa.	10	13	

Aus diesen Tabellen ergibt sich:

1. daß Epontol sowohl bei Nichtallergikern als auch bei Allergikern in etwa gleichem Ausmaß (weniger als 10% der Fälle) histaminanaloge Intracutanreaktionen zu provozieren vermag;

2. daß bei den jeweils 5 Probanden die Summe der Ausbildungsstärke der Epontol-Reaktionen im Vergleich zu den Histaminreaktionen schwächer ist, nämlich bei den Nichtallergikern wie 5:10 und bei den Allergikern wie 10:13;

3. daß anscheinend nicht die Frequenz der Epontol-Reaktionen, wohl aber ihre Ausbildung bei Allergikern stärker ist als bei Nichtallergikern.

2. Versuchsreihe. Da die histaminanaloge Epontol-Reaktion bei Allergikern besonders evident zur Ausbildung kommt, wurde an 80 Allergiekranken unserer Klinik zusätzlich die Frage geklärt, ob sich nach einer 12-stündigen Lagerung von Epontol- und Cremophor-EL-Lösung in Polypropylen-Einmalspritzen Frequenz und Stärke der Intracutanreaktionen ändern.

Tabelle 2. 10 positive Epontol- und Cremophor-EL-Reaktionen bei 80 Allergikern (nach 12 stündiger Lagerung der Prüfsubstanz in Polypropylen-Einmalspritzen)

Prob.	Epontol	Cremophor EL	Histamin	Kochsalz
79	+	++	+++	∅
80	+	+	++	∅
88	+	+	++	∅
92	+	+	+++	∅
94	+	++	+++	∅
95	+	+	++	∅
103	+	+	++	∅
105	+	++	+++	∅
106	++	++	+++	∅
123	+	+	++	∅
Sa.	11	14	25	

10 der 80 Allergiker zeigen positive Reaktionen sowohl gegen Epontol als auch gegen Cremophor EL; dabei ergeben sich keine isolierten Reaktionen nur gegen eine dieser beiden Prüfsubstanzen. Tabelle 2 gibt die Zusammenstellung der 10 Fälle mit den positiven Reaktionsausfällen wieder.

Diese Untersuchungsergebnisse lassen die folgenden Aussagen zu:

1. Histaminanaloge intracutane Reaktionen sind bei Allergikern durch Cremophor EL gleich häufig, aber stärker ausgebildet als durch Epontol.

2. Nach 12stündiger Lagerung in Polypropylen-Einmalspritzen ist die Frequenz der histaminanalogen Epontol-Reaktionen mit 12–13% anzugeben. Bei Berücksichtigung der kleinen Fallzahlen ist diese Frequenz zu der der histaminanalogen Epontol-Reaktionen bei Verwendung von Glasspritzen (Tab. 1a und 1b) nicht signifikant unterschiedlich.

3. Versuchsreihe. Die Frage der spezifischen Sensibilisierung durch Epontol oder Cremophor EL wurde an 48 Nichtallergikern, die sich in den operativen Abteilungen unseres Krankenhauses einer Epontol-Kurznarkose unterziehen mußten, geprüft. Bei Verwendung von Glasspritzen wurden die Intracutanproben mit Epontol, Cremophor EL, Histamin und physiologischer Kochsalzlösung unmittelbar vor und 14 bis 21 Tage nach dieser Narkose angestellt. Mit Ausnahme der beiden Fälle 34 und 39 von 6 der 48 Probanden zeigten die übrigen vor und nach der Narkose gleichsinnig positive Reaktionen auf Epontol und Cremophor (Tab. 3a). Bei vergleichender Auswertung ändern sich nach der Narkose die Ausbildungsstärken der histaminanalogen Intracutanreaktionen von Epontol und Cremophor EL summarisch nicht. Ein Proband der übrigen 42 mit initial negativen Hautproben wies 14 Tage nach der Narkose positive Reaktionen gegen Epontol und Cremophor EL auf (Tab. 3b). In allen 7 Fällen verlief die Narkose ohne Nebenerscheinungen und ohne Zwischenfälle.

Tabelle 3a. 6 positive Epontol- und Cremophor Reaktionen bei 48 Nichtallergikern unmittelbar vor und 14–21 Tagen nach Narkose

	Vor Epontol-Narkose				14–21 Tage nach Epontol-Narkose			
Prob.	Epontol	Cremo- phor	Histamin	NaCl	Epontol	Cremo- phor	Histamin	NaCl
4	+	(+)	++	∅	+	(+)	++	∅
5	+	(+)	++	∅	+	(+)	++	∅
34	+	∅	++	∅	(+)	∅	++	∅
35	+	+	++	∅	(+)	+	++	∅
39	+	(+)	++	∅	+	∅	++	∅
53	+	+	++	∅	+	+	++	∅
Sa.	6	5	12		6	4	12	

Tabelle 3b. Ein Proband mit positiven Intracutanreaktionen nach Epontol-Narkose von 48 Nichtallergikern

| | Vor Epontol-Narkose | | | | 14–21 Tage nach Epontol-Narkose | | | |
Prob.	Epontol	Cremo-phor	Histamin	NaCl	Epontol	Cremo-phor	Histamin	NaCl
37	∅	∅	++	∅	+	+	++	∅

2. Zusammenfassung und kurze Besprechung der Ergebnisse

1. Am Modell der Intracutanreaktion läßt sich klinisch-experimentell die Annahme bestätigen, daß durch Epontol und durch Cremophor EL sowohl ein histaminanaloger, d. h. mediatorliberierender, als auch allergischer Reaktionsmechanismus auszulösen ist. Beide Mechanismen manifestieren sich selten; diese Tatsachen stehen in Übereinstimmung mit den klinischen Beobachtungen, nach denen sogenannte „Überempfindlichkeitsreaktionen" bei Epontol-Narkosen im Verhältnis 1:50 000 Narkosen auftreten (DUDZIAK).

2. Die Frequenz histaminanaloger Intracutanreaktionen liegt bei Epontol und Cremophor EL mit etwa 10% der Fälle gleich hoch; die Ausbildungsstärke der Reaktionen ist aber bei Allergikern höher als bei Nichtallergikern. Beim Menschen ist eine experimentelle Histaminliberierung durch Propanidid biochemisch nachweisbar, nicht aber durch den Lösungsvermittler Cremophor EL (LORENZ, DOENICKE u. a.); dieser Unterschied zwischen den beiden Substanzen läßt sich mit Hilfe der histaminanalogen Intracutanreaktionen nicht bestätigen.

3. Durch die Epontol-Narkose werden Frequenz und Stärke histaminanaloger Intracutanreaktionen bei Nichtallergikern nicht verändert, wohl wird aber durch sie in sehr seltenen Fällen eine Sensibilisierung gegen Propanidid oder gegen Cremophor EL provoziert; ein Fall unserer Beobachtung berechtigt schon zu dieser Aussage. In der vorliegenden Literatur ist der einwandfreie Nachweis allergischer Reaktionen durch Epontol oder Cremophor EL äußerst selten geführt; von 4 allergisch verdächtigen Fällen ließ sich nur einer durch Hautproben objektivieren (MANZ u. FRANK).

4. Unsere Ergebnisse am Modell der Intracutanreaktion lassen keine verbindlichen Schlüsse über die Häufigkeit manifester klinischer Zwischenfälle zu.

5. Aus praktischen Gründen halten wir es für geboten, die Pathogenese der Zwischenfälle durch Epontol, die unter dem Begriff der sogenannten „Überempfindlichkeitsreaktionen" zusammengefaßt werden, präziser zu klären; denn durch Antihistaminica sind mit Erfolg nur histaminbedingte (anaphylaktoide) Reaktionen, nicht aber allergische oder anaphylaktische zu verhindern, für die dazu Cortisone notwendig sind.

Summary

Experimental clinical studies into the question of allergy to Epontol.

The intracutaneous reaction was employed as a model for clinico-experimental studies. The assumption was confirmed that it is possible to precipitate by Epontol and Cremophor EL a reaction mechanism analagous to histamine (one in which mediators are liberated) as well as an allergic mechanism. Both these reactions manifest themselves only rarely; these facts are in agreement with the clinical observations that "hypersensitivity reactions" occur with Epontol anaesthesia in a ratio of about 1 in 50000 anaesthesias (Dudziak).

The frequency with which histamine analogous intracutaneous reactions occur is equally high with Epontol and Cremophor EL, comprising 10% of the cases. The reaction is however stronger in allergic than in non-allergic subjects. With propanidid it is possible to demonstrate an experimental liberation of histamine in man biochemically but not following the solubilizing agent Cremophor EL (Lorenz, Doenicke and others); this difference between the two substances cannot be confirmed by means of the histamine analagous intracutaneous reactions.

The incidence and severity of histamine analogous intracutaneous reactions are not altered by Epontol anaesthesia in non-allergic subjects. In very rare cases Epontol anaesthesia may provoke a sensitization against propanidid or Cremophor EL; one case which was observed justifies this statement. In the literature, unequivocal proof of allergic reactions to Epontol or Cremophor EL is extremely rare; of 4 cases where allergy was suspected only one could be objectively substantiated by skin tests (Manz and Frank).

Results obtained with intracutaneous reaction as a model do not permit to draw binding conclusions about the frequency of manifest clinical incidents.

On practical grounds it is considered necessary that the pathogenesis of incidents with Epontol, lumped together as "hypersensitivity reactions", is more clearly elucidated. This is important because only reactions caused by histamine (anaphylactoid) can be successfully prevented with antihistamines. Allergic or anaphylactic reactions require cortisone for their prevention.

Literatur

Dudziak, R.: Gefahren und Komplikationen der Propanidid-Narkose; in Podiumsgespräch Jahrestag. d. Berufsverb. Deutscher Anaesthesisten, Berlin 1969. Z. prakt. Anästh. **4**, 6 (1969).

LORENZ, W., DOENICKE, A., HALBACH, S., KRUMEY, I., WERLE, E.: Histaminfreisetzung und Magensaftsekretion bei Narkosen mit Propanidid (Epontol). Klin. Wschr. **47**, 154 (1969).

MANZ, R., FRANK, G.: Zur Frage allergischer Reaktionen nach Epontol. Anaesthesist **18**, 223 (1969).

Gefahren und Komplikationen der Propanidid-Narkose; Zusammenfassung des Podiumsgespräches bei der Jahrestagung d. Berufsverb. Deutscher Anaesthesisten 8. XI. 1969, in Berlin. Z. prakt. Anästh. **4**, 6, (1969).

Freisetzung von Histamin durch Propanidid –
Toxizität von Epontol nach Kontakt mit Kunststoff

Von **G. Seidel** und **Ch. Meyer-Burgdorff**

Die Freisetzung von Histamin durch Propanidid und andere i.v. Narkosemittel muß als gesichert angesehen werden. Wir selber können die Befunde von DOENICKE u. LORENZ (1970) bestätigen. Bei 5 männlichen gesunden Versuchspersonen im Alter von 25–35 Jahren fanden wir nach 15 sec dauernder Injektion von 7 mg/kg Epontol i.v. nach 6 min einen Anstieg des Plasmahistaminwertes von 0,7 ng/ml auf 3,0 ng/ml (Abb. 1). Auch uns fiel die zeitliche Dissoziation zwischen Kreislaufwirkung und Maximum der Histaminkurve auf. Die unmittelbar nach den Injektionen auftretenden und nach 3 min wieder abgeklungenen Kreislaufwirkungen sind damit kaum auf diese Histaminfreisetzung zu beziehen, denn sie erreicht erst nach 6 min ihr Maximum. Auch nach Barbiturat in Kombination mit Muskelrelaxantien beobachteten wir eine vergleichbare Histaminfreisetzung.

Als Ursache für Narkosezwischenfälle im Zusammenhang mit Epontol mit Druckabfall bis zum Herzstillstand und Bronchospasmus sehen LORENZ u. Mitarb. eine überschießende Histaminfreisetzung an. Nach deren Untersuchungen ist diese katastrophale Histaminliberation dann zeitlich auch mit den klinischen Symptomen streng korreliert (LORENZ et al., 1971). In manchen Anaesthesiezentren wird Epontol in Kunststoffspritzen aufgezogen und dann längere Zeit liegen gelassen. Es kam der Verdacht auf, daß dabei aus dem Plastikmaterial eine oder auch mehrere Substanzen herausgelöst werden, die stärker als Propanidid selbst Histamin freisetzen könnten bzw. eigene toxische Effekte auslösen würden.

Zur Klärung dieser Frage haben wir zersplitterte Kunststoffspritzen, Fabrikate der Firmen Braun-Melsungen und Hartmann, in definierter Teilchengröße (1,8–4 mm) bei Raumtemperatur mit Epontol unter Rühren 1 Tag lang extrahiert. Zur Kontakterhöhung wurde zusätzlich zur Oberflächenvergrößerung des Plastikmaterials durch Zersplittern die Kunststoffmenge gegenüber dem Lösungsmittel nahezu verdoppelt: 10 g Spritzensplitter wurden mit 10 ml Lösung extrahiert. Bei Lagerung von Epontol in Spritzen ist das Verhältnis von Kunststoff zu Epontol geringer: 10 ml Lösung werden in ca. 5 g schweren (intakten) Spritzenzylindern aufbewahrt.

Nach Filtration haben wir den Extrakt Meerschweinchen i.v. injiziert. An diesen Tieren läßt sich ein Histamineffekt sicher nachweisen. Epontol-

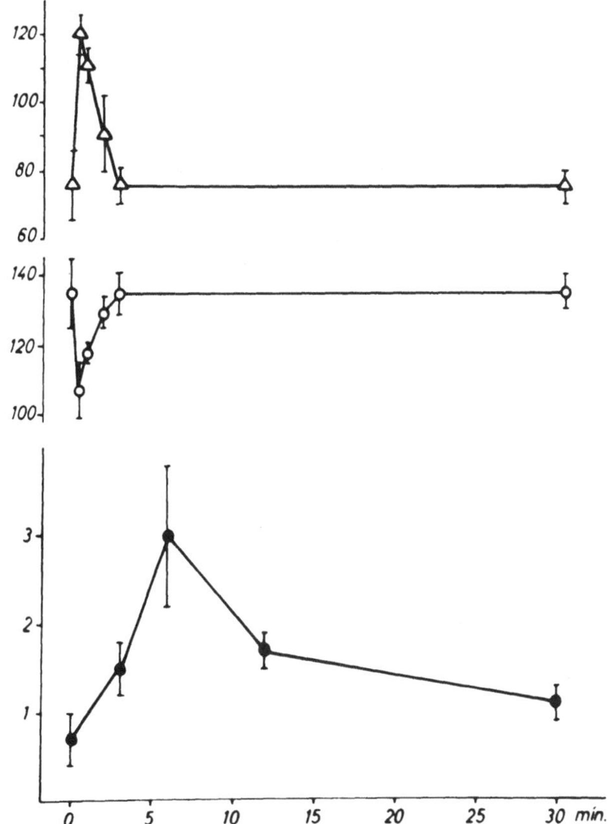

Abb. 1. Histamin in ng/ml Plasma (●), Pulsfrequenz (△) und systolischer Blutdruck (○) nach 7 mg/kg Propanidid i.v. bei 5 gesunden Versuchspersonen.
Durchschnittswerte ± Standardabweichung

Extrakte aus Spritzenmaterial der Firma Braun wurden 15 Tieren, aus
Material der Firma Hartmann 16 Tieren verabreicht. 0,6 ml/kg, entsprechend
30 mg/kg Propanidid, wurden in ca. 5 sec intravenös injiziert. Diese Injektionen lösten keine erkennbaren toxischen Reaktionen aus. Insbesondere
trat kein Bronchospasmus auf, wie er nach kleinsten Histamindosen zur
Beobachtung kommt. Wir beobachteten erwartungsgemäß wie auch nach Injektion von frischem Epontol einen narkotischen Effekt von ca. 3 min
Dauer.
    Diskretere Reaktionen wie z. B. kurzdauernder Blutdruckabfall entziehen
sich bei derartigen summarischen Untersuchungen dem Nachweis. Eine
wesentliche Histaminliberation schien deshalb ausgeschlossen, weil beim
Meerschweinchen durch Histamin ein Bronchospasmus noch vor Kreislaufreaktionen ausgelöst wird. Es könnten aber neben Histamin freisetzenden

auch andere toxische Substanzen herausgelöst werden, die beim Meerschweinchen direkt oder indirekt vornehmlich Kreislaufwirkungen haben.

Unter der Vorstellung, daß eventuell extrahierte toxische Substanzen einen stärkeren Druckabfall hervorrufen als Epontol selbst, haben wir an lokalanaesthesierten Meerschweinchen arterielle Druckmessungen durchgeführt. Insgesamt registrierten wir an 8 Tieren in 13 Serien fortlaufend den Druck. Eine Injektionsserie bestand aufeinanderfolgend aus Epontol- und Epontol-Extrakt-Injektionen aus Material von Spritzen der Firmen Braun bzw. Hartmann in randomisierter Reihenfolge. Die Injektionsdauer betrug 15 sec.

Gleiche Dosen führten bei verschiedenen Tieren zu unterschiedlichen Blutdruckreaktionen. In einem Fall bewirkte die höchste Dosierung von 0,61 ml/kg den geringsten Druckabfall. Im Durchschnitt betrug die Dosis 0,42 ml/kg (0,2–0,61 ml/kg), die Blutdrucksenkung 38 mmHg. Die Druckkurven von einer Injektionsserie glichen sich praktisch vollständig. Die Tabelle (Tab. 1) zeigt, daß kein Unterschied im Druckabfall nach Epontol und Epontol-Extrakt aus Spritzen meßbar ist.

Tabelle 1. Blutdruckabfall nach i.v. Injektion von Epontol-Extrakt aus Spritzenmaterial der Firmen Braun und Hartmann im %-Vergleich mit den hypotensiven Reaktionen nach Injektion von frischem Epontol bei Meerschweinchen. Mittelwerte $\pm$ Standardabweichung. Einzelheiten s. Text

arterieller Druck-abfall in %	Epontol	Epontol-Extrakt aus Spritzen der Firmen	
		Braun	Hartmann
systolisch	100	103 $\pm$ 8	99 $\pm$ 10
Mitteldruck	100	100 $\pm$ 8	101 $\pm$ 11

Unsere Ergebnisse sprechen gegen das Freiwerden eines Histaminliberators oder eines anderen toxischen Stoffes bei längerer Lagerung von Epontol in Kunststoffspritzen aus dem Spritzenmaterial in Mengen, die die biologische Wirkung von Epontol wesentlich verändern. Immerhin ist mit der Extraktion von Kunststoffbestandteilen durch wäßrige Lösungen zu rechnen. So wies DeHaan (1971) in Nährmedium nach Kontakt mit PVC toxische Substanzen nach, die embryonale Kükenherzzellen abtöteten. Jaeger u. Rubin (1970) konnten die Extraktion von Phthalatestern mit Konservenblut aus Plastikbeuteln nachweisen.

Unsere Ergebnisse bedeuten eine Stütze für die Lorenzsche Annahme von überschießender Histaminliberation als Ursache für die Propanidid-Narkosezwischenfälle. Möglicherweise spielen aber auch andere Substanzen zusätzlich eine Rolle. Vielleicht ist die Histaminfreisetzung auch nur Begleitsymptom bei den Zwischenfällen.

Zusammenfassung

Ziel der Untersuchung: Werden aus Kunststoffspritzen Substanzen durch die Propanididlösung extrahiert, die Histamin im stärkeren Maße freisetzen als durch Propanidid selbst? 10 g Spritzensplitter (Teilchengröße 1,8–4 mm) wurden mit 10 ml Epontol 24 Std extrahiert und der Extrakt in einer Dosierung von 0,6 ml/kg Meerschweinchen intravenös in 5 sec injiziert. Es trat kein Bronchospasmus als Beweis einer Histaminliberierung auf. Narkosedauer: 3 min. Blutige Blutdruckmessungen nach Epontol und Epontol-Extraktinjektionen ergaben keine Unterschiede im Druckabfall.

Ein Einfluß von Bestandteilen des Kunststoffmaterials der Injektionsspritzen ließ sich auf den Blutdruckverlauf bzw. auf die Freisetzung von Histamin nicht nachweisen.

Summary

The liberation of histamine due to Propanidid – Toxicity of Epontol following contact with plastic material.

Objective: To clarify whether on prolonged storage of Epontol in plastic syringes one or more substances were liberated from the plastic material which could release histamine more powerfully than could propanidid. Broken plastic syringes (10 g of 1.8–4 mm particle size) were extracted with 10 ml Epontol for 24 h. The filtered extract was intravenously injected at the rate of 0.6 ml/kg into guinea pigs in 5 sec. No bronchospasm indicating a liberation of histamine occurred. Duration of anaesthesia: 3 min. Intra-arterial blood pressure measurements after Epontol and after injections of Epontol extract showed no difference in the degree of decrease.

No influence of components of the plastic syringes on blood pressure or the release of histamine was found.

Literatur

DeHaan, R. L.: Toxicity of Tissue Culture Media exposed to Polyvinyl Chloride Plastic. Nature **231**, 85–86 (1971).

Doenicke, A., Lorenz, W.: Histaminfreisetzung und anaphylactoide Reaktionen bei i.v. Narkosen. Anaesthesist **19**, 413–417 (1970).

Jaeger, R. J., Rubin, R. J.: Plasticizers from Plastic Devices: Extraction, Metabolism, and Accumulation by Biological Systems. Science **170**, 460–461 (1970).

Lorenz, W., Doenicke, A., Meyer, R., Reimann, H. J., Werle, E.: Histamine Release in Man as Cause of Hypotensive Reactions after Anaesthesia with Propanidid. Naunyn-Schmiedeberg's Arch. exp. Pharmak. Suppl. to Vol. **270**, R 90 (1971).

Histaminprobleme

Vorsitz und Diskussionsleitung: **W. Lorenz**
Diskussionsteilnehmer: **A. Doenicke, H. P. Harrfeldt, E. Kammler, B. Rasche, J. Schara, G. Seidel, M. Werner**

Lorenz: Histamin bietet schon seit 60 Jahren immer wieder die Möglichkeit, Kontroversen auszutragen. Es gibt viele Histaminprobleme, z. B. bei der Magensaftsekretion, an denen sich die größten Forscher auf diesem Arbeitsgebiet versucht haben und zu entgegengesetzten Ergebnissen gekommen sind. Die Frage der Bedeutung des Histamins bei pathophysiologischen Prozessen hat aber auch immer wieder Untersucher auf den Plan gerufen. Wir fangen unsere Diskussion am besten mit der Frage an, mit welchen Methoden die Histaminbestimmungen im menschlichen Blutplasma vorgenommen worden sind.

Seidel: Frau RASCHE, wie haben Sie das Histamin bestimmt? Sie sind im Gegensatz zu Herrn LORENZ und uns zu wesentlich höheren Spiegeln gekommen. Ferner wüßte ich gerne, wie Sie im Abstand von einigen Sekunden immer wieder neue Blutproben gewinnen und darin Histamin bestimmen konnten.

Rasche: Die Blutentnahmen sind in der Klinik gemacht worden. Das wird Herr HARRFELDT beantworten. Ich hatte die Aufarbeitungsmethode von CODE (J. Physiol. [London] **89**, 257 [1937]) verwendet und habe dann am Meerschweinchenileum gemessen.

Lorenz: Aus der Arbeitsgruppe ADAM u. Mitarb. (Brit. J. Pharmacol. **12**, 397 [1957]) wurde erstmals berichtet, daß man im Plasma nur Mengen von 0,6 ng oder weniger Histamin finden könnte, sofern die Substanz, die man mißt, wirklich Histamin ist. 1968 veröffentlichten GRAHAM u. Mitarb. ihre Methode (Biochem. Pharmacol. **17**, 2271 [1968]) und kamen ebenfalls zu 0,62 ng als Durchschnittswert von 64 Normalpersonen. 1970 veröffentlichten wir unsere Methode (Z. anal. Chem. **252**, 94 [1970]) mit demselben Ergebnis, und ebenfalls 1970 berichteten MILLER u. Mitarb. (J. Pharmacol. exp. Therap. **200**, 243 [1970]), daß sie mit der Doppelisotopenverdünnungsmethode, deren Spezifität außer Frage steht, auch 0,6 ng/ml als Normalwert ermittelten. (Zusammenfassung der Methoden s. LORENZ et al., Hoppe-Seylers Z. physiol. Chem. **353**, 911 [1972].)

Rasche: Es gibt in der Literatur sehr unterschiedliche Angaben über Histaminkonzentrationen im Plasma. Außer denen, die Sie nannten, verschiedene andere, allerdings mit höheren Werten. Aber ich meine, für diese Untersuchungen hier ist das nicht so eminent wichtig. Sie haben den Histaminanstieg unter Propanidid gemessen, und ich habe ihn auch gemessen, und prozentual ausgedrückt haben wir in etwa alle das gleiche gemessen. Ich meine, ehe man sich über Methoden streitet, was wahrscheinlich sehr lange dauern würde, sollte man doch erst einmal diese Tatsache zur Kenntnis nehmen.

Lorenz: Meiner Meinung nach ist die Messung der Quantität ein ganz wichtiger Punkt.

Seidel: Wenn Sie einen Ausgangswert von 14 ng/ml Plasma haben, ist das eine Konzentration, bei der Herr Lorenz schon klinische Symptome durch eine Erhöhung des Histaminspiegels beobachtete, bei Ihnen aber ist das noch normal. An sich kann man solche Werte heute nach den übereinstimmenden Methoden nicht mehr als normal bezeichnen.

Harrfeldt: Die Blutentnahme erfolgte aus einer großlumigen Verweilkanüle, aus der alle 10 sec 10 ml Venenblut gewonnen wurde, das dann sofort zur Verarbeitung gekommen ist.

Seidel: Das entspräche auch der Wendtschen Methode und ist sehr empfehlenswert.

Lorenz: Und nun zur Frage des Zeitpunkts, zu dem normalerweise Histamin freigesetzt wird.

Seidel: Herr Lorenz, Sie sehen einen direkten Zusammenhang zwischen Propanididinjektion und Histaminfreisetzung. Wir haben bei Freiwilligen eine Epontol-*Infusionsnarkose* über die Zeit von 10 min durchgeführt. Dabei sieht das Spektrum der Histaminwerte über die Zeit verfolgt ganz anders aus. Wir finden nämlich kein Maximum nach 5–7 min, sondern erst 5 min nach Absetzen des Propanidid. Das stimmt wieder mit Ihren Befunden überein, denn Sie betonen ja, Sie sähen das Maximum in der Abbauphase des Propanidid.

Harrfeldt: Aus diesem Grunde haben wir auch versucht, alle 10 sec Werte während der Anflutung und während der Wirkungszeit des Propanidid zu bekommen. Wir sind der Ansicht, wenn es zu einem Histaminanstieg unter Propanidid kommen soll, dann muß das in der Blutumlaufzeit geschehen, in der das Propanidid noch nicht zu narkotisch unwirksamen Metaboliten abgebaut ist.

Doenicke: Herr Seidel, bei den Zwischenfällen haben wir den maximalen Anstieg auch erst in der 7. min gesehen. Das stimmt mit Ihren Ergebnisse überein.

Werner: Bei Untersuchungen an Allergikern – nicht in Zusammenhang mit der Propanidid-Narkose, sondern mit der Freisetzung von Mediatorsubstanzen – muß man doch unterscheiden, ob man das Histamin zwar als repräsentativsten Mediator sieht, ob aber nicht doch eine Reihe von anderen Mediatoren auch eine Rolle spielen. Sind auch die anderen Stoffe wie 5-Hydroxytryptamin, SRS-A und die Kinine mitbestimmt worden? Diese Frage, ob Sie überhaupt nur Histamin bestimmt haben, oder ob Sie nicht auch eine Reihe von anderen Substanzen als biogene Amine mitbestimmt haben oder hätten mitbestimmen müssen, möchte ich hier im Zusammenhang mit der Allergie einfügen. Wenn der Mensch oder irgendeine Tierart eine anaphylaktische Reaktion zeigen, reagieren sie nicht auf Antihistaminica, weil beim Asthma bronchiale z. B. das Histamin zwar repräsentativ, aber nicht ausschlaggebend ist.

Lorenz: Die Bedeutung eines bestimmten Mediators bei einer anaphylaktischen oder anaphylaktoiden Reaktion läßt sich nicht verallgemeinern. Wir haben deshalb bei unseren Untersuchungen großen Wert darauf gelegt, die Parallelität zwischen der Schwere der Symptomatik und der Höhe der Plasma-Histamin-Spiegel zu zeigen. Auch an Versuchstieren versuchten wir quantitativ zu zeigen, daß mit derselben Histaminkonzentration im Plasma bzw. im Vollblut wie bei den Patienten dieselbe Schwere der Symptomatik – jedenfalls, was die Kreislaufbeeinflussung betraf – zu erzielen ist (Messmer u. Mitarb., Naunyn-Schmiedebergs Arch. Pharmakol. **267**, 433 [1970], Lorenz et al., Europ. J. Pharmacol. **14**, 155 [1971]). Deshalb betonen wir, daß wir das Histamin für die wesentlichste Ursache der Zwischenfälle nach Propanididinjektion halten. Die übrige Gruppe der biogenen Amine wie Katecholamine, die man hier ja auch einbeziehen muß, denn die Mastzellen enthalten je nach Areal und Spezies auch Katecholamine, Serotonin, Kininogenasen und argininreiche basische Polypeptide werden sicher mit freigesetzt und werden diese Reaktionen auch modifizieren. Deshalb haben wir Wert auf die Quantität gelegt, um an verschiedenen Modellen zeigen zu können, daß hier tatsächlich eine echte Korrelation zwischen dem Ausmaß der Histaminfreisetzung und der Schwere der Kreislaufreaktion besteht.

Rasche: Wir haben einen 2. Histaminanstieg mehrere Minuten nach Abfluten des Propanidid gehabt. Erklären Sie sich diesen 2. Anstieg durch eine successive Mastzelldegranulation?

Lorenz: Wir haben uns auch mit der Frage beschäftigt, ob noch später, d. h. nach der Erstreaktion ein Histamin-Release oder ein Release anderer Substanzen erfolgen kann. Hierzu gibt es tatsächlich einen Parallelfall, nämlich die Verbrennungskrankheit. Es ist tatsächlich so, daß aus den Mastzellen Substanzen freigesetzt werden, wie z. B. proteolytische Enzyme, die ihrerseits dann erst Polypeptide spalten, die dann an ganz entfernten Stellen des Körpers, z. B. in der Leber oder im Darm, obwohl der Insult an der Haut sitzt, erst zu einem Release von vasoaktiven Substanzen führen können. Auf diese Art und Weise können sich verschiedene Gipfel in der Histaminkonzentration des Plasmas erklären lassen.

Herr WERNER, wenn Sie einen Histaminliberator direkt über das Gefäßsystem verabreichen, sehen Sie etwas andere Reaktionen, als wenn Sie diesen Histaminliberator, jedenfalls was die Dosis anbelangt, an der Haut verabreichen?

Werner: Ja, das sieht man. Aber von Ihnen hätte ich gerne gehört, wie unterscheiden Sie klinisch bei einem Patienten, der einen Zwischenfall bietet, ob es eine allergische oder anaphylaktische oder ob es eine anaphylaktoide, d. h. unspezifische Reaktion im serologischen Sinne ist? Ich habe ja extra darauf hingewiesen, daß man da streng unterscheiden muß. Die Symptome oder Reaktionen sind völlig gleichförmig. HANSEN hat einmal gesagt, das Symptom trägt nicht die Signatur seiner Entstehung. Wie Sie das klinisch diagnostizieren, würde mich interessieren, ich könnte es nicht.

Lorenz: Als anaphylaktoid habe ich in meinem Vertrag nicht nur eine Reaktion bezeichnet, die eindeutig im immunologischen Sinne unspezifisch war, sondern auch eine Reaktion, deren Ursache ich noch nicht klären konnte, die aber unter dem Symptomenbild einer allergischen Reaktion ablief. Deshalb habe ich das Wort „anaphylaktoid" auch immer so betont, weil ich damit sagen wollte, ob spezifisch oder unspezifisch – das können wir noch nicht beweisen. Wir unterscheiden grob drei Möglichkeiten: chemische Histaminfreisetzung, also unspezifisch, immunologische, also spezifische Histaminfreisetzung oder die durch einen Co-Liberator, wie Azidose und Hypoxie. Was im einzelnen hinter den Zwischenfällen nach Propanidid gestanden hat, haben wir auch mit Hauttesten, die Herr BANDMANN in München durchgeführt hat, nicht klären können.

Werner: Die Prick-Teste sind nicht empfindlich genug, um die histaminanalogen Reaktionen herauszuholen, da müssen Sie schon intracutan gehen.

Kammler: Wie steht es mit der örtlich verschieden starken Histamin-Freisetzung, nachdem wir hörten, daß die Anzahl der Mastzellen in den verschiedenen Gebieten recht unterschiedlich ist? Ist es denkbar, daß es nur in der Lunge zu einer starken Histaminfreisetzung kommt, während z. B. im Splanchnicusgebiet oder anderswo im Körper diese Freisetzung nicht zu finden ist? Sie haben den Histamin-Spiegel im venösen Plasma bestimmt, also summa summarum, während Sie wahrscheinlich ganz andere Werte bekommen hätten, wenn Sie z. B. in der Arteria pulmonalis Blut abgenommen hätten. Doch dieses eigentlich Ihnen nur als Entgegnung. Es gibt Literatur, in der die Passage verschiedener Substanzen durch die Lunge beschrieben wird. Das Histamin passiert die Lunge nahezu vollständig, da ist es also praktisch gleichgültig, wo es bestimmt wird. Kinine und Serotonin dagegen werden in der Lunge fast vollständig zurückgehalten. Da wäre es schon wichtig, wo sie bestimmt werden.

Lorenz: Es ist in der Tat für die Klinik wichtig, wo das Histamin freigesetzt wird. Beim Menschen sieht man bei Histaminfreisetzung vor allem das Flush-Gesicht, Ödeme an der Kopfschwarte und ein Erythem an der oberen Körperhälfte. Bei Untersuchungen über die Mastzellendichte im Gewebe wurde tatsächlich festgestellt, daß der höchste Histamingehalt im Bereich des Kopfes und da besonders im Bereich der Augenbrauen gefunden wird (Zachariae, Acta derm. venerol. **44**, 219 [1964]).

Schara: Könnte die klinisch so wichtige Frage der generellen Antihistaminica-Prämedikation bei der Propanidid-Narkose erörtert werden? Bei der Gabe eines Medikaments muß Nutzen und Schaden gegeneinander abgewogen werden. Zum Nutzen: Wir haben gesehen, daß das Antihistaminicum Meclastin (Tavegil) wenigstens die schweren Reaktionen auch nicht verhindern kann. Zum Schaden: Bei einem Kurznarkoticum, das in seiner Wirkung vom Aufwachen her gesehen werden muß, muß man sich fragen, ob man nicht mit einer Prämedikation gerade diese Wirkung verschlechtert. Und außerdem waren wir gerade froh, im Propanidid ein Mittel zu haben, das keine Venenreizungen verursacht, und vom Tavegil hat Weise festgestellt, daß es extreme Venenreizungen und Thrombophlebitiden verursachen kann, besonders wenn es peripher gespritzt wird. Es ist als 40 %ige Alkohollösung im Handel.

Lorenz: Die Diskussion über die generelle Prämedikation mit Antihistaminica würde auf jeden Fall sehr lange dauern, da viele Aspekte dabei berücksichtigt werden müßten. Ich schlage vor, diese klinisch eminent wichtige Frage morgen zu behandeln.

Doenicke: Wir sollten doch das Histamin-Problem nicht auf Propanidid beschränken, sondern auch auf Thiopental ausweiten. Wir haben gesehen, daß auch Thiopental Histamin freisetzt. Bisher herrschte die Lehrmeinung, daß eine Hautrötung in der Einleitungsphase einer Narkose auf das Suxamethonium zurückzuführen ist. Nach den an unseren Versuchspersonen erhobenen Befunden kann ich jedoch sagen, daß das auch vom Thiopental herrühren kann. Wir sind noch nicht in der Lage, dieses getrennt zu objektivieren. Aber nach diesen Untersuchungen möchte ich empfehlen, in der Prämedikation generell ein Antihistaminicum zu geben, auch wenn man die überschießenden Reaktionen damit nicht abfangen kann.

Lorenz: Als kurze Zusammenfassung wäre festzuhalten: Die Frage einer Histaminliberierung hat sich ganz allgemein bei intravenösen Narkosemitteln und bei einer Fülle anderer Substanzen, die bei der Narkose Verwendung finden, gestellt. Sie wurde vielfach positiv beantwortet. Über die unterschiedlichen Mechanismen dieser Histaminliberierung und über ihre klinischen Konsequenzen wird noch viel gearbeitet werden müssen.

10 Jahre Kurznarkosen mit Propanidid

Von **H. P. Harrfeldt**

Fast auf den Monat genau vor 10 Jahren wurde die erste Epontol-Kurznarkose beim Menschen vorgenommen.

Die klinische Epontol-Vorerprobung wurde zunächst in kleinem Rahmen durchgeführt, zumal während der Prüfungszeit Rückschläge mit anderen Phenoessigsäurederivaten bekannt wurden. Heute sollen Ergebnisse klinischer Erfahrung aufgezeigt und nicht verschwiegen werden, welche Unklarheiten noch bestehen und worüber nach 10 Jahren Epontol-Anwendung geredet wird und noch gesprochen werden muß, obwohl über 670 Veröffentlichungen vorliegen und die Epontol-Anwendungszahl in der ganzen Welt auf über 20 Millionen geschätzt wird.

Erst als 1964 17000 Epontol-Narkosen durchgeführt waren, wurde die klinische Erprobung ausgeweitet in der Erkenntnis, daß Epontol ein echtes, örtlich und allgemein gut verträgliches Kurznarkoticum ist und das Hauptanwendungsgebiet in kurzdauernden diagnostischen und therapeutischen Eingriffen und möglicherweise als Einleitungsnarkoticum für längerdauernde Anaesthesien zu suchen ist (Abb. 1).

Epontol – Indikationen als Kurznarkoticum

Stellungsverbesserung bei Frakturen	Entfernung von Finger- oder Zehennägeln
Reposition von Luxationen	Meniskuseinschüttelungen
Incisionen	Probeexcisionen
Anlegen oder Entfernen von Drahtextensionen	Gelenkbewegungen bei Teilversteifungen
Schmerzhafte Verbandwechsel	Gelenkpunktionen
Intraarterielle Injektionen	Einzelne Zahnextraktionen
Sternalpunktionen	Kardioversionen
Rectale Untersuchungen	Sphincterdehnungen
Blasenkatheterisierungen	
Gynäkologische Kurzeingriffe (Pessarwechsel)	Kürettagen bei eröffnetem Muttermund
Kopfdurchtrittsnarkose in der Geburtshilfe	Endotracheales Absaugen bei erhaltenem Hustenreiz

---

Abb. 1. Indikationsmöglichkeiten von Epontol zu diagnostischen und therapeutischen Eingriffen im Rahmen einer Kurznarkose

Wir übersehen heute mehr als 45000 Epontol-Anwendungen, davon über 14000 echte Kurznarkosen. Heute wollen Patienten ebensowenig wie vor 10 Jahren kurzfristige Eingriffe soweit möglich nicht in einer Form örtlicher Betäubung miterleben. Sie wollen schnell und angenehm einschlafen und ohne Nach- und Nebenwirkungen erwachen, um bald aus medizinischer Aufsicht ausscheiden zu können. Forderungen, die das Kurznarkoticum Epontol erfüllt durch schnelle Anflutung, ausreichende Narkosetiefe für eine chirurgisch nutzbare Zeit von 3–5 min und schnellen Abbau von Leber-, Gewebs- und Serumesterasen bis zu so vollständiger Erholung, wie sie durch barbitursäurehaltige Substanzen nicht erreichbar ist.

Mein jüngster Patient war 1 Jahr, der älteste 98 Jahre. Epontol wird – wie vor 10 Jahren – angeboten als 5%ige Lösung und im allgemeinen zu 5–10 mg/kg KG dosiert verwendet. Ausnahmen bestehen bei Kindern und Risikopatienten, bei denen auch 1–3 mg/kg KG narkotisch wirken, selbst bei Verdünnung auf 3,75 bzw. 2,5%. Wir dosieren nicht nach mg/kg Körpergewicht, weil wir im Rahmen einer großen poliklinischen Ambulanz nicht in der Lage sind, Patienten vor einer Anaesthesie zu wiegen, und verlassen uns nicht auf Gewichtsangaben des Patienten oder Gewichtsschätzungen. Bei einer Dosierung nach Wirkung ist auch bei 5%iger Epontol-Anwendung und Injektionsgeschwindigkeit von 500 mg in 45–60 sec beim normalgewichtigen Erwachsenen eine chirurgisch nutzbare Zeit von 3–5 min zu erbringen, ohne daß ein erhöhtes anaesthesiologisches Risiko besteht. Wir haben in 10 Jahren gelernt, mit jeder Epontol-Konzentration chirurgisch nutzbare Zeiten zu erreichen. Man muß nur Patientenrisiko und chirurgische Absichten abzuwägen in der Lage sein. Herstellerempfehlungen haben bis heute individuelle Anwendungsmöglichkeiten nicht ausgeschlossen (Abb. 2).

Epontol ist eine kurznarkotisch wirksame Substanz, die an allen Stellen injiziert werden kann, an denen ein sicherer intravenöser Zugang besteht. Eigene Untersuchungen haben ergeben, daß intraarterielle Epontol-Injektionen einen verzögerten narkotischen Effekt, aber keine Gefäß- oder Gewebsschädigungen verursachen, so daß die 1964 empfohlenen Maßnahmen bei Fehlinjektionen überflüssig erscheinen. Versehentliche paravenöse Injektionen werden wegen der lokalanaesthetischen Wirksamkeit der Substanz nicht selten erst dann beobachtet, wenn die Epontol-Wirkung ausbleibt. Gewebsschädigungen haben wir bei vollständigen oder teilweise paravenösen Epontol-Injektionen nicht beobachtet.

Örtliche und allgemeine Nebenwirkungen belasten die Epontol-Anwendungen nicht. Bei 97% von 7000 bis 1964 dokumentierten Epontol-Kurznarkosen fanden sich keine pathologischen Befunde. Örtliche Venenreizungen, Brechreiz, Singultus, Laryngospasmus und psychische Reaktionen liegen unter vergleichbaren Nebenerscheinungen und erreichen das Maß bekannter Begleiterscheinungen rasch narkotisch wirksamer Substanzen

---

Epontol – Dosierung als Kurznarkoticum

Organgesunde Erwachsene	5–10 mg/kg KG
Erwachsene über 60 Jahre ⎫	
Kachektische Patienten ⎬	1– 3 mg/kg KG
Risikopatienten ⎭	
Organgesunde Kinder	4– 7 mg/kg KG

Erfahrungswerte bei der Kurznarkose mit Epontol 5%ig

	Jahre	mg
Kinder	bis 2	50–100
	bis 4	100–150
	bis 6	150–200
	bis 8	200–250
	bis 10	250–300
	bis 12	300–350
	bis 14	350–400
	bis 16	400–450
	über 16	450–500
Erwachsene		500

Abb. 2. Dosierungsempfehlung für Epontol als Kurznarkoticum

nicht, mit Ausnahme unwillkürlicher Muskelbewegungen, denen aber keine Bedeutung beizumessen ist.

Epontol verliert seine Vorzüge als Kurznarkoticum, wenn Antihistaminica, Morphinderivate oder Psychopharmaka zum Einsatz kommen. Vagolytica, wie Atropin, beeinträchtigen die Epontol-Narkose nicht. – Atropin-Kontraindikationen müssen beachtet werden. – Epontol kann gemeinsam mit Succinylderivaten eingesetzt werden, wenn Beatmungsmöglichkeiten zur Verfügung stehen. Die Epontol-Dosierung muß so gewählt werden, daß sie die Succinylwirkung zeitlich überschreitet. Bei Erwachsenen empfiehlt sich die getrennte Verwendung von Epontol und Succinyl, da in der Mischspritze Succinyl schneller wirkt, als Epontol angeflutet werden kann. Nur bei Kindern mit ungünstigen intravenösen Zugängen verwenden wir die Mischspritze. In Kunststoffspritzen soll Epontol sofort verwendet und nicht länger als 6 Std aufgezogen bevorratet gehalten werden.

Für eine Epontol-Narkose gelten gleiche Vorsichtsmaßnahmen wie für jede Allgemeinanaesthesie (Abb. 3).

Die chirurgisch nutzbare Zeit der Epontol-Kurznarkose ist verlängerungsfähig durch Nachinjektionen, wobei die initiale Dosis nicht mehr als 3–4mal überschritten werden sollte, da der Charakter der Kurznarkose verlorengeht, ohne daß die Vorzüge der postnarkotischen Phase eingebüßt

Vorsichtsmaßnahmen für die Durchführung einer Allgemeinanaesthesie

Informierende Anamnese	Puls- und Blutdruckmessung
Beseitigung beengender Kleidungsstücke	Fremdkörperentfernung aus dem Mund
Entleerung von Blase und Mastdarm	Nahrungskarenz von 4–6 Std (nur im Notfall und wenn geeignete Hilfsmittel zur Verfügung stehen, auch kürzer)
Sicherung intravenösen Zuganges	
Möglichkeit zur Freihaltung oberer Luftwege, Beatmung und Absaugung	Bereitstellung von Volumenersatz und Routine-medikamenten, wobei besonders Corticosteroide und Antihistaminica erwähnt werden müssen.

Abb. 3. Allgemeingültige Vorsichtsmaßnahmen, die auch für die Durchführung einer Epontol-Kurznarkose beachtet werden müssen

werden. Der Verlauf des therapeutischen oder diagnostischen Eingriffs bestimmt die Notwendigkeit, auf ein Inhalationsnarkoticum überzugehen, die Form der fraktionierten Epontol-Narkose oder die Tropf- oder Infusionsnarkose mit Epontol zu wählen. Initiale Epontol-Dosiserhöhungen dagegen beinhalten größere Gefahren als Nutzen.

Alle Anwendungsarten sind gekennzeichnet von einer mehr oder weniger ausgeprägten Hyperventilation, der eine Hypoventilation bis zu kurzfristiger Apnoe folgen kann, abhängig wohl von der Anflutungsgeschwindigkeit. Mit der Hyperventilation, der Wärmeempfindungen vorausgehen, setzt schlagartig Bewußtseinsverlust ein und beginnt die Zeit, die durch den Operateur genutzt werden muß, wenn er den Vorzug dieser Kurznarkose wahrnehmen möchte. 4–5 min nach der Injektion werden die Patienten wach, sie sind ruhig und erinnern sich an ihr Einschlafen. Ihr Allgemeinbefinden ist selten gestört. Sie werden schnell zeitlich und örtlich orientiert, sind überwiegend psychisch unauffällig und individuell verschieden 10–20 min nach Injektionsbeginn wieder in der Lage, ohne Hilfe aufzustehen, wenn der operative Eingriff es gestattet. Spätestens 30 min nach Narkosebeginn können die Patienten aus pflegerischer Aufsicht ausscheiden, niemals entließen wir aber in den letzten 10 Jahren vor Ablauf von 60 min nach einer Epontol-Kurznarkose Patienten aus der Ambulanz.

Die Vorzüge dieser wünschenswert kurzen postnarkotischen Phase haben überzeugender als psychodiagnostische Teste EEG-Untersuchungen von DOENICKE gezeigt. Im Gegensatz zu barbitursäurehaltigen kurznarkotisch wirksamen Substanzen wurden nach Propanididnarkosen keine Nachschlafneigungen beobachtet. Das Verhalten von Kritik- und Reaktionsvermögen ist nach Anaesthesien im Rahmen ambulanter Behandlung von nicht zu unterschätzender Bedeutung.

Es ist wesentlich, ob Patienten 30 min nach einer Kurznarkose aus pflegerischer Aufsicht ausscheiden können und nach unseren klinischen Erfahrungen aus anaesthesiologischen Gründen 60 min nach Beginn der Narkose wieder in der Lage sind, am Straßenverkehr teilzunehmen. Ob dieser Zeitraum von 60 min aus forensischen Gründen aufrechterhalten werden kann, ist eine Diskussion wert, zu der wir mit Erfahrungen über 14000 Kurznarkosen in 10 Jahren einen Beitrag geben. Nach Epontol-Anwendungen ohne Prämedikation haben wir keine Schwierigkeiten oder Zwischenfälle beobachtet.

Kontraindikation für eine Epontol-Kurznarkose kennen wir nicht, es sei denn, punktierbare Venen fehlen. Vorsichtsindikationen lassen sich durch Verringerung von Konzentration und Anflutungsgeschwindigkeit nach unseren Erfahrungen vernachlässigen.

Bliebe noch zu sprechen, worüber im Zusammenhang mit Epontol am meisten geredet wird (Abb. 4):

Über initiale Kreislaufveränderungen und allergische Reaktionen. Es darf überhaupt keinem Zweifel unterliegen, daß zu schnell angeflutete Narkotica Kreislaufdepressionen heraufbeschwören können. Davon ist Epontol nicht ausgenommen. Ich habe selber berichtet, daß zu schnelle Anflutungen Zwischenfälle auslösen können, die der Anaesthesist ebenso fürchtet wie jeder, der intravenös Anaesthetica injizieren darf. Aber, und das kann ich aus persönlicher Erfahrung sagen, wer diese Fehler begeht, unterschätzt das jeder Anaesthesie eigene Risiko, wozu zu bemerken ist, daß rechtzeitig erkannte Zwischenfälle mit Epontol im Bereich des Beherrschbaren liegen. Weniger voraussehbar als Anflutungs- oder konzentrationsbedingte Zwischenfälle, die der narkotischen Substanz, nicht aber ihrem Lösungsvermittler zuzuschreiben sind, ist die Möglichkeit allergischer oder anaphylactischer Reaktionen, besonders bei Kurznarkosen ohne Prämedikation mit Ausnahme eines Vagolyticums. Ich habe bis Anfang 1971 immer sagen können, daß ich allergische Reaktionen im Zusammenhang mit Epontol nicht beobachtet habe. Heute muß ich berichten, daß ich in den letzten Monaten persönlich 2 und zwei meiner Mitarbeiter je 1 allergische Reaktion in Zusammenhang mit Epontol-Anwendungen beobachten mußten! Drei davon waren von flammender Rötung des Oberkörpers gekennzeichnet, obwohl die Patienten mit ausreichenden Mengen Vomex A prämediziert waren. Meine persönliche Beobachtung betrifft eine Epontol-Anwendung ohne Prämedikation, wobei es zu Lippen- und Lidödemen, Gänsehaut und fleckiger Hautrötung ohne faßbare Kreislaufreaktionen kam. Die Patientin erhielt das erste Mal Epontol. Die allergischen Veränderungen traten allerdings erst nach der Intubation unter Verwendung von Succinylcholinhalogen auf, also etwa 3 min nach Epontol-Injektions-Ende, so daß man nicht mit letzter Sicherheit sagen kann, welcher dieser Substanzen die allergische Reaktion anzulasten ist. Beziehe ich diese persönlichen Beobachtungen auf meine

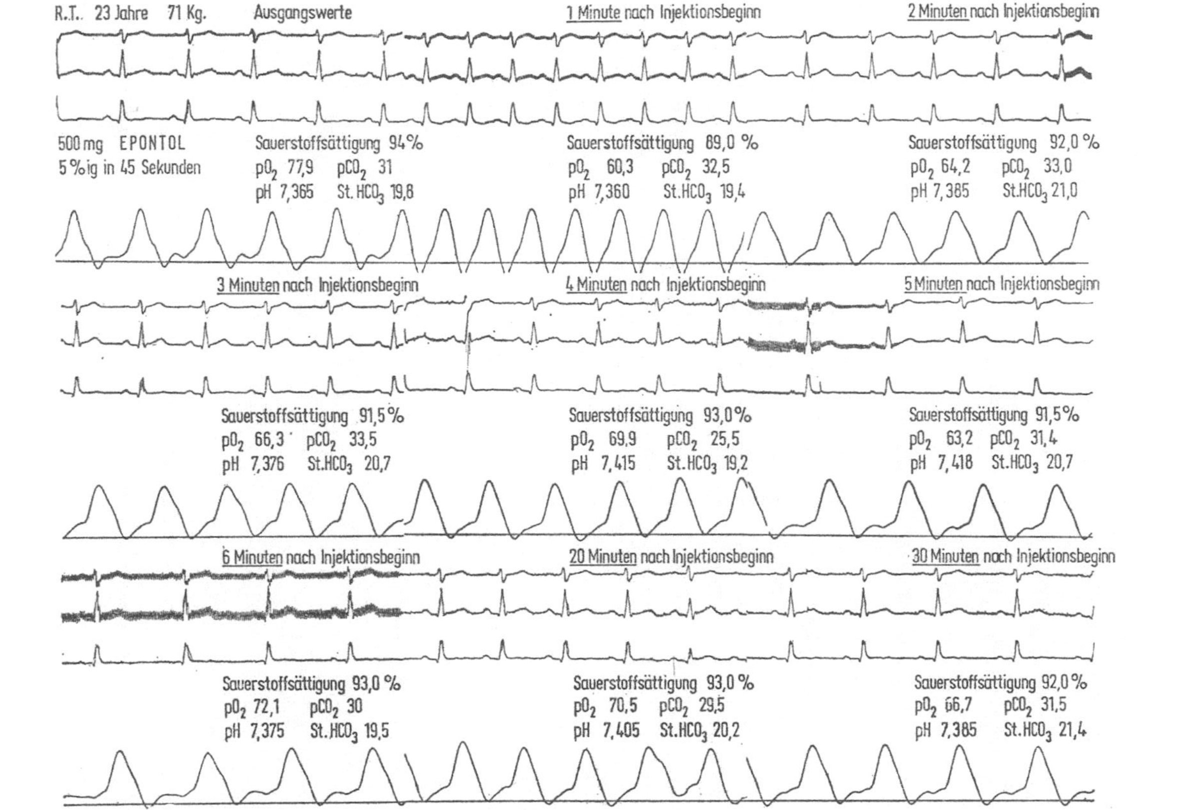

Abb. 4. Verlauf einer Epontol-Kurznarkose mit EKG-Aufzeichnungen, Blutdruck über Rechtsherzkatheter sowie Blutgaswerten

Epontol-Anwendungen, ergibt sich eine Frequenz von weniger als $0,1^0/_{00}$. Wir übersehen mehr als 2000 Patienten, denen 2mal und öfter, bis zu 40mal in verschiedenen Intervallen, Epontol als Kurz- oder Einleitungsnarkoticum injiziert wurde, ohne daß allergische oder anaphylactische Reaktionen auftraten. Ich habe im Rahmen der klinischen Voruntersuchungen Intracutanteste mit Epontol und seinem Lösungsvermittler bei 30 Personen mit negativen Ergebnissen durchgeführt, über die ich bereits 1964 berichtet habe.

Meine Patientin mit den ausgesprochenen Zeichen allergischer Reaktionen hat bei späteren Untersuchungen mit Intracutaninjektionen von Propanidid und Lösungsvermittler keine Hinweise für eine Allergie erkennen lassen. Beck hat über ähnliche Beobachtungen berichtet. Wir kennen die Untersuchungen von Doenicke u. Lorenz und haben mit Rasche biologische Histaminbestimmungen im Verlauf von Epontol-Narkosen vorgenommen, über deren Ergebnisse bereits berichtet wurde. Eine Prädisposition zu allergischen oder anaphylactischen Reaktionen durch Epontol-Injektionen vermag ich aus persönlichen Beobachtungen und Literaturhinweisen nicht zu entnehmen. Man muß sicher wie bei allen anderen narkotisch und nicht narkotisch wirksamen Substanzen mit individuell verschiedenen, unerwarteten Reaktionen rechnen, auf die man vorbereitet sein muß, um nicht vermeidbare Vorwürfe hinnehmen zu müssen.

Aktuelles Beispiel: Ein Präparat, das seit 1910 in den USA und seit 1952 bei uns als intravenöser Nierenfunktionstest gut verträglich und weit verbreitet war, hat jetzt zu einem tödlichen Zwischenfall geführt, obwohl die Substanz als nicht toxischer Farbstoff und im Schrifttum übereinstimmend als gut verträglich bekannt ist. In sehr seltenen Fällen hält der Hersteller jedoch allergische Erscheinungen und anaphylactische Reaktionen für möglich und gibt einen Todesfall nach einem solchen intravenösen Test bekannt.

Auch noch nach 10 Jahren Epontol-Kurznarkosen steht außer Frage, daß wir mit dieser Substanz ein Mittel in der Hand haben, dessen Vorzüge als echter Fortschritt zu bezeichnen sind, dessen Gefahren nicht übersehen werden dürfen, weil sie vermeidbar, und dessen Nebenwirkungen beherrschbar sind.

Zusammenfassung

Überblick über mehr als 45000 Epontol-Narkosen, davon 14000 echte Kurznarkosen bei Patienten zwischen dem 1. und 98. Lebensjahr. Dosierung im allgemeinen 5–10 mg/kg, bei Risikopatienten und Kindern 1–3 mg/kg. Injektionsgeschwindigkeit: 45–60 sec. Dosierung nicht nach Gewicht, sondern nach Wirkung bei ambulanten Patienten.

Keine Nebenerscheinungen bei intraarteriellen oder paravenösen Injektionen. Örtliche Venenreizung, Brechreiz, Singultus, Laryngospasmus und psychische Reaktionen treten seltener als bei anderen narkotisch wirksamen Substanzen auf. Lediglich unbedeutende, unwillkürliche Muskelbewegungen können häufiger beobachtet werden. Nach Prämedikation mit Antihistaminica, Morphinderivaten und Psychopharmaka verliert Epontol seine Vorzüge als Kurznarkoticum. Bei Kombination mit Succinylcholin muß die Epontol-Dosierung so gewählt werden, daß die Succinylcholin-Wirkungsdauer überschritten wird.

Epontol kann 3–4 mal nachinjiziert werden. Bei längeren Narkosen sollte die Tropf- oder Infusionsnarkose mit Epontol oder eine Inhalationsnarkose gewählt werden.

Abhängig von der Anflutungsgeschwindigkeit tritt initial eine Hyperventilation auf, der eine kurze Hypoventilation oder eine kurzfristige Apnoe folgt. Die Operationsfähigkeit beginnt mit dem Einsetzen der Hyperventilation. Aufwachzeit nach 4–5 min, nach 10–20 min können die Patienten wieder aufstehen und nach 30 min aus der pflegerischen Aufsicht ausscheiden.

Die EEG-Untersuchungen von DOENICKE haben bewiesen, daß nach Propanidid-Narkosen im Gegensatz zu den Barbituraten keine Nachschlafneigungen bestehen. Aufgrund seiner Erfahrungen mit 10000 Narkosen können die Patienten nach Ansicht des Autors nach 60 min am Straßenverkehr teilnehmen.

Kontraindikationen:
Nicht punktierbare Venen. Vorsichtsindikationen lassen sich durch Verringerung von Dosierung und Injektionsgeschwindigkeit beherrschen.

Kreislaufdepressionen können durch zu schnelle Injektionen bedingt sein. Das ist ein vermeidbarer Fehler. 4 allergische Reaktionen sind beobachtet worden. Die allergischen Symptome traten erst 3 min nach der Intubation unter Verwendung von Succinylcholin-Halogen auf, 3 min also nach Ende der Epontol-Injektion. Bezogen auf die Gesamtzahl der Epontol-Injektionen des Verfassers, ergibt sich somit eine Frequenz von unter 0,1 $^0/_{00}$. 2000 Personen, die mehrmals Epontol erhielten, wiesen keine allergischen Symptome auf. 1 Patientin mit ausgesprochener allergischer Reaktion zeigte sich bei intracutaner Testung als nicht sensibel.

Epontol wird als Bereicherung und Fortschritt betrachtet.

Summary

10 years of short-acting anaesthesias employing propanidid.

A review of more than 45000 anaesthesias with Epontol, of which 14000 were true short-acting anaesthesias. The youngest patient was 1 year, the oldest 98. The Epontol dose is generally 5–10 mg/kg, for poor-risk patients and children 1–3 mg/kg. Injection period: 45–60 sec. For out-patients the dosage should be adjusted according to effect rather than body-weight.

Intra-arterial or paravenous injection does not cause vascular or tissue damage. Local venous irritation, retching, singultus, laryngospasm and psychic reactions occur less often than with other anaesthetic substances. Only minor involuntary muscular movements may be observed more often. The advantages of Epontol as a short-acting anaesthetic are lost when antihistamines, morphine derivatives or psychotropic substances are given for premedication. If administered in conjunction with succinyl choline, the dosage of Epontol must be so chosen that its action outlasts that of succinyl.

The injection of Epontol can be repeated 3–4 times. For anaesthesia of prolonged duration it should be administered by constant infusion, or an inhalational anaesthetic should be used.

Depending on the rate of injection, an initial phase of hyperventilation occurs, which is superseded by brief hypoventilation or short-duration apnoea. Surgically utilizable anaesthesia begins with the onset of hyperventilation. Patients are conscious 4–5 min after the injection, at 10–20 min they are able to stand up without assistance, and within 30 min they can manage without nursing supervision.

EEG examinations conducted by Doenicke have proved the absence of sleep tendencies after Epontol in contrast to barbiturates. From the experience gained in 10000 anaesthesias, the author considers patients fit to participate in road traffic after 60 min.

Contraindications:

Impossibility to "get into" a vein. Indications for precautions can be overcome by reducing the concentration and speed of injection.

Circulatory depression can result from too quick injection. Four instances of allergic reactions have been observed. The allergic symptoms appeared 3 min after intubation under succinyl choline/halogen, i.e. 3 min after termination of the Epontol injection. If the observed incidence is referred to the administrations of Epontol, the rate is less than 1 in 10000. In 2000 patients who received Epontol twice or more often, no allergic or anaphylactic reactions occurred. One female who showed a marked allergic reaction had a negative intradermal test.

Epontol is considered as an asset and an advance.

Die Einführung von Epontol
in die allgemeine und spezielle Anaesthesie

Von **B. Smalhout**

(Eine Übersicht von Erfahrungen in einem Zeitabschnitt von 6 Jahren, durchgeführt in 2 Kliniken)

Es stellte sich heraus, daß in der Praxis viele Anaesthesisten noch nicht wagen, Propanidid für alle Anaesthesien zu verwenden.

Rückfragen ergaben, daß dies hauptsächlich auf zwei Ursachen zurückzuführen ist:

1. Die Angst, eine neue Methode anzuwenden, und die Gewöhnung an die alten vertrauten Techniken.

2. Unangenehme Erfahrungen bei den ersten Narkosen mit Epontol.

Diesen Argumenten muß man mit Verständnis begegnen. Es ist nämlich nicht so, daß Epontol ohne weiteres ein anderes intravenöses Einleitungsnarkoticum ist, das man anstelle von Pentothal anwendet. Das war *der* Denkfehler von vielen Anaesthesisten, die von Epontol enttäuscht sind. Teilweise ist es auch auf eine Nachlässigkeit des Fabrikanten zurückzuführen, nicht darauf hinzuweisen, daß Epontol eine vollkommen andere Anästhesietechnik nötig macht; daß der Anaesthesist sehr schnell handeln muß und daß dies kein Präparat für weniger routinierte junge Anaesthesisten ist (HARRFELDT 1968).

Anaesthesie mit Epontol muß man lernen.

Vielleicht ist es möglich, daß eine Übersicht von unseren Erfahrungen mit mehr als 12 000 Epontol-Narkosen die Zweifel unserer zögernden Kollegen ausschließt.

Als Anaesthesist des Militär-Hospitals und der neurochirurgischen Universitätsklinik habe ich das Vorrecht, neue Präparate bei einem sehr differenzierten Krankengut anzuwenden.

Ich entschied mich dafür, die ersten Epontol-Narkosen im Militär-Hospital durchzuführen, weil hier eine große Gruppe junger Soldaten in einer ausgezeichneten Allgemeinkondition zur Verfügung stand, die hauptsächlich für kleine kurzdauernde Eingriffe, wie Absceß-Incisionen, Repositionen nicht komplizierter Frakturen, Wundtoiletten usw. behandelt wurden. Außerdem verfügt das Militär-Hospital über eine Abteilung für Zivil-Patienten und über eine Entbindungsstation, so daß sich eine weitere Gelegenheit bot, Epontol bei Kürettagen, operativen Entbindungen und bei Kindern anzuwenden.

Ich selbst arbeite seit 1965 mit Epontol. Anfänglich wendete ich Epontol für kurzdauernde Eingriffe an, ohne es mit anderen Narkose-Präparaten zu kombinieren. Die Resultate waren nicht befriedigend. Bei schmerzhaften Eingriffen waren heftige Abwehrbewegungen des Patienten die Folge, auch dann, wenn der Patient vollkommen bewußtlos war. Augenscheinlich waren die analgetischen Eigenschaften des Epontol unzureichend. Wir verabreichten alsdann

bei 500 mg Epontol – 50 mg Succinylcholin als Muskelrelaxans
                 – 0,05 mg Fentanyl als Analgeticum,

wobei wir außerdem Sauerstoffbeatmung anwendeten. Jetzt waren die Resultate viel besser. Es gab jedoch Fälle, wo die Wirkung des Epontol bereits aufgehört hatte, während der Effekt des Succinylcholin noch unverändert existierte (die längere Wirkungsdauer des Succinylcholin entstand durch die Kombination mit Epontol); das hatte zur Folge, daß der Patient aufwachte, während er noch vollkommen gelähmt war. Diese Erfahrung war für den Patienten ein ernsthaftes Psychotrauma. Nach diesen Erfahrungen entschlossen wir uns, den Sauerstoff auszuwechseln und anstelle davon ein Gemisch von Lachgas und Sauerstoff anzuwenden, wobei evtl. eine kleine Menge Fluothan hinzugefügt wurde (Spiess u. Doenicke 1968).

Nachstehende Form der Anwendung ist jetzt für kleine Eingriffe die Standardtechnik geworden:

Fluothan wird nur kurze Zeit verabreicht; der Patient erhält Lachgas-Sauerstoff-Beatmung; wird die spontane Atmung normal, erhält der Patient ausschließlich Sauerstoff, wonach nach einigen Minuten klares Erwachen des Patienten der Fall ist.

Die zweite Phase der Einführung von Epontol betraf die Anwendung als Einleitungsnarkoticum bei Intubationsnarkosen.

Die Erfahrungen der ersten 50 Patienten waren, daß ca. 30% (15 Patienten) kurz nach der Intubation wieder aufwachten, ohne daß wir etwas davon bemerkten. Die Patienten empfanden dies als sehr unangenehm. Erstickungsgefühle traten auf, außerdem hörten sie für kurze Zeit alles, was im OP besprochen wurde. Unter dem Einfluß von Lachgas-Sauerstoff-Kombination schliefen die Patienten dann wieder ein. Sehr eigenartig war bei diesen Fällen, daß es einigen Patienten in dieser Situation möglich war, starke Abwehrbewegungen zu machen, wobei eine vollkommene Apnoe bestand. Höchstwahrscheinlich war die Atmungsmuskulatur stärker gelähmt als die Muskeln der Arme und Beine. Das ist uns unbegreiflich, weil z. B. bei Anwendung von Curare das Gegenteil der Fall ist.

Es wurde darum beschlossen, auch bei der Intubationsnarkose direkt mit Fluothan zu beginnen. Es erschien uns am besten, hierfür die typische Hyperventilationsperiode von Epontol zu benutzen. Sobald der Patient mit der Hyperventilation beginnt, wird ihm durch eine Maske ein größtmöglicher Prozentsatz Fluothan verabreicht (4–8%).

Auf diese Weise verläuft der Übergang der kurzen Wirkung von Epontol nach der Langzeitwirkung der Lachgas-Sauerstoff-Kombination reibungslos; Abwehrbewegungen kommen nicht mehr vor, und der Patient erwacht nicht mehr nach der Intubation

Sobald der Patient operationsbereit ist, wird die Dosierung von Fluothan auf einen sehr niedrigen Prozentsatz (0,25%) zurückgebracht, so daß auch bei Langzeit-Eingriffen ein schnelles Erwachen möglich bleibt. Die Fortsetzung der Narkose geschieht mit Lachgas/Sauerstoff, Muskelrelaxans, Analgetica und „controlled respiration".

Notwendig ist in jedem Fall eine schnelle, routinierte Technik.

Schwierigkeiten bei der Intubation könnten die Ursache sein, daß der Patient doch noch aus der Bewußtlosigkeit erwacht oder Abwehrbewegungen macht.

Nachdem wir eine gute Technik erlernt hatten, waren die Vorteile des neuen Mittels deutlich. Diese Vorteile sind jetzt allgemein bekannt.

Ich möchte nun hierzu noch einige Punkte näher erläutern, die kaum in der Literatur vermeldet werden:

1. Patienten, die mehr als einmal narkotisiert wurden, sowohl mit Pentothal als auch mit Epontol, bevorzugen Epontol. Sie haben das Gefühl, sehr ruhig und gleichmäßig einzuschlafen. Das ist natürlich im Gegensatz zur Wirklichkeit. Objektive Observation ergibt, daß die Bewußtlosigkeit sehr schnell eintritt.

2. Der größte Teil der Patienten zeigt postoperativ eine kurze retrograde Amnesie. Sie können sich nicht erinnern, daß sie narkotisiert wurden. Nur 10% erinnern sich der intravenösen Injektion.

3. Weil Epontol sehr schnell zu inaktiven Produkten metabolisiert und dadurch keine Nachwirkung oder „hang-over" auftritt, ist es in einzelnen Fällen möglich, denselben Patienten viele Male täglich zu narkotisieren, ohne daß sein allgemeines Wohlbefinden oder sein Bewußtseinszustand Schaden leiden.

Wir wenden Epontol z. B. an bei Kindern, die Röntgen- oder Kobaltbestrahlungen bekommen müssen, oder bei Fällen, wo bei Lungenpatienten eine tägliche Métras-Sondage vorgenommen werden muß.

4. Durch den Wegfall jeder atemdeprimierenden Wirkung und die Tatsache, daß Epontol so schnell metabolisiert wird, folgt, daß Epontol das ideale Einleitungsnarkoticum für operative Entbindungen ist (IVANOV, C. E., 1968; VOGEL u. SCHNEIDER, 1969).

Auffallend hierbei ist, daß bei Schnittentbindungen, z. B. bei einer Beckenanomalie, die Kinder ohne Ausnahme mit einem Apgar-Score von 10 zur Welt kommen.

Der größte Unterschied zu Pentothal ist der, daß die Kinder direkt nach der Geburt anfangen zu schreien, auch, wenn die Nabelschnur noch nicht abgebunden ist. Beim Kind ist keine Spur von der Narkose zu beobachten (Abb. 1).

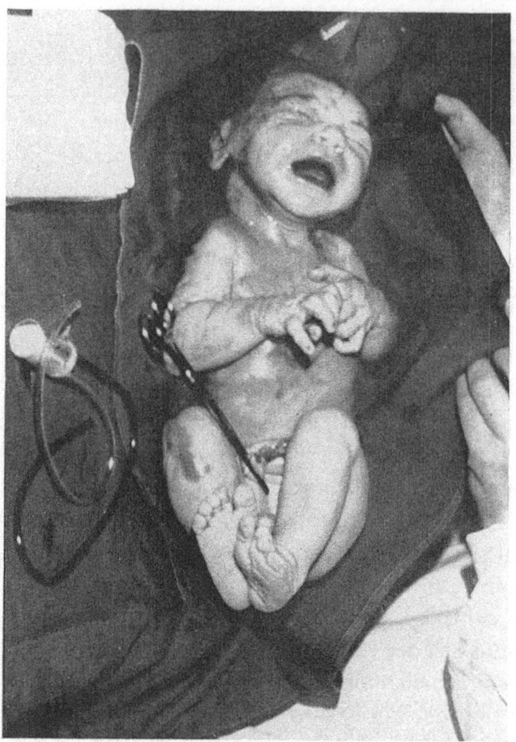

Abb. 1. Via Sectio caesarea geborenes Kind, 15 sec alt. Mutter unter Narkose. Narkoseeinleitung mit Epontol. Kind völlig wach

Nachdem wir im Militär-Hospital bei mehr oder weniger gesunden Personen genügend Erfahrungen gesammelt hatten, wurde in der neurochirurgischen Klinik des Akademischen Krankenhauses mit der Einführung von Epontol begonnen.

Hier betraf es im allgemeinen Langzeit-Operationen oder diagnostische Eingriffe bei Patienten, die an ernsthaften Erkrankungen litten, wie intrakranielle Tumoren und Gefäßanomalien.

Epontol hat bei der neurochirurgischen Anaesthesie zwei wichtige Vorteile gegenüber den früher gebräuchlichen Barbituraten:

1. Während der Operation wird kein weiterer Gebrauch gemacht von lang nachwirkenden Stoffen. Damit weiß man sicher, daß jede postoperative

Störung des Bewußtseins durch neurologische oder neurochirurgische Komplikationen verursacht wird.

Die postoperative neurologische Untersuchung von neurochirurgischen Patienten ist hierdurch viel besser möglich.

2. Ein weiterer Vorteil ist das Fehlen jeder atemdeprimierenden Wirkung.

Indem die Erhöhung der arteriellen Kohlensäurespannung in einer Zunahme des intrakraniellen Druckes resultiert, muß in der Neurochirurgie jede Atemdepression, wie gering diese auch sein mag, vermieden werden.

Dies Problem ist während der Dauer der Narkose bei der Operation nicht so groß, da die Respiration meistens durch eine Beatmungsapparatur übernommen wird und die CO_2-Spannung nach Gutdünken geregelt werden kann.

Bei Narkosen von kürzerer Dauer, z. B. für diagnostische Eingriffe, ist die Atmung meistens spontan, wobei zu beachten ist, daß vor allem nach Anwendung von Barbituraten beachtliche Atemdepressionen entstehen können.

Bei allen Patienten messen wir während der Dauer der Narkose mit Hilfe eines Infrarot-CO_2-Meßgerätes die alveoläre CO_2-Spannung.

Bei einer Untersuchung von 200 neurochirurgischen Patienten, die während der Narkose spontan atmeten, wurde festgestellt, daß $2^1/_2$ Std nach der Anwendung von Pentothal der CO_2-Prozentsatz noch erhöht war. Nach Anwendung von Epontol wurde keine Erhöhung festgestellt, und der CO_2-Prozentsatz zeigte in vielen Fällen sogar eine Ermäßigung.

Epontol gibt gleichzeitig die Möglichkeit, während Kraniotomien ein ausgezeichnetes, nicht durch Barbiturate gestörtes EEG direkt vom Cortex cerebri zu deduzieren.

Nach 12 000 Narkosen mit Epontol in einem Zeitabschnitt von 6 Jahren stellen wir fest, daß es nur wenige Kontraindikationen gibt.

Epontol kann gefährlich sein, wenn sich im Nasen- und Rachenraum des Patienten Blut oder Nahrungsreste befinden. Dies kann u. E. vorkommen nach einer Tonsillektomie und bei kraniellen Traumata. Die durch Epontol entstehende Hyperventilation kann dann die Ursache für eine ernsthafte Aspiration sein.

Des weiteren sahen wir in 12 Fällen von Epontol verursachte Komplikationen in Form allergischer (Histamin-)Reaktionen, wie diese bereits von PODLESCH (1968) und SPIESS u. DOENICKE (1968) beschrieben wurden.

Es betraf Fälle von plötzlich auftretendem diffusem Erythem, besonders am Kopf und an der oberen Körperhälfte, verbunden mit mehr oder weniger ernsthaftem Bronchospasmus.

Bei 3 Patienten war hiermit außerdem eine ernsthafte Blutdrucksenkung verbunden.

Bei einem Patienten entstand ein ausgedehntes fleckiges Exanthem, welches einige Stunden postoperativ sichtbar blieb (Abb. 2).

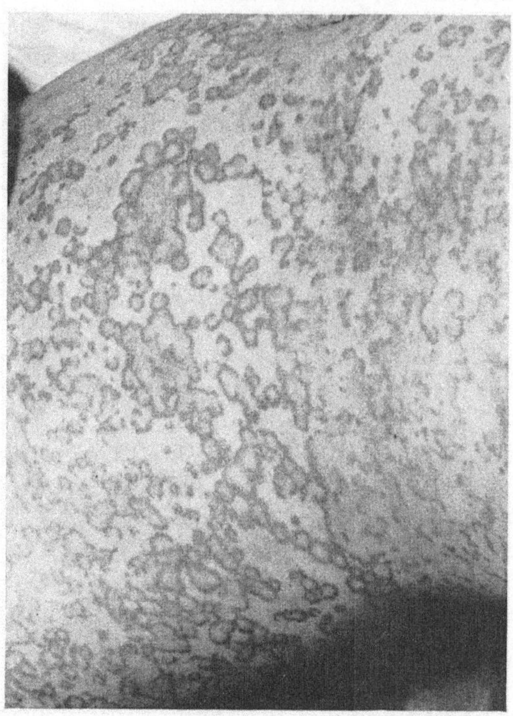

Abb. 2. Exanthem bei einem 49jährigen Mann. Aufgetreten im Anschluß an die Narkoseeinleitung mit Epontol

Alle Fälle reagierten günstig auf die Verabreichung von Antihistaminica und Corticosteroiden.

Es gab keinen einzigen Fall mit tödlichem Ablauf.

Nur in einem Fall sahen wir eine ernsthafte kardiale Arrhythmie entstehen. Es betraf hier einen jungen Mann (22 Jahre) mit Vorhofflimmern auf Basis einer kongenitalen Kardiomyopathie (Abb. 3a).

Es wurde Epontol verabreicht (500 mg in 30 sec), um Kardioversion ausführen zu können.

45 sec nach Verabreichung von Epontol entstand eine ernsthafte Ventrikeltachykardie (Frequenz 270/min), verbunden mit einer Blutdrucksenkung (Abb. 3b).

Diese Arrhythmie reagierte sehr günstig auf Kardioversion (Abb. 3c).

Bei den Nachteilen von Epontol muß auch erwähnt werden, daß die Wirkung von Succinylcholin durch Epontol oft viel länger anhält, als in der

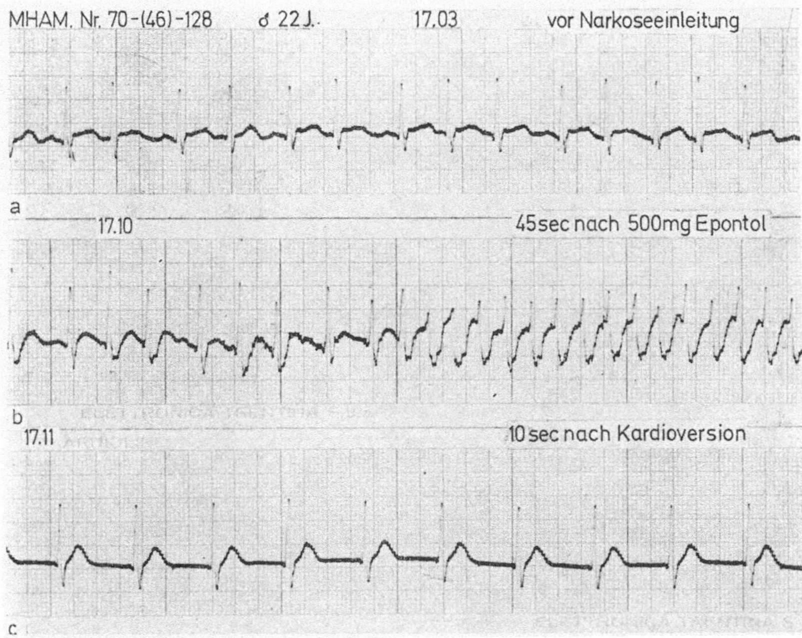

Abb. 3a–c. EKG eines 22jährigen Mannes während Kardioversion wegen Vorhofflimmerns, unter Epontol-Anaesthesie. a EKG vor Narkose; b EKG 45 sec nach Propanidid-Injektion; c EKG unmittelbar nach Kardioversion

Literatur beschrieben wird. Eine kapnografische Untersuchung zeigte, daß bis auf 30 min nach der Einleitung mit Epontol und Succinylcholin die Atmung durch Succinylcholin gestört war, ohne daß Anlaß zu einer Hypoventilation bestand (SMALHOUT, 1967) (Abb. 4, 5, und 6).

Diese kleinen Nachteile stehen jedoch in keinem Fall im Verhältnis zu den großen Vorteilen des Propanidid.

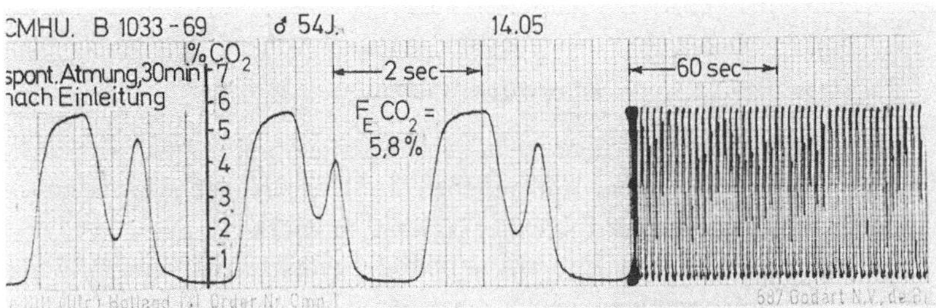

Abb. 4. Kapnogramm einer ungestörten Atmung. Links langsame Registration, rechts schnelle Registration. PQR = Ausatmungsphase, RST = Einatmungsphase, QR = sog. alveoläres Plateau

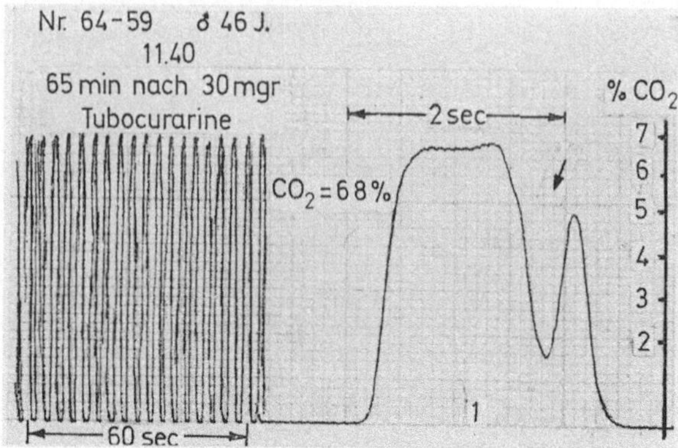

Abb. 5. Kapnogramm einer durch Muskelrelaxans gestörten Spontanatmung 65 min nach Verabreichung von 30 mg Curare. Typisch ist die Spalte in der rechten Hälfte des alveolären Plateaus (s. Pfeil)

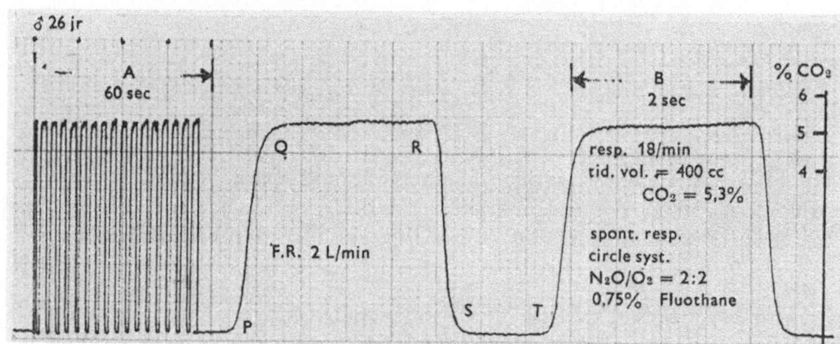

Abb. 6. Identisches Kapnogramm. Typische Spalte in der rechten Hälfte des alveolären Plateaus. Atmung gestört durch verlängerte Wirkung von Succinylcholin. 30 min nach Verabreichung von 500 mg Epontol und 50 mg Succinylcholin

Es ist erwiesen, daß Epontol ein bedeutender Fortschritt für die Anaesthesiologie ist.

Zusammenfassung

Der Autor berichtet über seine Erfahrungen mit 12000 Epontol-Narkosen seit 1965. Nach anfänglichen Enttäuschungen wegen ungenügender Analgesie wurde folgende Technik entwickelt:

Injektion von 500 mg Epontol + 50 mg Succinylcholin und 0,05 mg Fentanyl bei gleichzeitiger Lachgas-Sauerstoff-Beatmung mit kleineren Zusätzen von Fluothane. Nach Normalisierung der Spontanatmung Fortführung der Ventilation mit reinem Sauerstoff. Die Patienten erwachen klar nach kurzer Zeit.

Auch bei Verwendung von Epontol als Einleitungsnarkoticum wurde die Narkose befriedigend, als während der Hyperventilationsphase 4–8% Fluothane zugesetzt wurden. Nach Erreichung der Operationsfähigkeit wird die Fluothane-Konzentration auf 0,25% reduziert. Die Narkose wird dann fortgesetzt mit Lachgas/Sauerstoff, Muskelrelaxans, Analgetica und kontrollierter Beatmung. Wichtig ist schnelles und routiniertes Arbeiten.

Folgende Erfahrungen stellt der Autor heraus:

Die Patienten schätzen das ruhige und gleichmäßige Einschlafen und bevorzugen Epontol-Narkosen vor Pentothal-Narkosen. Nur 10% der Patienten erinnern sich der intravenösen Injektion. Eine mehrmalige Epontol-Narkose pro Tag ist wegen der schnellen Metabolisierung möglich. Epontol ist auch deshalb und wegen der mangelnden Depression der Atmung ideal geeignet für operative Entbindungen. Beim entwickelten Kind ist keine Narkosewirkung zu erkennen, auch wenn die Nabelschnur noch nicht durchtrennt ist.

In der Neurochirurgie erlaubt Epontol den Schluß, daß postoperative Bewußtseinsstörungen neurologisch oder neurochirurgisch bedingt sind. Weiterhin ist vorteilhaft, daß die Atmung nicht beeinträchtigt wird, da eine Erhöhung der intraarteriellen CO_2-Spannung den intrakraniellen Druck erhöht. Nach Epontol ist die CO_2-Spannung nicht erhöht.

Nachteilig kann sich die Hyperventilation bei der Epontol-Narkose auswirken, wenn sich Blut oder Nahrungsreste im Rachenraum befinden. Bei 12 Patienten wurden anaphylactoide Komplikationen beobachtet. Alle Patienten reagierten günstig auf Corticosteroide und Antihistaminica. Nur in einem Falle, der wegen Vorhofflimmerns einer Kardioversion unterzogen werden sollte, entstand eine bedenkliche Ventrikeltachykardie. Die Arrhythmie sprach auf Kardioversion an.

Summary

The introduction of Epontol into general and specialised anaesthesia. The author reports on his experience in 12000 Epontol anaesthesias conducted since 1965. Initial disappointment because of insufficient analgesia led to the development of the following technique: Injection of 500 mg Epontol + 50 mg succinyl choline and 0,05 mg Fentanyl, simultaneous inhalation of nitrous oxide/oxygen with small additions of Fluothane. When a normal level of spontaneous respiration has been restored, respiration is continued with pure oxygen. The patients come round, mentally clear, after a short time.

When Epontol was used as an induction anaesthetic agent, anaesthesia was satisfactory. During the hyperventilatory phase Fluothane was added at the rate of 4–8%, being reduced to 0.25% when surgical anaesthesia had been achieved. This was continued with nitrous oxide/oxygen, muscle relaxant, analgesics and controlled respiration. A quick and experienced procedure is important.

The author displays the following observations:

The patients like to go under so quietly and smoothly. They prefer Epontol to Pentothal anaesthesia. Only 10% remember the intravenous injection. The rapid metabolisation allows several Epontol anaesthesias to be administered in a day. For this reason and for the fact that respiration is not depressed, Epontol is also ideally suited for surgical delivery. The child shows no signs of anaesthesia even before the cord has been cut.

The use of Epontol in neurosurgery permits the conclusion that postoperative disturbance of consciousness has neurological or neurosurgical causes. Freedom from respiratory embarrassment is a further advantage, since increase in intra-arterial CO_2 tension augments the intracranial pressure. The CO_2 tension is not increased after Epontol.

Anaphylactoid complications have been observed on 12 patients. All responded favourably to corticosteroids and antihistaminics. Only in one case in which cardioversion was carried out for atrial fibrillation, a grave ventricular tachycardia occurred. The arrhythmia responded to cardioversion.

Literatur

Apgar, V.: Proposal for a new method of evaluation of the newborn infant. Curr. Res. Anesth. Analg. **32**, 260 (1966).

Harrfeldt, H. P.: Die derzeit gebräuchlichsten intravenösen Kurznarkotica. Z. prakt. Anästh. Wiederbeleb. 3, **3**, 201–206 (1968).

Ivanov, I. P., Federmesser, K. H., Grinberg, B. I.: Versuch der Anwendung von Epontol in der geburtshilflich-gynäkologischen Klinik. Ekspez. chir. anesteziol. Moskva 13, **1**, 62–64 (1968).

Podlesch, I.: Anfragen aus der Praxis: „Sind Komplikationen nach Kurznarkose mit Epontol bekannt?" Z. prakt. Anästh. Wiederbeleb. 3, **4**, 343–344 (1968).

Smalhout, B.: Capnography. Its importance in diagnosis, operation and aftertreatment of neurosurgical patients. Utrecht: A. Oosthoek's Uitgevers Maatschappij N.V. 1967.

Spiess, W., Doenicke, A.: Moderne Kombinationsnarkose. Diskussion eines in 11751 Narkosen erprobten Verfahrens. Z. prakt. Anästh. Wiederbeleb. 3, **2**, 140–149 (1968).

Vogel, W., Schneider, M.: Die Narkose bei Sectio caesarea. Z. prakt. Anästh. Wiederbeleb. 3, **2**, 150–158 (1968).

Narkoseeinleitung mit Propanidid unter Berücksichtigung von Risikofaktoren

Von **D. Langrehr, E. Bloh, I. Kluge, B. Knogge-Ruhe** und **R. Neuhaus**

Neben seinem praktisch konkurrenzlosen Einsatz für den 3–5 min chirurgische Toleranz erfordernden ambulanten Kurzeingriff hat sich Propanidid vor allem für die Narkoseeinleitung zur kurzzeitig oder länger fortgeführten Kombinationsanaesthesie bewährt. Hier ist die Substanz sowohl für NLA und andere i.v. Techniken wie für verschiedene Gas-kombinations-Narkosemethoden empfohlen worden [6, 8, 18, 21, 23, 34]. Unsere Erfahrungen beruhen auf ca. 25000 Anwendungen zur Einleitung einer N_2O-O_2-Fluothane-Beatmungsnarkose. Wie das Statistik-Diagramm der Abbildung 1 zeigt, fand die Zunahme der Epontol-Verwendung in den

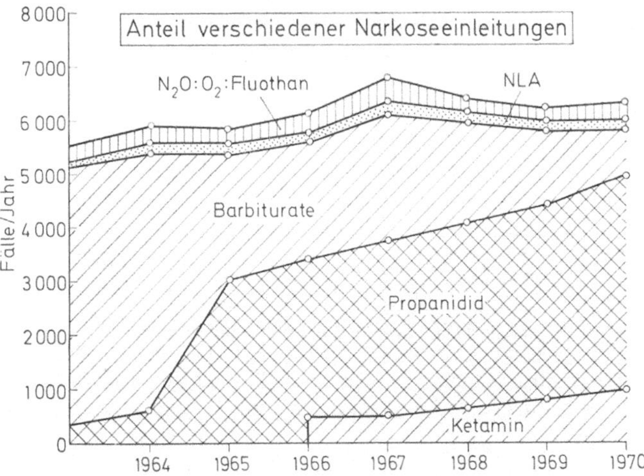

Abb. 1. Anteil verschiedener Formen von Narkoseeinleitung zur Kombinations-Anaesthesie. Allg. Anaesthesieabteilung, Bremen-Nord

letzten Jahren vorwiegend auf Kosten der verschiedenen Barbiturate statt. Die Vorteile der Epontol-Anwendung zur Einleitung sind mehrfach in allen Details dargelegt worden. Auf der anderen Seite ist für die komplikations-arme Anwendung der Substanz die Beachtung eigentlich selbstverständlicher

Zusammenhänge zwischen individueller Dosierung und Applikationsgeschwindigkeit durch die unglückliche Anweisung der „Schußinjektion einer ampullierten Normdosis" bei der klinischen Einführung erheblich erschwert worden. Die Abbildung 2 zeigt eine Zusammenstellung von Wirkungen auf Kreislauf und Atmung, Serumkonzentration, Protein-

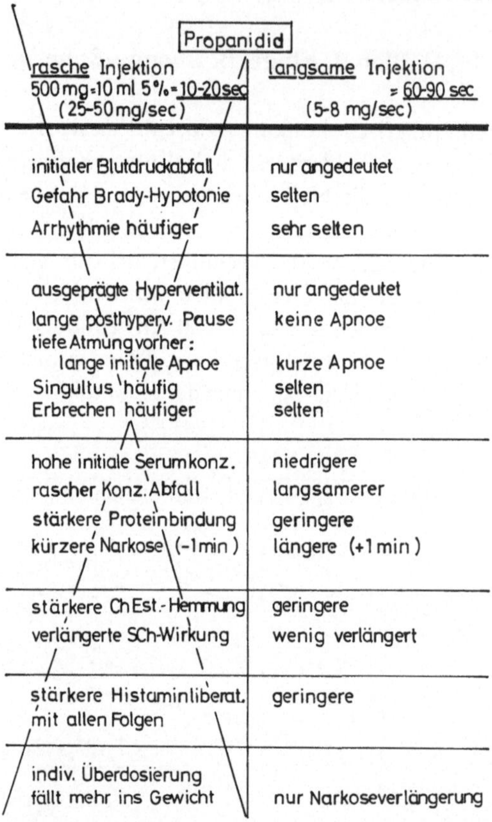

Abb. 2. Gegenüberstellung von Art und Ausmaß verschiedener Effekte bei rascher und langsamer Propanidid-Applikation

bindung, Narkosedauer, Cholinesterasehemmung, Histaminliberation und Überdosierung (vorwiegend durch die verschiedenen Befunde der Arbeitsgruppe Doenicke – Lorenz belegt [7, 20, 24, 25, 28]), woraus hervorgeht, daß die rasche Epontol-Injektion ausschließlich unerwünschte Effekte hervorbringt und niemals nötig ist, während die langsame Injektion diese Effekte und alle durch sie evtl. bedingten Komplikationen vermindert oder vermeiden hilft.

Die Bestimmung des HZV bei 8 kreislaufgesunden Patienten (Abb. 3) nach hoher Normdosis (500 mg = 7–17 mg/kg, rasch in 20–30 sec im Schuß

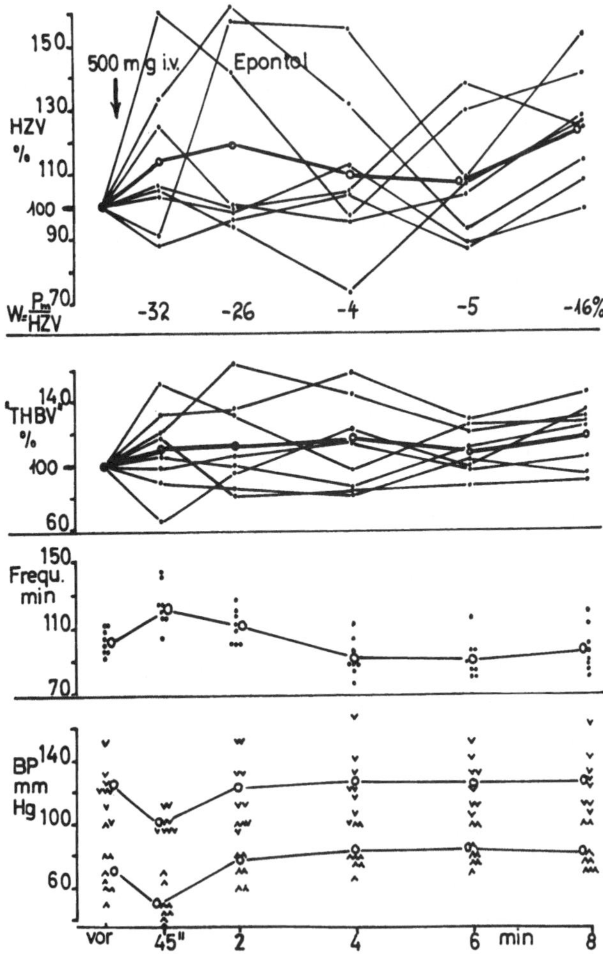

Abb. 3. Herzzeitvolumen, peripherer Gesamtwiderstand, thorakales Blutvolumen, Herzfrequenz und Blutdruck bei 8 kreislaufgesunden Patienten nach 500 mg Epontol (7–17 mg/kg) i.v. Spontanatmung, Farbstoffverdünnungsmethode, Ohreinheit. ○—○ arithmetische Mittelwerte

injiziert) zeigt individuell unterschiedlich eine Abnahme des HZV bis —30% und eine Zunahme bis +60%. Im arithmetischen Mittel resultiert daraus eine Zunahme um ca. 20%. Diese von Patient zu Patient unterschiedlichen Ergebnisse werden von allen Untersuchern gleichartig beschrieben [9, 10, 19, 22, 31]. Während sich nach initialer Einzeldosis von Epontol allein bis etwa zur 20. min anhaltend ein HZV-Anstieg mit unverändertem Blutdruck bei beschleunigter Pulsfrequenz durchsetzt, beruhen die in Ausmaß und Richtung unterschiedlichen Kreislaufreaktionen der ersten Minuten im wesentlichen auf der Anpassungsfähigkeit des Myokards, um dem Dosis-Injektionsgeschwindigkeit-abhängigen Ausmaß der peripheren Widerstandsverminderung (direkter vasodilatatorischer Propanidideffekt [20]) mit synchroner HZV-Steigerung nachzukommen. Daß die in einem hohen Prozentsatz der Fälle nachzuweisende geringe Histamin-Liberation der ersten Minuten (1–4 Nanogramm) diesen initialen Blutdruckabfall mit HZV-Steigerung nicht ursächlich bedingt, konnten Lorenz u. Doenicke belegen. Die wesentlich seltenere starke Histamin-Liberation in besonderen Fällen, die sich Minuten später ausbildet, ist jedoch sicherlich die Hauptursache für den begleitenden starken Blutdruckabfall bei der konsekutiven anaphylactoiden Gesamtreaktion.

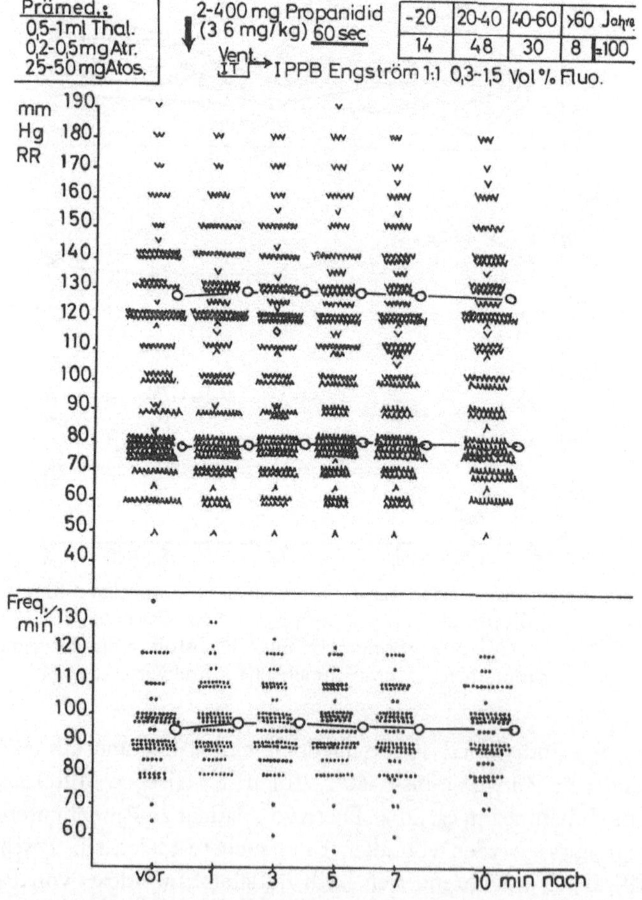

Abb. 4. Blutdruck und Pulsfrequenz bei 100 Patienten während der ersten 10 min nach Epontol-Einleitung zur Kombinationsnarkose. Vorventilation mit Narkose-Gasgemisch und Intubation (SCh) zwischen 1. und 2. Minute. Haemaccel-Infusion ca. 200 ml. Altersverteilung. ○—○ arithmetische Mittelwerte

Bei der Untersuchung mehr oder weniger isolierter Herzpräparate zeigen alle Anaesthetica eine deutlich dosisabhängige negativ inotrope Wirkung, auch Propanidid [3, 33].

Korreliert man die bekannten Serumkonzentrationen von Propanidid bei rascher Injektion bei Menschen mit den experimentellen Befunden über die Myokarddepression (15 μg/ml = 9,4%), so ergibt sich eine mögliche Depression der myokardialen Contractilität von < 10% für die ersten Minuten, die etwa im Vergleich zur bekannten Halothan-Depression (1 Vol-%) relativ gering und flüchtig sein müßte. Durch Bestimmung von $dp/dt_{max}/IP$ [17] konnten SOGA u. BEER in ihren schönen direkten linksventriculären Druckmessungen beim Menschen diese initiale Myokarddepression durch Propanidid belegen. Inwieweit eine solche Minderung der Myokardcontractilität sich der beschriebenen initialen Kreislaufveränderung subsumiert, ist naturgemäß von ihrem Ausmaß bestimmt. Wir sehen hier einen weiteren Grund für die langsame Injektion individueller Dosen (alte Risikopatienten). Daß dieser Effekt sowohl bei anaphylactoiden wie bei einfach bradyhypotonen Zwischenfällen eine aggravierende Rolle spielen kann, liegt auf der Hand und ist für die dosisabhängige Myokarddepression anderer Anaesthetica (Fluothan) längst Gegenstand täglicher Beachtung. Um so wertvoller erscheint uns daher, daß auch für Propanidid auf diesen Zusammenhang hingewiesen wird.

Bei dosis- und zeitgerechter Injektion zeigt das Beispiel der Abbildung 4 die Epontol-Einleitung an 100 unausgewählten Gaskombinations-Narkosen in den ersten 10 min mit bemerkenswerter Stabilität von Blutdruck (oben) und Pulsfrequenz (unten). Auch bei den 30 Fällen von zum Teil maligner Hypertonie der Abbildung 5, die ja wegen des zu erwartenden initialen Blutdruckabfalls bei Mononarkose und Spontanatmung zeitweilig sogar als Kontraindikation für die Epontol-Anwendung galten, imponiert die deutliche Kreislaufstabilität während der Einleitungsphase nach langsamer Injektion und sorgfältiger Ventilation.

Neben der posthyperventilatorischen Apnoe, deren Ausmaß vom Umfang der initialen Hyperventilation abhängt und die bei langsamer Injektion ebenso fehlt wie die Hyperventilation selbst (Kontaktkonzentration von Propanidid oder Metaboliten an den Chemoreceptoren), findet sich gelegentlich auch ein primärer Atemstillstand wie nach Barbituraten. So zeigt die Abbildung 6 oben nach langsamer Injektion eine ca. 1 min anhaltende Apnoe in volumengetreuer Atemregistrierung direkt im Anschluß an eine pränarkotisch tiefe Atmung (Erregung) mit vorausgehendem leichtem Blutdruckabfall. Derselbe Patient erhielt später die gleiche Dosis Epontol im Schuß (unten) und reagierte neben einem ausgeprägten, ca. 3 min dauernden Blutdruckabfall mit einem etwa 3 min anhaltenden Atemstillstand. Der sich anbahnende Zwischenfall konnte durch Thoraxkompressionsgaswechsel eben vermieden werden. Solche Befunde und die Mitteilung von

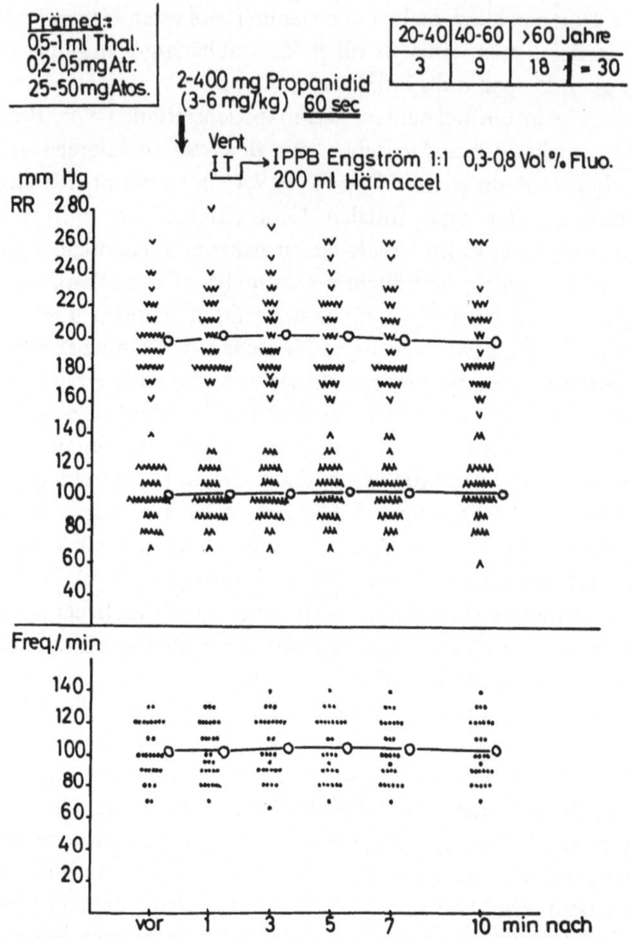

Abb. 5. Blutdruck und Pulsfrequenz bei 30 Hypertonikern während der ersten 10 min nach Epontol-Einleitung zur Kombinationsnarkose. Vorventilation mit Narkose-Gasgemisch und Intubation (SCh) zwischen 1. und 2. Minute. Haemaccel-Infusion ca. 200 ml. Altersverteilung. ○—○ arithmetische Mittelwerte

Hempelmann [14] über kurzzeitige PO_2-Abfälle während der Narkoseeinleitung, vor allem bei Patienten mit niedrigen Ausgangswerten, haben uns seit langem veranlaßt, trotz zahlreicher positiver Blutgasuntersuchungen hinsichtlich der Spontanatmungssuffizienz bei Epontol-Narkose, immer assistiert zu ventilieren (O_2, $N_2O:O_2$). Wir sehen in der Unterlassung der routinemäßigen assistierten Ventilation mit einen wesentlichen Grund für das Zustandekommen von schwerwiegenden Komplikationen, wenn z. B. ein durch stärkere Histaminliberation oder zu rasche Injektion bedingter Blutdruckabfall mit einer durch Hypoventilation bedingten Hypoxie zusammentrifft.

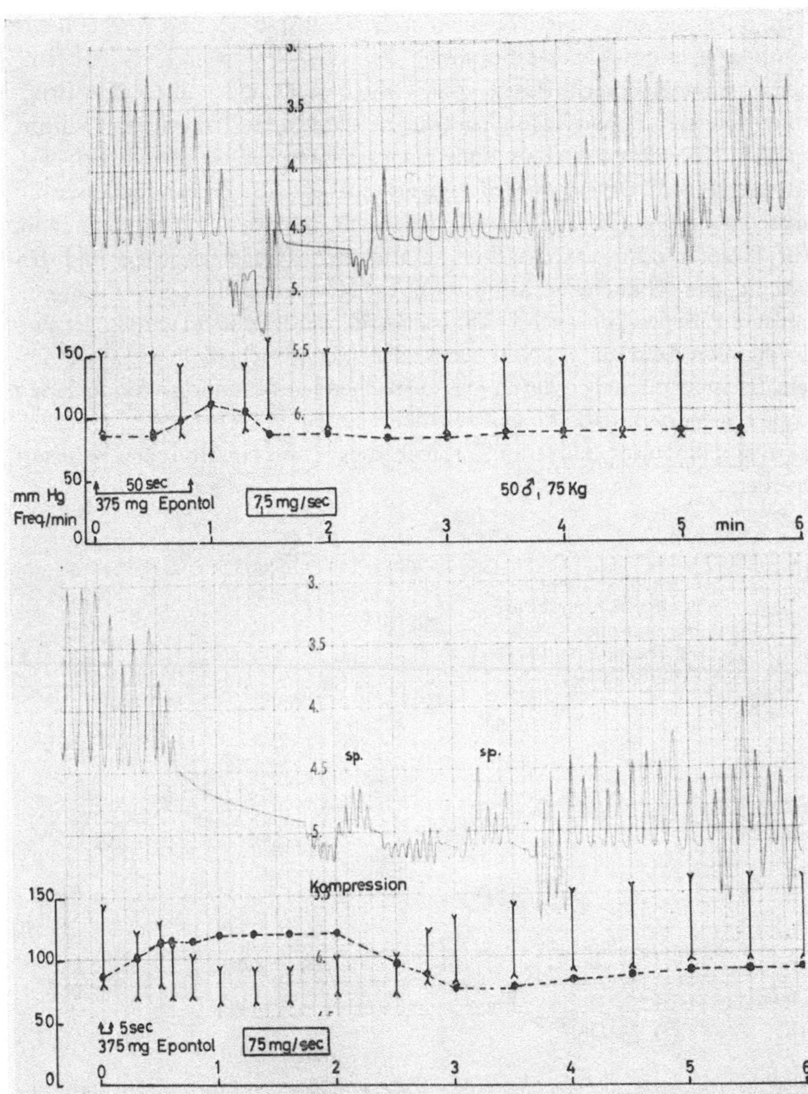

Abb. 6. Primäre Apnoe nach Epontol. Volumengetreue Atemregistrierung (Almara Vierglockenspirograph) und Blutdruck, oben nach langsamer Injektion (50 sec), unten nach rascher Injektion (5 sec) von 5 mg/kg. sp. = spontane Atembewegungen; Kompression = Thoraxkompressionsgaswechsel. Rasterzahlen = Atemzugvolumen/Liter

Da ohnedies assistiert ventiliert wird, applizieren wir selbst für kurzdauernde Ambulanzeingriffe nach der Epontol-Einleitung $N_2O:O_2:$Fluothane. Die Abbildung 7 zeigt für 30 Patienten bei kleinen gynäkologischen Eingriffen die mit dieser Technik nach 5, 10 und 15 min fortgeführter Gaskombinations-Narkose-Beatmung erzielten chirurgischen Toleranzzeiten, erste Ansprechbarkeit, volle Orientierung und vollständige Erholung. Die mit Epontol-Mononarkose zu erzielenden kongruenten chirurgischen Toleranzen sind als Linie eingezeichnet, die benötigten Epontol-Mengen (16–32 mg/kg) werden dann als repetierte Injektion oder besser mit maschineller Infusion appliziert. Es zeigt sich, daß die Kombinationstechnik für diese kurzen Narkosezeiten, hinsichtlich Wiedererwachen und Erholung, ganz ähnliche Verhältnisse wie die Monoanaesthesie bietet. Für ambulante Patienten, die nach 1–2 Std entlassen werden sollen, wird in der Prämedikation dann nur Atropin verwendet. Ohne Nachteile bietet die Kombinationstechnik neben der immer ausreichenden Beatmung aber noch den weiteren Vorteil, daß alle anderen unerwünschten Nebeneffekte (Muskelaktivität, Singultus, Salivation, Erbrechen usw.) auf ein Minimum reduziert werden.

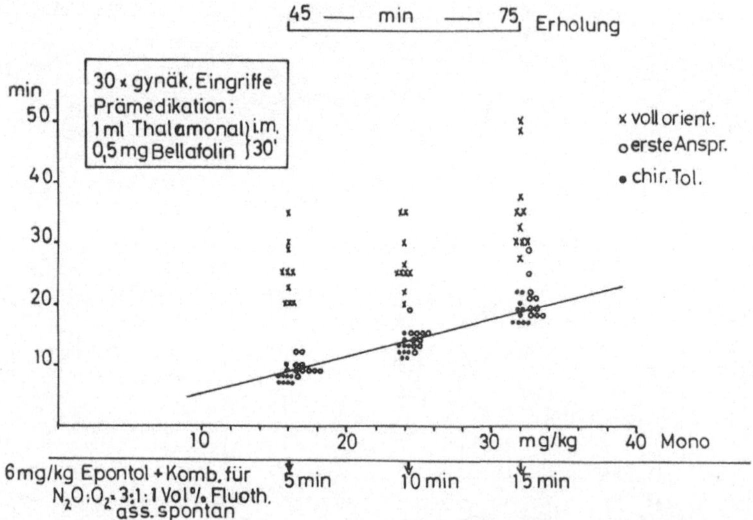

Abb. 7. Chirurgische Toleranz, erste Ansprechbarkeit, Orientiertheit und vollständige Erholung nach Epontol-Kombinationsnarkose für 5, 10 und 15 min bei 30 gynäkologischen Eingriffen. Linie = chirurgische Toleranz bei Epontol-Mononarkose-Dosierung

Die Abbildung 8 zeigt die Bedeutung der Gesamttechnik am Beispiel des postnarkotischen Erbrechens. Bei 100 gynäkologischen Eingriffen fanden wir mit dieser Technik 4% kurzdauerndes postnarkotisches Erbrechen, also in der gleichen Größenordnung wie 8 andere Autoren mit insgesamt über 700 Fällen [1, 2, 4, 13, 16, 30, 32, 35]. Auch die übrigen Nebeneffekte waren minimal (Vergleich mit den 7443 Fällen der primären Dokumentation) in deutlichem Gegensatz zu den hohen Erbrechensraten, die von LIND u. ROLAND [27], EBENIUS [12] sowie DUNDEE u. CLARKE [11] mitgeteilt wurden. Wir sehen den Grund für diese Diskrepanz nicht in der Entdeckung einer substanzspezifischen Wirkung, sondern in anderen Begleitumständen wie Acidose bei Spontanatmung, Prämedikation, repetierte größere Gesamtdosis usw.

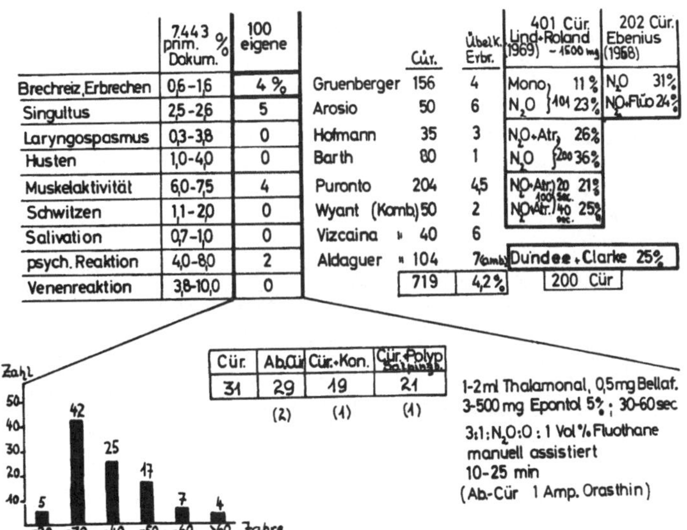

Abb. 8. Erbrechenshäufigkeit und andere Nebenwirkungen bei 100 gynäkologischen Kurzeingriffen in Epontol-Kombinationsnarkose. Eingriffsarten, Altersverteilung. Zum Vergleich Fälle der primären Dokumentation und 719 entsprechende Eingriffe von 8 anderen Autoren sowie drei Literaturmitteilungen über extrem hohe Raten von postnarkotischem Erbrechen

Wie die Abbildung 9 zeigt, ist die individuelle Streubreite einer Dosis-Wirkungsdauer-Beziehung groß. Die Werte von PODLESCH u. ZINDLER ([29], kleines Viereck, Mononarkose) sowie CLARKE u. DUNDEE ([5], großes Viereck, Epontol und N₂O) sind umgezeichnet eingetragen und ihre Mittel- sowie Grenzwerte linear verlängert (gestrichelte Linien). Die eingezeichneten 20 Punkte sind Ergebnisse von eigenen Epontol-Infusionsnarkosen. Über Dosierung und Anwendungsmöglichkeiten der Epontol-Dauerinfusion soll an anderer Stelle referiert werden. Bei langsamer Applikation und assistierter Beatmung ist die Verträglichkeit des Propanidid über weite Dosisbereiche gut, das heißt, seine therapeutische Breite ist groß. Eine Kumulation fehlt praktisch vollständig [15], mehr als 100 mg/min können vom Erwachsenen über längere Zeit (1–2 Std) fortlaufend estera-

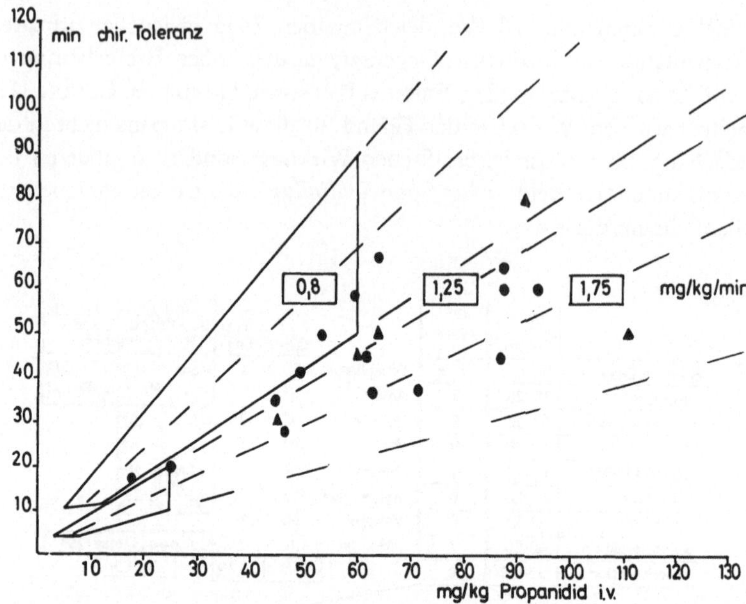

Abb. 9. Dosis-Wirkungsdauer-Beziehung. Kleines Viereck: Podlesch u. Zindler; großes Viereck: Clarke u. Dundee (Epontol und N₂O). Punkte: 15 Epontol-Mono-Infusionsnarkosen; Dreiecke: 5 Epontol-N₂O-O₂-Infusionsnarkosen des eigenen Materials

tisch gespalten werden. Die Grundsubstanz und ihre Metaboliten sind selbst untoxisch, für das Vorliegen einer speziellen Toxicität auch hinsichtlich von Zwischenfällen fehlt, nachdem die dabei vorliegenden Zusammenhänge weitgehend geklärt werden konnten, bislang jeder Anhaltspunkt. Man muß sich jedoch vor Augen halten, daß ein schwerkranker Risikopatient schon mit Dosierungen von 50–150 mg Epontol einzuleiten ist, während ein gesunder, kräftiger Patient 400–600 mg, in 1–2 min injiziert, zur Erreichung der chirurgischen Toleranz für wenige Minuten benötigt, wenn man unbedingt eine Mononarkose durchführen will. In diesem Zusammenhang sei ein von Lebis [26] mitgeteilter „Herzstillstand im Verlauf einer Propanididnarkose" offenbar ohne excessive Histaminliberation als Beispiel erwähnt. Wir meinen, daß es sich bei dem 61jährigen hypertonen, rechtsherzbelasteten, alkoholisierten Bahnwärter nicht um einen unvoraussehbaren Zwischenfall nach Epontol-Injektion handelt, sondern eben im Hinblick auf die Gesamttechnik (Prämedikation, Dosis, Injektionsgeschwindigkeit, Spontanatmung) um die fahrplanmäßige Herbeiführung einer „weak contraction" mit Hilfe von Epontol.

Die Abbildung 10 zeigt die tabellarische Übersicht über 12 von uns beobachtete Zwischenfälle. Außer einer paravenösen Injektion [12] und 3 außerhalb unseres Arbeitsbereiches durchgeführten Epontol-Mono-

No.	Pat. kg	Eingriff	Prämedikation Kombinat.	mg Epontol mg/kg	Haut Rötung Quaddel Ödem	Kreislauf	Broncho-spasmus	Oligurie Anurie Sed	Test cutan i.v.	Verlauf	Ursache Fehler
1	18♂ 60	Polytrauma, 4 Wo. (Milz, Gefäße, arrest, Relap, Wundruptur) jetzt: Tibiamarknagel	2 ml Thal. 0,5 mg Bellaf. + 30 mg SCh	400 6,8	∅ ∅ ∅	Brady-Hypotonie *arrest* intrath. Massage später Rethorakotomie Tracheot. Beatmung	∅	3 Std Ery		wiederbelebt oB	Dosis + SCh Betteinleitung
2	53♀ 62	Zust. n. Whitehead, Beckenphlegmone, Sepsis, Lungeninfarkte jetzt: Abscesseröffnung	0,2 mg Bellaf. i.v. N₂O:O₂ = 1:1 man 0,5 Vol% Fluo.	400 6,7	∅ ∅ ∅	Brady-Hypotonie *arrest* extrathor. Massage nach 12' RR 160/100	∅	2 Std Ery		wiederbelebt 24 Std später † d. Sepsis	Dosis + Fluoth. keine Infusion
3	54♂ 58	15. Tag Pneumonie >38° Analfistel	2 ml Thal. 0,5 mg Bellaf. Spontanatmung	400 7,0	∅ ∅ ∅	Brady-Hypotonie weak contraction fem ∅ rad ∅ car. ∅	∅	1 Std	∅ ∅	7 Tage kritisch Re-Pneumonia dann oB	Dosis, keine Beatmung, keine Infusion
4	24♀ 72	Kindl. Asphyxie, vorz. Plac.-Lösung Vacuum-Forceps	0,25 mg Bellaf. i.v. Spontan-(assist?) 3:1, 2 Vol%Fluo.	500 7,0	∅ ∅ ∅	Hypotonie weak contraction (Geburtshelfernarkose) fem ∅ rad ∅ car. ∅	∅	4 Std		nach 6 Std Schock+Koagulopathie beherrscht oB	Dosis, Fluoth. keine Beatmung keine Infusion
5	47♀ 69	Cervix-Ca, 14 Tage nach 1. Ra-Einlage (Epontol) 2. Ra-Einlage	1 ml Thal. 0,5 mg Bellaf.	250 3,6	+ + +	Hypotonie weak contraction fem ∅ rad ∅ car. ∅	+	8 Std Ery		20 Std später oB	Histamin?
6	20♀ 60	Sectio parva Mens IV Röteln, Nephropathie	1 ml Thal. 0,5 mg Bellaf. 1:1Engstr.0,5Vol%Fl.	400 6,8	+ + +	Tachyarrythmie Hypotonie	+	∅	∅ +	1 Std Narkose weiter Op. beendet oB	Histamin?
7	38♀ 78	Cholecystektomie	2 ml Thal. 0,5 mg Bellaf. 1:1Engstr.0,5Vol%Fl.	500 nach 30'! 6,5	+ +	Hypotonie rad ∅	+	∅	∅ Ep. + Häm. +	3¹⁄₂ Std Nark. weiter Op. beendet oB	Histamin? Haemaccel!
8	29♀ 80	Ab. Cur.	2 ml Thal. 0,5 mg Bellaf. 1:3man0,5Vol%Fluo.	300 3,7	+ + +	Tachyhypotonie	∅	∅		Haemaccel nach 75 ml gestoppt oB	Histamin? Haemaccel!
9	21♀ 65	Cur. (amb. auswärts)	∅ Mono	500 7,8	+ ∅ ? +	Brady-Hypotonie protrah. zunächst unbehandelt rad ∅	+	?	∅	nach 3 Std Schock beherrscht oB	Histamin? Dosis, keine Beatmung
10	29♀ 70	Cur. (amb. auswärts)	∅ Mono	500 7,0	+ ∅ ? +	Tachy-Hypotonie protrah. zunächst unbehandelt rad ∅	∅	?	∅	nach 2 Std Schock beherrscht oB	Histamin? Dosis, keine Beatmung
11	29♀ 60	Cur. (amb. auswärts)	∅ Mono	200 3,3	+ + +	Brady-Hypotonie sofort behandelt rad ∅	+	6 Std	∅	2 Std später Klinikaufnahme Schock beherrscht oB	Histamin?
12	25♀ 81	Cur.	2mlThal;0,5mgBellaf. 2:3 man. 1,5 Vol% Fluothane	500 6,1		Keine Narkose: *paravenös:* (zunächst nicht diagnostiziert) 1 Tag später: Hand bis Oberarm = Schwellung + Rötung, 4 Tage später: alles oB					

Abb. 10. Tabellarische Zusammenstellung über 12 von uns beobachtete Zwischenfälle nach Epontolanwendung (s. Text)

narkosen, die wir nur im weiteren Verlauf konsiliarisch behandelt haben [9, 10, 11], beruhen die Fälle 1, 2, 3 und 4 ohne Hautsymptome auf rein technischen Fehlern (Überdosierung, Injektionsgeschwindigkeit, Beatmung). Der Fall 5 bei 2. Radiumeinlage ist ebenfalls fehlerhaft, hier hätte mit Prednisolon und Antihistaminica vorbehandelt oder ein anderes Anaesthesieverfahren gewählt werden müssen. Fall 7 und 8 zeigen zwar das typische Bild der Histaminliberation, diese können wir aber nach den zeitlichen Zusammenhängen ebenso auf die synchrone Haemaccel-Anwendung zurückführen. Fall 6 ist wie die Fälle 5, 9, 10 und 11 mit hoher Wahrscheinlichkeit auf eine excessive Histaminliberation zurückzuführen.

Trotzdem haben wir bislang auf die routinemäßige Prämedikation mit Corticoiden und Antihistaminica verzichtet, da sowohl nach unserer Erfahrung wie nach dem mitgeteilten Zeitverlauf der Histaminliberation (Lorenz u. Doenicke) bei einer rechtzeitigen Erkennung dieser Situation (Flush, Hypotonie, beginnender Bronchospasmus in der 3.–7. min) die sofortige i.v. Therapie die Entstehung des Vollbildes noch verhindern kann.

Andererseits bemühen wir uns – wie an der fehlerhaften Technik im Rahmen der oben mitgeteilten Zwischenfälle zu sehen ist, auch nicht immer mit Erfolg – um möglichst sorgfältige Beachtung der allgemeinen Prinzipien: langsame Injektion, individuelle Dosierung, Dauerkanülierung einer Vene, assistierte Ventilation, Kombinationstechnik. Die Zahl von 8 eigenen Zwischenfällen bei insgesamt ca. 25000 Epontol-Anwendungen (1:3000), von denen 7 Fälle ohne jeden bleibenden Schaden für den Patienten beherrscht wurden, entspricht nach unserer Meinung einem nicht überhöhten Risiko.

Dieses Risiko für den Patienten weiter zu vermindern ist, wie wir meinen, nur teilweise durch Substanzwahl möglich, viel wesentlicher aber durch umfassende pharmakologische Detailkenntnisse und technische Erfahrungen der Anaesthesisten zu erzielen, was der Grund für diese Erörterungen gewesen sein soll.

Zusammenfassung

Der Autor berichtet über 25000 Einleitungsnarkosen mit Epontol, die mit Lachgas, Sauerstoff und Fluothane fortgesetzt wurden. Dringend erforderlich ist eine langsame Injektionsgeschwindigkeit von Epontol, um die Rückwirkung auf den Kreislauf herabzusetzen. Zwischen Injektionsgeschwindigkeit und Kreislaufreaktion bzw. Histaminliberierung besteht Korrelation. Bei dosis- und zeitgerechter Injektion verhalten sich Blutdruck und Frequenz bemerkenswert stabil, auch bei Hypertonikern (30 Patienten).

Eine Apnoe kann in seltenen Fällen auch nach langsamer Injektion auftreten. Es erscheint deshalb notwendig, die Patienten immer assistiert zu beatmen. Dies erfolgt mit einem Gemisch von O_2-N_2O oder O_2-N_2O-Fluothane. Epontol wird bei längeren Eingriffen repetiert verabreicht bzw. maschinell infundiert. Die Zeitpunkte für Wiedererwachen und Erholung bei Komb.-Techniken sind vergleichbar mit denen bei Monoanaesthesie. Als Prämedikation bei ambulanten Patienten wurde nur Atropin verwendet.

Die Bedeutung der Technik der Anwendung von Epontol zeigt sich in der niedrigen Rate (4%) von postnarkotischem Erbrechen bei gynäkologischen Eingriffen. Die individuelle Streubreite der Dosis-Wirkungsdauer-Beziehung ist groß. Die Verträglichkeit für weite Dosisbereiche ist gut. Keine Kumulation, doch ist bei der Dosierung Rücksicht auf Zustand und Alter des Patienten zu nehmen.

Von 8 Zwischenfällen, die der Autor selbst erlebt hatte, waren 4 auf technische Fehler und 1 auf mangelnde Prämedikation mit Prednisolon und Antihistaminica zurückzuführen. Bei 2 Fällen kann die Histaminliberierung auf die synchrone Applikation von Haemaccel zurückgeführt werden. 3 weitere Fälle wurden konsiliarisch betreut, bei einem anderen Patienten wurde paravenös injiziert. Insgesamt 5 aller Zwischenfälle sind einer Histaminliberierung anzulasten. Eine routinemäßige Prämedikation mit Prednisolon und Antihistaminica führt der Verfasser nicht durch, da er annimmt, daß eine Beherrschung histaminbedingter Zwischenfälle bei rechtzeitiger Feststellung der Anfangssymptome (Flush, Hypotonie, Bronchospasmus) immer möglich ist (Dauerkanülierung einer Vene). Die Nebenwirkungsrate von 8:25000 erscheint als ein nicht überhöhtes Risiko.

Summary

Induction of anaesthesia with Epontol, considering risk factors.

The authors review 25000 anaesthesias which were induced by means of Epontol and continued with nitrous oxide, oxygen and Fluothane. Epontol must be injected slowly in order to minimize circulatory effects. Correlation exists between the speed of injection, circulatory reaction and liberation of histamine. With the correct dose and time, blood pressure and heart rate showed remarkable stability, even in 30 hypertensive patients.

In rare cases, apnoea can occur with slow injection. Therefore, assisted respiration appears necessary for all patients. It is carried out with O_2+N_2O or O_2+N_2O+Fluothane. For procedures of prolonged duration, the injection of Epontol is repeated or it is machine infused. Recovery after combination technique is comparable to mono-anaesthesia. Outpatients were only pre-medicated with atropine.

The importance of the application of Epontol is evidenced by the low rate (4%) of post-anaesthetic vomiting in gynaecological procedures. There is extensive individual scatter in the relationship between dosage and duration of effect. Tolerance to Epontol is good over a wide range of dosage. There is practically no cumulative effect but the patient's age and condition should be taken into consideration in establishing the dosage.

Of 8 incidents observed by the authors, 4 were due to technical faults, one to insufficient pre-medication with prednisolone and antihistaminics. In 2, Haemaccel was administered at the same time. Five of the incidents are due to liberation of histamine. The authors do not give prednisolone and antihistaminic premedication routinely, on the assumption that all histamine induced incidents can be controlled if early observed (flush, hypotension, bronchospasm) (a needle in the vein for necessary injections). The total of 8 incidents in 25000 administrations of Epontol, 7 of which were managed so that no lesions remained, are in the authors mind a tolerable risk.

Literatur

1. Alvarez Vizcaino, A. J.: Experiencia clínica con Epontol, p. 3. Abstr. III. Congr. Hispano Luso, Santiago de Compostela 1967.
2. Arosio, G., Flocchini, P. A., Premoli. S.: Bayer 1420: un nuovo anestetico endovenoso non barbiturico. Riv. Ostet. Ginec. prat. **46**, 840 (1964).
3. Åström, A., Bernhoff, Å., Persson, N. A.: Effects of Propanidid and Methohexital on the contractile force of the isolated guinea pig heart. Acta anaesth. scand. **14**, 45 (1970).
4. Barth, D.: Erfahrungen mit Epontol in der geburtshilflich-gynäkologischen Praxis. Hippokrates **37**, 277 (1966).
5. Clarke, R. S. J., Dundee, J. W.: Toxic effects of intravenous anesthetics, a comparison of Propanidid with the standard barbiturates, p. 140. Abstr. 4. World Congr. London 1968.
6. Doenicke, A., Kugler, J., Laub, M.: EEG-Untersuchungen während Epontol-Methoxyfluran-Narkose, J. prakt. Anästh. Wiederbeleb. **3**, 213 (1968).
7. — Lorenz, W.: Histaminfreisetzung und anaphylaktoide Reaktionen bei i.v. Narkosen. Anaesthesist **19**, 413 (1970).
8. — Spiess, W., Schellenberger, A.: Narkose mit einer barbituratfreien Einleitung. Münch. med. Wschr. **108**, 2615 (1966).
9. — — Blutkreislauf-Analysen nach Verabreichung von Propanidid, p. 49. Abstr. III. World Congr. Anaesth., São Paolo 1964.
10. Drost, R., Pichlmayr, I., Soga, D., Manz, R., Beer, R.: Vergleichende Untersuchungen über die Wirkung der Kurznarkotika Propanidid und Methohexital auf das Herzzeitvolumen. Anästhesist **19**, 383 (1970).
11. Dundee, J. W., Clarke, R. S. J.: Clinical studies of induction agents IX: comparative study of FBA 1420 with G 29505. Brit. J. Anaesth. **36**, 100 (1964).
12. Ebenius, G.: Propanididnarkos med och utan Halothan vid gynekologisk abrasio. Läkartidningen **65**, 3890 (1968).
13. Gruenberger, V.: Die Verwendung eines neuen Kurznarkotikums in der gynäkologischen Sprechstunde. Münch. med. Wschr. **109**, 2105 (1967).
14. Henpelmann, G., Hartmann, W., Fabel, H.: Kontinuierliche Messungen des arteriellen O_2-Druckes mit einem polarographischen Mikroverfahren während der Narkoseeinleitung. Abstr. III. Europ. Congr. Anaesth. Prag 1970.
15. Hoffmeister, F.: Pharmakologische Untersuchungen zur Wirkungsdauer von Kurznarkotika. Ther. Ber. **39**, 17 (1967).

16. HOFMANN, R.: Erfahrungsbericht über die Verwendung von Epontol bei gynäkologischen und geburtshilflichen Eingriffen. Zbl. Gynäk. **87**, 1457 (1965).

17. KRAYENBÜHL, H. P.: Die Dynamik und Kontraktilität des linken Ventrikels. Bibliotheca Cardiologica No. 23. Basel—New York: S. Karger.

18. LANGREHR, D.: Pharmakologie und klinische Anwendung des Ultrakurznarkotikums Epontol. Coll. „Probleme der Anaesthesiologie", Gut Moorbeck, 1968, Druck Bayer Pharma-Büro Bremen.

19. — Die Bestimmung relativer Herzzeitvolumina mittels Farbstoffverdünnungsmethode nach Registrierung über die Ohreinheit. Anwendung densitometrischer, thermischer und radiologischer Methoden in der Klinik, S. 313. Stuttgart: Thieme 1969.

20. — Endoanaesthetische Wirkungen von Propanidid und ihre Bedeutung für das Verhalten von Kreislauf und Atmung. Anaesthesiologie und Wiederbelebung **4**, 239 (1965).

21. — Aspectos farmacologicos e clinicos do Propanidid. Rev. bras. Anest. **20**, 130 (1970).

22. — KLUGE, I.: The influence of short acting non barbiturate intravenous narcotics on cardiovascular function. Acta anaesth. scand. Supp. **25**, 125 (1964).

23. — — Besonderheiten der Propanidid-Narkose, Bremer Ärzteblatt Juni 1965, S. 15.

24. — L'ALLEMAND, H. L.: Über das Verhalten von Kreislauf und Atmung bei intravenösen Kurznarkosen mit G 29505. Anaesthesist **12**, 325 (1963).

25. — — Endoanesthetic side effects of short acting non barbiturate i.v. narcotics and volatile narcotics on peripheral receptors. Abstr. III. World Congr. Anaesth., São Paolo 1964.

26. LEBIS, J.: Arrêt cardiaque au cours d'une anesthésie par propanidide. Anesth. Analg. Réanim. **25**, 6 (1968).

27. LIND, B., ROLAND, P.: Kurznarkosen mit Propanidid, Anaesthesist **18**, 82 (1969).

28. LORENZ, W., DOENICKE, A., HALBACH, S., KRUMEY, I., WERLE, E.: Histaminfreisetzung und Magensaftsekretion bei Narkosen mit Epontol. Klin. Wschr. **47**, 154 (1969).

29. PODLESCH, I., ZINDLER, M.: Klinische Erfahrungen mit Propanidid. Anaesthesiologie und Wiederbelebung **4**, 160 (1965).

30. PURONTO, M.: Beobachtungen über Epontol-Kurznarkosen. Ann. Chir. Gynaec. Fenn. **55**, 317 (1966).

31. SCHORER, R., V. FOERSTER, G.: Der Effekt einer Propanidid- und Methoxyfluran-Anästhesie auf das Herzzeitvolumen. Z. prakt. Anästh. Wiederbeleb. **3**, 431 (1968).

32. SALZINAS ALDAGUER, M., VARELA UNA, M.: Anestesia con Epontol en ginecologica, p. 61. Abstr. III. Congr. Hispano-Luso, Santiago de Compostela 1967.

33. SOGA, D., BEER, R.: Myocardkontraktilität und Hämodynamik im Verlauf einer Methohexital-Narkose. Methohexital Symp., Frankfurt, Dez. 1970 (im Druck).

34. SPIESS, W., DOENICKE, A.: Moderne Kombinationsnarkosen. Z. prakt. Anästh. Wiederbeleb. **3**, 2 (1968).

35. WYANT, G. M., ZEERB, D. L.: Propanidid – a new non barbiturate intravenous anesthetic. Canad. Anaesth. Soc. J. **12**, 569 (1965).

Clinical Experience Using Epontol
as an Induction Agent

By **W. N. Rollason**

My experience with Epontol as an induction agent may be divided into the four categories illustrated in Table 1. The youngest patient was 3 and the oldest 85 years of age. The 5% solution has always been used in a 10 ml

Table 1. Clinical experience of induction of anaesthesia with Epontol

---

1. Out patient E.N.T. procedures in children
2. Major abdominal surgery
3. E.C.T.
4. Dental Surgery

---

syringe with an eccentric nozzle. A small needle when required has presented no problem in spite of the viscosity of the solvent. The injection rate, however, has always been slow, ranging from 150–200 mg per min. This means 1 ml of the 5% solution in 15–20 sec. With this rate of injection hyperventilation is not seen and no significant complications have been observed. In the author's view it is potentially dangerous to inject Epontol at a faster rate than this even in the fit patient, particularly in the sitting position. At this slow rate of injection 12% of patients in the sitting position in the dental chair manifested pallor, which was not observed in the horizontal position which is now routinely used. After minor surgical procedures using Epontol as the induction agent the child can return to school and the adult to work in 2 h. This can only be achieved by using local analgesia alone. Patients are not, however, allowed to leave hospital until Romberg steady but this occurs in the majority within half an hour of the completion of minor surgery.

In major surgical procedures patients induced with Epontol and maintained with light general anaesthesia and a relaxant can be returned to the recovery room or ward awake at the termination of the procedure. No atropine or any other premedication is used in these cases or in the outpatient procedures in children. Epontol is ideal as an induction agent with atropine for E.C.T., particularly in the case of outpatients. Details of a series are illustrated in Table 2. After the use of suxamethonium to modify

Table 2. Changes after Epontol induction for E.C.T.

n	Mean age (years)	Mean wt. (kg)	Mean dose (mg/kg)	S.D.	B.P. fall (mmHg)	% B.P. fall	P.R. rise (beats/min)	% P.R. rise	Time to spont. respiration (min)	S.D.
189	47.3	58.0	8.72	± 1.59	30.1	24.2	25.8	29.8	1.6	± 1.5

the convulsion, the time before respiration becomes spontaneous is increased over that following 1% Methohexitone, by an average of 1.6 min, which presents no problem. There have been no instances of bed wetting or any other sequelae following induction with Epontol. There is, however, a marked sex difference, the majority of patients requiring E.C.T. being female.

Hypnotic suggestion is routinely used in adults and this combined with the slow injection makes induction with Epontol extremely smooth and pleasant for the patient.

Epontol has been widely used in dental work, both as an induction agent and as the sole agent using the intermittent "minimum incremental" technique. Three series of cases are illustrated in tables 3, 4 and 5. It has been said that a total dose of 1.5–2.0 g should not be exceeded but two of the author's patients received over 5.0 g of Epontol without any untoward effects. It has also been said that the duration of intermittent Epontol anaesthesia in dental work should be restricted to 15 min but one case has received intermittent Epontol for 55 min with consistently good operating conditions. On the other hand an extrapyramidal tremor was observed in 17.5% of patients receiving intermittent Epontol, but this did not appear to trouble either the patient or the dental surgeon.

Table 3. Dental Surgery. Ultra-light i.v. technique – Epontol only

Group 1

n	Age range (years)	Average Age (years)	Dose in mg/kg/min Range	Average	Average duration of procedure (min)	E.C.G. arrhythmias Major	Minor
116	5–78	28.9	0.8–16.8	4.66	6.7	0	3

Because the antidysrhythmic property of Epontol is brief (JOHNSTONE and BARRON, 1968) it was decided to monitor the E.C.G. continuously by radiotelemetry in all cases receiving E.C.T. and dental anaesthesia (ROLLASON 1969). While all ventricular dysrhythmias are potentially dangerous it was decided to regard pulsus bigeminus, multifocal ventricular extrasystoles and ventricular tachycardia as major ones. The minor ones consisted of atrial extrasystoles, nodal rhythm and the occasional ventricular extrasystole.

In view of the significant incidence of dysrhythmias seen during maintainance of anaesthesia in Table 4 it was decided to assess the effect of a

Table 4. Dental surgery. Epontol induction followed by maintainance with premixed N_2O/O_2 and Halothane

Group	Technique	n	Age range (years)	Average age (years)	Dose in mg/kg		Average duration of procedure (min)	E.C.G. arrhythmias	
					Range	Average		Major	Minor
II	Via a nose-piece	57	6–62	23.6	3.2– 7.9	5.18	5.8	1	7
III	Via a cuffed nasotracheal tube	204	5–82	34.2	2.9–12.4	5.74	26.8	10	45

Table 5. Changes after Epontol induction in major dental surgery (Group III)

Premedication	n	Mean age (years)	Mean wt. (kg)	Mean dose (mg/kg)	Mean B.P. fall (mmHg)	S.D.	Lowest B.P. (mmHg) systolic	Mean P.R. rise (beats/min)	S.D.	P.	Highest P.R. beats/min	P.R. > 149	E.C.G. changes
Placebo	100	32.2	64.67	8.05	29.10	± 17.22	70	30.12	± 16.98	0.05	160	9	NIL
Practolol	100	29.4	61.62	8.51	31.50	± 14.66	80	25.37	± 13.74		155	2	NIL

beta-blocker, Practolol, given as an oral premedicant in a dose of 200 mg 2 h prior to induction with Epontol and atropine. The results of this preliminary trial are illustrated in Table 5. The only significant difference between the blocker and the control after induction is to be seen in the pulse rate increase. This was less in patients who had received Practolol ($p < 0.05$).

♂ Age: 34 years   Wt. 70. 0 Kg.   Lead I

1.

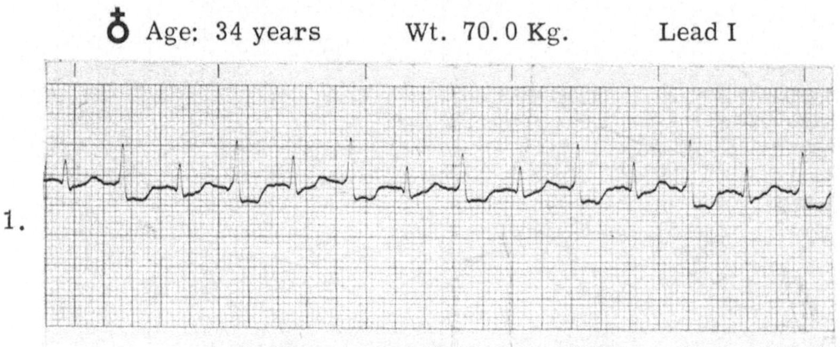

Prior to induction of anaesthesia

2.

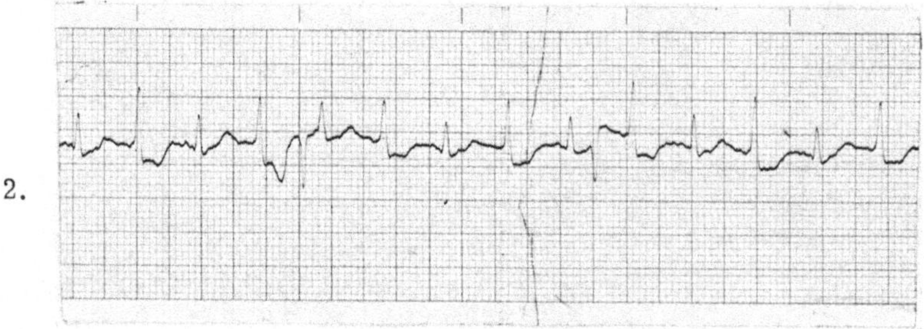

After insertion of needle

3.

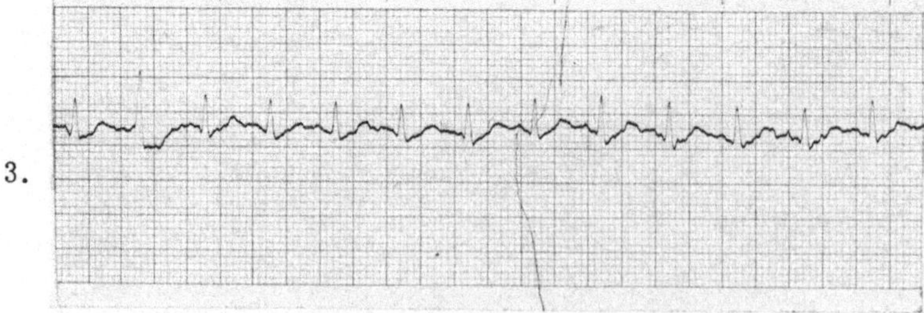

After induction with Propanidid (450 mg.)

Fig. 1.

During subsequent maintainance under light general anaesthesia with nitrous oxide, oxygen and Halothane, however, the reduction in the incidence
of dysrhythmias was found to be more significant ($p < 0.02$).

The E.C.G. study however, revealed one patient, a female, who had a
preoperative dysrhythmia which disappeared after induction with Epontol.
This is illustrated in Figure 1.

The consistent changes observed after slow induction with Epontol in
the fit subject have been a fall in blood pressure and an increase in pulse
rate. To reduce the magnitude of these changes Epontol should always be
injected so slowly that hyperventilation is not produced. The agent should
be avoided in toxic states in patients with cardiac decompensation and in
those who have limited or fixed cardiac output; otherwise this excellent intravenous agent may fall into disrepute as acute cardiac collapse may ensue.

Zusammenfassung

Klinische Erfahrungen mit Epontol als Einleitungsnarkoticum.

Die Erfahrungen mit Epontol zur Narkose-Einleitung wurden gewonnen:

1. bei ambulanten Eingriffen im Hals-Nase-Ohren-Bereich bei Kindern
2. in der großen Bauchchirurgie
3. bei Elektroschock-Therapie
4. in der Zahn- und Kieferchirurgie.

Der jüngste Patient war 3, der älteste 85 Jahre alt. Die Injektion der
5%igen Lösung erfolgte immer sehr langsam (150–200 mg/min), so daß
keine Hyperventilation auftrat. Damit wurde auch der bei Epontol-Narkosen
beobachtete Blutdruckabfall und der Anstieg der Pulsfrequenz reduziert.

Nach kleinen chirurgischen Eingriffen können Kinder und Erwachsene
nach 2 Std zur Schule bzw. zur Arbeit zurückkehren, was bei keiner
anderen Vollnarkose der Fall ist.

Epontol ist das ideale Einleitungsmittel zur Elektroschock-Therapie
bei ambulanten Patienten.

In der Zahnheilkunde wurde Propanidid sowohl zur Einleitung als
auch als Monoanaestheticum gebraucht.

Zur Beobachtung von Herzrhythmusstörungen wurde ein kontinuierliches EKG aufgezeichnet. Bei einer Patientin verschwanden präoperativ
beobachtete Rhythmusstörungen unter Epontol. Zunehmende Rhythmusstörungen bei länger dauernden Narkosen mit N_2O/O_2 und Halothane konnten durch Prämedikation mit einem β-Blocker signifikant reduziert werden.

Epontol sollte nicht bei Patienten mit cardialer Dekompensation gegeben werden.

Acknowledgements

My thanks are due to Dr. D. J. HALL for statistical help and to Mrs. JUNE MANWELL for secretarial assistance.

References

JOHNSTONE, M., BARRON, P. T.: The cardiovascular effects of Propanidid. Anaesthesia, **23**, 180 (1968).

ROLLASON, W. N.: Electrocardiography for the Anaesthetist, pp. 124–126. 2nd. Edition. Oxford: Blackwell 1969.

Propanidid-Infusion for Anaesthesia of Long Duration in Obstetrics

By **G. Picinelli** and **M. Angiolillo**

We have used 1% Propanidid in continuous intravenous infusion at the Obstetrics School, Mantua since September 1967. Between then and March 1971 we used such an anesthetic agent in 5272 vaginal deliveries (out of a total of 5900) and 300 deliveries by cesarean section.

The method we have used for delivery under general anesthesia is the following: induction of narcosis by means of a 1% Propanidid drip at 2–5 ml per min; loss of consciousness takes place by degrees within 30–60 sec, the dosage administered varying from 12.5–62.5 mg.

The anesthetic state is always maintained with the 1% solution; the maintenance dose per minute is variable from one subject to another according to the individual requirements but it must be adjusted so as to maintain the patient in a state of narcosis facilitating the activity of the auxiliary forces of delivery in the expulsive stage or following suitable manipulations of the vaginoperineal region intended to evoke the pulsive reflex. Usually a dose of 1 ml per min during the pause in uterine contractions and up to 2–3 ml during contractions is adequate for this purpose. A higher dose, up to a maximum of 15 ml per min, can prove necessary, but only occasionally (episiotomies, obstetric manipulations) and for very short periods (10–15 sec).

Narcosis induced and maintained in this way can theoretically be prolonged indefinitely. As a matter of fact, only exceptionally are periods longer than 20 min needed for delivery, with a total dose of the anaesthetic agent not higher than 1.5–2.0 g.

Before the treatment is instituted the following conditions must be strictly complied with:

1. the fetal head (or breech) must not be too large for the birth canal (compatibility between fetus and pelvis)

2. vertex or breech presentation

3. efficient uterine activity

4. dilatation of the cervix at least 4–5 cm in multiparae and at least 6 cm in primiparae

5. the fetal head (or breech) must have reached the upper pelvic circumference in multiparae and the bispinous diameter in primiparae.

Generally we start treatment without premedication. Premedication with atropine ($^1/_2$ mg) with or without promethazine (50 mg) does not alter the management of narcosis.

Oxygen (4–5 l per min) is administered to the patient during narcosis by means of a facial mask.

Uterine contraction (estimated by the control of endo-amniotic pressure) turned out to be unaltered in 68% of cases. In the remaining 32% we noted a decrease in the intensity of contractions which was easily corrected with synthetical oxytocin at the average amount of 10 mU per min. The fetus does not show any effect of the activity of anesthetic; phonocardiogram and electrocardiogram appear normal as does the fetal heart rate (F.H.R.). The fetal values of actual pH, base excess, pCO_2 determined according to Saling's technique appear normal.

Determination of endo-amniotic pressure, fetal phono- and electrocardiogram, fetal heart rate was performed on a sample group of 100 cases deliberately selected for this research.

The surveys of the acid-base balance were carried out on a group of 10 subjects.

In general the results of the first part of our research enable us to exclude any effect of Propanidid on the fetus (heart activity, acid-base balance). The negative action sometimes exerted on the uterus can easily be corrected. These results are supported by the clinical analysis of the 5272 vaginal deliveries (equal to 89.4%) performed under general anesthesia). Such a high percentage is the direct consequence of the simplicity of execution of the method, of the almost absolute absence of side effects and also of the quick return to consciousness immediately after childbirth which allows a remarkable reduction in the time of actual supervision of the patient by the specialized staff.

The results concerning the course of labor from the starting of narcosis up to expulsion of the fetus are especially interesting.

Dilatation of the os is generally complete within a few minutes, and the delivery of the child, in most cases (77%), takes place within 20 min, sometimes within 10 min; in no case later than 25 min.

Thus the total duration of labor is remarkably shortened, as is seen from comparison between the total duration of labor without anesthesia, with Propanidid anesthesia and with Penthrane anesthesia. No difference has been observed either in delivery of the placenta or in post-partum hemostasis.

In conclusion, it seems important to analyze the data for the incidence of operative deliveries in that period in which the delivery with Propanidid has been performed. The incidence works out at 6.5%, a value almost equal to that observed in deliveries without narcosis. There is a significant difference to delivery under anesthesia by Methoxyfluorane where the incidence was 16.2%.

These data are particularly interesting in that they allow the conclusion that the remarkable increase in the incidence of operative deliveries that generally accompanies all methods of obstetrical anesthesia is not observed in general anesthesia with Propanidid.

We have not noticed any appreciable variation in the perinatal mortality rates (which turned out to be 20 per 1000 in the 5900 deliveries).

The electroencephalogram, performed 5–35 min after birth on a sample group of 20 subjects, has not shown any graphic element referable to the presence of the anesthetic.

Analysis of some hemato-chemical values (acid-base balance, glycemia, bilirubinemia) of the newborn child during the first 48 h of life also yields interesting results. The research was carried out on a sample group of 30 children born after Propanidid delivery; such a group was compared with 20 children born after delivery without narcosis who presented the same clinical conditions.

Tests were performed systematically at birth, and then at the 3rd, 6th, 24th and 48th hours for acid-base balance and glycemia, and at birth, the 24th and 48th hour for bilirubinemia.

The results obtained show constantly more favorable pCO_2 values for the deliveries in narcosis, consequently the values of actual pH seem higher, while the values relating to base excess, buffer base and standard bicarbonates appear unaltered. There is no significant variation in the values of glycemia. The values for bilirubinemia, in contrast, present a highly significant difference between the group under examination and the controls, probably due to an effect on the liver, such as occurs with other anesthetic agents e. g. phenobarbital and Thiopentone.

Thus the child born after a delivery in anesthesia does not on the whole differ significantly from the child born after a delivery without narcosis. Some particularly favorable hemato-chemical values (pCO_2, bilirubinemia) make Propanidid particularly suitable for obstetric anesthesia.

Zusammenfassung

Propanidid-Infusion zur Langzeitnarkose in der Geburtshilfe.

Wir gebrauchen eine 1%ige Propanidid-Lösung zur kontinuierlichen intravenösen Infusion seit September 1967 und wandten diese Methode bei 5272 vaginalen Entbindungen (bei einer Gesamtzahl von 5900) und bei 300 Kaiserschnittentbindungen an.

Die Narkoseeinleitung erfolgt mit 1% Epontol in einer Gesamtmenge von 2–5 ml/min. Der Bewußtseinsverlust tritt nach 30–60 sec ein. Die hierfür erforderliche Dosis variiert von 12,5–62,5 mg. Der narkotische Zustand ist mit der 1%igen Lösung immer aufrechtzuerhalten, die dazu notwendige Dosis ist von Fall zu Fall verschieden. In der Wehenpause genügen 2–3 ml/min, bei Eingriffen (Episiotomie) kann für 10–15 sec eine Dosis von maximal 15 ml/min notwendig sein.

Vor Anwendung dieser Methode müssen folgende Bedingungen erfüllt sein:

1. Der kindliche Kopf muß sicher das Becken passieren können,
2. Schädel- oder Steißlage,
3. ausreichende Wehentätigkeit,
4. Muttermundweite von 4–5 cm bei Mehrgebärenden und von 6 cm bei Erstgebärenden,
5. der kindliche Kopf (oder Steiß) muß bei Mehrgebärenden den oberen Beckeneingang erreicht haben und bei Erstgebärenden die Spinalebene.

Prämedikation erfolgt im allgemeinen nicht, Sauerstoff wird in einer Menge von 4–5 l/min über die Maske gegeben.

Die Wehentätigkeit wurde in 68% nicht beeinflußt, bei den restlichen 32% war die Abnahme durch Gabe von Oxytocin zu korrigieren.

Auswirkungen der Anaesthesie auf den Fetus wurden nicht festgestellt.

Bei Anwendung dieser Methode wurden 77% der Kinder innerhalb 20 min geboren, einige innerhalb 10 min und in keinem Fall später als nach 25 min.

Der Platz der Epontol-Langzeitnarkose in der Geburtshilfe

Diskussionsbemerkung von **H. Stockhausen**

Erlauben Sie mir zu der Problematik der Epontol-Langzeitnarkose in der Geburtshilfe einige Bemerkungen aus der Sicht des Geburtshelfers. Hinsichtlich der Definition möchte ich vorschlagen, daß man in der Geburtshilfe erst dann von Langzeitnarkose sprechen sollte, wenn die gesamte Austreibungsperiode und ein mehr oder minder großer Abschnitt der Eröffnungsperiode in Narkose geleitet werden, d. h., wenn es sich nicht nur um einen verlängerten Durchtrittsrausch handelt.

Aus unseren Untersuchungen geht hervor, daß bei der Epontol-Dauerinfusion fetale Blutspiegel erreicht werden, die weit unterhalb der mütterlichen Spiegel liegen, und zwar in Bereichen, die etwa denen entsprechen, die man auch bei einmaliger Injektion von 500 mg Epontol als Maxima findet. Infusionsgeschwindigkeit und Dauer scheinen dabei nicht relevant zu sein.

Demgegenüber erreichen bei Anwendung von Barbituraten mütterlicher und kindlicher Blutspiegel schon wenige Minuten nach der Injektion ein Äquilibrium.

Besonders wichtig erscheint uns auch die Beobachtung, daß nach der Abnabelung in der postpartalen Phase der Epontol-Blutspiegel des Neugeborenen rasch abfällt.

Die Schlußfolgerung ist, daß sowohl der Fetus als auch das Neugeborene Epontol weitaus besser metabolisieren können als Barbiturate. Die Epontol-Dauerinfusion dürfte somit im Hinblick auf die Adaptationsperiode des Neugeborenen anderen Methoden der Allgemeinnarkose überlegen sein. Unsere klinischen Beobachtungen entsprechen dieser Schlußfolgerung.

Nun einige Worte zur Technik des Verfahrens.

Die von uns angewandte Methode der kontinuierlichen Infusion mittels einer elektrischen Infusionspumpe ist in der geburtshilflichen Praxis nicht durchführbar, da der Wehenschmerz diskontinuierlich auftritt. Wir konnten feststellen, daß selbst eine Infusionsgeschwindigkeit von 100 mg pro min entsprechend einer Applikation von 15 mg pro min und kg KG nicht ausreicht, um eine adäquate Analgesie zu erzielen. Bei den Blutspiegeluntersuchungen waren wir in der Regel gezwungen, noch zusätzlich eine Leitungsanaesthesie durchzuführen, um überhaupt die Blutentnahme bei der Patientin zu ermöglichen. Es ergibt sich also die Notwendigkeit, die Infusionsgeschwindigkeit wehensynchron zu verändern, entsprechend der von der italienischen Arbeitsgruppe beschriebenen Methode.

Da in der Regel noch zusätzlich eine Syntocinondauerinfusion läuft und somit ein zweites hochpotentes Medikament appliziert wird, das ebenfalls unter gewissen Voraussetzungen zu erheblichen Komplikationen führen kann, sollte der Arzt, der die Infusionen steuert, möglichst sowohl in der Geburtshilfe als auch in der Anaesthesiologie kompetent sein. Auf keinen Fall darf das Verfahren angewandt werden, wenn nur ein Arzt zur Geburtsleitung zur Verfügung steht.

Zusammenfassend möchte ich feststellen, daß die Epontol-Dauerinfusion als Routinemethode in der Geburtshilfe bei einem durchschnittlichen Patientengut nur mit Vorbehalt empfohlen werden kann, da einfachere Methoden, die mit einem geringeren Risiko und mit einem geringeren Aufwand verbunden sind, zur Verfügung stehen. Dabei bezieht sich das Risiko nicht spezifisch auf das Medikament Epontol, sondern auf die Allgemeinnarkose per se.

Unsere eigenen Erfahrungen bei den 20 000 Entbindungen der letzten 5 Jahre beispielsweise gehen dahin, daß in über 90% der Fälle eine Leitungsanaesthesie durchaus ausreicht, um die Geburt weitgehend schmerzfrei zu leiten.

Zeigt sich jedoch im Verlauf der Eröffnungsperiode, daß im Hinblick auf die geburtshilfliche Situation eine Allgemeinnarkose erforderlich wird, ist die Epontol-Dauerinfusion durchaus zu empfehlen, da mit narkosebedingten Anpassungsstörungen des Neugeborenen nicht zu rechnen ist. Die Methode nimmt somit eine Ausnahmestellung im Rahmen der zum gegenwärtigen Zeitpunkt zur Verfügung stehenden Verfahren der Allgemeinnarkose ein. Entsprechendes gilt für die Narkose bei der Schnittentbindung, bei der ebenfalls die Epontol-Dauerinfusion zumindest bis zur Abnabelung des Kindes zu empfehlen ist. Anschließend kann dann die Narkose durchaus mit einem Inhalationsanaestheticum fortgesetzt werden.

Zusammenfassung

Die Epontol-Dauerinfusion kann als Routinemethode in der Geburtshilfe bei einem durchschnittlichen Patientengut nur mit Vorbehalt empfohlen werden, da einfachere Methoden, die mit einem geringeren Risiko und mit einem geringeren Aufwand verbunden sind, zur Verfügung stehen. Dabei bezieht sich das Risiko nicht spezifisch auf das Medikament Epontol, sondern auf die Allgemeinnarkose per se.

Zeigt sich jedoch im Verlauf der Eröffnungsperiode, daß im Hinblick auf die geburtshilfliche Situation eine Allgemeinnarkose erforderlich wird, ist die Epontol-Dauerinfusion durchaus zu empfehlen, da mit narkosebedingten Anpassungsstörungen des Neugeborenen nicht zu rechnen ist.

Die Methode nimmt somit eine Ausnahmestellung im Rahmen der zum gegenwärtigen Zeitpunkt zur Verfügung stehenden Verfahren der Allgemeinnarkose ein. Entsprechendes gilt für die Narkose bei der Schnittentbindung, bei der ebenfalls die Epontol-Dauerinfusion zumindest bis zur Abnabelung des Kindes zu empfehlen ist. Anschließend kann dann die Narkose durchaus mit einem Inhalationsanaestheticum fortgesetzt werden.

Summary

The place of long duration Epontol anaesthesia in obstetrics.

Anaesthesia of long duration performed with slow drip infusion of Epontol can only be recommended with reservations as the routine method for obstetrics in an average series of patients. There are simpler methods which are associated with less risk and smaller expenditure. The risk is not specifically related to the therapeutic substance Epontol but to the general anaesthesia *per se*.

If it becomes clear during the period of dilatation that the situation is going to require a general anaesthesia the slow drip infusion with Epontol can be recommended since interference with the adaptive faculty of the newborn by the anaesthesia need not be anticipated. Thus, the method occupies a special position within the general anaesthetic procedures now available. Similar considerations obtain as regards anaesthesia for caesarian section for which, likewise, slow drip infusion with Epontol is to be recommended at least up to the stage of ligation of the cord. After that the anaesthesia can be continued entirely by means of an inhalation anaesthetic.

The Intermittent Administration
of Propanidid for Dental Outpatients

By **T. B. Boulton** and **G. B. Rushman**

1. Introduction

The development of the shortacting intravenous agents in recent years
has led to an increase in the use of general anaesthesia in the dental out-
patient department both for the extraction of teeth and to facilitate conservative dentistry and minor oral surgery (DRUMMOND-JACKSON, 1971;
DOENICKE et al., 1968; DUNDEE and CLARKE, 1964; HOWELLS, 1968;
MANN et al., 1971).

The administration of Propanidid by the intermittent method is an excellent technique for covering short procedures lasting not more than 15 min
(CADLE et al., 1968).

In our hands the adequate analgesic effect of Propanidid, coupled with
the rapid and complete recovery and the flexibility of the intermittent
technique, makes intermittent Propanidid the general anaesthetic of choice
for extractions in the unpremedicated outpatient.

On the other hand, although the drug has been used by intermittent
injection for procedures lasting over 40 min, the extra-pyramidal muscular
rigidity which tends to occur after about 15 min makes it less satisfactory for
prolonged conservative work. Other drugs and techniques, such as intermittent Methohexitone or diazepam plus local analgesia, are preferred for
longer procedures (DRUMMOND-JACKSON, 1971).

There is no contraindication to the use of Propanidid in children but,
in our experience, most young people under ten years of age prefer to breathe
gas from the "open hand" rather than be subjected to the prick of a needle.

2. Technique

Starvation and the usual physical preparations such as the voiding of
urine are essential.

Preliminary sedation is very rarely necessary except in extremely nervous
patients. In these cases an oral tranquilizer such as diazepam or, in the case

of alcoholics, the appropriate concentrated spirit such as whisky can be taken 2 h before operation. 0,6 mg of atropine may be injected intravenously before Propanidid if it is estimated that the procedure will last longer than 10 min or the patient has a history of excessive salivation.

The patient is weighed. The initial dose is based on weight according to the manufacturer's guide and amounts to 5 to 7 mg/kg. This dose errors on the side of safety in unpremedicated patients. Teenagers tend to be resistant. Patients in this group are given 500 mg irrespective of weight. A 2.5% (half-strength) solution in physiological 0.9% saline is used to reduce the possibility of local venous thrombosis.

In addition to the usual emergency equipment required before any general anaesthetic is administered, a chair which can be made horizontal and powerful suction are essential.

The supine position is used in all cases. This was originally adopted for haemodynamic reasons in order to counteract the effects of the small degree of hypotension which accompanies the administration of most intravenous agents but it is now popular with dental surgeons as an operating position. It is certainly the most natural position for the anaesthesiologist to maintain an airway. If debris and secretions do get past a misplaced pack they collect in the hollow at the back of the throat from where they can be easily removed by suction.

A simple completely disposable syringe, extension and needle system is now used. This has replaced the 2-way tap and reservoir which was employed in earlier cases, because of the possible danger of the transmission of serum jaundice. If a second syringe is required the first is simply detached from the luer fitting on the end of the adaptor and replaced.

The injection can be made by the anaesthetist seated beside the patient if a well trained assistant is available to hold the head and maintain an airway, or the anaesthetist can clip the syringe to the dental towel and be seated at the head of the chair if he desires to hold the patient's jaw himself.

The dental prop is inserted by the dental surgeon while the patient is still conscious at the same time as the initial injection is being made. This manœuvre both distracts the attention of the patient from the injection and avoids subsequent difficulty in inserting the prop between the jaws, which are not well relaxed by Propanidid.

Incremental doses of 2 to 4 ml of 2.5% Propanidid solution are given when the patient becomes light as indicated by breath-holding, contraction of the orbicularis occuli or slight movement of the hand in response to stimulus.

Careful packing of the mouth by the dental surgeon is essential. A long piece of absorbent gauze with the end left hanging out of the mouth is best for extractions. The tongue is packed to one side. It must not be pushed into the back of the throat where it will inevitably cause an airway obstruction.

A Drummond-Jackson (1971) sponge pack should be used for conservative work when the dental drill is used to avoid entanglement with the gauze, but the sponge is not sufficiently absorbent for extractions.

Oxygen may be given when indicated by means of a simple nasal catheter device such as the Tudor-Edwards spectacles.

Oxygen is particularly desirable in pregnant women or in patients who suffer from pulmonary or cardiac disease. A nasal mask should be avoided as it restricts the dental surgeon's freedom of manœuvre, which is an advantage of this technique which he much appreciates.

Occasionally a well-lubricated naso-pharyngeal tube is necessary to help in maintaining a nasal airway, especially in cases undergoing apicectomy. It has never been necessary to pass an endotracheal tube in our series.

In our unit the patient is transferred from the surgery to the recovery room by wheel-chair immediately he awakes. On average this is about 6 min after the last increment of Propanidid.

The patient lies down for about 15 min and is then made to sit for a further 10–15 min. Most patients leave the outpatient department with an escort in under 30 min and all are ready to leave within the hour. A negative Romberg test is a useful test of stability.

3. Side Effects and Complications

There are few side effects or complications. In about 1% of cases localized venous thrombosis occurs even when 2.5% Propanidid is used (O'Donnel et al., 1969).

Table 1. Mean pulse rates (Propanidid and Methohexitone compared)

Agent	Before induction	After induction	After extraction	Number of cases
Propanidid	94.3	119.3	133.3	50
Methohex.	77.7	118.5	130.8	33

Tachycardia related both to the stimulus of extraction and to increments of the drug itself (Table 1) is a constant feature but it does not seem to have a deleterious effect on the patients and there is no significant difference from the incidence observed under methohexitone in similar cicumstances (Ryder, 1970; Mann, 1971).

There are very few cardiac arrhythmias compared with the incidence reported in other series of cases under inhalation anaesthesia and a comparable incidence to that observed under Methohexitone by ourselves and other workers.

It is interesting to note that there is a 6% incidence of arrhythmias in unpremedicated patients before any drug whatsoever has been given (Table 2) (RYDER, 1970; MANN *et al.*, 1971), whereas those under any other agent are usually ventricular. This would confirm the quinidine-like effect described by JOHNSTONE and BARRON (1968).

Table 2. Incidence of Arrhythmias

Technique	Incidence %	Number in series	Type of arrhythmia (% each series)		
			Ventricular	Atrial	Conduction
Before induction (B)	6	83	A 11	0	0
Local analgesia (M)	5	462	A 11	0	0
Halothane + N_2O (R)	33	544	66	0	34
Trichlorethylene + N_2O (R)	31	544	54	0	46
Methohexitone (M)	2	462	A 11	0	0
Methohexitone (B)	15	83	80	20	0
Propanidid (B)	8	83	25	75	0

The letters in brackets refer to series reported by the following authors: (R) = RYDER 1970: (M) = MANN *et al.* 1971: (B) = BOULTON and RUSHMAN (hitherto unpublished data).

Post-operative nausea and vomiting occur in only 3.2% of cases even using the strict criteria which we apply. This is similar to the incidence reported by THORNTON for Methohexitone. On the other hand, the maintenance of anaesthesia with nitrous oxide after Propanidid should be avoided in the unpremedicated patient as this technique greatly increases the incidence of emesis (GREEN and JOLLY, 1968; GOLDMAN and KENNEDY, 1964; CADLE *et al.*, 1968; MANN *et al.*, 1971).

4. Contraindications

There are very few contraindications to the use of this drug. CONWAY and ELLIS (1970) and many workers at this symposium have demonstrated a depression of myocardial contractility. Caution should, therefore, be observed in cases of severe heart diseases but few, if any, such cases will be encountered in the Dental Outpatients Department.

Many previous speakers have referred to disturbing reports of severe cardiovascular collapse possibly due to histamine release after the drug has been administered for the second time within a few weeks. This subject has been reviewed by JOHNS (1970). Such incidents have most often occurred in children with severe sepsis. We have administered many multiple anaesthetics without having the misfortune to encounter this particular complication but, clearly, care must be taken with repeat anaesthesia, especially if the patient is a child suffering from sepsis.

Propanidid is the agent of choice in cases of porphyria as it is not a barbiturate.

Summary

Intermittent Propanidid has proved to be a safe technique in dental outpatients for procedures lasting under 15 min in over 2000 cases. There are few complications and contraindications.

Zusammenfassung

Die intermittierende Verabreichung von Propanidid bei ambulanten Zahnpatienten.

Die Anwendung von Epontol in intermittierenden Gaben ist eine sehr gute Technik für zahnärztliche Narkosen bis zu 15 min. Für eine Anwendung bei Kindern besteht keine Kontraindikation, nur bevorzugen die kleinen Patienten erfahrungsgemäß das Einatmen eines Narkosegases.

Technik: Vorbereitung wie für jede andere Narkose. Sedierung ist selten notwendig, ausgenommen bei sehr nervösen Patienten. 0,6 mg Atropin i.v. vor der Epontol-Gabe, wenn der Eingriff länger dauert oder eine extrem starke Salivation besteht. Die Initialdosis beträgt 5–7 mg/kg KG. Der Operationsstuhl muß horizontal verstellbar sein, und ein kräftiges Absauggerät ist erforderlich. Alle Patienten werden in Rückenlage behandelt. Es wird eine einfache Spritze, die bei Bedarf gewechselt werden kann, verwendet. Eine Dosis von 2–4 ml einer 2,5%igen Propanidid-Lösung werden bei Bedarf nachinjiziert. Sauerstoff kann durch eine Nasensonde zugeführt werden.

Der Patient erwacht innerhalb von 6 min nach der letzten Injektion, soll dann noch 15 min liegen und anschließend 10–15 min sitzen. Die meisten Patienten verlassen die Ambulanz mit Begleitpersonen in weniger als 30 min und allein innerhalb 1 Std.

Nebenwirkungen: in 1% Venenthrombosen, auch bei Anwendung der 2,5%igen Lösung. Postoperative Übelkeit und Erbrechen kommen nur in 3,2% der Fälle vor.

Kontraindikationen: Vorsicht bei Patienten mit schweren Herzleiden, aber diese sind in zahnärztlichen Ambulanzen ohnehin selten. Vorsicht bei wiederholter Anwendung, insbesondere bei Kindern mit septischen Prozessen.

References

Bradburn, C. C.: Severe hypotension following induction with propanidid. Brit. J. Anaesth. **42**, 362 (1970).

CADLE, D. R., BOULTON, T. B., SWAINE, M. S.: Intermittent intravenous anaesthesia for outpatient dentistry: a study using propanidid. Anaesthesia **23**, 65 (1968).

CONWAY, C. M., ELLIS, D. B.: Propanidid. Brit. J. Anaesth. **42**, 249 1970.

DOENICKE, A., KRUMEY, I., KUGLER, J., KLEMPA, J.: Experimental studies of the breakdown of Epontol: determination of propanidid in human serum. Brit. J. Anaesth. **40**, 415 (1968).

DRUMMOND-JACKSON, S. L.: Intravenous anaesthesia S.A.A.D. 5th edition. London: Society of the Advancement of Anaesthesia in Dental Surgery (1971).

DUNDEE, J. W., CLARKE, R. S. J.: Clinical studies of induction agents: IX: a comparative study of a new eugenol derivative FBA 1420 with G 29505 and standard barbiturates. Brit. J. Anaesth. **36**, 100 (1964).

GOLDMAN, V., KENNEDY, P.: A non-barbiturate intravenous anaesthetic: a report of a trial. Anaesthesia **19**, 424 (1964).

GREEN, R. A., JOLLY, C.: Methohexital in dental anaesthesia. Brit. J. Anaesth. **32**, 593 (1960).

HOWELLS, T. H.: Intravenous anaesthetic agents in dental anaesthesia. Brit. J. Anaesth. **40**, 182 (1968).

JOHNS, G.: Cardiac arrest following induction with propanidid. Brit. J. Anaesth. **42**, 74 (1970).

JOHNSTONE, M., BARRON, P. T.: The cardiovascular effects of propanidid: a study in radio-telemetry. Anaesthesia **23**, 180 (1968).

MANN, P. E., HATT, S. D., DIXON, R. A., GRIFFIN, K. D., PERKS, E. R., THORNTON, J. A.: A minimal increment technique in conservative dentistry. A comparison with treatment under local analgesia. Anaesthesia **26**, 3 (1971).

O'DONNELL, J. F., HEWITT, J. C., DUNDEE, J. W.: Clinical studies of induction agents: XXVIII: a further comparison of venous complications following thiopentone, methohexitone and propanidid. Brit. J. Anaesth., **41**, 681 (1969).

RYDER, W.: Cardiac rhythm during dental anaesthesia and sedation. Meeting of the Royal Society of Medicine, March 6th 1970.

Langzeitnarkosen mit Propanidid

Ergebnisse einer klinischen Gemeinschaftsprüfung von **J. Schara, R. Hullmann, M. Adolf, J. Berta, G. Gude, H. P. Harrfeldt, W. Heinze, M. Kirschbaum, D. Küpper, D. Langrehr, G. Linneweber, H. Oehmig** und **H. Stockhausen**

1. Material

Von 12 klinischen Prüfern wurden insgesamt 1032 Dauernarkosen mit Propanidid durchgeführt und auf einem speziellen Prüfbogen dokumentiert. Die Ergebnisse wurden auf Lochkarten übertragen und statistisch ausgewertet (R. HULLMANN). Bei den 1032 Narkosen handelt es sich – bis auf 36 Schlafentbindungen – ausschließlich um operative Narkosen.

Dokumentierte Narkosen: 1032	
Prüfer	Summe
ADOLF	103
BERTA	202
HEINZE	159
HARRFELDT	119
SCHARA	377
STOCKHAUSEN	4
OEHMIG	48
LANGREHR	20

Abb. 1. Klinische Prüfer und Anzahl der dokumentierten Propanidid-Langzeitnarkosen

Das Durchschnittsalter des anaesthesierten Kollektivs betrug 49,2 Jahre. Der jüngste Patient war 4, der älteste 92 Jahre alt. Der Anteil an über 50jährigen ist relativ hoch (Abb. 2).

Entsprechend hoch ist auch der Anteil an Vorkrankheiten. Ein knappes Fünftel der Patienten gab Vorschäden im Herz-Kreislauf-System an (Abb. 3).

Dabei bedeutet I: gesunder Patient, bis auf Erkrankung, die das chirurgische Eingreifen erfordert, II: eine leichte Vorkrankheit, III: eine schwere oder mehrere leichte Vorkrankheiten, IV: invalidisierende oder lebensbedrohende Krankheit, V: moribunder Patient (entsprechend der ASA-Nomenklatur [1]).

Der Anteil an vorgeschädigten, alten und Risikopatienten ist hoch
(Abb 4).

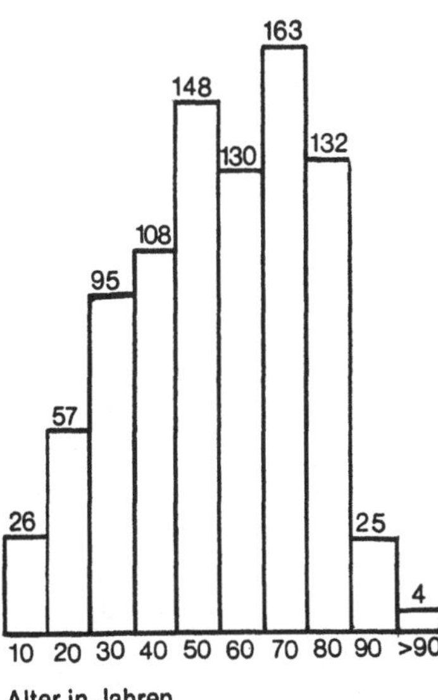

Abb. 2. Altersverteilung

Herz-Kreislauf	164 = 18 %
Gefäßsystem	89 = 10 %
Lunge	75 = 8 %
Stoffwechsel	69 = 8 %
Allerg. Diathese	33 = 4 %
Asthma	8 = 1 %

Abb. 3. Anamnesen von 894 Patienten

Risikogruppe	I	496 = 55 %
ASA-	II	207 = 24 %
Nomenklatur	III	128 = 14 %
	IV	59 = 7 %
	V	2 =
Zusammen		894

Abb. 4. Allgemeinzustand im Patientenkollektiv

    J. Schara u. Mitarb.

Die Narkosedauer betrug im Mittel 44,4 min. Es handelte sich beim vorliegenden Material also nicht um verlängerte Kurznarkosen, sondern um echte Dauernarkosen. Die größere Anzahl der Narkosen lag zwischen 10 und 60 min, die längste der erfaßten Narkosen betrug 220 min (Abb. 5).

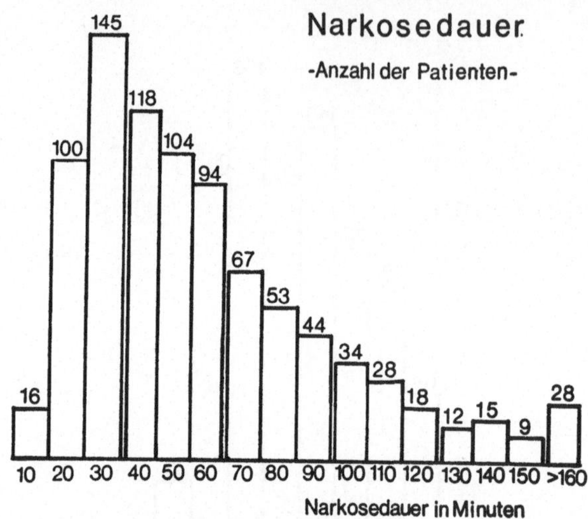

Abb. 5. Narkosedauer

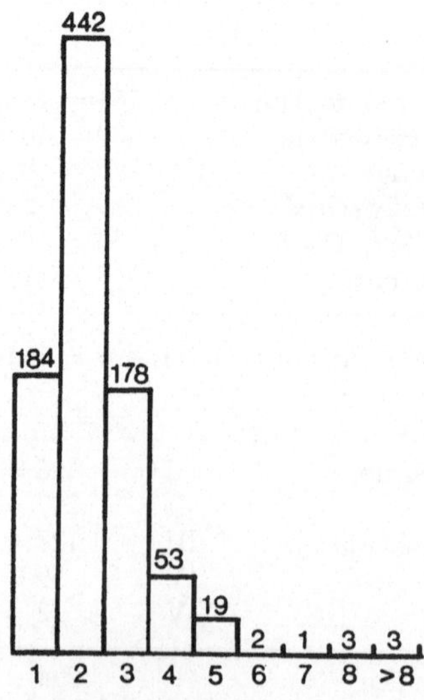

Abb. 6. Epontol-Verbrauch

Beim Epontol-Verbrauch lag fast die Hälfte des Kollektivs in der Gruppe zwischen 1 und 2 g, mehr als 3 g haben nur noch wenige Patienten gebraucht. Die höchste Menge, die während einer Operation gegeben wurde, betrug 10 g (benötigt für eine Narkose von 90 min Dauer für eine Sekundärnaht nach Oberschenkelamputation; es handelte sich dabei um einen 24jährigen Mann von 80 kg Gewicht). Die höchste Dosis pro Zeiteinheit (4,5 g Epontol in 24 min) erhielt ein 8jähriges Mädchen mit florider Bronchitis, dem eine Cyste am Oberschenkel exstirpiert wurde und das infolge dauernden Hustens auch mit hohen Dosen von Propanidid nicht ruhigzustellen war (Abb. 7).

mittl. Epontol-Verbrauch/Narkose	1,80	g
mittl. Narkosedauer	44,4	min
mittl. Epontol-Verbrauch/min	40,4	mg
mittl. Patientengewicht	67,8	kg
mittl. Epontol-Verbrauch/kg/min	0,602	mg

Abb. 7. Mittelwerte des Patientenkollektivs (n = 894)

2. Narkosetechnik

Die vorliegenden 1036 Narkosen wurden vorwiegend als Epontol-Lachgas-Kombinationsnarkosen mit und ohne Relaxierung durchgeführt. In 174 hier nicht weiter berücksichtigten Vorversuchen (SCHARA) konnten wir feststellen, daß die Epontol-Mononarkose als Dauernarkose allenfalls als Dämmerschlaf für schmerzarme Eingriffe, z. B. Röntgen-Katheter-Untersuchungen, brauchbare Ergebnisse bringt. Es ist dabei möglich, die Narkose so flach zu halten, daß die Patienten noch auf Anruf, z. B. auf das Kommando: Atem anhalten!, reagieren. Trotz der flachen Narkose besteht für die Dauer des Eingriffs Amnesie. Für chirurgische Eingriffe ist die Mononarkose ungeeignet. Eine schmerzbedingte Unruhe des Patienten läßt sich auch mit hohen Dosen kaum vermeiden. Der Verbrauch an Epontol ist 2–3mal so hoch wie bei der Kombinationsnarkose. Bei Spontanatmung kommt es zu Atemdepressionen im Sinne einer CHEYNE-STOKES-Atmung. Auch andere Nebenwirkungen sind zahlreich; der Nachschlaf ist relativ lang.

ohne Angabe	20
Tropf 1 %	286
Dauerinfusion 5 %	80
frakt. Injektion 2,5 %	156
frakt. Injektion 5 %	352
Zusammen	894

Abb. 8. Epontol-Verabreichung

Bei der Aufstellung des Prüfprogramms wurde die Methodik bewußt nur in Umrissen standardisiert, um die optimale Technik herauszufinden. Im Endeffekt ergab sich eine erstaunliche Übereinstimmung der im Jahr 1971 geübten Methodik der drei Prüfer mit den höchsten Fallzahlen (Berta, Heinze, Schara).

Die größte Anzahl von Narkosen wurde mit der fraktionierten Injektion der 5%igen Lösung durchgeführt. Für die Anwendung mit dem IVAC-Infusionsdosiergerät wurde in letzter Zeit auch die 2%ige Lösung verwandt. Der Dauertropf erfordert jedoch, solange noch keine gebrauchsfertigen Lösungen dafür im Handel sind, einen erheblichen personellen Aufwand. Die Dosierung nach der Tropfenzahl ist ohne Dosiergerät mühsam und überaus ungenau. Wie Oehmig [7] nachwies, kann die Tropfenzahl pro ml Tropflösung um über 100% variieren, und zwar selbst zwischen Infusionsgeräten desselben Typs. Das hängt damit zusammen, daß die Tropfkugeln der Infusionsgeräte während des Spritzvorgangs silikonisiert werden und die Tropfen, die das Gerät durchläßt, je nach noch anhaftender Silikonmenge größer oder kleiner sind. Diese Schwierigkeit kann man umgehen, wenn man eine motorgetriebene Infusionsspritze benutzt. Nach Ansicht der Untersucher mit den größten Fallzahlen ist jedoch die fraktionierte Injektion mit 2,5%iger oder 5%iger Lösung allen anderen Verabreichungsarten überlegen, weil sie eine Dosierung nach Wirkung zuläßt und damit den Epontol-Verbrauch um etwa $^1/_4$ gegenüber der Dauerinfusion mindert, und weil sie darüber hinaus keinen technischen Aufwand erfordert und auch das Personal nicht belastet. Nachinjiziert wird jeweils bei Zeichen sich verflachender Narkose wie Ansteigen des Blutdrucks, Augenträen, Feuchtwerden der

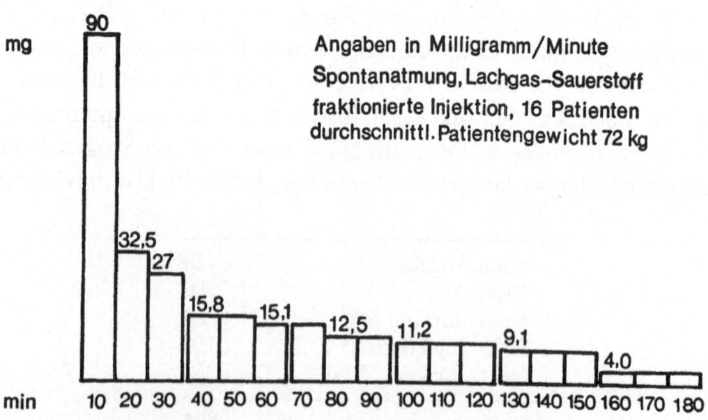

Abb. 9. Epontol-Verbrauch pro 10 min Narkose für Epontol-Lachgas-Kombinationsnarkosen ohne Relaxierung nach Schara

Haut oder Abwehrbewegungen. Bei Spontanatmung spricht eine Zunahme des Atemminutenvolumens, bedingt durch Schmerzreize, oder gar Atemanhalten ebenfalls für eine sich abflachende Narkose. Beim vollrelaxierten und beatmeten Patienten kann man sich bei der Dosierung nach dem folgenden Verbrauchsdiagramm richten (Abb. 9). Die durchschnittlichen Verbrauchswerte für relaxierte Patienten liegen noch unter diesen Werten. Nachinjiziert wird in 100-mg- oder auch 50-mg-Portionen entsprechend der angegebenen Menge pro Zeiteinheit.

Als Prämedikation für die Epontol-Dauernarkose scheint das Thalamonal bzw. Dehydrobenzperidol günstiger zu sein als Dolantin. Atropin wurde in fast allen Fällen gegeben, Tavegil in 25,4% der Fälle. Im ganzen gesehen gilt, daß die Narkose um so besser wird, je besser die Prämedikation ist. Ein Einfluß der Prämedikation auf die Aufwachzeiten („Augenöffnungszeit", d. h. die Zeit vom Absetzen des Lachgases bis zum Augenöffnen auf Kommando, sowie für die „Orientierungszeit", d. h. die Zeit vom Absetzen des Lachgases bis zur zeitlichen und örtlichen Orientierung) ließ sich statistisch nicht sichern.

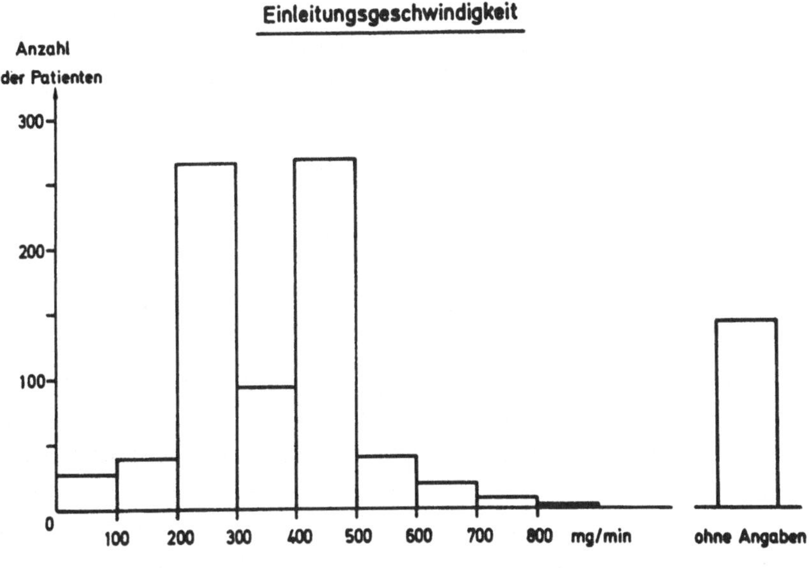

Abb. 10. Einleitungsgeschwindigkeit

Der Mittelwert für die verwandten Einleitungsgeschwindigkeiten betrug 348 mg pro min. Überrascht hat uns anfangs die Tatsache, daß selbst bei einer so niedrigen Einleitungsgeschwindigkeit von 250 mg pro min keine Schwierigkeiten auftraten, die Patienten zum Schlafen zu bringen;

gewöhnlich genügen 70–90 sec dafür. Die Schußinjektion ist also auch beim Propanidid unnötig.

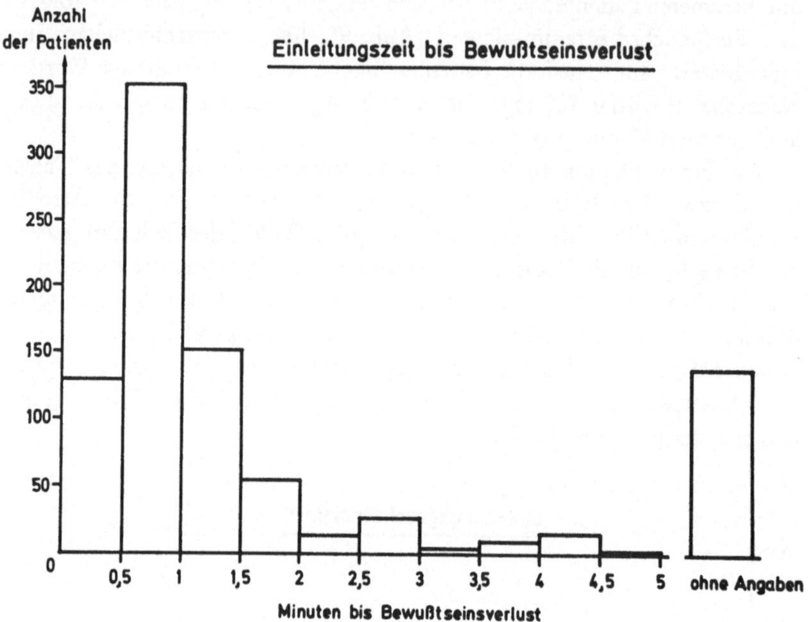

Abb. 11. Einleitungszeit bis Bewußtseinsverlust

Der Mittelwert für die Einleitungszeit bis zum Bewußtseinsverlust betrug in unserem Kollektiv 63,66 sec.

Die Einleitungsdosis betrug im Mittel 329,35 mg, das sind 4,84 mg pro kg.

Unmittelbar im Anschluß an die Einleitung sollte Lachgas-Sauerstoff in hohem Flow und im Verhältnis 75:25% verabfolgt werden. Noch günstiger werden die Ergebnisse, wenn möglichst sofort relaxiert und kontrolliert beatmet wird.

3. Intra- und postanaesthetische Wirkungen und Nebenwirkungen

Die Narkose wurde mit mittel oder schlecht beurteilt, wenn mit Epontol-Lachgas allein eine ausreichende Narkosetiefe nicht zu erreichen war und ein anderes Narkosemittel (z. B. Halothan) dazugegeben werden mußte, oder wenn die Nebenwirkungen des Epontol, insbesondere unkontrollierte Muskelbewegungen, Singultus, evtl. auch periphere Cyanose, auftraten. Das Aufwachen wurde mit mittel oder schlecht beurteilt, wenn das Aufwachen

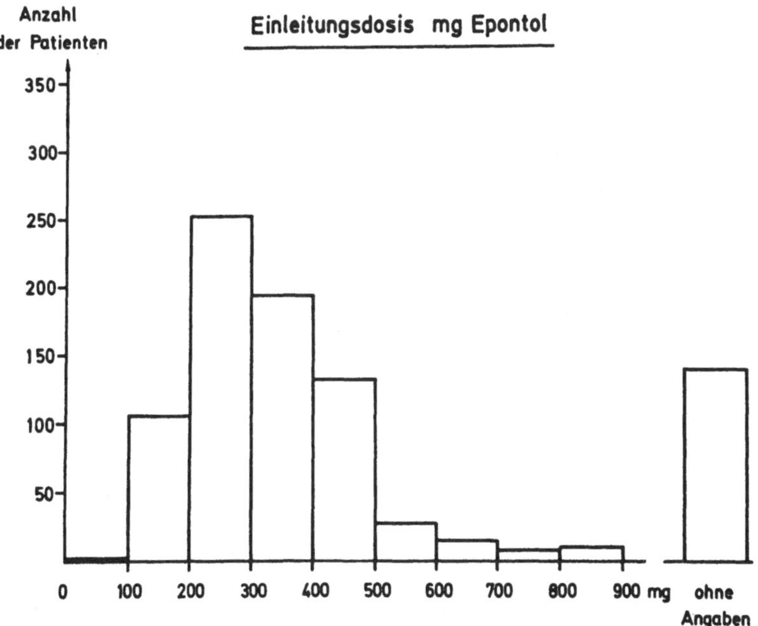

Abb. 12. Einleitungsdosis

gut	786 = 89 %
mittel	74 = 8 %
schlecht	30 = 3 %
ohne Angaben	4
	894

Abb. 13. Gesamteindruck Narkose

gut	807 = 91 %
mittel	73 = 8 %
schlecht	11 = 1 %
ohne Angaben	3
	894

Abb. 14. Gesamteindruck Aufwachen

gegenüber der Norm dieses Kollektivs verzögert war oder wenn postoperativ Nebenwirkungen auftraten wie Kältezittern oder mehrfaches Erbrechen.

Der Anteil an Nebenwirkungen während der Narkose ist relativ hoch
(28%). Die Hälfte der Nebenwirkungen (132 Fälle = 15%) betrifft dabei

den Komplex: zu flache Narkose (Unruhe, Husten, Schweißausbruch, zu flache Narkose, Erbrechen). Sollten – was immer wieder diskutiert wird – alle Nebenwirkungen in der Gruppe: Singultus, Hautallergie, Bronchospasmus, Kreislaufdepression und periphere Cyanose durch Ausschüttung von Histamin verursacht werden, so wären Histamin-Reaktionen bei 62 Fällen, das sind 7% des Gesamtkollektivs, aufgetreten. Zumindest für die Auslösung von Singultus scheinen aber auch noch andere Gründe in Frage zu kommen. So sind die Fälle, in denen es zu Singultus kam, in der Gruppe des Kollektivs, die mit dem Antihistaminicum Tavegil prämediziert wurden (25%), gegenüber dem Erwartungswert 4fach überrepräsentiert. Die statistische Auswertung ergibt also einen unbegründeten Verdacht, daß Tavegil-Prämedikation das Auftreten von Singultus bei Propanidid-Narkosen begünstigt. – Die Nebenwirkung „Hyperventilation" ist abhängig von der Injektionsgeschwindigkeit während der Einleitung. Sie tritt bei Geschwindigkeiten langsamer als 250 ml pro min nicht mehr auf.

unkontroll. Muskelbewegung	76 =	9%
Hyperventilation	63 =	7%
Singultus	27 =	3%
Hautallergie	11 =	1%
Bronchospasmus	6 =	<1%
Kreislaufdepression	18 =	2%
periphere Cyanose	19 =	2%
Unruhe	51 =	6%
Husten	36 =	4%
Schweißausbruch	13 =	1%
zu flache Narkose	28 =	3%
Erbrechen	5 =	<1%
ohne Nebenwirkungen	641 =	72%
mit Nebenwirkungen	253 =	28%
	894	

Abb. 15. Nebenwirkungen während Narkoseeinleitung und Operation

Eine Gruppe für sich bilden unkontrollierte Muskelbewegungen. Sie sind bedingt durch unterschiedliche Beeinflussung der mono- und polysynaptischen Reflexe. Diese Reflexe werden – im Gegensatz zu den Barbituraten – durch Epontol wenig oder gar nicht narkotisiert. Derartige Muskelbewegungen lassen sich daher auch nicht durch eine Erhöhung der Dosis verhindern (Hoffmeister [5]). Günstig scheinen sich hier gute Prämedikation und vor allem ausreichende Muskelentspannung auszuwirken.

Das Auftreten von histaminbedingten Nebenwirkungen in 7% des Kollektivs müßte bedeuten, daß nicht nur Patienten mit bekannter allergischer

Diathese, die im Gesamtkollektiv nur mit 3,7% vertreten sind, mit Histaminausschüttungen auf Propanidid reagieren können. Die bekannten Allergiker reagieren jedoch auf Propanidid nicht höher mit Nebenwirkungen als Nichtallergiker. Allergiker (3,7% des Gesamtkollektivs) sind nur mit 3,5% an den Nebenwirkungen beteiligt. Asthmatiker (0,9% des Gesamtkollektivs) jedoch mit 1,67%.

Die insbesondere von DOENICKE vorgeschlagene generelle Prämedikation mit Tavegil (25,4% des Gesamtkollektivs) kann die Auslösung allergischer, besonders asthmatoider Zustandsbilder nicht unterdrücken. Die zwei Asthmafälle, die sich während der Narkose in dem Kollektiv ereigneten, waren beide mit Tavegil prämediziert. Wie oben ausgeführt, sind die Fälle von Singultus in der Tavegil-Gruppe 4fach gegenüber dem Erwartungswert überrepräsentiert. WEISE [13] hat kürzlich herausgefunden, daß auch eine große Zahl der Fälle von postnarkotischen Venenreizungen, insbesondere die mit langer Krankheitswirkung, nicht auf Propanidid, sondern auf Tavegil zurückgehen, das in der Spritzampulle als 40%ige Alkohollösung vorliegt. Ich persönlich halte die generelle Prämedikation mit Tavegil nicht für notwendig.

Interessant ist, daß 67% aller Kreislaufdepressionen (12 von 18) bei Patienten vorkommen, die eine Herz-Kreislauf-Belastung in der Anamnese angeben, einer Gruppe also, die im Gesamtkollektiv nur mit 18% repräsentiert wird (s. Abb. 16).

Stridor	4 =	< 1%
Singultus	4 =	< 1%
Salivation	6 =	< 1%
Kreislaufdepression	—	—
periphere Cyanose	10 =	1%
Kältezittern	70 =	8%
Erbrechen	103 =	12%
Kopfschmerz	14 =	2%
Müdigkeit	47 =	5%
ohne Nebenwirkungen	628 =	70%
mit Nebenwirkungen	266 =	30%
	894	

Abb. 16. Postoperative Nebenwirkungen

Auch die Hälfte der postoperativ noch bestehenden peripheren Cyanosen (5 von 100 Fällen) betrifft wieder Herz-Kreislauf-Vorgeschädigte. Postoperative Müdigkeit (5% des Kollektivs) betrifft zu 32% (15 von 47) ebenfalls wieder Patienten mit Herz-Kreislauf-Anamnese und in 43% (20 von 47) Patienten mit Lungenanamnese (Bronchitis, Emphysem, Bronchopneumonie). Müdigkeit ist offensichtlich keine Propanidid-Nachwirkung, sondern tritt gehäuft bei Vorkrankheiten auf. 80% aller Fälle von postoperativer Müdigkeit fallen auf nur 26% des Gesamtkollektivs, nämlich auf die Fälle mit Herz-Kreislauf- und Lungenanamnese.

Eine genaue Analyse der Nebenwirkungen, aufgeschlüsselt nach Vorkrankheiten, ergibt, daß $^4/_5$ aller intraoperativen Komplikationen aufgetreten sind bei Patienten mit Herz-Kreislauf-Anamnese oder Lungenanamnese, die als Gruppe nur $^1/_5$ des Gesamtkollektivs der Untersuchten ausmacht. Vorgeschädigte Patienten sind aber auch mit anderen Mitteln schwieriger zu anaesthesieren als gesunde.

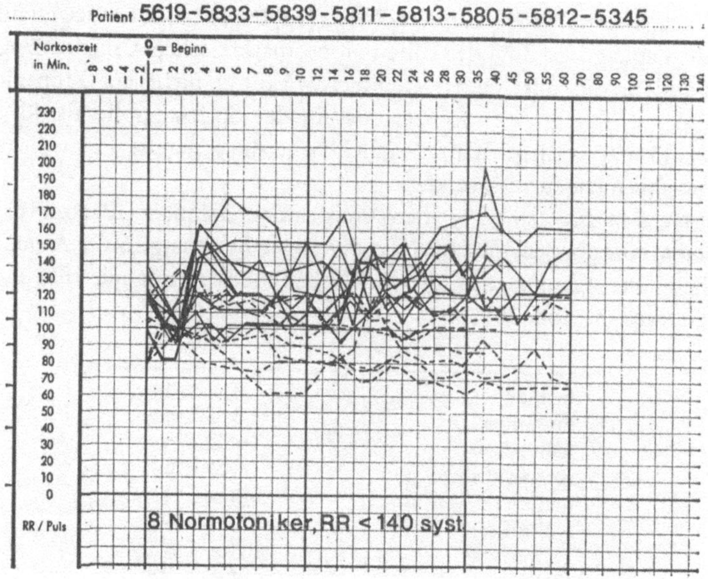

Abb. 17. Kreislaufverhalten bei 8 normotonen Patienten

(In Abb. 17 und 18 sind die Blutdruckmessungen während der ersten 10 min in Minutenabständen erfolgt. In den nachfolgenden 10–30 min in zweiminutigen Abständen und von 30–60 min in fünfminutigen Abständen. Das Verhalten bei Hypertonikern ist ähnlich wie bei Normotonikern. Der Blutdruckabfall ist jedoch ausgeprägter. Auch die Unruhe der Narkose, die sich im Blutdruckverhalten manifestiert, ist ausgeprägter als bei normotonen Patienten.)

Auch bei nicht vorgeschädigten Patienten zeigt das Kreislaufverhalten die Besonderheiten, die von der Epontol-Kurznarkose her bekannt sind, nämlich den initialen Blutdruckabfall, verbunden mit einem initialen Puls-

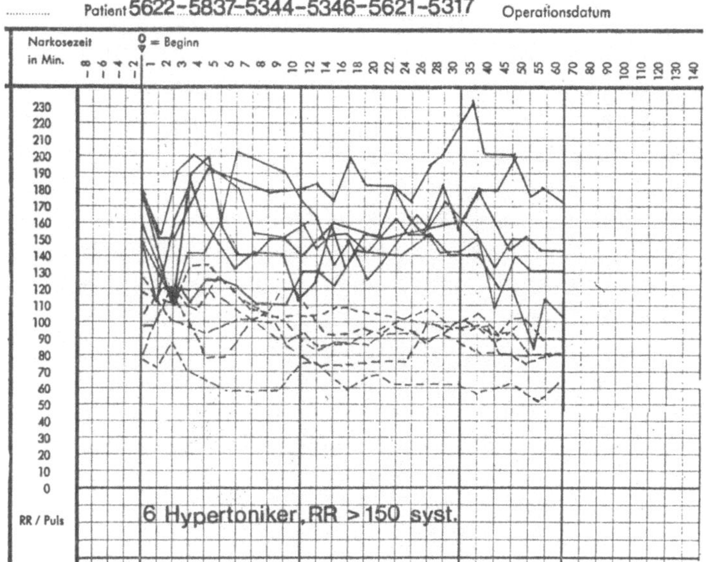

Abb. 18. Kreislaufverhalten bei 6 Hypertonikern

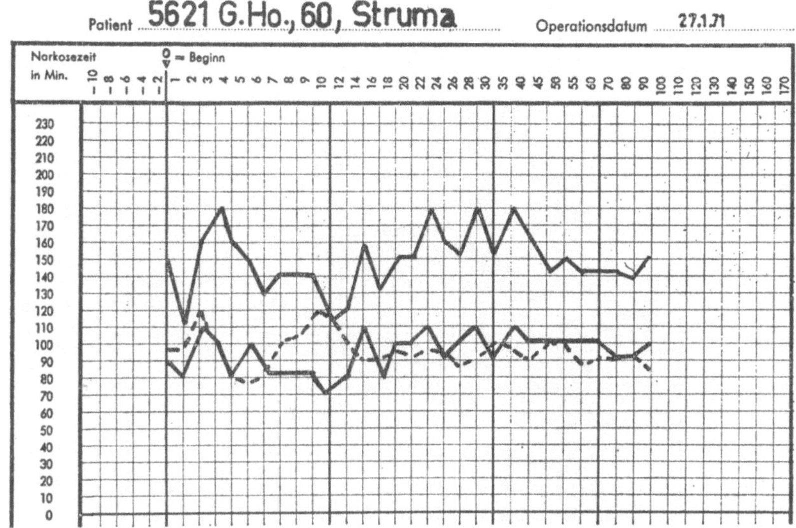

Abb. 19. Blutdruckverhalten bei einer Patientin während Strumaoperation
(Messungen in Abständen von 1 min)

anstieg (Henschel u. Buhr [4]). Gelegentlich stellt sich der Puls im ganzen Verlauf der Narkose auf einen höheren als den Ausgangswert ein. Erstaunlich an den Kreislaufveränderungen ist, daß sie auch bei sehr langsamer Einleitungsgeschwindigkeit eintreten, hier bei einer Injektionsgeschwindigkeit von 250 mg pro min. Die nachfolgenden Blutdruckanstiege sind bedingt durch den Intubationsreiz in flacher Narkose. Dieses Phänomen tritt auch bei anderen Narkosearten auf. Weigand [12] und kürzlich auch Roggenkämper u. Wilckens [10] haben darauf hingewiesen.

Abb. 19 zeigt das Blutdruckverhalten während einer Strumektomie. Die bewegte Blutdruckkurve erhält man jedoch nur bei Blutdruckmessungen im Abstand von 1 min.

Auf einem Normalprotokoll bei Blutdruckmessungen im Abstand von 10 min ist kaum noch etwas von der Unruhe in der Blutdruckkurve zu sehen.

Abb. 21 zeigt die Blutdruckkurve eines Patienten während der Operation eines Parotistumors. Dieser Patient konnte mit Propanidid nicht ausreichend anaesthesiert werden. Nach Übergang auf Halothan beruhigte sich der Blutdruck sofort.

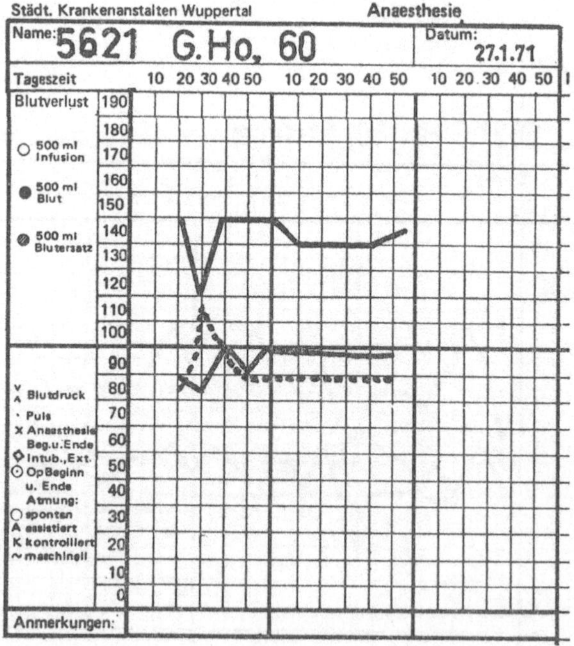

Abb. 20. Blutdruckkurve bei Strumaoperation (Messungen in Abständen von 10 min)

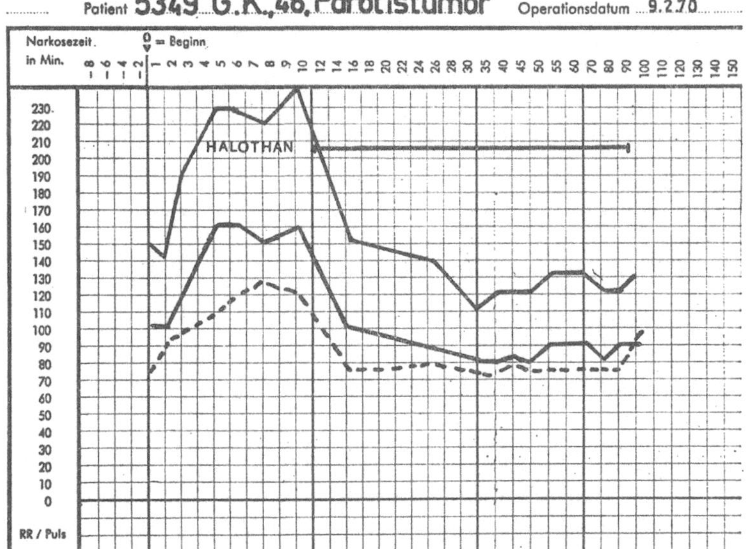

Abb. 21. Blutdruckkurve bei Operation eines Parotistumors

4. Erwachen aus der Propanidid-Dauernarkose

In fast allen Fällen erfolgte das Erwachen sehr prompt. Die Zeit, bis
auf Kommando die Augen geöffnet wurden, lag im Mittel bei 3,05 min nach
Absetzen der Narkose. Zeitliche und örtliche Orientierung waren im Mittel
nach 8,56 min erreicht. Eine sinnvolle Unterhaltung bei völlig wiederher-
gestelltem Bewußtsein war im Mittel schon nach 17,7 min möglich. Augenöffnungszeit und Orientierungszeit lassen sich ausreichend genau bestimmen. Schwierig ist es, im klinischen Betrieb den Zeitpunkt, zu dem das
Bewußtsein völlig wiederhergestellt ist (Hellwachzeit), klar zu definieren.
Ohne die Anwendung mehrerer psychodynamischer Tests scheint das nicht
möglich zu sein (KREUSCHER [6], RITTMEIER [3]). Bei einem Vergleich mit
Aufwachzeiten nach Narkosen mit anderen Narkosemitteln zeigt sich, daß
nur bei Neurolept-Analgesie eine annähernd gleich schnelle Ansprech-
barkeit erreicht wird. Der Wachzustand wird jedoch nach NLA-
Narkose erst sehr viel später erreicht. Wie schon bei der Besprechung der
Vorkrankheiten mitgeteilt wurde, ist das prompte Erwachen nicht nur vom
Narkosemittel, sondern auch vom Allgemeinzustand des Patienten ab-
hängig. Der Allgemeinzustand wird jedoch nicht nur von der bestehenden
Grundkrankheit, sondern auch von der durchgeführten Operation und den
damit verbundenen postoperativen Schmerzen beeinflußt. Dies haben
Vergleiche an Patienten gezeigt, die zu unterschiedlichen Zeitpunkten

ihres Krankheitsverlaufs oder bei verschieden eingreifenden Operationen mehrmals im Verlaufe längerer Zeiträume mit Propanidid-Lachgas anaesthesiert worden sind.

	Epontol	Halothan	Penthrane	NLA
Augen öffnen auf Kommando	3,05	7,3	10,7	3,7
zeitl. und örtl. orientiert	8,56	14,4	31,5	22,4
wach (bewußtseinsklar)	17,7	24,5	42,8	36,5

Abb. 22. Aufwachzeiten nach verschiedenen Narkosearten (in Minuten)

Das schnelle Aufwachen und die prompte Erlangung der Straßenverkehrsfähigkeit sind schon im Zusammenhang mit der Propanidid-Kurznarkose immer wieder gewürdigt worden. PÜTTER [9] hat gezeigt, daß auch bei der Propanidid-Dauerinfusion eine Kumulierung nicht auftritt. Unsere Aufwachzeiten liegen noch günstiger als die, die seinerzeit Frau PODLESCH [8] für die Propanidid-Kurznarkose mitgeteilt hat. Das liegt meiner Ansicht nach daran, daß die Propanidid-Dauernarkose in der von uns verwandten Technik nur während der ersten 20 Narkoseminuten eine „Epontol-Narkose" ist, danach aber, mit der Narkosedauer zunehmend, zur „Lachgas-Analgesie mit Epontol-Zusatz" wird. Das Verbrauchsdiagramm (s. Abb. 9), das die Abnahme der zur Unterhaltung der Narkose notwendigen Propanidid-Dosis in Abhängigkeit von der Narkosezeit zeigt, läßt sich so am besten interpretieren. In der 30.–40. Narkoseminute beträgt der zur Narkoseunterhaltung notwendige Propanidid-Anteil nur noch die Hälfte dessen, der in der 10.–20. min notwendig ist. Nach 30 min ist der Stickstoff der Alveolen im rückatmungsfreien System durch Lachgas voll ersetzt. Erst dann ist Lachgas narkotisch voll wirksam.

BERTA [2] hat zwei Gruppen von je 25 gesunden Patientinnen mit gleicher Operation (abdominale Totalexstirpation des Uterus) miteinander verglichen. Die eine Gruppe wurde mit Propanidid-Lachgas anaesthesiert, die andere mit Barbiturat-Halothan-Lachgas. Der Verbrauch an Analgetica war in beiden Gruppen in den ersten 24 Std annähernd gleich, jedoch mußte die erste Analgetica-Injektion bei der Propanidid-Lachgas-Gruppe sehr viel früher gegeben werden, meistens schon in den ersten 15 min postoperativ.

Zu einer gewissen, wenn auch sehr geringen, Kumulation scheint aber auch die Langzeitanwendung von Propanidid zu führen. Die Abb. 23 zeigt die Aufwachzeiten in Abhängigkeit von der verwendeten Propa-

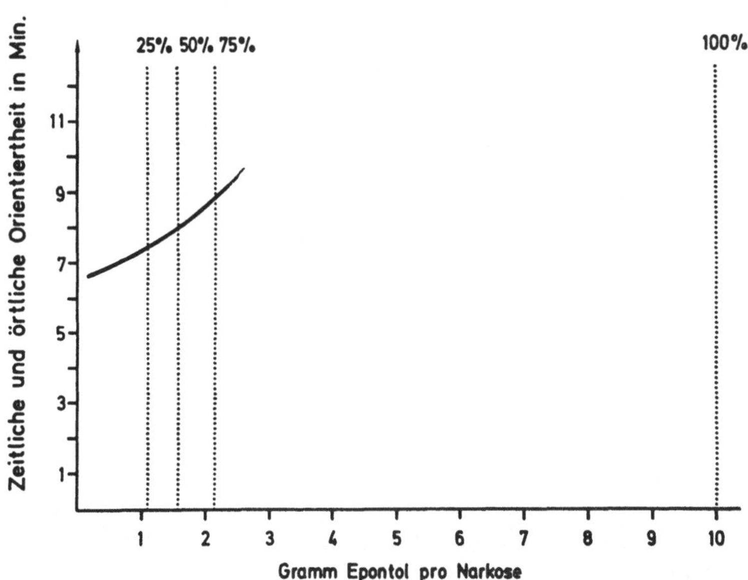

Abb. 23. Zeitliche und örtliche Orientierung in Abhängigkeit vom Epontol-Verbrauch

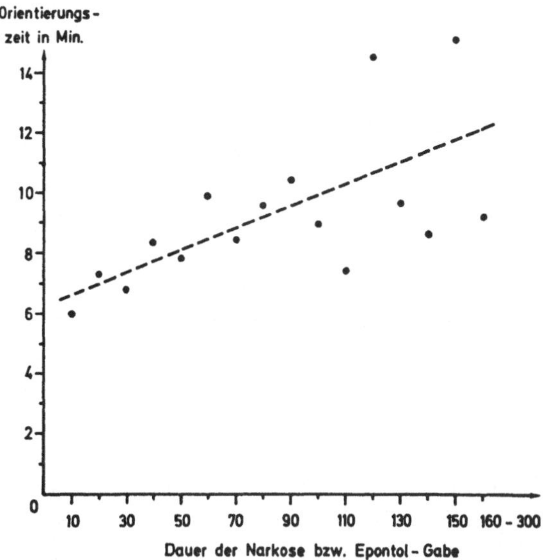

Abb. 24. Zeitliche und örtliche Orientierung in Abhängigkeit von der Narkosedauer

nididmenge. Höheren Dosen von Propanidid müssen geringfügig längere Orientierungszeiten zugeordnet werden.

Auch die Untersuchung der Aufwachzeiten in Abhängigkeit von der Narkosedauer zeigt diese Tendenz. Bei den Narkosezeiten bis zu 90 min Dauer ist eine geringfügige Steigung der Regressionsgeraden zu erkennen. Erst bei Narkosezeiten, die über 90 min liegen, beginnen die Werte sehr stark zu streuen, was unter anderem damit zu erklären wäre, daß längere Narkosen gewöhnlich einschneidendere Operationen betreffen, wobei dann die Aufwachzeiten nicht nur vom Narkosemittel alleine abhängig sind. Zum anderen ist aber auch die Anzahl der länger dauernden Narkosen für eine eingehende statistische Auswertung nicht mehr ausreichend.

5. Postoperative Komplikationen

Intraoperative Todesfälle traten bei dem untersuchten Kollektiv nicht auf. Bedrohlich war ein Kreislaufzusammenbruch während einer Rectoskopie bei einem 69jährigen Patienten H. K. (Nr. 5076) mit latenter Herzinsuffizienz. Der Kreislaufzusammenbruch ging mit schwerer unbeeinflußbarer peripherer Cyanose einher, die auch im Aufwachraum – der Patient war nach wenigen Minuten wieder wach – noch 2 Std lang andauerte. Der Patient wurde 6 Tage später in NLA ohne Schwierigkeiten laparotomiert.

Während des postoperativen Verlaufs sind 7 Todesfälle registriert worden. 6 davon starben 1–10 Tage postoperativ an der Grundkrankheit oder an massiver Lungenembolie. Eine 7. Patientin (M. G., ♀, 84 Jahre, 65 kg) mit Lippencyanose und Hypertonie, bei der wegen einer schweren Cerebralsklerose keine Anamnese erhoben werden konnte, erlitt nach Schenkelhalsnagelung beim Umlagern vom Op.-Tisch ins Bett etwa 5 min nach Narkoseende einen Herzstillstand und konnte nicht mehr wiederbelebt werden. Eine Obduktion wurde verweigert. Ein weiterer Patient, O. F. (Nr. 4109), erlitt eine Stunde nach Beendigung der Narkose in wachem Zustand bei der Extubation auf der Wachstation einen Herzstillstand. Dieser Patient konnte nach 4 min externer Massage wiederbelebt werden.

In dieser Aufstellung von 1032 Patienten sind 2 Todesfälle nicht enthalten, die vor Beginn der Prüfung aufgetreten, aber jetzt erst gemeldet worden sind.

Der 1. Fall (A. D.) betraf eine 70jährige Patientin von 72 kg Gewicht mit Linksschenkelblock. In Epontol-Tropf-Lachgas-Dauernarkose wurde eine vaginale TE und Plastik wegen Stumpf-Ca durchgeführt. Die 3stündige Narkose verlief ohne Besonderheiten incl. Blutgasanalysen. Der Epontol-Verbrauch betrug 2,75 g. Die Patientin war 15 min nach Narkoseende wach. 90 min nach Narkoseende kam es zu einer Asystolie auf der Wachstation. Die Wiederbelebung war erfolglos. Eine Obduktion wurde nicht durchgeführt.

Der 2. Fall (M. F.) betraf eine 67jährige, 47 kg schwere Patientin mit Verschlußikterus bei Gallengangs-Carcinom. Bilirubin i. S. 18 mg%, Harnstoff 168 mg%. Die Epontol-Tropf-Lachgas-Dauernarkose dauerte 130 min für eine Choledochoduodenostomie. Der Epontol-Verbrauch betrug 2,75 g. Diese Patientin erlitt bei der Hautnaht einen Herzstillstand. Auch hier war die Wiederbelebung erfolglos. Obduktion nicht durchgeführt.

Mit diesen beiden Todesfällen erhöht sich die Zahl der Patienten, die in unmittelbarem zeitlichem Zusammenhang mit etwa 1500 bisher in Deutschland durchgeführten Epontol-Dauernarkosen gestorben sind, auf drei. Dabei muß weiterhin offenbleiben, ob der zeitliche Zusammenhang ein ursächlicher Zusammenhang ist oder nicht. Bei einem so komplexen Vorgang mit vielen Variablen, wie ihn eine Narkose darstellt, kann man das allenfalls mit einer großangelegten Statistik klären, es sei denn, die bei einem Mittel auftretenden Nebenwirkungen, die zum Tode führen, sind grundsätzlich anderer Art als sonst beobachtet. In diesem Zusammenhang wäre es interessant zu wissen, wie andere Verfahren der Allgemeinnarkose generell abschneiden. Es gibt keine Narkoseart, während oder nach der keine Todesfälle auftreten.

6. Indikation

Übereinstimmend berichten die Prüfer über die große Sicherheit der Methode auch bei Risikopatienten. Das läßt sich aber über andere Narkoseverfahren mit anderen Mitteln ebenso sagen. Es gibt jedoch kein Narkosemittel, nach dessen Anwendung so schnell der präoperative Bewußtseinszustand und die Fähigkeit des Patienten zu aktiver Mitarbeit wiederhergestellt ist. Da eine gute Narkose mit Propanidid zu einem großen Maß von dem technischen Geschick und der ständigen Vigilanz des Anaesthesisten abhängt, die Narkose mithin schwieriger durchzuführen ist als andere Verfahren, kann die Indikation für die Propanidid-Dauernarkose nur vom Aufwachen her gestellt werden. So ergibt sich die Indikation für diese spezielle Technik immer dann, wenn der Patient postoperativ sehr schnell wieder hellwach sein muß, um aktiv mitzuarbeiten. Das gilt also besonders für Patienten in schlechtem Allgemeinzustand mit erheblichen Vorkrankheiten, die längere Operationen durchstehen müssen. (Je länger die Narkose andauert, um so länger dauert bei allen anderen Narkoseverfahren der Nachschlaf.) Die Indikation ergibt sich zweitens immer dann, wenn der Patient sich einer wenig eingreifenden, aber länger dauernden Operation unterziehen muß, nach der er nicht notwendigerweise den Rest des Tages verschlafen möchte. So schlecht sich auch die „Wachzeit" klinisch erfassen läßt: von allen Untersuchern wird immer wieder bestätigt, daß sie einen großen Teil ihrer Patienten schon 1–2 Std nach Narkoseende, spontan die

Zeitung oder ein Buch lesend, im Bett oder auch außerhalb des Bettes ange-
troffen haben. Somit gilt die Indikation für alle die Patienten, denen man
eine Lokalanaesthesie für den geplanten Eingriff vorschlagen möchte, für die
aber eine Lokalanaesthesie wegen der Schwere des Eingriffs oder wegen der
psychischen Belastung nicht angezeigt ist.

7. Kontraindikationen

Absolute Kontraindikationen gibt es für die Propanidid-Dauernarkose
genauso wenig wie für die Propanidid-Kurznarkose. Auch eine obere
Dosierungsgrenze läßt sich nicht angeben. Die höchste bisher verwandte
Dosis betrug 11 g in $6^{1}/_{2}$ Std (Stoffregen [11]). Genau so wenig kann man
eine Begrenzung aufstellen für die Narkosedauer. Die längste Narkose mit
dieser Technik dauerte $8^{1}/_{2}$ Std (Stoffregen [11]).

Als relative Kontraindikation sollte man die Hypertonie ansehen, da
durch die sehr flache Narkose der Blutdruck rein reaktiv erheblich ansteigen kann. Als zweite relative Kontraindikation müßte eine schwierige
Operation gelten, die die volle Aufmerksamkeit des Anaesthesisten erfordert.
Der Anaesthesist kann in diesen Fällen durch eine einfacher durchzuführende
Narkose etwa mit Halothan oder NLA besser entlastet werden. Für die
Urologie sind Fälle auszuschließen, in denen der Tonus der Blasenwand
herabgesetzt sein muß, also endovesikale Eingriffe, insbesondere Elektro-
resektionen. Eine Entspannung der Blasenmuskulatur ist durch Epontol
alleine nicht möglich. In der Augenklinik sollten intraoculäre Operationen,
in der Hals-Nase-Ohren-Heilkunde die hörverbessernden Operationen besser nicht in Propanidid-Dauernarkose durchgeführt werden, weil wegen der
Kürze der Propanidid-Wirkung immer wieder die Möglichkeit des plötzlichen Erwachens mit Abwehrbewegungen des Patienten besteht.

In allen Fällen von Propanidid-Dauernarkose sollte die Atmung zumindest assistiert werden. Bei tiefer Narkose kann eine Atemdepression
mit Cheyne-Stokes-Atmung auftreten. Weiterhin kommt es häufig bei
Spontanatmung, wohl bedingt durch die muskelentspannende Wirkung
des Propanidids, zu einer forcierten Flankenatmung, die Unruhe im Operationsfeld besonders bei Bauchoperationen verursacht. Zu flache Narkose
kann durch den chirurgischen Reiz zur Hyperventilation führen.

Messungen der Blutgase während der Operation ergaben in vereinzelten
Fällen Werte für eine metabolische Acidose. Der geringe Umfang des vorliegenden Materials läßt jedoch Schlüsse darüber noch nicht zu.

Die Kosten von Epontol zur Durchführung von Dauernarkosen liegen
für die erste Narkosestunde etwa im Größenbereich konkurrierender All-
gemeinnarkoseverfahren. Dauert die Narkose länger an, so werden die
Kosten gegenüber den anderen Verfahren günstiger. Unabhängig ist der
Epontol-Verbrauch natürlich vom Flow des Lachgas-Sauerstoff-Gemisches,

der bei Halothan-Narkosen eine erhebliche Rolle spielt, insbesondere gilt das für die Beatmung mit dem Takaoka.

Dauernarkose Dosierung nach		Epontol SCHARA	Halothan OEHMIG	NLA HENSCHEL	N_2O/O_2 75:25%
4 l/min Flow	1. Std	6,28	6,70	6,10	2,22
	2. Std	3,12	4,88	3,09	2,22
	3. Std	1,56	4,88	2,42	2,22
8 l/min Flow	1. Std	6,28	11,50	6,10	4,44
	2. Std	3,12	9,76	3,09	4,44
	3. Std	1,56	9,76	2,42	4,44
12 l/min Flow	1. Std	6,28	14,65	6,10	6,66
	2. Std	3,12	14,65	3,09	6,66
	3. Std	1,56	14,65	2,42	6,66

Abb. 25. Narkosemittel-Kosten in DM (Stand: Juni 1971)

8. Zukunftsaussichten

Kein Zweifel herrscht bei allen an der Prüfung Beteiligten über die Vorteile der Methode für den Patienten. Es ist eine sehr gut steuerbare, anscheinend untoxische Narkosemethode, die besonders schnell zu einem völligen Wiedererreichen des präoperativen Bewußtseinszustandes führt. Skepsis besteht jedoch bei allen Prüfern bezüglich der generellen Verbreitung der Methode, da vom Anaesthesisten für die Epontol-Dauernarkose erheblich mehr Arbeitseinsatz und Vigilanz während der Narkose gegenüber konkurrierenden Methoden erwartet werden muß. Selbst bei den Prüfern, die mit der Methode schon vertraut sind, wird der Anteil an Epontol-Dauernarkosen für die Zukunft nicht über 5–10% hinausgehen. Im Interesse unserer Patienten sollten wir Anaesthesisten jedoch diese Methode beherrschen.

Auf jeden Fall hat die vorliegende Studie gezeigt, daß eine einmal begonnene Kurznarkose mit Propanidid auch mit fraktionierten Wiederholungsdosen von Propanidid gefahrlos beliebig lange verlängert werden kann.

Zusammenfassung

Es wird über die klinische Prüfung des Kurznarkoticums Propanidid als Langzeitnarkosemittel berichtet. Von 8 klinischen Prüfern wurden insgesamt 1032 Dauernarkosen mit Propanidid durchgeführt und auf einem speziellen Prüfbogen dokumentiert. Dabei handelt es sich fast ausschließlich um operative Narkosen. Der Anteil von Schlafentbindungen an dem Kollektiv beträgt nur 36.

Die Narkosedauer betrug im Mittel 44,4 min. Es handelt sich beim vor-liegenden Material also nicht um verlängerte Kurznarkosen, sondern um echte Dauernarkosen. Die größere Anzahl der Narkosen lag zwischen 20 und 60 min, doch kommen auch weit längere Narkosen vor. Die längste der erfaßten Narkosen lag bei 220 min.

Es ist eine sehr gut steuerbare, anscheinend untoxische Narkosemethode, die besonders schnell zu einem völligen Wiedererreichen des präoperativen Bewußtseinszustandes führt. Skepsis besteht jedoch bei allen Prüfern be-züglich der generellen Verbreitung der Methode, da vom Anaesthesisten für die Epontol-Dauernarkose erheblich mehr Arbeitseinsatz und Vigilanz während der Narkose gegenüber konkurrierenden Methoden erwartet werden muß. Selbst bei den Prüfern, die doch mit der Methode schon ver-traut sind, wird der Anteil an Epontol-Dauernarkosen für die Zukunft nicht über 5–10% hinausgehen. Im Interesse unserer Patienten sollten wir Anaesthesisten jedoch diese Methode beherrschen lernen.

Summary

Report on the clinical trial of the short-acting anaesthetic Epontol in anaesthesia of long duration. A total of 1032 long-duration anaesthesias were performed by 8 clinical trialists and documented on a special sheet. The cases consisted almost exclusively of operative anaesthesias. Obstetrical anaesthesias amounted to only 36.

Not prolonged short anaesthesias but genuine anaesthesias of long duration were concerned. The greater proportion lasted for between 20 and 60 min, some were much longer. The average duration of anaesthesia was 44.4 min, the longest 220 min.

It is a very easily controlled, apparently atoxic method of anaesthesia which leads particularly rapidly to a complete restoration of the pre-operative state of consciousness. A sceptical attitude was however adopted by all trialists with regard to the general extension of the method. This is because long-duration anaesthesia performed with Epontol institutes a much greater work-load and demands more vigilance from the anaesthesist compared with the other methods in current use. Even the trialists who are, of course, familiar with the method will not in future extend the proportion of anaesthesias of long duration performed with Epontol to more than 5–10%. In the interests of the patient however anaesthesists should learn to master this method.

Literatur

1. Anesthesiology Editorial: New Classification of Physical Status. Anesthesio-logy **24**, 111 (1963).
2. Berta, J.: persönliche Mitteilung.

3. BUSHART, W., RITTMEYER, P.: EEG-Befunde bei der Anwendung von Propanidid. In: Die intravenöse Kurznarkose mit dem neuen Phenoxyessigsäurederivat Propanidid (Epontol), S. 271–292. Berlin-Heidelberg-New York: Springer 1965.

4. HENSCHEL, W. F., BUHR, G.: Kreislaufuntersuchungen während der Propanidid-Kurznarkose. In: Die intravenöse Kurznarkose mit dem neuen Phenoxyessigsäurederivat Propanidid (Epontol), S. 227–235. Berlin-Heidelberg-New York: Springer 1965.

5. HOFFMEISTER, F.: Diskussionsbemerkung. In: Die intravenöse Kurznarkose mit dem neuen Phenoxyessigsäurederivat Propanidid (Epontol), S. 307. Berlin-Heidelberg-New York: Springer 1965.

6. KREUSCHER, H.: Zur Straßenverkehrstüchtigkeit nach Anwendung von Propanidid. In: Die intravenöse Kurznarkose mit dem neuen Phenoxyessigsäurederivat Propanidid (Epontol), S. 293–297. Berlin-Heidelberg-New York: Springer 1965.

7. OEHMIG, H.: persönliche Mitteilung.

8. PODLESCH, I., ZINDLER, M.: Klinische Erfahrungen mit Propanidid. In: Die intravenöse Kurznarkose mit dem neuen Phenoxyessigsäurederivat Propanidid (Epontol), S. 160–181. Berlin-Heidelberg-New York: Springer 1965.

9. PÜTTER, J.: Neue pharmakokinetische Untersuchungsergebnisse über Propanidid. Epontol-Symposion in Scheveningen 10.–12. Juni 1971.

10. ROGGENKÄMPER, R., WILCKENS, I.: Die Narkose beim Hypertoniker. Anaesth. Informationen 12, 152–154 (1971).

11. STOFFREGEN, J., MEYER, E., SONNTAG, H.: Narkose mit Infusion von Propanidid. Epontol-Symposion in Scheveningen 10.–12. Juni 1971.

12. WEIGAND, H.: Über die Narkose bei der Microlaryngoskopie und endolaryngealer Microchirurgie. II. Das reflektorische Kreislaufverhalten und seine Beeinflussung durch Oberflächenanaesthetika. Anaesthesist 19, 131–139 (1970).

13. WEISE, G.: Komplikationen nach i.v. Injektion von Tavegil. Anaesthesist 20, 329 (1971).

Narkose mit Infusion von Propanidid

Von **J. Stoffregen** und **E. Meyer**

Die Suche nach immer (noch) besseren Methoden rechtfertigt die Erprobung neuer Narkosemittel bzw. -verfahren. Das gilt für die Steuerbarkeit (rasche An- und Abflutung) ebenso wie für die fehlende Toxicität, die Nichtbeeinflussung des Kreislaufapparates, des Säure- und Basenhaushaltes sowie den Stoffwechsel und besonders die Nierenfunktion.

Die bestechendste Eigenschaft von Propanidid, sein rascher Abbau in unwirksame Metaboliten, veranlaßte uns, trotz der ungünstigen Erfahrungen, die wir mit der Propanidid-Injektionsnarkose machen mußten, den in Cremophor gelösten Carbamoyl-phenylester per infusionem anzuwenden. Die Entscheidung basierte auf der noch heute gängigen Vorstellung, daß der angeblich zu raschen Injektionsgeschwindigkeit eine (oder die) entscheidende Rolle für die gelegentlich beobachteten Herzstillstände nach Propanididapplikation zuerkannt werden müßte. Wenn diese Postulierung richtig war, mußten sich alle ernsteren Nebenwirkungen bei der „unendlich großen"Injektionsgeschwindigkeit der Infusion vermeiden lassen und allein der wünschenswerte Effekt des schnellen Erwachens nach Applikationsende übrigbleiben.

I.

Insgesamt haben wir 181 Operationen (Abb. 1) in Propanidid-Infusionsnarkose durchgeführt, unter anderem auch bei 13 Patienten mit Hirntumoren und 10 Eingriffen mit dem extrakorporalen Kreislauf. Die Altersverteilung zeigt die folgende Tabelle (Abb. 2): Das Gros der Patienten war zwischen 40 und 70 Jahre alt, wir haben dies Verfahren aber auch bei Kindern und älteren Kranken angewendet. Der jüngste Patient war 5 Jahre alt und wurde 4 Std mit Hilfe der Herz-Lungen-Maschine operiert, der älteste 73 Jahre mit einer Operationsdauer von $3^{1}/_{4}$ Std.

Bei einer mittleren Operationszeit (Abb. 3) von etwa 3 Std wurden 13% des Krankengutes länger als 4 Std mit der Propanidid-Infusion narkotisiert, 4 Patienten sogar länger als 6 Std, die längste Narkose dauerte $8^{1}/_{2}$ Std (505 min für die Korrektur eines Fallot-Kindes mit der Herz-Lungen-Maschine nach früherer doppelseitiger BLALOCK-TAUSSIG-Operation).

Hirn – Kopf	16 (13 Hirntumoren)
Herz – Thorax	36 (10 HLM)
Abdomen	48
Wirbelsäule	19
Extremitäten	42
Sonstige	20
	181

Abb. 1. 181 Operationen in Propanidid-Infusionsnarkose

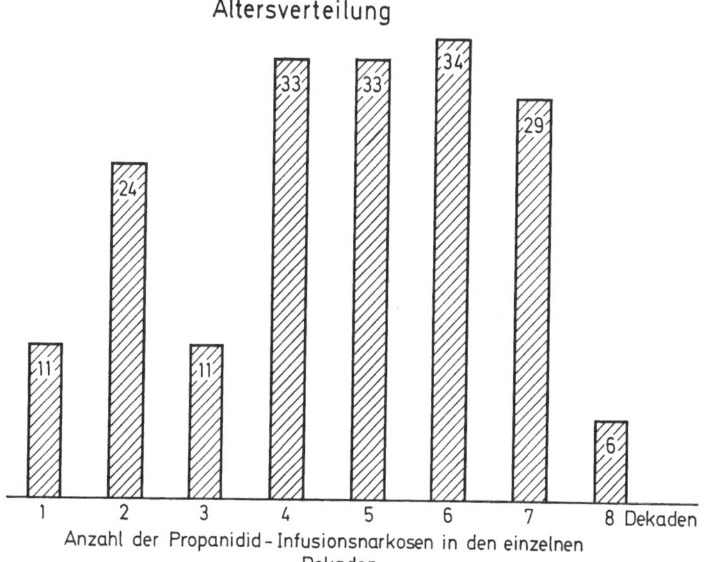

Abb. 2. Altersverteilung von 181 Operationen in Propanidid-Infusionsnarkose

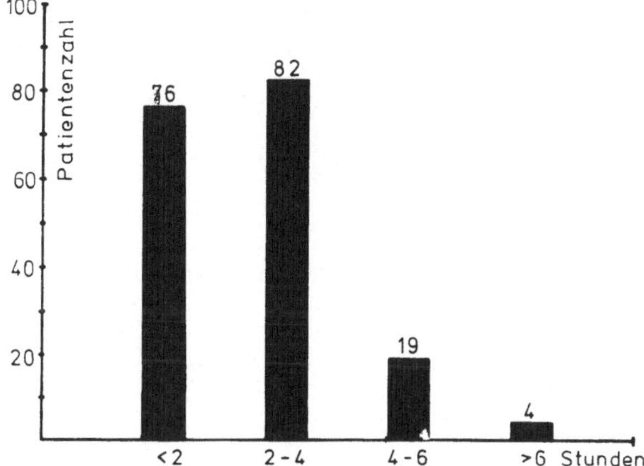

Abb. 3. Aufschlüsselung der Narkosezeiten der Propanidid-Infusion

Beispielhaft für die meisten Propanidid-Infusionsnarkosen zeigt das Narkoseprotokoll (Abb. 4a u. b) den Verlauf der 6½stündigen Operation eines Hypophysentumors: Bei einem Gesamtverbrauch von 11 g Propanidid

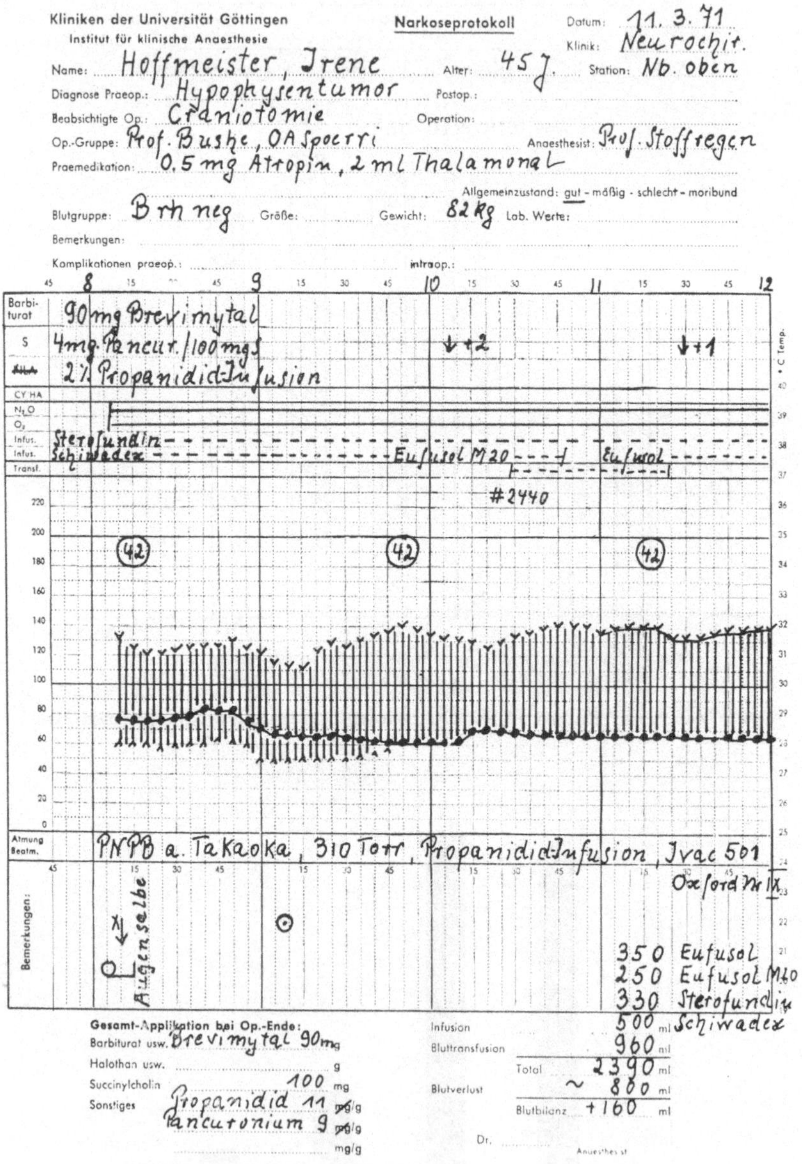

Abb. 4a.

blieben die Kreislaufverhältnisse stabil, unerwünschte Nebenwirkungen traten nicht auf, und die Narkose verlief in jeder Weise befriedigend. Trotz des intrakraniellen Eingriffes war die 45jährige Patientin 5 min nach Be-

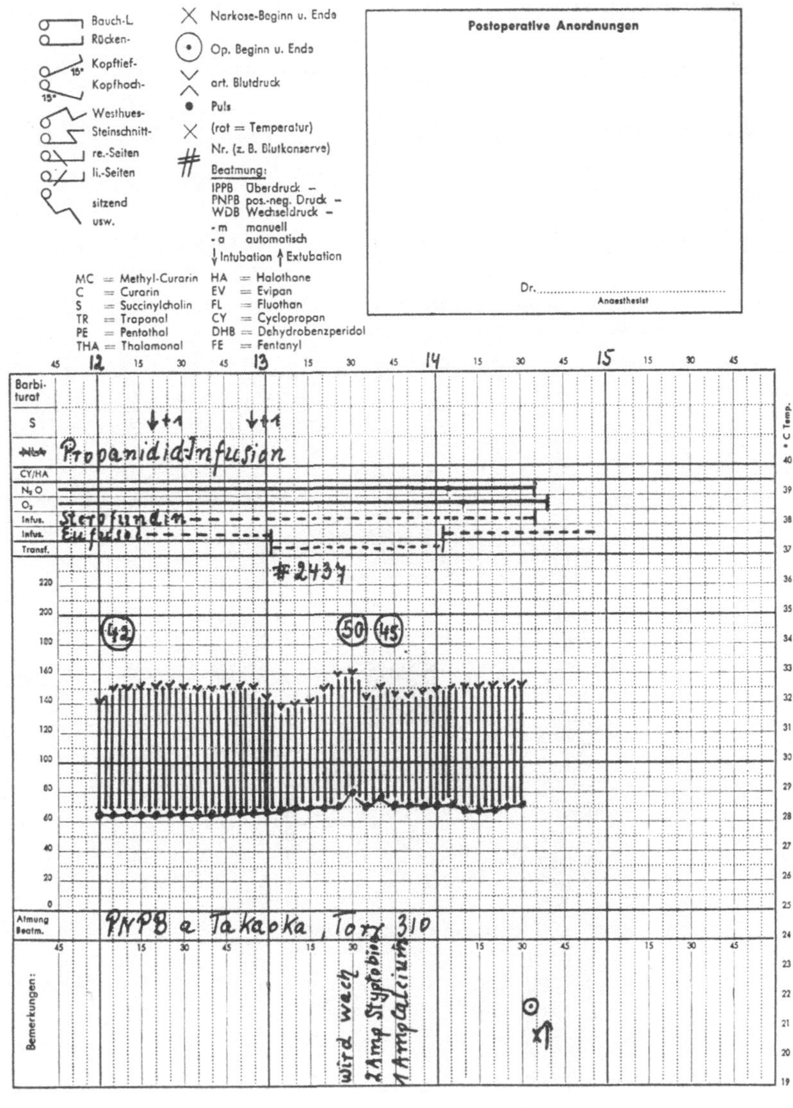

Abb. 4b.

Abb. 4a u. b. Verlauf einer 6½stündigen Propanidid-Infusionsnarkose bei Operation eines Hypophysentumors (Gesamtverbrauch 11 g)

endigung der Propanidid-Infusion zeitlich und örtlich voll orientiert und bot einen komplikationslosen postoperativen Verlauf.

II.

Wir verwendeten folgende Methode: Wegen der Herzstillstände, die wir früher bei der Propanidid-Injektion in einer ungefähren Häufigkeit von 1:750 wiederbeleben mußten, haben wir diese Infusionsnarkosen ausnahmslos mit der zügigen Injektion von 70–100 mg Methohexital eingeleitet, unmittelbar gefolgt von 2–4 mg Pancuroniumbromid und 100 mg Succinylcholin, Intubation und automatischer, leicht hyperventilatorischer Beatmung mit einem Lachgas-Sauerstoff-Gemisch von 3:1. Danach wurde die 2%ige Propanidid-Infusion angeschlossen (10 Ampullen in 500 ml Flüssigkeit mit einem pH von 5,704), um die Narkose zu unterhalten.

Die Dosierung der Infusionsnarkose über die Tropfenzahl pro min haben wir aus dem durchschnittlichen Verbrauch einer Untersuchungsreihe ermittelt: Sie beträgt 0,44 mg pro kg und min und entspricht etwa $^2/_3$ Tropfen pro kg und min der 2%igen Lösung. Abgesehen von der Viskosität, hängt die Tropfengröße von der Abtropffläche ab und damit vom verwendeten Infusionssystem. Beim Typ I (Biotest, Schiwa, Fresenius) entsprechen 30 Tropfen der 2%igen Propanidid-Lösung 1 ml,

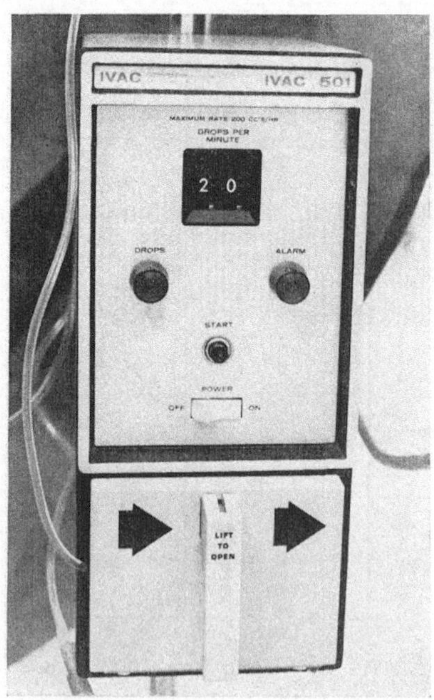

Abb. 5. Infusionspumpe IVAC 501

beim Typ II (Braun-Melsungen) 28 Tropfen; im Mittel enthält 1 ml 0,7 mg Propanidid.

Unsere Erfahrung hat die Erwartung bestätigt, daß der notwendige Propanidid-Bedarf bei Kindern bis zu 6 Jahren etwa 10% über und bei älteren Erwachsenen über 65 Jahren etwa 10% unter dem errechneten Wert liegt. In den meisten Fällen verwendeten wir die Infusionspumpe IVAC 501 (Abb. 5) und konnten so eine recht genaue Dosierung und Steuerung der Narkose erzielen, in Ausnahmefällen auch über das I.V. Ometer-Infusionsbesteck (Abb. 6a u. b), dessen Tropfenzahl wir mit der Stoppuhr justierten.

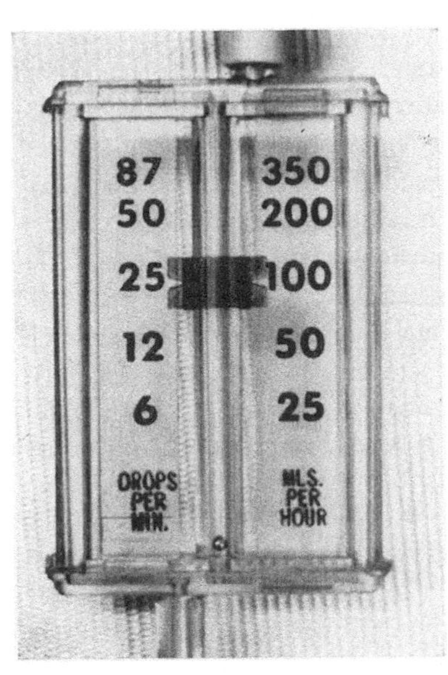

Abb. 6a.

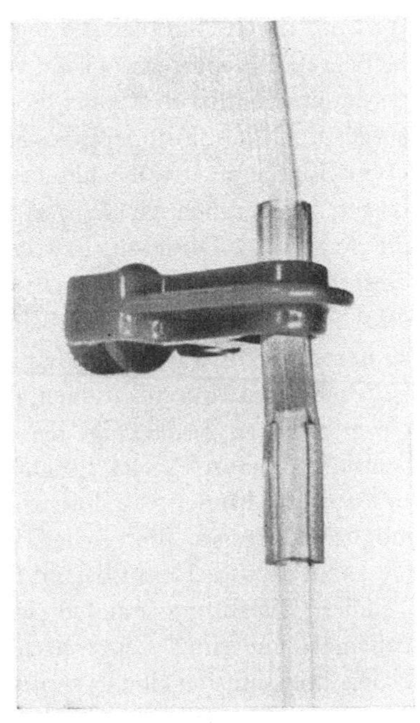

Abb. 6b.

Abb. 6a u. b. I.V. Ometer-Infusionsbesteck (deutsche Lieferfirma Godart-Statham GmbH, Bremen)

III.

Da aus der Literatur keine negativen Einflüsse auf Niere und Leber bekanntgeworden sind, haben wir die Anwendung der Propanidid-Infusionsnarkose vorwiegend nach allgemeinklinischen Gesichtspunkten geprüft und bei einigen Patienten das Verhalten der Blutgaswerte und des Säure-Basen-Haushaltes untersucht.

Dabei (Abb. 7) fällt beim Vergleich mit der NLA-Infusionsnarkose, die sonst in gleicher Weise einschließlich Takaoka-Beatmung im halboffenen System durchgeführt wird, eine Verschiebung zur metabolischen Acidose auf, die durch die mäßige hyperventilatorische Beatmung kompensiert werden muß. Die Ursache möchten wir in der ungenügenden analgetischen Wirkung von Propanidid sehen, mit der durch Anstieg der vasopressorischen Katecholamine bedingten Verminderung der peripheren Gewebsperfusion. Dabei spielt auch die Tatsache eine Rolle, daß wir prinzipiell bei Raumtemperaturen unter 20° C arbeiten. Daß die NLA-Infusionsnarkose besser abschneidet, scheint uns nicht zuletzt dafür zu sprechen, daß trotz der bei uns üblichen extrem niedrigen Dosierung von Dehydrobenzperidol (pro Std durchschnittlich 2,5 mg und 0,2 mg Fentanyl) noch immer eine meßbare a-Receptorenblockade vorliegt.

Im übrigen haben wir bei diesen 181 Patienten in mindestens 16 Fällen ausgesprochenes postoperatives Kältezittern beobachtet, etwa gleich häufig (14mal) intraoperativen Singultus, 12 Patienten haben in der Narkose gehustet, 10mal sahen wir Würgen bzw. Schlucken (was sich zwanglos über die zu niedrige Dosierung bzw. ungenügende Relaxierung verstehen läßt), 7mal vermehrte Salivation, genau so oft eine ausgeprägte periphere Cyanose, 4mal Schmerzreaktionen, z. B. beim Zug am Peritoneum (was praktisch nicht zu unterdrücken war), 2mal Hautallergie – und einmal einen Herzstillstand.

Von diesen Komplikationen, die wir nur in ihren ausgeprägten Formen gewertet haben, beunruhigt am meisten die in wenigstens 4% der Fälle deutliche Cyanose. Vieles spricht dafür, daß es sich dabei um eine Diffusionsstörung handelt, die dosisunabhängig bei entsprechender Disposition, möglicherweise auf allergischer Basis auftritt und nicht zu beeinflussen ist. Sie kann bis zum Herzstillstand führen.

Diese Erfahrung mußten wir vor kurzem bei einem 45jährigen Patienten mit einer Leistenhernie machen, der bald nach Beginn der Propanidid-Infusion eine Cyanose zeigte, vor allem des Gesichts, aber auch der oberen Thoraxapertur und der Fingerspitzen. Nach einem, von einer Bradykardie abgesehen, unauffälligen Narkoseverlauf traten bei der Bassini-Naht in der 70. min unkontrollierte, zunächst als Kältezittern mißdeutete Muskelbewegungen auf, die sich wenig später als Schmerzreaktion demaskierten, so daß wir für 2 min die Tropfenzahl der Infusion von bislang 40 auf 60–70 pro min erhöhen mußten. Etwa 3 min später kam es zum Herzstillstand, den wir durch extrathorakale Massage, Sauerstoffbeatmung, Arterenol- und $NaHCO_3$-Infusion beheben konnten; nach weniger als 1 min waren Blutdruck und Puls wieder meßbar. Weil wir die Propanidid-Infusion sofort abgestellt hatten, wurde der Patient wenig später auch wach, so daß wir, um die Operation beenden zu können, die Narkose mit einem hyperoxischen Gemisch unter Zusatz von 0,3% Halothane fortsetzten.

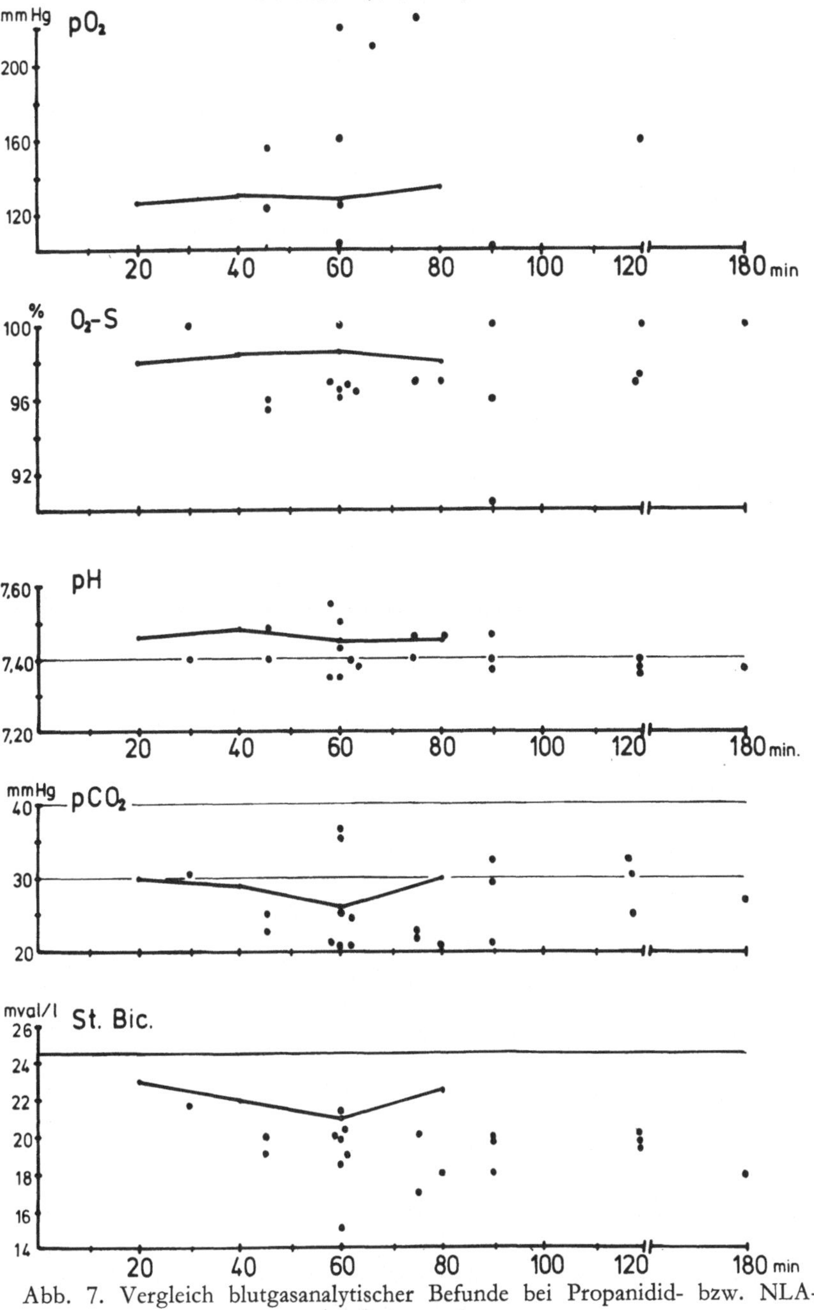

Abb. 7. Vergleich blutgasanalytischer Befunde bei Propanidid- bzw. NLA-
Infusionsnarkose

Trotz guter, hyperventilatorischer Beatmung besserte sich die livide Gesichtsverfärbung nicht, auch nicht, als der Patient am Ende der Operation rasch wach wurde. Er atmete spontan, aber der ausgeprägten Diffusionsstörung wegen sehr forciert. 7 min nach Narkoseende war er so weit wach, daß ihn der Tubus störte und er sich selbst extubieren wollte. Auf unserer Intensivbehandlungsstation zeigte er unter Sauerstoffapplikation eine O_2-Sättigung von 89% beim O_2-Partialdruck von 76 Torr, ein pH von 7,34, pCO_2 von 38,6 Torr und Standardbicarbonat von 20 mval/l beim negativen Basen-Überschuß von 4,8 mval/l. Die cyanotische Verfärbung besserte sich erst nach einer weiteren halben Stunde spontan. Danach ging es dem Patienten gut, der weitere Verlauf war vollständig unauffällig.

IV.

Nach 181 Infusionsnarkosen mit 2%igem Propanidid möchten wir unsere Erfahrungen folgendermaßen kritisch zusammenfassen:

1. Die vom Abbauprinzip her erhofften Vorteile der prompten postnarkotischen Erholung nach Infusion der Substanz haben sich nicht bestätigt. Die mittlere „Aufwachzeit" von 8,07 min war nicht nur länger als bei unserer sonst vergleichbaren Infusionsnarkose mit neuroleptanalgetischen Substanzen, sondern streute auch mehr (Abb. 8): Eine klare Relation zwischen applizierter Propanidid-Menge und Aufwachzeit ließ sich nicht nachweisen.

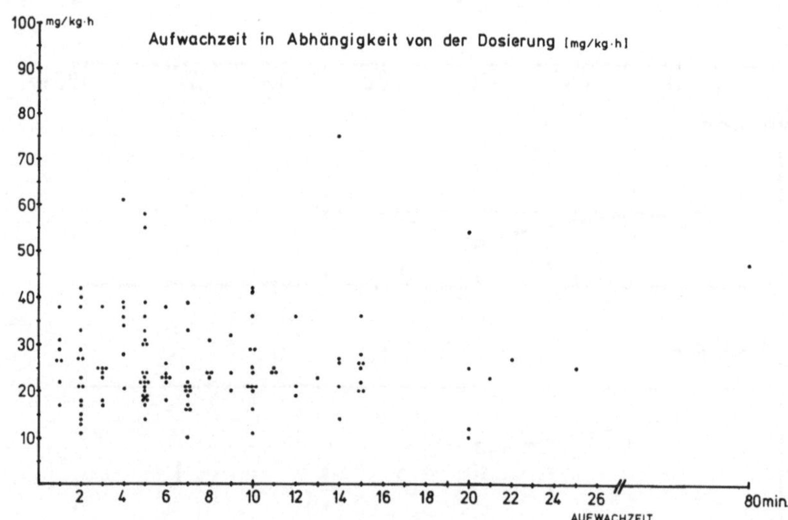

Abb. 8. Aufwachzeit in Abhängigkeit von der applizierten Propanidid-Menge

2. Die Propanidid-Infusionsnarkose tendiert zur metabolischen Acidose, die durch automatische Hyperventilation kompensiert werden muß.

3. In mindestens 4% führt die Propanidid-Infusion zu ausgeprägter peripherer Cyanose, vermutlich infolge einer intrapulmonalen Diffusionsstörung.

4. Die Analgesie ist besonders bei schmerzhaften Eingriffen auch bei verdoppelter Infusionsgeschwindigkeit nicht ausreichend und erfordert Adjuvantien.

5. Auch die Propanidid-Infusion schützt nicht vor dem Herzstillstand und beweist die Fragwürdigkeit aller Versuche, diese Komplikation allein über die Applikationsgeschwindigkeit zu erklären.

Wir stehen vor der Tatsache, daß wir trotz aller Bemühungen zum gegenwärtigen Zeitpunkt die Frage nach der Ursache und damit auch der möglichen Verhinderung von durch Propanidid ausgelösten Herzstillständen nicht beantworten können. Alle Erklärungsversuche – über die Histaminfreisetzung, über aus Plastikmaterial herausgelöste Toxine oder über die Geschwindigkeit der Injektion – haben nicht ganz befriedigt oder sich als spekulative Hypothese erwiesen. Daß überdies die spezifischen Begleitumstände des Propanidid-Herzstillstandes in vielen Fällen die Wiederbelebung wegen der Blockade der Lungenstrombahn außerordentlich erschweren oder nicht selten sogar vergeblich gemacht haben, unterstreicht den Ernst der Situation.

Zusammenfassung

Bericht über 181 Epontol-Infusionsnarkosen. 13 der Patienten hatten einen Hirntumor, bei 10 Eingriffen wurde ein extracorporaler Kreislauf angeschlossen. Alter der Patienten 5–73 Jahre, die Mehrzahl: 40–70 Jahre. Mittlere Operationszeit 3 Std, bei 13% der Patienten dauerte die Narkose länger als 4 Std, bei 4 Patienten länger als 6 Std, die längste Narkose $8^{1}/_{2}$ Std.

Methode: Einleitung mit 70–100 mg Methohexital in zügiger Injektion, anschließend 2–4 mg Pancuroniumbromid und 100 mg Succinylcholin, Intubation, Lachgas-Sauerstoff im Verhältnis 3:1. Dann Anschluß der 2%igen Propanidid-Infusion (10 Ampullen in 500 ml Flüssigkeit). Dosierung: 0,44 mg/kg und min ($^{2}/_{3}$ Tropfen). Das Verhalten der Blutgaswerte ergab eine Verschiebung des pH-Wertes zur metabolischen Acidose. Ursache: Vermehrte Katecholaminausschüttung infolge ungenügender Analgesie. Einfluß der Raumtemperatur unter 20° C kann nicht ausgeschlossen werden.

Bei 16 Patienten trat ein postoperatives Kältezittern auf. 14mal intraoperativer Singultus, 12mal Husten wärend der Narkose, 10mal Würgen und Schlucken, je 7mal Salivation und periphere Cyanose. 4mal Schmerzreaktionen, 2mal Hautallergie und 1mal Herzstillstand.

Am meisten beunruhigt die in 4% der Fälle beobachtete Cyanose, die dosisunabhängig und möglicherweise allergischer Natur ist. Sie kann bis zum Herzstillstand führen und ist kaum beeinflußbar. Die Aufwachzeit von 8,07 min ist nicht kürzer als mit anderen Narkosetechniken.

Summary

Anaesthesia by means of infusion with Epontol.

A report on 181 anaesthesias conducted by means of infusion of Epontol. The case material includes 13 patients with a cerebral tumor, in 10 operations extracorporeal circulation was established. The patients were aged between 5 and 73 years, most of them were between 40 and 70 years old. The duration of operation was on average 3 h, in 13% of cases it was more than 4 h, in 4 cases more than 6 h, and the longest anaesthetic period was $8^1/_2$ h.

Method: Induction with 70–100 mg of methohexital, fluently injected, followed immediately by 2–4 mg of pancuronium bromide and 100 mg succinyl choline, intubation and nitrous oxide-oxygen mixture 3:1. Then the 2% Epontol infusion was connected (10 ampoules in 500 ml of fluid). Dosage: 0.44 mg/kg/min ($^2/_3$ drops). The blood gas values showed a pH shift towards metabolic acidosis. Cause: increased discharge of catecholamine in inadequate analgesia. An influence of the ambient temperature (below 20° C) cannot be excluded.

The following observations were made: post-operative trembling due to cold in 16 cases, intra-operative singultus 14, coughing during anaesthesia 12, retching and swallowing 10, salivation and peripheral cyanosis 7 each, pain reactions 4, skin allergy 2 and 1 cardiac arrest.

As the most serious effect is considered the cyanosis that occurred in 4% of cases. It was independent of the magnitude of dosage and possibly allergic in nature. It can lead up to cardiac arrest and is barely influenceable. The average "waking time" of 8.07 min was not shorter than with other anaesthetic methods.

Methoden der Propanidid-Anwendung

Tagungsvorsitz und Diskussionsleitung: **O. H. Just,** Heidelberg.

Diskussionsteilnehmer: **R. Beer, H. Bergmann, J. Berta, A. Doenicke, U. Francksen, T. H. Gürtner, H. P. Harrfeldt, F. Hoffmeister, D. Langrehr, W. Lorenz, H. Maus, C. Meyer-Burgdorff, G. Rothbauer, J. Stoffregen, K. H. Weis, K. Wiemers.**

Just: Wer wünscht das Wort zu diesen Vorträgen?

Meyer-Burgdorff: Eine Frage an Herrn LANGREHR. Sie zeigten eine Tabelle, aus der hervorging, daß die Histamin-Liberation bei schneller Injektion stärker ist als bei langsamer. Gestern haben wir aber gehört, daß auch bei langsamer Injektion eine überschießende Histaminliberation vorkommen kann.

Langrehr: Auf der Tabelle waren Dosierung und Injektionsgeschwindigkeit zusammengefaßt, und die Abhängigkeit, die gestern gezeigt wurde, besteht bei der Histaminliberation im wesentlichen im Umfang der Dosis, weniger in der Injektionsgeschwindigkeit. Im übrigen sollten doch alle das Histamin betreffenden Fragen gleich an Herrn DOENICKE und Herrn LORENZ gerichtet werden.

Lorenz: Herr WERNER und ich haben gestern auf verschiedene Mechanismen der Histaminliberierung hingewiesen. 1. eine chemische Histaminfreisetzung, bedingt durch die Wirkung z. B. des Propanidid auf die Histaminspeicher, sprich: Mastzellen. Das wäre die unspezifische Reaktion, die Herr WERNER herausstellte. 2. eine durch Immunreaktion bedingte Histaminliberierung. Welcher Unterschied besteht da in erster Linie? Die chemische Histaminliberierung ist 1. dosisabhängig und 2. injektionsgeschwindigkeitsabhängig. Wenn man selbst den klassischen Histaminliberator 40 80 sehr langsam appliziert, bekommt man in vielen Fällen überhaupt keine Histaminrelease. Also bei der chemischen Histaminliberierung Injektionsgeschwindigkeits- und Dosisabhängigkeit. Auf der anderen Seite gibt es – und das muß besonders im Hinblick auf die Plasma-Substitute betont werden – die immunologisch bedingte Histamin-Freisetzung. Die finden wir auch bei langsamer Injektion geringer Dosen. Zum Beispiel: wenn man 500 ml oder 1000 ml Haemaccel schnell verabreicht, bekommt man eine Histamin-liberierung, wenn man es langsam tut, bekommt man keine. Es gibt aber auch Fälle, wo man nur 10–20 ml relativ langsam zu infundieren braucht und doch einen schweren Zwischenfall bekommt. Diese Fälle sind eben anders als die der chemischen Histamin-Liberierung.

Just: Herr Doenicke, mir ist nicht ganz verständlich, warum eine mehr-stündige Anaesthesie mit Lachgas-Halothane schneller abfluten soll, wenn man 2 oder 3 Std vorher Epontol zur Einleitung genommen hat, als nach einem anderen Mittel.

Doenicke: Abfluten nicht, aber der Patient wacht schneller auf. Wir wissen, daß das Pentobarbital ein Hangover noch nach 24 Std hat und noch wesentlich in der postoperativen Phase mitwirkt und eine sedierende Wir-kung hat. Daher geht natürlich ein Aufwachen nach Epontol wesentlich schneller.

Wiemers: Ich möchte um irgendeinen Beleg dafür bitten, daß eine Einleitung einer länger dauernden Narkose mit Epontol einen Vorteil gegenüber irgendeiner anderen Form der Einleitung, die ja auch möglich wäre, bietet.

Doenicke: Vielleicht könnte Herr Gürtner zu dieser Frage im Hin-blick auf die Leber Stellung nehmen.

Gürtner: Die Vorteile der Epontol-Einleitung liegen darin, daß Epontol innerhalb von 20 min in hypnotisch nicht aktive Substanzen abge-baut wird, während die Barbiturate einen Hangover von über 24 Std auf-weisen, wodurch eine potenzierende Wirkung mit den halogenierten In-halationsnarkotica und auch mit Lachgas in der Aufwachphase besteht. Zur Wirkung auf die Leber: Aufgrund eigener enzymhistochemischer Untersuchungen stellt Epontol keine Leberbelastung dar, während die Thiobarbiturate sicherlich eine Reihe von oxydativen Enzymen, vor allem DPN-abhängige Enzyme, deprimieren. Verstärkt wirkt sich dies bei einer Kombination mit Halothane aus, weil Halothane allein auch eine Reihe von oxydativen Enzymen aus dem Citratcyclus hemmt und dadurch die Leber noch mehr belastet wird. Bei einer Kombination von Epontol mit Halo-thane sehen wir an der Leber nur die Veränderungen, die von Halothane verursacht werden. Damit, glaube ich, ist ein weiterer Vorteil für die Kom-bination von Epontol und Halothane und den übrigen Inhalations-Narko-tica dargestellt.

Maus: Ich möchte nochmals kurz auf das Histamin zurückkommen und fragen: 1. kann die zeitlich unmittelbar aufeinanderfolgende Verabreichung von Narkotica und Muskelrelaxantien eine überadditive Histaminfreisetzung bewirken? 2. Was ist in diesem Zusammenhang über die Histaminausschüttung in der Gravidität bekannt? Ich stelle diese Frage, weil wir 2 schwerste allergische Reaktionen nach der Anwendung von Epontol und Succinylcholin gesehen haben. Sollte eine solche allergische Reaktion bei der Einleitung einer Schnittentbindungs-Narkose auftreten, könnte das schwerste Komplikationen bei Mutter und Kind hervorrufen.

Lorenz: Bisher glaubte man immer, wenn ein Histaminliberator gegeben wird und es kommt noch ein zweiter hinzu, dann gibt es entweder eine Potenzierung oder es kommt zu überhaupt keiner Wirkung. Wir wissen aber heute, daß das abhängig von der Art des Liberators ist, nämlich, ob er die gleichen Mastzellen erfaßt. Wie wir gestern hörten, gibt es eben verschiedene Körperareale mit verschiedenen Typen von Mastzellen. Wenn der zweite Liberator dieselben Areale erfaßt wie der erste, gibt es keine additive Wirkung. Erfassen sie aber verschiedene Areale – das wäre z. B. beim Hund der Fall, wenn wir 40 80 und dann Epontol geben –, bekommen wir einen additiven Effekt. Ob Epontol und Succinylcholin sich additiv verhalten, kann ich noch nicht beantworten. Wir wissen noch nicht, auf welche Speicher die beiden Substanzen sicher wirken. Das ist für Sie nicht befriedigend, aber das ist die Wahrheit.

Just: Herr Harrfeldt, Sie sagten, daß die Kreislaufdepression von der Anflutung und der Dosierung abhängig ist. Nun haben aber die Untersuchungen von Herrn Beer gezeigt, daß das Epontol selbst eine Kreislaufdepression macht.

Harrfeldt: In der Anfangszeit, vor 10 Jahren, habe ich auch im Schuß und sehr schnell injiziert. In der Zwischenzeit haben wir Kreislaufuntersuchungen mit blutigen Registrierungen des Blutdrucks durchgeführt und haben gesehen, daß die initiale Blutdrucksenkung und der initiale Pulsanstieg bei langsamer Anflutung und geringer Dosierung nicht so auffällig und signifikant sind wie bei hoher Dosierung und schneller Anflutung.

Langrehr: Es gibt sicherlich keinen Zweifel darüber, daß Dosis und Injektionsgeschwindigkeit das Ausmaß einer Veränderung bestimmen. Das ist natürlich für die klinische Relevanz von ausschlaggebender Bedeutung. Wenn Sie $\frac{DP/DT_{max}}{IP}$ auftragen, was sind dann 10 und was sind 60%? Ist 60% ein völliger Verlust der Contractilität des Myokards, 60% Depression oder sind 10% schon wichtig? Das ist bei diesen Relationen sehr schwer zu sagen. Deshalb finde ich die Tatsache, daß man das Ausmaß verändern kann, so bedeutungsvoll. Wenn man bei der Einleitung bei niedriger Dosis und langsamer Injektion weder einen Pulsfrequenzanstieg noch einen Blutdruckabfall in der initialen Phase sieht, ist es schwer vorstellbar, daß eine Wirkung der Substanz am Herzen stattfindet. Wenn wir aber Dosis und Injektionsgeschwindigkeit verdoppeln, können wir jede Art von primärer Hypotension und jede Art von Arrhythmien in dieser Phase erzeugen. Das hat man also in einem gewissen Grade in der Hand.

Beer: Wir sind uns alle einig, daß man eine Kreislaufdepression nicht allein anhand des Blutdruckes beurteilen kann. Dazu braucht man schon noch einige andere Größen. Wir meinen, daß ein Abfall von 20% oder auch von 60% doch etwas bedeutet. Ich finde es wichtig, verschiedene Mittel, die uns zur Verfügung stehen, auch unter diesen Gesichtspunkten zu vergleichen, um zu sehen, welchen Vorteil, welchen Nachteil die eine oder andere Substanz hat. Wenn langsam injiziert wird, wird natürlich die Konzentration auch am Myokard entsprechend geringer sein und sich die Wirkung nicht so stark zeigen. Ich würde die Empfehlung, langsam zu injizieren, unbedingt unterstreichen.

Stoffregen: Zur Frage des Risikos bei Herzvorgeschädigten und zur Sicherheitsvermehrung durch besonders große Sorgfalt bei der Epontol-Injektion. Wir haben über einen Zeitraum von 2 Jahren bei ungefähr 600 Patienten, die mit dem extracorporalen Kreislauf operiert wurden, ausnahmslos alle Narkosen mit Epontol eingeleitet. Darunter waren eine ganze Reihe mit erheblichen Myokardveränderungen. Die Zwischenfälle, die wir gesehen haben, traten aber ausnahmslos bei Patienten mit scheinbar oder tatsächlich klinisch völlig intakten Herzverhältnissen auf. Ich glaube also nicht an ein besonderes Risiko bei Herzvorgeschädigten und meine auch nicht, daß die langsame Injektion jedes Risiko ausschließt.

Hoffmeister: Man sollte doch nicht nur – wie es gestern schon geschehen ist – von Kreislaufdepressionen sprechen, sondern viel interessanter ist doch, wie der Mechanismus dieser sogenannten Kreislaufdepression zustande kommt. Es kommt ja nicht nur bei Propanidid zu einer – um den Terminus technicus zu verwenden – Kreislaufdepression, sondern bei anderen Narkotica auch. Nur die Mechanismen sind unterschiedlich. Auch hierauf sollte man doch das Schwergewicht legen.

Just: Das ist zweifellos richtig. Nur stellt man in der Klinik fest, daß der Blutdruck abfällt, und bezeichnet das dann als Kreislaufdepression. Die Ursache ist damit natürlich nicht geklärt. Ich möchte aber noch auf einen

Punkt eingehen, und zwar auf die Häufigkeit von Komplikationen. Wie oft ist denn mit solchen allergischen Zwischenfällen – wir haben gestern gehört, daß zwei verschiedene Arten unterschieden werden – zu rechnen?

Harrfeldt: Ich habe das in meinem Vortrag erwähnt. Ich übersehe 45000 Epontol-Anwendungen und darauf bezogen 0,1⁰/₀₀ Zwischenfälle.

Just: Nun stehen diese Mitteilungen im Gegensatz zu anderen, die in einer niedrigeren Frequenz Zwischenfälle sahen.

Maus: Wir haben Epontol sicher in weniger als 1000 Fällen angewandt. Dabei haben wir 2 schwerste allergische Reaktionen erlebt.

Stoffregen: Wir haben unsere Zahlen unter anderem in Straßburg veröffentlicht. Wir haben bei einer Gesamtzahl von etwa 15000 Propanidid-Injektionen insgesamt 12 Herzstillstände gehabt, die wir ausnahmslos reanimieren konnten, wenn auch zum Teil mit außerordentlichen Schwierigkeiten, weil anscheinend die Lungenstrombahn blockiert war. Die Relation bezogen auf die Phase, wo wir das Epontol im Zusammenhang mit Succinylcholin zur Intubations-Narkose-Einleitung benutzten, war etwa 1:750, auf jeden Fall lag sie erheblich unter 1:1000. Diese Zahlen decken sich auch mit einigen in der Literatur veröffentlichten Zahlen.

Lorenz: Es muß im Einzelfalle wirklich genau abgeklärt werden, ob bei Gabe von verschiedenen Substanzen Epontol wirklich die einzige Ursache für einen Zwischenfall gewesen ist. Das kann einigemal der Fall gewesen sein, aber bei vielen Case reports, die ich gelesen habe, ist es nicht eindeutig gewesen. Ich möchte nochmals darauf hinweisen, daß andere Substanzen während der Narkose auch in einer relativ großen Häufigkeit solche Reaktionen hervorrufen.

Weis: Bei einer Vergleichsuntersuchung von Narkosen für die Elektroschockbehandlung in der Psychiatrie waren in der Epontol-Serie 54 Narkosen, davon 2 schwere anaphylactische Reaktionen.

Berta: 6000 Mononarkosen, davon 2 Zwischenfälle. Beide Narkosen wurden von Vertretern durchgeführt. Der eine dieser Fälle wurde von mir 3 Wochen später versehentlich wieder mit Epontol mononarkotisiert. Es war alles für eine Barbiturat-Narkose vorbereitet. Bei der zweiten Narkose also wieder Propanidid 0,5 g, und es traten keinerlei Reaktionen auf.

Stoffregen: Herr LORFNZ, zur Frage der Ursache von Zwischenfällen bei Kombinationsnarkosen: Wir übersehen jetzt 10000 Narkosen, die exklusiv mit Brevimytal eingeleitet wurden, und haben nicht einen Herzstillstand erlebt. Das Krankengut war unausgewählt.

Rothbauer: 11 500 Mononarkosen, 9 Zwischenfälle.

Bergmann: Ich wollte die Allergologen fragen, ob sie uns Klinikern die Möglichkeit eines Vortests in die Hand geben können, mit dem gefährdete Patienten ausgeschlossen werden können.

Gürtner: Bei etwa 15 000 Epontol-Narkosen, und zwar Kurz- und Einleitungsnarkosen, schätze ich, daß die Zahl der Zwischenfälle über $1^0/_{00}$ hinausgeht.

Francksen: Ich habe 20 000 Mononarkosen mit Epontol durchgeführt. Bei 30% dieser Patienten wurde Epontol 1–2mal nachgespritzt. Außer leichten allergischen Hautreaktionen habe ich keinerlei Zwischenfälle von seiten des Kreislaufs gesehen.

SPEZIELLE INDIKATIONEN FÜR DIE PROPANIDID-ANWENDUNG

Propanidid-Narkose in der Zahnheilkunde

Von **A. Schellenberger**

Die Lokalanaesthesie ist für viele operative Eingriffe in der Zahnheilkunde immer noch die Methode der Wahl. Die Ergebnisse sind meist zufriedenstellend. Daneben gewinnt jedoch die Allgemeinanaesthesie immer mehr an Bedeutung [11, 12, 17, 19, 24, 27].

Als Indikation für eine Allgemeinanaesthesie gelten nach SCHUCHARDT [29]: Nicht kooperative Patienten. Ausgedehnte Infektionen im Mund- und Kieferbereich. Größere chirurgische Eingriffe und Totalsanierungen. Der ausdrückliche Wunsch des Patienten nach einer Narkose; allerdings sollte man gerade hier das Narkoserisiko besonders kritisch abwägen.

1. Patientengut und Narkosetechnik

Insgesamt wurden von uns 775 Narkosen in der Zahnheilkunde durchgeführt (Tab. 1). Fast 83% waren Narkosen mit Propanidid; 75,5% hiervon wurden ambulant durchgeführt.

Tabelle 1. Allgemeinanaesthesien in der Zahnheilkunde von 1965 bis 1971

Narkosen mit Propanidid	643	82,9 %
Narkosen ohne Propanidid	132	17,1 %
Gesamtzahl	775	100 %

Die Patienten wurden nach den oben genannten Gesichtspunkten vom Operateur ausgewählt und nüchtern einbestellt. Nach kurzer Untersuchung, bei der besonders kritisch auf Kontraindikationen für eine Allgemeinanaesthesie geachtet wurde, prämedizierten wir nur mit Atropin. Nach Rücksprache mit dem Operateur wurde im Hinblick auf die voraussichtliche Dauer des Eingriffes das Anaesthesieverfahren gewählt. Dabei ergaben sich 4 Gruppen (Tab. 2);

I. Kurznarkose mit einmaliger Propanididinjektion.

II. Prolongierte Propanididnarkose mit fraktionierter Nachinjektion.

III. u. IV. Bei diesen Gruppen wurde die Narkose mit Propanidid eingeleitet und mit N_2O/O_2-Halothan fortgeführt: in Gruppe III über nasopharyngeale Insufflation, in Gruppe IV über nasotracheale Intubation.

Tabelle 2. Angewandte Anaesthesieverfahren

Anaesthesieverfahren	n	%
I einmalige Propanididinjektion	195	30,3
II fraktionierte Nachinjektion von Propanidid	138	21,5
III Propanidid und N_2O/O_2-Halothan: Naso-pharyngeale Insufflation	144	22,4
IV Propanidid und N_2O/O_2-Halothan: Naso-tracheale Intubation	166	25,8
Total	643	100

Zu I.: Die Patienten dieser Gruppe erhielten innerhalb von 10–20 sec 3–5 mg Propanidid pro kg KG. Während der Injektion setzt der Chirurg den Mundsperrer ein, so daß er bei Narkosebeginn (Hyperventilation) sofort operieren kann. Durchschnittliche Narkosedauer: 2–3 min.

Zu II.: Reicht die Zeit von 2–3 min nicht aus, wird Propanidid fraktioniert nachinjiziert, sobald man die ersten Abwehrbewegungen oder den Lidreflex registriert. Die nachinjizierte Dosis beträgt 100–150 mg Propanidid bis zur Höchstdosis von 1,5 g [26]. Mit jeder Nachinjektion kommt es zu einer Verlängerung der Anaesthesie um weitere 2–3 min. Häufig ist die chirurgisch nutzbare Zeit sogar länger als nach der Erstinjektion. Durchschnittliche Narkosedauer: 10–15 min.

Zu III.: Dieses Verfahren wurde gewählt, wenn die Narkosedauer von ca. 15 min überschritten werden mußte. Die Einleitung erfolgte wie bei Gruppe I und II. Bei einsetzender Hyperventilation atmete der Patient über eine normale Gesichtsmaske N_2O/O_2-Halothan ein (Flow zunächst 8 l, Verhältnis $N_2O:O_2$ 3:1 mit 1–1,5 Vol-% Halothan). War die gewünschte Narkosetiefe erreicht (enge Pupillen, in Mittelstellung fixierte Bulbi, schlaffer Unterkiefer), wurde der Nasopharyngealtubus eingeführt (Technik siehe 1; wir bevorzugen wegen der beweglichen Scheibe den Wendeltubus). Dieser wird über einen Katheterkrümmer und das Y-Stück an den Narkoseapparat angeschlossen (Abb. 1).

Zur Aufrechterhaltung der Narkose genügt ein Gasfluß von 4 l pro min mit 0,5–1,0 Vol% Halothan. Nach einer Rachentamponade, jedoch ohne den Tubus zu komprimieren, Einsetzen des Mundsperrers, wird mit der Operation begonnen. Bei richtiger Tubuslage sind die Atemexkursionen am Atembeutel gut zu beobachten. Narkosedauer: 10–60 min.

Zu IV.: Einleitung wie bei Gruppe III. Nach Relaxierung mit Succinylchlorid und Beatmung nasotracheale Intubation mit einem Magilltubus.

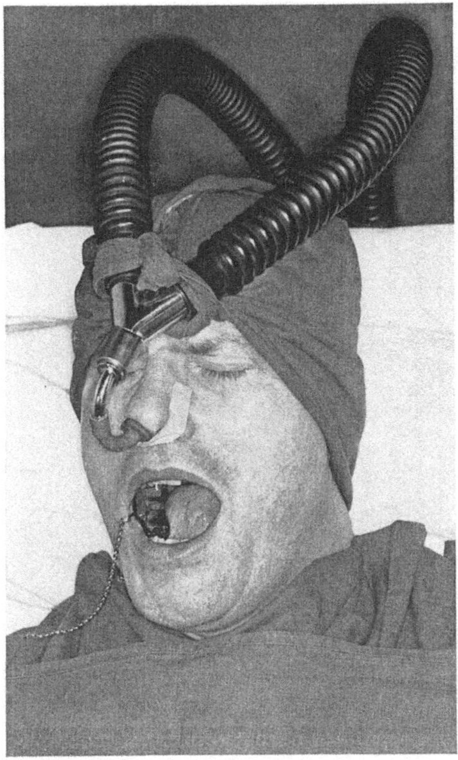

Abb. 1.

Aufrechterhaltung und Ausleitung unterscheiden sich nicht von anderen Kombinationsnarkosen.

Tabelle 3 gibt einen Überblick über die in den beschriebenen Anaesthesieverfahren durchgeführten Eingriffe. In Tabelle 4 ist die Alters- und Geschlechtsverteilung wiedergegeben. Die Kurve der Altersverteilung fällt von 26,4% bei den 10–20jährigen auf 2% bei den über 70jährigen etwa linear ab. 57,5% unserer Patienten waren weiblich, 42,5% männlich.

2. Diskussion

Überblicken wir unsere 6jährige Narkoseerfahrung in der Zahnheilkunde, so läßt sich folgendes aussagen:

Conditio sine qua non ist eine gute Zusammenarbeit mit dem Operateur. Nur auf einige wesentliche Kriterien sei hingewiesen: Patientenauswahl; Wahl des Narkoseverfahrens; gemeinsames Arbeitsgebiet im Bereich der Mundhöhle mit daraus resultierenden Gefahren für den Luftweg. Ne-

Tabelle 3. Operative Eingriffe in Allgemeinarkosen mit Propanidid bzw. Propanidid und N_2O/O_2-Halothan

Operativer Eingriff	Propanididnarkosen		Kombinations-narkosen;	Propanidid u. N_2O/O_2-Halothan	n
	einmalige Injektion	fraktionierte Nachinjektion	Nasopharyngeale Insufflation	Nasotracheale Intubation	
Zahn- und Wurzelextraktion	169	73	25	9	276
Osteotomien: operative Zahn- u. Wurzelentfernungen, Wurzelresektionen	—	36	67	103	206
Gebißsanierung	5	17	13	2	37
Incisionen: Abscesse, Phlegmonen	14	2	14	17	47
Kieferfrakturen	—	—	9	14	23
Zahncystektomien	—	—	11	13	24
Kieferhöhlenoperation (Caldwell-Luc.)	—	—	—	3	3
Sonstige	7	10	5	5	27
Total	195 (30,3 %)	138 (21,5 %)	144 (22,4 %)	166 (25,8 %)	643 (100 %)

Tabelle 4. Alters- und Geschlechtsverteilung von 643 Narkosen unter Verwendung von Propanidid in der Zahnheilkunde

Jahre	10–20	21–30	31–40	41–50	51–60	61–70	ü. 70	Anzahl
weiblich	83	70	72	50	60	29	10	374 (57,5 %)
männlich	87	63	42	31	29	14	3	269 (42,5 %)
Total	170	133	114	81	89	43	13	643
%	26,4	20,8	17,7	12,6	13,8	6,7	2,0	100 %

ben den personellen Voraussetzungen [13], Operateur, Anaesthesist, wenigstens 1 Assistenz, müssen auch die sachlichen Voraussetzungen gegeben sein: Standardnarkosegerät, Sauger, Operationstisch (nach Möglichkeit mit Lagewechsel), das erforderliche Instrumentarium zur Durchführung der Narkose (einschließlich Überwachung des Kreislaufes) sowie einer eventuell notwendig werdenden Reanimation.

Kritik der angewandten Verfahren: Die Operationsbedingungen wurden von unseren Kieferchirurgen bei allen Narkoseverfahren als gut bezeichnet. Im Gegensatz zu SCHARF [28] halten wir ebenso wie ROLLASON [26] die prolongierte Propanididnarkose für ein durchaus brauchbares Verfahren, wenn man die Grenzen der Methode beachtet. Vorteilhaft ist allerdings ein versierter Operateur.

Die Insufflationstechnik erfordert besonders gute Überwachung. In Übereinstimmung mit anderen Autoren [15, 22, 30, 32] haben wir Komplikationen durch falsche Lage unter der Tonsillenschleimhaut [23] oder im Ösophagus [20] nicht beobachtet. Die Gefahr der Aspiration bei nicht endotracheal intubierten Patienten muß erkannt werden. Sie ließ sich bei uns nur deshalb immer vermeiden, weil sorgfältig abgesaugt wurde, die Operateure immer am liegenden Patienten gearbeitet haben, ferner der Hust- und Schluckreflex während der Propanididnarkose erhalten bleibt [25, 31]. Der erhöhten Aspirationsgefahr steht die einfache Technik, das Vermeiden von Muskelrelaxantien und die gute Verträglichkeit des Nasopharyngealtubus gegenüber. Besonders sei noch auf die Freihaltung der Luftwege bei Manipulationen am Unterkiefer hingewiesen. Der Esmarch-Heibergsche Handgriff leistet gute Hilfe. In zwei Fällen haben wir mit der Insufflationstechnik keinen ausreichenden Luftweg erhalten. Bei solchen Patienten sowie bei prolongierter Operationsdauer oder zu erwartenden Schwierigkeiten muß endotracheal intubiert werden.

Narkoseverlauf: Der klinische Narkoseverlauf unter Verwendung von Propanidid entspricht den Beobachtungen anderer Autoren [u. a. 5, 7, 18, 21, 25]. Negative Einflüsse von Propanidid auf die Leber und Nierenfunktion sind nicht bekannt [14, 33]. Wenn auch die Diskussion über die kardio-vasculären Eigenschaften von Propanidid noch nicht abgeschlossen scheint [8, 9, 10], so können wir aufgrund unserer klinischen Beobachtungen fest-stellen, daß es nur gelegentlich zu geringfügigen Kreislaufreaktionen (Arrhythmien, mäßiger Blutdruckabfall) gekommen ist. In diesem Zu-sammenhang möchten wir auf unsere niedrige Dosierung (im Mittel 4 mg/ kg KG!) hinweisen. Massive Kreislaufreaktionen durch Histaminfreiset-zung [6] traten niemals auf. Fanden sich bei der Voruntersuchung Hin-weise auf eine allergische Diathese, gaben wir prophylactisch Antihist-aminica und vereinzelt auch Corticoide.

Die postnarkotische Phase ist durch den raschen esteratischen Abbau von Propanidid [4] gekennzeichnet (Abb. 2)[1]. Während nach 15–20 min im Serum kein Propanidid mehr nachweisbar ist, finden sich beispielsweise nach Thiobarbituratmedikation noch 24 Std danach Serumkonzentrationen von 2–4 μg/ml. Entsprechend verhalten sich die klinisch-experimentellen Unter-suchungen mit dem EEG und den psychodiagnostischen Testmethoden [5]. So konnten wir unsere Patienten im Durchschnitt nach 20–30 min, in einzelnen Fällen auch ohne Begleitperson, entlassen. Hervorzuheben ist auch der geringe, zum Teil völlig fehlende postoperative Wundschmerz.

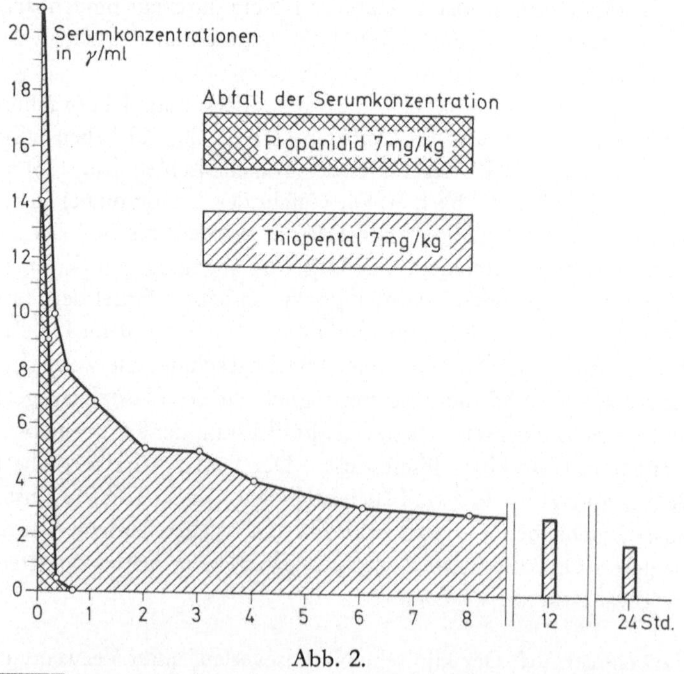

Abb. 2.

1 Herrn Prof. Dr. A. DOENICKE (Anaesthesieabteilung der Poliklinik München) möchte ich für die freundliche Überlassung dieser Abbildung danken.

Zusammenfassung

Anhand von ca. 650 operativen Eingriffen in der Zahnheilkunde wird die Brauchbarkeit von Propanidid als Mononarkoticum sowie als Einleitungsnarkoticum zur Kombination mit Lachgas/Sauerstoff-Halothan geprüft. Charakteristisch ist für alle Narkosen unter Verwendung von Propanidid, daß der Patient rasch einschlafend das Toleranzstadium erreicht, am Ende der Operation im Vollbesitz der Schutzreflexe ist und relativ schnell wieder sein volles Kritik- und Reaktionsvermögen hat.

Die Technik von 4 angewandten Anaesthesieverfahren wird beschrieben, die sich aufgrund der operativen Eingriffe bzw. deren Dauer ergeben.

In der Diskussion wird neben den personellen und sachlichen Voraussetzungen zur Durchführung einer Allgemeinanaesthesie in der Zahnheilkunde auf die erforderliche gute Zusammenarbeit zwischen Operateur und Anaesthesisten hingewiesen. Auf mögliche Gefahren und deren Vermeidung bei Anaesthesieverfahren ohne endotracheale Intubation wird besonders eingegangen.

Außergewöhnliche kardio-vasculäre Reaktionen, insbesondere durch Histaminliberierung während des Narkoseverlaufes, traten nicht auf. Auch für Leber und Niere ist eine Propanididnarkose keine Kontraindikation. Den größten Vorteil von Narkosen mit Propanidid in der Zahnheilkunde sehen wir in der kurzen postnarkotischen Phase im Vergleich zu Narkosen mit Barbituraten oder Ketaminen. Diese Tatsache ist besonders wichtig für die meist ambulant durchzuführenden Eingriffe.

Summary

Propanidid anaesthesia in dentistry.
In the course of 650 operative procedures in dentistry, the usefulness of propanidid was studied both as a single anaesthetic and as an induction agent for combination with nitrous oxide-oxygen-halothane. It is characteristic of all anaesthesias performed with propanidid that while rapidly going under the patient quickly reaches the stage of tolerance, at the end of the operation is in full possession of his protective reflexes and relatively quickly recovers his full faculties of criticism and reaction.

The technique of 4 anaesthetic procedures, dictated by the nature of the operative procedure or its duration, has been described.

In the discussion, apart from mentioning personal and objective points which are important in carrying out a general anaesthesia in dentistry, reference is made to the high level of co-operation which is necessary between dental surgeon and anaesthetist. The possible dangers and their avoidance in anaesthetic procedures without endotracheal intubation are especially considered.

Unusual cardio-vascular reactions, especially those caused by histamine liberation during the course of the anaesthesia, did not occur. Nor is propanidid anaesthesia contra-indicated from the point of view of the kidneys or the liver. We regard the short post-anaesthetic phase (as compared with that which is seen with barbiturates or ketamines) to be the greatest advantage of propanidid anaesthesia in dentistry. This fact is particularly important for the procedures which are mostly on an outpatient basis.

Literatur

1. Barth, L., Meyer, M.: Moderne Narkose. Jena: Fischer 1965.
2. Betancourt, C. G.: Anaesthesist 19, 48 (1970).
3. Doenicke, A., Gürtner, Th., Kugler, J., Schellenberger, A., Spiess, W.: Anaesthesiologie und Wiederbelebung 4, 249 (1965).
4. — Krumey, I., Kugler, J., Klempa, J.: Brit. J. Anaesth. 40, 415 (1968).
5. — Kugler, J., Schellenberger, A., Gürtner, Th.: Brit. J. Anaesth. 38, 58 (1966).
6. — Lorenz, W.: Anaesthesist 19, 413 (1970).
7. — Spiess, W., Schellenberger, A.: Münch. Med. Wschr. 108, 2615 (1966).
8. Drost, R., Manz, R., Förster, C.: Anaesthesist 19, 457 (1970).
9. — Pichlmayr, I., Soga, D., Manz, R., Beer, R.: Anaesthesist 19, 338 (1970).
10. Dudziak, R.: Anaesthesist 19, 51 (1970).
11. Goldmann, V.: Brit. J. Anaesth. 40, 155 (1968).
12. Grimm, H., Schmidbauer, H.: Z. prakt. Anästh., 6, 100 (1971).
13. Günther, H.: Dtsch. zahnärztl. Z. 21, 1167 (1966).
14. Gürtner, Th., Kreutzberg, G., Schellenberger, A., Greiner, L.: II. Europäischer Anästhesiekongreß Kopenhagen 1966.
15. Harder, H. J.: Anaesthesiologie und Wiederbelebung 16, 38 (1966).
16. Harrfeldt, H. P.: Anaesthesiologie und Wiederbelebung 4, 182 (1965).
17. Hartmuth, J.: Inaug. Diss. München (1969).
18. Henschel, W. F., Buhr, G.: Anaesthesie und Wiederbelebung 4, 227 (1965).
19. Hunter, A. R., Bush, G. H.: General Anaesthesia for Dental Surgery. Altrincham: Sheratt & Son Ltd. 1971.
20. Kootz, F.: Anaesthesist 9, 22 (1960).
21. Langrehr, D.: Anaesthesie und Wiederbelebung 4, 239 (1965).
22. Marquetand, A. E. F.: Dtsch. zahnärztl. Z. 21, 1174 (1966).
23. Mayer, D.: Anaesthesiologie und Wiederbelebung, 16, 13 (1966).
24. Pfeifer, H.: Dtsch. zahnärztl. Z. 21, 1164 (1966).
25. Podlesch, I., Zindler, M.: Anaesthesiologie u. Wiederbelebung 4, 160 (1965).
26. Rollason, W. N.: Dent. News, 4, 1 (1967).
27. Rothbauer, G., Trauschke, W., Danielczik, W.: Münch. Med. Wschr. 110, 244 (1968).
28. Scharf, F.: Dtsch. zahnärztl. Z. 21, 1237 (1966).
29. Schuchardt, K.: Fortschr. Kiefer- u. Gesichtschir. 5, 178 (1959).
30. Schüle, H.: Dtsch. zahnärztl. Z. 21, 1223 (1966).
31. — Kahre, D.: Dtsch. zahnärztl. Z. 21, 235 (1966).
32. Swerdlow, M.: Canad. Anaesth. Soc. J. 15, 75 (1967).
33. van de Walle, J.: Anaesthesiologie und Wiederbelebung 4, 269 (1965).

Propanidid-Narkose in der Zahnheilkunde

Von **G. Rothbauer**

Die Entwicklung der modernen Allgemeinanaesthesie hat bekanntlich ihren Ausgang von der Zahnheilkunde genommen. Wir dürfen auf die allgemein bekannte erste Äthernarkose von MORTON hinweisen. Dabei ist uns völlig bewußt, daß zur gleichen Zeit und auch bereits etwas früher Allgemeinanaesthesien mit Stickoxydul und Chloroform zur Durchführung gelangten. SEISHU HANAOKA hat bereits am 13. 10. 1805 in Japan seine „Tsusensan-Allgemeinanaesthesie" erfolgreich durchgeführt. Unter den chirurgischen Indikationen standen schon damals in Japan die Behandlungen von Gaumen- und Rachenspalten (!) und Zungenkrebs als eindeutig zahnärztlich-chirurgische Eingriffe vor solchen anderer chirurgischer Disziplinen an vorderster Stelle. Die innige Verknüpfung von zahnärztlich-chirurgischen Eingriffen und Allgemeinanaesthesie hat bis zur Gegenwart nichts von ihrer ursprünglichen Bedeutung eingebüßt.

Zur Art der Durchführung, wie wir die Propanididnarkose an der Zahnstation des Krankenhauses der Stadt Wien-Lainz in derzeit ca. 13 500 Fällen praktiziert haben, wäre kurz zu bemerken: Der Eingriff erfolgt fast immer bei ambulanten Patienten. Die Voruntersuchung des Patienten erfolgt vorher außerhalb des Krankenhauses. Kontraindikationen sind manche Fälle von medikamentös schlecht beherrschter Epilepsie. Wenn aus der Anamnese oder dem Habitus Kreislauflabilität oder hypergische Gefäßreaktionen zu erwarten sind (Dermographismus), so geben wir ca. 10 min vor der Injektion des Narkosemittels ein Antihistaminicum i.v. Die erste Ampulle Epontol mischen wir mit $^1/_2$ mg Atropin. Von diesem Gemisch spritzen wir je nach Alter, Konstitution und Reaktionslage des Patienten zwischen 2 ccm und 10 ccm in etwa 15 sec. Bei ausgeprägt senilen Menschen geben wir die kleine Menge auch noch langsamer. Die möglichst exakte Beurteilung des jeweiligen Bedarfs an Narkosemittel erscheint uns besonders wichtig, da eine zu hohe Dosis bei alten Menschen bedrohliche Kreislaufreaktionen auslösen kann und eine zu gering gewählte Menge bei jungen Patienten schon abgebaut und daher verloren ist, ehe wir aus der fehlenden Reaktion diesen Mangel bemerken. Kurze Eingriffe von 3–4 min Dauer können in dieser Narkose durchgeführt werden. Die Indikationen hierfür sind:

1. Extraktionen
2. Erschwerte Extraktionen
   a) akute Periodontitis
   b) Weisheitszähne.
3. Incisionen innerhalb der Mundhöhle
4. Nachbehandlung nach chirurgischen Eingriffen (Excochleationen, Tamponentfernungen u. a.).
5. Reposition von Kiefergelenksluxationen.

Die Altersverteilung unseres Krankengutes liegt zwischen 5 und 90 Jahren. Sollte der Eingriff länger dauern oder ist von vornherein eine längere Operation geplant, so stehen uns zwei Wege zur Verlängerung zur Verfügung:

Einerseits versuchen wir durch kontinuierliches Nachspritzen kleiner Mengen von Epontol die für die Narkose erforderliche Blutkonzentration aufrechtzuerhalten, also den ständigen Abbau auszugleichen. Wir haben den Eindruck, daß es damit gelingt, den Verbrauch niedriger zu halten als bei der stoßweisen Verabreichung in der Aufwachphase. Außerdem ist die Narkose gleichmäßiger und ruhiger. Andererseits nützen wir die Möglichkeit, nach fast völligem Erwachen übergangslos eine neue Narkose anzuschließen, für Eingriffe längerer Dauer, bei denen Pausen für Kontrollröntgenaufnahmen oder Abdrücke keine Narkose erfordern.

Als Hauptindikation möchten wir hierfür die Wurzelspitzenresektion mit Wurzelfüllung und 1–2 Kontrollröntgenaufnahmen (!) erwähnen. Wir verwenden dazu die Verweilkanüle System Gord und machen die Narkoseeinleitung wie bisher. Die Narkose selbst verlängern wir phasenweise je nach den Erfordernissen des einzelnen Eingriffes durch nachträgliche Gaben von jeweils ca. $1^1/_2$ bis maximal 2 ccm Epontol. Dadurch ist es möglich, die Patienten für einen kurzen Zeitraum praktisch intermittierend erwachen und wieder einschlafen zu lassen. Auch nach Beendigung dieser Narkose hat der Patient an den Eingriff selbst und die Intervalle keinerlei Erinnerungen und erlangt seine völlige Wiederherstellung in der bei Epontol allgemein bekannten kurzen Erholung. Wir haben mit dieser Art einer protrahierten bzw. retardierten Epontol-Narkose in den letzten $1^1/_2$ Jahren bei ca. 120 Wurzelspitzenresektionen und der Entfernung impaktierter Weisheits- bzw. Eckzähne die besten praktischen Erfahrungen gemacht. Auch kurze konservierende zahnärztliche Arbeiten (Cavitätenpräparation und doublierte Füllungen, aber auch Inlayabdrücke) können wir solcherart zur Durchführung bringen.

Die gut Erfahrung, die wir mit dem Präparat bei derzeit über 13 500 Eingriffen gemacht haben, ermutigt uns zu diesem Vorgehen. Dabei möchten wir aber unter keinen Umständen verabsäumen, trotz der scheinbaren Harmlosigkeit des Präparates die notwendigen Voraussetzungen hinsichtlich der Sicherheit des Patienten immer wieder zu fordern:

a) Durchführung der Narkose durch einen Anaesthesisten
b) richtige Lagerung des Patienten
c) das Vorhandensein eines entsprechenden leistungsfähigen Absauge-gerätes.

Zusammenfassung

Bericht über 13500 ambulante Narkosen bei Patienten mit dentalen Eingriffen. Kontraindikation für eine Epontol-Narkose: schlecht einzustellende Epilepsie. Bei Verdacht auf Kreislaufreaktionen und hypergische Reaktionen Prämedikation mit Antihistaminica intravenös. Mischinjektion von 1 Ampulle Epontol mit 0,5 mg Atropin. Je nach Alter, Konstitution und Reaktionslage Injektion von 2–10 ml in 15 sec, ggf. auch langsamere Injektion. Bei Narkosen mit einer Dauer über 3–4 min Verlängerung durch kontinuierliche Nachinjektion oder intermittierende Nachinjektion nach fast völligem Erwachen des Patienten, wenn Pausen für Röntgenkontrollen oder Abdrücke notwendig sind, z. B. bei Wurzelspitzenresektionen.

Bei Einhaltung der grundsätzlichen Vorbedingungen für eine Allgemein-Narkose ist die Epontol-Narkose ein Fortschritt.

Summary

Epontol anaesthesia in dentistry.

A report on 13 500 anaesthesias in dental outpatients. Contra-indication for Epontol anaesthesia is poorly controllable epilepsy. If there is reason to suspect circulatory and hyperergic reactions, antihistaminic pre-medication is given intravenously. Mixed injection of 1 ampoule of Epontol with 0.5 mg atropine. Depending on age, constitution and reaction, 2–10 ml is injected in 15 sec, more slowly if circumstances require. Beyond 3–4 min, anaesthesia is prolonged by continuous administration, or intermittent injection when the patient is almost fully awake, if intervals are required for x-ray controls or impression taking, e.g. in apical resections.

The principal precautions for general anaesthesia being complied with, Epontol is an advance.

Die Verwendung von Propanidid
bei der Adeno-Tonsillektomie

Von **H. Bergmann**

1. Einleitung

Die Probleme der Schmerzausschaltung bei der Adeno-Tonsillektomie sind komplexer Natur und werden immer wieder zur Diskussion gestellt. Die Ansichten über die beste Methode hängen dabei weitgehend von den örtlichen Gegebenheiten (Krankengut, Art des Krankenhauses, Anaesthesiedienst) ab (ECKERT-MÖBIUS [2], FALK u. MAURER [3], HERRMANN [5], KÖRNER [6], KREUSCHER [7], THIELEMANN [10], TRAUTERMANN [11], WEDER [12]).

Mit der fortschreitenden Entwicklung neuzeitlicher Anaesthesiemethoden hat sich jedoch die Intratrachealnarkose vor allem am hängenden Kopf als der sicherste Weg einer Allgemeinanaesthesie mehr und mehr in den Vordergrund geschoben und verdrängt in zunehmendem Maße sowohl die Lokalanaesthesie als auch die Insufflation (BERGMANN u. KRUMPHOLZ [1], GABRIEL [4], MENZEL u. MAURER [8], WEIGAND [13], dort Literaturübersicht).

Zu welchem Vorgehen immer man sich entschließt, müssen jedoch bestimmte *grundsätzliche Forderungen* an jede Methode der Sicherheit des Patienten wegen gestellt werden. Diese sind:

1. Eine optimale Auswahl, Kombination und Dosierung der bei der Narkose verwendeten Substanzen, um toxische Reaktionen auszuschalten und die rasche Wiederkehr der laryngealen Schutzreflexe in der unmittelbar postoperativen Phase zu gewährleisten.

2. Die sichere Freihaltung der Luftwege und die Vermeidung jedweder Aspiration während und auch nach der Operation.

3. Die Schaffung bester Operationsbedingungen bei ausreichender Muskelerschlaffung, einwandfreier Sicht auf das Tonsillenareal und genügender Zeit für eine exakte Präparation.

Im folgenden soll über eigene Erfahrungen der Jahre 1965–1971 (31. Mai) an Hand von 3854 Adeno-Tonsillektomien, die am hängenden Kopf in intratrachealer Kombinationsnarkose durchgeführt worden sind, kurz berichtet werden. Die Technik der Methode soll beschrieben, Vor- und Nachteile diskutiert und auf die Verwendung von Propanidid besonders eingegangen werden.

2. Eigene Erfahrungen

An der HNO-Abteilung des Allg. Krankenhauses Linz (Vorstand: Prim. Dr. K. KRUMPHOLZ) wurden im Berichtszeitraum insgesamt 7424 Adeno-Tonsillektomien (TE) durchgeführt (Tab. 1). Bis 1967 dominierte die Lokalanaesthesie, woraus sich die in Tabelle 1 angegebene Zahl von 3570 (= 48,1%) ergibt. Im Laufe des Jahres 1968 erfolgte die große Umstellung, seither werden in Zusammenarbeit mit dem Institut für Anaesthesiologie mit Ausnahme von Einzelfällen praktisch *alle* TE (Kinder *und* Erwachsene) in Allgemeinanaesthesie ausgeführt.

Die *Narkoseeinleitung* der mit Morphium/Atropin oder Pethidin/ Atropin prämedizierten Patienten erfolgt mit Propanidid, nach anschließender Relaxation mit Succinylcholinchlorid wird nasotracheal meist blind intubiert und die Narkose mit Lachgas/Sauerstoff (5:2) und Halothan (2%) aufrechterhalten. Von der anfangs geübten Einleitung mit Thiopental sind wir des längeren Nachschlafes wegen nach und nach völlig abgekommen, die i.v. Narkoseeinleitung wird nur in Einzelfällen bei Punktionsschwierigkeiten der Vene im Säuglings- und Kleinkindesalter zugunsten einer Inhalationsmethode (N_2O/O_2/Halothan) verlassen. Das Alter des Kindes an sich spielt für die i.v. Applikation der Substanzen keine Rolle. Abbildung 1 gibt die Arten der Narkoseeinleitung bei den Narkose-TE im Berichtszeitraum an, die dominierende Rolle des Propanidids wird daraus ersichtlich.

Dosierungsangaben für Propanidid und Succinylcholinchlorid (Verhältnis 10:1) und Hinweise für die Tubengrößen bei Kindern sind in Tabelle 2 enthalten. Die richtige Auswahl des Tubus stellt eine unbedingte Voraussetzung für die atraumatische Intubation dar.

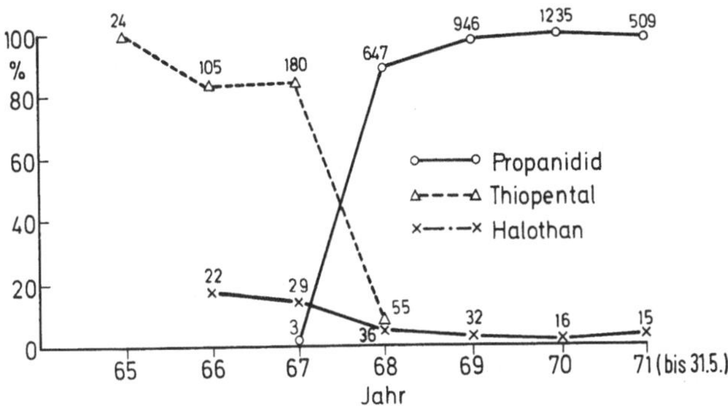

Abb. 1. Art der Narkoseeinleitung (%) bei 3854 Narkosetonsillektomien in den Jahren 1965–1971

Aus Tabelle 1 und Abbildung 2 geht schließlich hervor, daß in unserem Krankengut die Zahl der Kinder bis zu 8 Jahren 35,4% (= 1366 Fälle),

Tabelle 1. Tonsillektomien 1965–1971 (Anaesthesie, Narkoseeinleitung, Alter)

		1965 [%]	1966 [%]	1967 [%]	1968 [%]	1969 [%]	1970 [%]	1971 bis 31. 5. [%]	[%]
1	Gesamtzahl der TE	1354	1127	1116	1120	1004	1268	535	7424
2	davon LA	1330 [98,2]	1000 [89,8]	904 [81,1]	282 [20,6]	26 [2,6]	17 [1,3]	11 [2,1]	3570 [48,1]
3	davon Allg. Anaesthesie	**24** [1,8]	**127** [10,2]	**212** [18,9]	**738** [72,4]	**978** [97,4]	**1251** [98,7]	**524** [97,9]	**3854** [51,9]
4	Einleitung mit Thiopental	24 [100]	105 [82,6]	180 [84,9]	55 [7,4]	—	—	—	364 [9,4]
5	mit Propanidid	—	—	3 [1,5]	647 [87,8]	946 [96,8]	1235 [98,8]	509 [97,1]	3340 [86,7]
6	mit Halothan	—	22 [17,4]	29 [13,6]	36 [4,8]	32 [3,2]	16 [1,2]	15 [2,9]	150 [3,9]
7	Alter (Narkose TE) bis zu 8 a	—	29 [22,8]	67 [31,6]	211 [28,6]	402 [41,1]	485 [38,8]	172 [32,8]	1366 [35,4]
8	(9–14 a)	—	(44) [34,6]	(33) [15,6]	(93) [12,6]	(100) [10,2]	(177) [14,1]	(58) [11,1]	(505) [13,1]
	bis zu 14 a	—	73 [57,4]	100 [47,1]	304 [41,1]	502 [51,3]	662 [52,9]	230 [43,8]	1871 [48,5]
9	>14 a	24 [100]	54 [42,6]	112 [52,8]	434 [58,8]	476 [48,7]	589 [47,1]	294 [56,1]	1983 [51,5]

die Gesamtzahl der Kinder bis zu 14 Jahren 48,5% (= 1871 Fälle) ausmacht und die Narkosen bisher bei insgesamt 3340 Patienten (= 86,7% aller Narkose-TE) mit Propanidid eingeleitet worden sind.

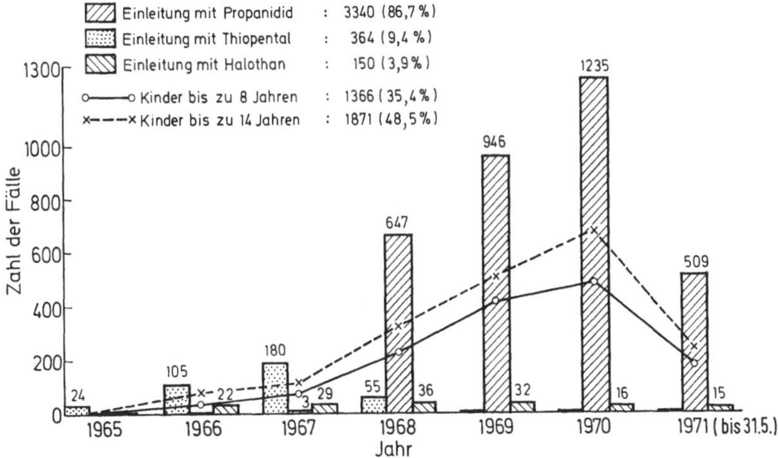

Abb. 2. Altersverteilung und Art der Narkoseeinleitung bei 3854 Narkosetonsillektomien in den Jahren 1965–1971

Tabelle 2. Dosierungsangaben und Tubengrößen für Tonsillektomie

Alter (Jahre)	Propanidid (mg)	Succinyl- cholinchlorid (mg)	Tubus (mm ∅)
unter 3	150	15	4,0–4,5
3– 4	200	20	4,5
5– 7	250	25	4,5–5,0
8–10	300	30	5,0–5,5
11–13	350	35	5,5–6,0
14–16	400	40	6,0–6,5
über 16	500	40	6,5–7,5

Die sonst angewandte Technik (hängender Kopf, McIvor-Spatel, Zugautoskop) ist andernorts bereits ausführlich beschrieben worden (BERGMANN u. KRUMPHOLZ [1]), auf die besondere Bedeutung des von uns angegebenen *Zugautoskops* (Abb. 3) soll hier nochmals hingewiesen werden: Der Mundspatel ist dabei mittels Ring, Schnur, Karabiner und über eine an der Wand befestigte Rolle mit einem Gewicht verbunden, welches einen nach hinten oben gerichteten, dosierbaren und elastischen Zug auf den Haltearm des Spatels ausübt. Die Zungenplatte wird dadurch nach oben gedrückt und der Zugang zum Operationsfeld in idealer Weise sichergestellt.

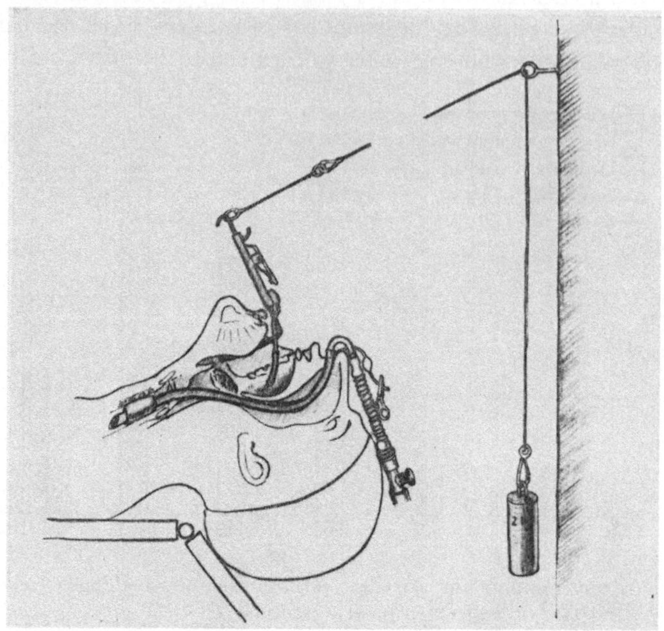

Abb. 3. Zugautoskop zur Tonsillektomie (Schematische Darstellung)

Die Zahl der Nachblutungen liegt in der Gesamtserie bei 0,62% (24 Fälle), es sind keine Lungenkomplikationen, keine allergischen Reaktionen nach Propanidid und keine Todesfälle aufgetreten.

3. Diskussion

Vorteile der angegebenen Narkosetechnik

a) An Vorzügen gegenüber der *Lokalanaesthesie* ergibt sich zunächst die psychische Schonung sowohl des Patienten als auch des Operationsteams. Es werden außerdem bessere Operationsbedingungen geschaffen (Würgreflex und Abwehr des Patienten fehlen, exaktere Blutstillung ohne Vasopressor), Zwischenfälle durch Lokalanaestheticum oder Adrenalin sind auszuschließen.

b) Im Vergleich zur *Insufflationsmethode* garantiert der liegende Tubus eine sichere Freihaltung der Luftwege, der Operateur wird keiner Belästigung durch Narkosedämpfe mehr ausgesetzt, eine Beatmungsmöglichkeit ist jederzeit gegeben, eine rasche Narkoseeinleitung unter Verwendung von Propanidid und Relaxantien wird damit möglich.

c) Die Methode am hängenden Kopf unterscheidet sich von der Intubationsnarkose am *sitzenden Patienten* durch den hämodynamisch günstigeren Effekt der Flachlagerung, der gespannte Pharynx bietet eine bessere Sicht auf das Tonsillenbett und ermöglicht eine exaktere Blutstillung, und jegliche Blutaspiration ist selbst bei undichtem Tubus ausgeschlossen.

d) Das *Zugautoskop* bietet gegenüber dem Stützautoskop (Negus-Bruststütze) oder der Galgenhalterung (STENGER [9]) den Vorteil, eine starre Bewegungsübertragung zwischen Stütze und Spatel zu vermeiden, keine mechanische Behinderung der Thoraxbewegungen hervorzurufen und eine optimale Zugrichtung zur Darstellung des Operationsfeldes zu gewährleisten.

Nachteile der angegebenen Narkosetechnik

a) Der Einwurf eines *hohen*, vor allem zeitlichen *Aufwandes* kann kaum mehr aufrechterhalten bleiben: Eine alternierende Operationsmethodik, bei der der Operateur im kontinuierlichen Einsatz auf 2 Operationstischen bedient wird, ermöglicht es, bis zu 6–8 Tonsillektomien pro Std durchzuführen.

b) Von seiten der *Lagerung* ist mit einer Schädigung im Halsbereich nicht zu rechnen, wenn man die Halswirbelsäule nur mäßig überstreckt und der „hängende" Kopf auf einer Unterlage ruht. Der Augeninnendruck ist dabei zwar erhöht, hält sich aber auf Grund eigener Untersuchungsergebnisse (BERGMANN u. KRUMPHOLZ [1]) immer noch im Normbereich.

c) Der *Laryngologe* muß sich allerdings mit einer topographischen Umkehr um 180° abfinden und gewisse präparatorische Eigenheiten, bedingt durch den fehlenden Muskeltonus des Narkotisierten im Tonsillenbereich, beachten.

Zusammenfassung

Es werden Erfahrungen über 3854 Adeno-Tonsillektomien mitgeteilt, die in den Jahren 1965–1971 am hängenden Kopf in nasotrachealer Kombinationsnarkose durchgeführt worden sind. Die Narkoseeinleitung mit Propanidid-Succinylcholinchlorid hat sich dabei besonders bewährt, sie wird als Methode der Wahl bezeichnet, ein Dosierungsschema (Kinder) wird angegeben. Vor- und Nachteile der unter Einsatz eines dafür eigens konstruierten Zugautoskops durchgeführten Narkosetechnik werden im Vergleich zu anderen Methoden der Schmerzausschaltung bei der TE diskutiert. Die Nachblutungsfrequenz betrug 0,62%, allergische Reaktionen nach Propanidid fehlten ebenso wie Lungenkomplikationen oder Todesfälle. Entsprechende organisatorische Vorkehrungen vorausgesetzt, wird die beschriebene Narkosemethode als das für Patienten und Operateur in jeder Beziehung beste, sicherste und effektivste Anaesthesieverfahren bei der Adeno-Tonsillektomie bezeichnet.

Summary

The use of propanidid in adeno-tonsillectomy.

The report describes experience gained in 3854 (adeno-) tonsillectomies (hanging head) under nasotracheal combination anaesthesia, performed in the years 1965–1971. Anaesthetic induction by means of propanidid-succinylcholine chloride proved particularly suitable; it is considered as the method of choice. A dosage scheme (for children) is stated. Advantages and drawbacks of the anaesthetic technique, employing a specially constructed traction autoscope, are discussed in comparison to other methods of analgesia for TE. The incidence of post-operative bleeding was 0,62%. There were no allergic reactions to propanidid, no pulmonary complications or deaths. Appropriate organisational measures provided, the described anaesthetic method is considered, both for patient and surgeon, as the best, safest and most effective one for (adeno-) tonsillectomy.

Literatur

1. Bergmann, H., Krumpholz, K.: Wien. med. Wschr. **119**, 467 (1969).
2. Eckert-Möbius, A.: Lehrbuch der Hals-Nasen-Ohrenheilkunde, S. 94. Leipzig: VEB Georg Thieme 1964.
3. Falk, P., Maurer, H.: In: Berendes, J., Link, R., Zöllner, F.: Hals-Nasen-Ohrenheilkunde. Bd. II, Teil 1, S. 170ff. Stuttgart: Georg Thieme 1963.
4. Gabriel, W.: Z. Laryng. Rhinol. **50**, 405 (1971).
5. Herrmann, A.: Gefahren bei Operationen an Hals, Ohr und Gesicht und die Korrektur fehlerhafter Eingriffe, S. 570. Berlin-Heidelberg-New York: Springer 1968.
6. Körner, M.: Anaesthesiologie und Wiederbelebung **16**, 12 (1966).
7. Kreuscher, H.: Anaesthesiologie und Wiederbelebung **16**, 1 (1966).
8. Menzel, H., Maurer, R.: Z. Laryng. Rhinol. **50**, 412 (1971).
9. Stenger, H. H.: HNO (Berlin) **6**, 150 (1957).
10. Thielemann, K.: Med. Welt 1951, 1558.
11. Trautermann, H.: HNO (Berlin) **9**, 55 (1960).
12. Weder, A.: Fortschr. Hals-Nas.-Ohrenheilk. Vol. 11, S. 142. Basel-New York: Karger 1964.
13. Weigand, H.: Z. prakt. Anästh. Wiederbeleb. **6**, 84 (1971).

Propanidid-Narkose bei Porphyrie

Von **G. Bona**

Die Konfrontation mit einem Porphyriker gehört zu den anaesthesiologischen Exklusivitäten. Die Narkose eines Patienten während einer akuten
Porphyrie-Attacke ist ein noch selteneres Erlebnis.

Tabelle 1. Häufigkeit der Porphyrien per 100000 Einwohner

A. Porphyria acuta intermittens	
Allgemeiner Durchschnitt (SCHMID)	1,0
Dänemark, manifeste Fälle (WITH)	1,9
latente Fälle	9,5
Nordschweden, diagnostizierte Fälle (WALDENSTRÖM)	46,7
B. Porphyria variegata	
Südafrika, weiße Bevölkerung (DEAN)	300

Die „echten" Porphyrien sind die Folge eines „inborn metabolic error".
Sie haben eine ganz spezielle geografische Ausbreitung mit einer Häufig-
keitsverteilung, die zwischen 1:100000 und 3:1000 schwankt. Die Störung
der Häm-Synthese ist das biochemische Charakteristicum der Porphyrien.
Je nach der Lokalisation des metabolischen Blocks im Knochenmark oder
in der Leber unterscheidet man:
1. Erythropoetische Porphyrien
2. Hepatische Porphyrien
Für den Anaesthesiologen sind zwei Typen der hepatischen Porphyrien
von Bedeutung wegen der Unverträglichkeit für Barbiturate, Psychopharmaka und Inhalationsanaesthetica:
1. Porphyria acuta intermittens (PAI)
2. Porphyria variegata (PV)
Die *Porphyria acuta intermittens* ist die wohl am häufigsten vorkommende
Form der Porphyrie. Sie ist charakterisiert durch die Triade von kolik-
artigen Schmerzen und gastro-intestinaler Dysfunktion, neurologischen
und psychischen Symptomen sowie einer stark erhöhten Ausscheidung von
Porphobilinogen (PBG) im Urin. Der *Krankheitsanfang* liegt zwischen dem
18. und 25. Lebensjahr. Frauen erkranken häufiger als Männer. Meistens su-

chen die Kranken die Chirurgische Klinik auf, was unnötige Eingriffe und fatale Komplikationen zur Folge haben kann. Auch Psychosen oder deliröse Zustände können als Folge der Schmerzen auftreten oder Ausdruck einer porphyrischen Encephalopathie sein. Die neurologische Form der PAI kann mit peripheren Schmerzen und neuritischen Symptomen auftreten, die direkt in Paresen übergehen können. Das hastig auftretende Koma gehört zu den Seltenheiten und hat immer eine sehr schlechte Prognose (Schmid).

Akute Exacerbationen der PAI können ausgelöst werden durch: Barbiturate, Äthylalkohol, Sulphonamide, Griseofulvin, Chloroquin u. a. Periodische Exacerbationen sind zum Menstruationscyclus korrelierend beobachtet worden, und latente Porphyrien wurden während des letzten Drittels einer Schwangerschaft klinisch manifest. Hypertonie, Erbrechen und Oligurie können eine Schwangerschaftstoxicose vortäuschen. Präventivpillen haben in einigen Fällen Porphyrie-Attacken auslösen können (With).

Die *Porphyria variegata* gleicht in vielem der Porphyria acuta intermittens: Kolikattacken, neurologische und psychische Symptome sowie eine Intoleranz für gewisse Substanzen, z. B. Barbiturate, kommen vor. Zum Unterschied zur PAI besteht bei der PV eine sehr starke Überempfindlichkeit der Haut gegen Licht und mechanische Beanspruchung. Erytheme, Blasenbildungen, Ulcerationen und Hyperpigmentierungen im Gesicht und an den Extremitäten kommen vor. Die Hautsymptome treten selten vor der Pubertät auf und können während der Schwangerschaft ein florides Stadium erreichen. Das Vorkommen freien Porphyrins ist die wahrscheinliche Ursache der Photosensibilisierung, und der Nachweis in den Faeces ist beweisend für die Diagnose der PV.

1. Kasuistik

Eine 34jährige Krankenschwester erkrankte während des letzten Drittels ihrer 2. Schwangerschaft mit eigenartigen Hautsymptomen. Familien-Anamnese: Vorkommen von Allergie und Diabetes mellitus. Autoanamnese: Schon als Schwesternschülerin und später bei der Arbeit an einem psychiatrischen Krankenhaus bemerkte die Patientin Unverträglichkeitssymptome beim Kontakt mit gewissen Psychopharmaka (Chlorpromazin).

Die 1. Schwangerschaft wurde 1966 wegen einer „Schwangerschaftstoxicose" durch Schnittentbindung in konventioneller Anaesthesie unter Verwendung eines Barbiturats beendet. Die Patientin machte danach eine Periode schweren Krankseins durch, die sich über mehrere Monate hinzog.

1967 traten im 6. Monat der 2. Schwangerschaft Veränderungen der Haut im Gesicht und an den Extremitäten auf, die sich bei Sonnenbestrah-

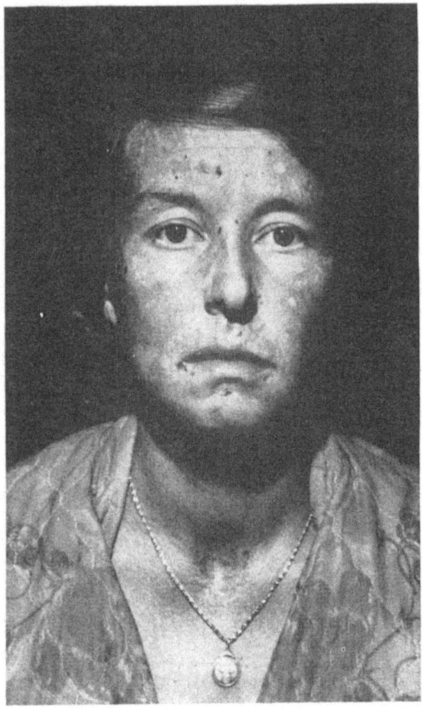

Abb. 1.

lung verschlimmerten. Therapieresistente Symptome wie Juckreiz, Blasenbildungen, Erosionen sowie Schmerzen und Ödeme führten zur Überweisung der Patientin an die Hautklinik des Regionalkrankenhauses in Linköping unter der Diagnose „Pemphigus".

Durch Urinanalysen wurde das Vorkommen von pathologisch gesteigerten Mengen verschiedener Porphyrine und ihrer Präcursoren festgestellt. Das neuerliche Auftreten eines „Toxicose-Syndroms" mit Hypertonie, Albuminurie und Ödembildung machte die Indikation einer Sectio caesarea zwei Wochen vor dem berechneten Partus aktuell.

Bei der *präanaesthesiologischen Beurteilung* mußte der Verfasser von der Tatsache Kenntnis nehmen, daß die psychische Verfassung der Patientin eine Narkose wünschenswert erscheinen ließ und daß eine Porphyrie im akuten Stadium, wahrscheinlich vom Variegata-Typ, sowie eine schwere Leberschädigung vorlagen.

Folgende Gesichtspunkte waren bei der Wahl der Anaesthesietechnik und -mittel maßgebend:

1. Es handelte sich um einen Risikopatienten im akuten Porphyrie-Anfall, der durch eine Schwangerschaft ausgelöst wurde.

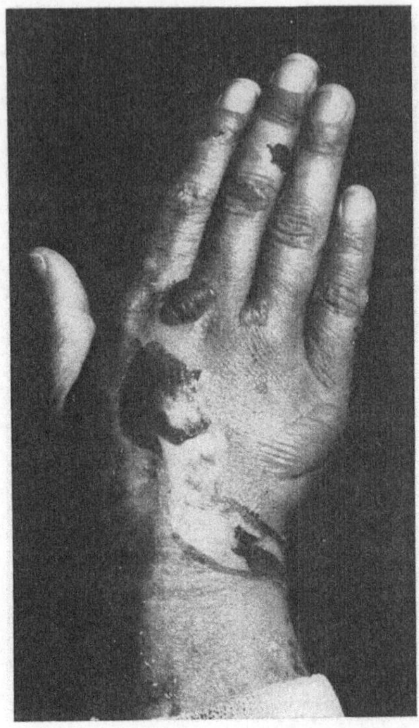

Abb. 2.

Tabelle 2. „Leberstatus" vor und nach der Schnittentbindung 1967 und vor der Schwangerschaftsunterbrechung 1970

Datum	GOT	GPT	LDH	Alk. Phosph.	Bilirubin	Thymol
27. 9. 67	350 E.	104 E.	< 300 E.	31 E.	0,7 mg %	2 E.
6. 10.	116	75	< 300	30	0,5	2
9. 10.	*Sectio caesarea*					
10. 10.	53	51	< 300	20	0,3	1
26. 10.	27	12	< 300	9	0,3	1
25. 3. 68	36	34	< 300	8	0,5	1
23. 4. 70	59	89		7	0,6	1

2. Barbiturate und Dampfinhalationsanaesthetica waren kontraindiziert.

3. Eine schnelle und effektive Einleitung der Narkose war erwünscht. Propanidid war zu dem Zeitpunkt bereits in Südafrika bei Porphyriefällen verwendet worden, wie eine Nachfrage bei der Firma Bayer in Leverkusen und deren Vertretung in Südafrika ergab. Eine Publikation lag darüber noch nicht vor. Propanidid wurde an unserem Krankenhaus seit 1966 aus-

schließlich in einer 2,5%igen Lösung verwendet. Im Vergleich zu der 5%-igen Originallösung ergaben sich signifikant geringere Nebenwirkungen bei gleichem Narkose-Effekt und eine ruhigere Einleitung (BONA). Die Tatsache, daß der enzymatische Abbau von Propanidid im peripheren Blut hauptsächlich stattfindet, war ein weiterer Gesichtspunkt bei der Wahl des Mittels. Die Anaesthesie wurde nach dem folgenden Schema durchgeführt:

Prämedikation	*Induktion*	P	*Anaesthesie post partum*
Atropin 0,25 mg i.v.	Propanidid 150 mg i.v.	A	$N_2O : O_2$ (3:1)
	(2,4 mg/kg)	R	Pethidin 25 mg × 2 i.v.
	Succinylcholinchlorid	T	Propanidid 50 mg i.v.
	25 mg i.v. (0,4 mg/kg)	U	
	Intubation + O_2	S	

Von der störungsfreien Induktion an gerechnet, dauerte der Eingriff bis zum Partus $3^1/_2$ min. Die Beurteilung des Kindes nach Apgar ergab die Ziffer 10. Die Operation wurde nach 60 min beendet. Bemerkenswert war, daß die einmalige Dosis von 25 mg Succinylcholinchlorid für eine zufriedenstellende Relaxation der Patientin während des gesamten Eingriffes ausreichte. Der Abschluß der Anaesthesie war ohne Besonderheiten und der unmittelbare postoperative Verlauf zufriedenstellend. Eine Verschlechterung des Allgemeinzustandes und der Porphyrie-Symptome, wie sie nach der ersten Sectio-Anaesthesie beobachtet wurde, konnte nicht festgestellt werden. Die pathologischen Leberbefunde normalisierten sich rasch. Der Regreß der Frequenz neu entstehender Efflorescenzen war langsam, und erst nach 2 Monaten post partum war die Patientin schmerzfrei in den Extremitäten.

Die Unverträglichkeit für Präventivpillen hatte für die Patientin Konsequenzen gehabt. 1969 und 1970 wurden Schwangerschaftsunterbrechungen durchgeführt, um dem Ausbruch neuer Porphyrie-Attacken vorzubeugen. Man befürchtete, daß der Schweregrad neuer, akuter Exacerbationen zunehmen würde und irreparable Schäden hinterlassen könnte. Die Prämedikation erfolgte dabei mit Valium 20 mg und Atropin 0,5 mg. Die Vakuum-Exhairese der Frucht wurde jeweils in Propanidid-N_2O/O_2-Narkose mit einer Dosis von 550 mg Propanidid per Eingriff durchgeführt. Der postoperative Verlauf war in beiden Fällen völlig komplikationslos.

2. Diskussion

Die Ursache der Unverträglichkeit von Barbituraten bei gewissen Formen der Porphyrie-Krankheiten ist noch unbekannt. Fest steht, daß es Porphyriker seit mehreren Jahrhunderten gegeben hat, aber daß erst die Möglichkeit ärztlichen Wirkens, die Möglichkeit der Hospitalisierung solcher Fälle und die Anwendung von Barbituraten in der Psychiatrie und Chirurgie die Mortalität in die Höhe trieb. Verbesserte Diagnostik und Pro-

Tabelle 3. Urinanalysen zur Bestimmung von δ-Aminolävulinsäure (ALA), Porphobilinogen (PBG), Uroporphyrin (URO), Koproporphyrin (KOPRO)

	ALA < 2,5 mg/24 h	PBG < 1,0 mg/24 h	URO Nicht nach- weisbar	KOPRO 0,02–0,1 mg/24 h
Normalwerte Datum				
28. 9. 67	9,56	1,28	0,111	1,72
6. 10.	5,44	1,76	0,353	0,67
9. 10.	Sectio caesarea			
11. 10.	6,2	0,791	0,241	1,13
27. 10.	10,5	0,93	0,030	1,088
10. 11.	1,1	2,0	0,05	0,128
23. 3. 68	6,7	4,0	0,126	0,247
24. 4. 70	1,24 mg/g kreat.	1,34 mg/g kreat.	398 μg/g kreatinin	115 μg/g kreatinin
(Normalwerte)	(0,9–3,18 mg/g)	(0–1,11 mg/g)	(0–10 μg/g)	(0–100 μg/g)
30. 9. 70	6,0 mg/24 h	5,0 mg/24 h	0,074 mg/24 h	0,325 mg/24 h

Tabelle 4. Faeces-Analysen zur Bestimmung von Koproporphyrin (KOPRO) und Protoporphyrin (PP)

	KOPRO 7 μg/g Trockengewicht	PP 40 μg/g Trockengewicht
Normalwerte Datum		
6. 10. 67	normal	+++ (38mal höher als Np.)
9. 10.	Sectio caesarea	
27. 10.	normal	+++ (50mal höher als Np.)
10. 11.	normal	+++ (23mal höher als Np.)
23. 3. 68	127 μg/g Trockengew.	69 μg/g Trockengew.
24. 4. 70	6890 μg/24 h	2329 μg/24 h

phylaxe haben das Risiko für diese Patienten wieder bedeutend gesenkt (Waldenström).

1968 erschien die erste Notiz (Goldman), also einige Monate nach unserem Fall, darüber, daß Propanidid auch bei akuten Attacken von Porphyria variegata verwendet worden ist und die Symptome nicht verschärfte. Dean publizierte 1969 seine Erfahrungen bei 32 Patienten, 23 Frauen und 9 Männern, mit nachgewiesener Porphyria variegata, die insgesamt 50 Narkosen mit Propanidid erhalten hatten. Ein Patient zeigte Symptome akuter Porphyrie nach der Narkose. Der Watson-Schwarz-Test war bei diesen Patienten nach einer Woche wieder negativ. 10 Patienten hatten früher Attacken nach dem Gebrauch von Barbituraten erlitten.

Es wird hier über eine Patientin berichtet, bei der eine bis dahin unbekannte Porphyrie-Erkrankung vom Typ der Porphyria variegata festgestellt wurde. 3 operative Eingriffe wurden in den Jahren 1967, 1969 und 1970 in Allgemein-Anaesthesie durchgeführt, bei der Propanidid in einer 2,5%igen Lösung als Induktionsmittel verwendet wurde. 1967 machte die durch die Schwangerschaft ausgelöste akute Porphyrie-Attacke eine Schnittentbindung notwendig. 1969 und 1970 wurden als Prophylaxe Vakuum-Exhairesen zur Schwangerschaftsunterbrechung im latenten Stadium der Krankheit vorgenommen. Will man die Sectio-Anaesthesie als einen Expositionsversuch auffassen, so hat der postoperative Verlauf klinisch ein langsames Abklingen der manifesten Symptome gezeigt. Die Leberenzyme normalisierten sich am schnellsten. Die Ausscheidung von Porphyrinen und ihrer Präcursoren im Urin und in den Faeces war auch nach einem halben Jahr noch erhöht. Besonders für Koproporphyrin und Protoporphyrin, beides fäkale Ausscheidungsprodukte, wurden erhöhte Werte beobachtet. Die Patientin steht seit 4 Jahren unter Beobachtung, und die Kontrolle der Porphyrin-Ausscheidung ist fortgesetzt worden. Die 3 durchgeführten Propanididnarkosen haben in keinem Falle zu einer Verschlechterung des Allgemeinzustandes der Patientin geführt oder eine Akutisierung der Porphyriesymptome verursacht.

Die Untersuchung der Heredität der Patientin hat ergeben, daß eine Schwester und deren Tochter auch eine Porphyrie haben, während 2 andere Geschwister gesund sind. Die Krankheitsanlage kann in der Familie auf seiten des Vaters weiter zurückverfolgt werden (GROTH). Die Diagnose Porphyria variegata ist damit sichergestellt. Eine Verwandtschaft mit den bisher in Schweden bekannten Porphyrie-Familien konnte nicht festgestellt werden.

Zusammenfassung

Es wird über die Durchführung einer Allgemein-Anaesthesie unter Verwendung von Propanidid als Induktionsmittel bei einer Patientin im akuten Porphyrie-Anfall berichtet. Ausgelöst durch eine Schwangerschaft, kulminierte die Krankheit in einem „Toxicose"-Syndrom, das die Schnittentbindung indizierte. Die Diagnose Porphyria variegata wurde kurz vor dem Eingriff klargestellt. 2 und 3 Jahre nach der Entbindung wurden prophylaktische Schwangerschaftsunterbrechungen jeweils in Propanididnarkose ohne Komplikationen durchgeführt. Für den Anaesthesisten ist es von Bedeutung zu wissen, daß im Propanidid eine Substanz vorhanden ist, die selbst in einer so ernsten und schwierigen Situation, wie sie sich in einer akuten Porphyrie-Attacke darstellt, eine Allgemein-Anaesthesie durchzuführen zuläßt, ohne das Krankheitsbild zu verschlimmern.

Summary

Propanidid anaesthesia in porphyria.

The report describes the conduct of general anaesthesia, employing Propanidid as induction agent, in a female patient having an acute attack of porphyria. In the wake of pregnancy, the disease culminated in a "toxic syndrome" presenting an indication for surgical delivery. Shortly pre-operatively the diagnosis porphyria variegata was established. After two and three years, two prophylactic interruptions of pregnancy were carried out, each under Propanidid anaesthesia without complication. For the anaesthetist it is important to know that even in so serious and difficult a situation as an acute porphyria attack, Propanidid enables general anaesthesia to be administered without aggravating the disease.

Literatur

1. Bona, G.: Sv. Läkaresällskapets Riksstämma, Stockholm 1967.
2. Dean, G.: S. Afr. med. J., **43**, 227 (1969).
3. — The Porphyria. London: Pitman Medical Publ. 1963.
4. Goldman, V.: Anaesthesia **1**, 147 (1969).
5. Groth, O.: Persönliche Mitteilung 1971.
6. Schmid, R.: Porphyria, Textbook of Medicine. Vol. 2, London: W. B. Saunders 1967.
7. Waldenström, J.: Norrländska Sjukdomar, Tika **10**, 3 (1970).
8. — Haeger-Aronsen, B.: Brit. med. J., **2**, 272 (1963).
9. With, T. K.: Z. klin. Chem. **1**, 134 (1963).
10. — Nord. Med. **12**, 398 (1968).

Die biochemischen Analysen wurden vom klinisch-chemischen Zentrallaboratorium des Regionalkrankenhauses in Linköping unter der Kontrolle von Herrn Prof. C. O. Oldfeldt ausgeführt. Die Photographien stellte Herr Prof. O. Groth, Hautklinik des Regionalkrankenhauses in Linköping, zur Verfügung. Beiden Herren sei an dieser Stelle für ihre Freundlichkeit gedankt.

Propanidid-Narkose bei Myasthenie

Von I. Podlesch

Normalerweise kommt ein Muskelaktionspotential zustande, wenn die Depolarisierung der präsynaptischen Membran durch einen Nervenimpuls über eine Freisetzung von Acetylcholin zu einer Depolarisierung der postsynaptischen Membran führt (Abb. 1). An der Nervenendigung

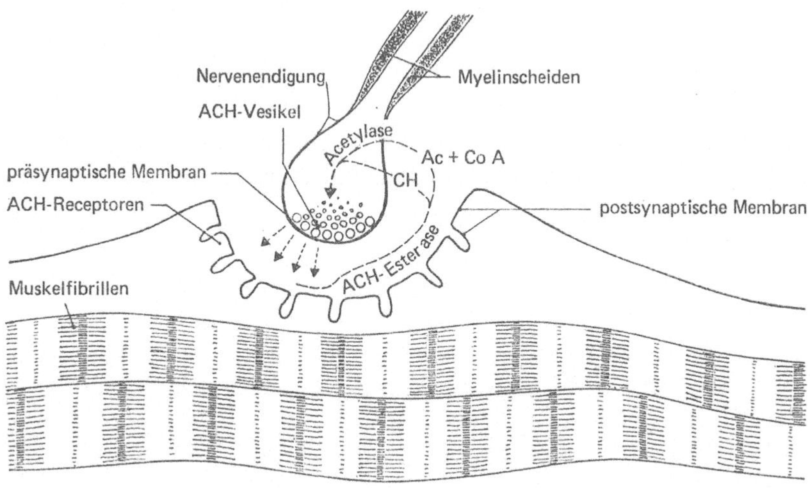

Abb. 1. Derzeitige Vorstellung über den normalen Ablauf der neuromuskulären Reizübertragung

wird Acetylcholin durch Acetylase aus Essigsäure und Cholin synthetisiert und unter der präsynaptischen Membran gespeichert. Freigesetztes Acetylcholin geht eine Bindung mit Receptorproteinen der postsynaptischen Membran ein und wird dann durch Acetylcholin-Esterase, die an der postsynaptischen Membran vorhanden ist, hydrolisiert.

Unter normalen Verhältnissen ruft jeder nervöse Impuls ein Muskelaktionspotential hervor.

1. Störungen der neuromuskulären Erregung bei Myasthenia gravis

Das klinische Bild dieser Erkrankung reicht von der leichten Ermüdbarkeit bis zur tödlichen Ateminsuffizienz. Bei Setzen elektrischer Impulse kommt es zur sukzessiven Abnahme der ausgelösten Muskelcontractionen.

Untersuchungen von Elmquist et al. [5] ergaben Anhaltspunkte dafür, daß die Störung der neuromuskulären Reizübertragung wahrscheinlich in den präsynaptischen Bereich der motorischen Endplatte zu lokalisieren ist und auf einer verminderten Freisetzung von Acetylcholin beruht.

2. Eaton-Lambert-Syndrom

Das besonders bei Trägern von Bronchialcarcinomen beobachtete Eaton-Lambert-Syndrom ist eine spezielle Form der myasthenischen Reaktion. Während die Zahl der durch Nervenimpuls freigesetzten Quanten bei Myasthenia gravis normal und nur ihr Acetylcholingehalt erniedrigt ist, ist die Zahl der Quanten beim Eaton-Lambert-Syndrom herabgesetzt.

3. Wirkung von Muskelrelaxantien und Narkosemitteln auf die neuromuskuläre Erregungsübertragung

Gallamin und d-Tubocurarin besetzen die Receptoren der postsynaptischen Membran und rufen damit einen neuromuskulären Block hervor. *Succinylcholin und Decamethonium* depolarisieren die postsynaptische Membran und führen zum sogenannten Dauerdepolarisationsblock. Bei wiederholten Dosen oder im Neugeborenenalter können „Depolarisations-Blocker" einen Dualblock auslösen, der in seinen Charakteristika dem kompetitiven Block nach d-Tubocurarin gleicht und wahrscheinlich im Zusammenhang mit der in die Muskelfasern diffundierten Menge des depolarisierenden Muskelrelaxans steht.

Einen ausgeprägten Effekt auf die motorische Endplatte hat *Diäthyläther* in den zur Narkose üblichen Konzentrationen. Äther bewirkt einen curareähnlichen Block, der durch Neostigmin aufgehoben werden kann [12].

Halothan verursacht einen schwachen neuromuskulären Block und potenziert die Wirkung kompetitiv wirkender Muskelrelaxantien. Die Wirkung von „Depolarisations-Blockern" wird dagegen durch Halothan abgeschwächt [6].

Methoxyfluran (Penthrane) führt zu einer guten Muskelentspannung [9]. Sein Angriffspunkt wird jedoch nicht an der motorischen Endplatte, sondern im ZNS vermutet.

Fluroxen (Fluoromar) bewirkt ebenfalls eine leichte Muskelrelaxation.

Aus der Reihe der Barbiturate beeinflußt *Thiopental* (Trapanal) die neuromuskuläre Transmission ähnlich wie d-Tubocurarin. Der Effekt ist schwach und beim Menschen bis zu einer Dosis von 1,5 g Thiopental nicht nachweisbar.

Chlorpromazin (Megaphen) potenziert die Wirkung von depolarisierenden und nichtdepolarisierenden Muskelrelaxantien. Nach einer Dosierung von 3 mg Chlorpromazin/kg konnten am Skelettmuskel durch direkte Reizung keine Contractionen mehr ausgelöst werden.

Muskelrelaxierende Wirkung haben auch *Meprobamat* (Miltaun) und *Diazepam* (Valium).

4. Wirkung von Propanidid

Seit der Einführung des Propanidid war bekannt, daß die Wirkung von Succinylcholin durch Propanidid verlängert wird und die Muskelaktivität in Propanidid-Narkose zunehmen kann [10]. Am isolierten Nerv-Zwerchfell-präparat steigerte Propanidid die Höhe der Reizantwort bei direkter und indirekter Stimulierung [3]. Da dieser Effekt bei direkter Reizung auch nach Curarisierung vorhanden war, ist ein Angriffspunkt des Propanidid in der Muskulatur selbst oder an der Muskelmembran wahrscheinlich. Beim gesunden Menschen wurde von ELLIS [4] eine Verlängerung der Impulsüber-tragungszeit und eine Verringerung der distalen Latenzzeit nach 10 mg Propanidid/kg beobachtet und im Sinne einer membranstabilisierenden Wirkung interpretiert. Bei Patienten mit Myasthenia gravis blieb die Nerv-leitungszeit unbeeinflußt. Nur die distale Latenzzeit nahm vorübergehend ab.

5. Narkosetechnik bei Myasthenie

Eine Allgemeinnarkose sollte bei Myasthenia gravis nur in Betracht kommen, wenn Lokal- und Regionalanaesthesie nicht möglich sind. Prä-medikation und Narkoseführung müssen berücksichtigen, daß die Kom-plikationen fast auschließlich in der postoperativen Phase auftreten und vorwiegend die Atmung betreffen [8]. Da in der Regel nach der Operation bei Patienten mit Myasthenie der Versuch unternommen wird, die Patien-ten spontan atmen zu lassen, sind Opiate, opiatähnliche Substanzen und Barbiturate wegen ihrer zentralen atemdepressiven Wirkung nicht gün-stig. Äther und kompetitiv wirkende Muskelrelaxantien sind wegen der Verstärkung der myasthenischen Reaktion absolut, Succinylcholin wegen der Gefahr eines Dualblockes und der Potenzierung durch Cholinesterase-hemmer relativ kontraindiziert. Cyclopropananwendung ist möglich, erfor-dert jedoch spezielle Sicherheitsvorkehrungen und den Verzicht auf elek-trische Blutstillung.

6. Eigene Erfahrungen

Wegen des seltenen Vorkommens der Myasthenia gravis verfügen wir nur über eine geringe Patientenzahl. Propanidid wurde in einer Dosierung von 8–10 mg/kg KG langsam injiziert. Nach Einsetzen der Hyperventilation konnte meist mühelos intubiert werden. Nach der Intubation wurde die Narkose mit einem Lachgas-Halothan-Sauerstoff-Gemisch fortgesetzt. Propanidid hat den Vorteil einer rasch abklingenden Wirkung. Die neuromuskuläre Reizübertragung wird nur in sehr geringem Maße und kurzfristig beeinflußt [3, 4]. Halothan wird ebenfalls rasch abgeatmet, so daß eine postoperativ auftretende respiratorische Insuffizienz ausschließlich auf das Grundleiden zurückgeführt und entsprechend behandelt werden kann.

Seit 1965 wurden in der Chirurgischen Universitätsklinik Düsseldorf 5 Patienten mit Myasthenia gravis, die sich einer Thymektomie unterzogen, in der beschriebenen Weise anaesthesiert. Respiratorische Komplikationen traten in den ersten 12 Std. nach der Operation nicht auf. 1 Patientin starb am 10. Tag nach der Operation an einer Blutung aus dem Truncus brachiocephalicus. 4 Patienten wurden nach Hause entlassen.

Zusammenfassung

Bei Myasthenia gravis ist nach Elmquist [5] in der motorischen Endplatte die Freisetzung von Acetylcholin, der Überträgersubstanz, vermindert. Barbiturate, fluorierte Kohlenwasserstoffe, Muskelrelaxantien, Phenothiazine und Tranquilizer führen zu einer Muskelrelaxation, d. h., sie erschweren oder blockieren die neuromuskuläre Transmission. 5 Patienten, bei denen eine Thymektomie vorgenommen werden sollte, erhielten Propanidid in einer Dosierung von 8–10 mg/kg mit langsamer Injektionsgeschwindigkeit. Fortgesetzt wurden die Narkosen mit N_2O und Halothan bei kontrollierter Beatmung. Respiratorische Komplikationen traten in den ersten 12 Std. nach der Operation nicht auf.

Summary

Epontol anaesthesia in myasthenia.

According to Elmquist, in myasthenia gravis, release of the transmitter substance acetylcholine is reduced in the motor end-plate. Barbiturates, fluorated hydrocarbons, muscle relaxants and other agents cause muscular relaxation and thereby hamper neuromuscular transmission. Propanidid has been used for the anaesthesia of 5 patients undergoing thymectomy in a dose of 8–10 mg/kg, slowly injected. No respiratory complications occurred during the first 12 h after operation.

Literatur

1. BAIRD, W. L., NORRIS, W.: The immediate postoperative care of the myasthenic patient following thymectomy. Brit. J. Anaesth. **37**, 174–180 (1965).
2. BURN, J. H.: The pharmacology of chlorpromazine and promethazine. Proc. roy. Soc. Med. **47**, 617 (1954).
3. ELLIS, F. R.: The site and mode of action of Propanidid on the peripheral motor unit. Anaesthesist **20**, 19–22 (1971).
4. — The neuromuscular effects of propanidid. Brit. J. Anaesth. **39**, 515 (1967).
5. ELMQUIST, D., HOFMAN, W. W., KUGELBERG, J., QUASTEL, D. M. J.: An electro-physiological investigation of neuromuscular transmission in myasthenia gravis. J. Physiol. (Lond). **174**, 417 (1964).
6. GRAHAM, J. D. P.: The myoneural blocking action of anaesthetic drugs. Brit. med. Bull. **14**, 15 (1958).
7. KATZ, B.: The transmission of impulses from nerve to muscle, and the subcellular unit of synaptic action. Proc. roy. Soc. B. **155**, 455 (1962).
8. MUSSELMANN, M. M., PORTE, J. W.: Thymectomy for myasthenia gravis. Amer. J. Surg. **99**, 404 (1960).
9. NGAI, S. H., HANKS, E. C., BRODY, D. C.: Effect of methoxyflurane on electromyogram, neuromuscular transmission and spinal reflexes. Anesthesiology **23**, 158 (1962).
10. PODLESCH, I., ZINDLER, M.: Klinische Erfahrungen mit Propanidid. Anaesthesiologie und Wiederbelebung **4**, 160–181 (1965).
11. SECHER, O.: The peripheral action of ether estimated on isolated nerve – muscle preparation (IV). Measurement of action potentials in nerve. Acta Pharmacol. **7**, 119 (1951).
12. — The peripheral action of ether estimated on isolated nerve-muscle preparation (III). Antagonistic and synergistic action of ether and neostigmine. Acta Pharmacol. **7**, 103 (1951).
13. STRUPPLER, A., RUPRECHT, E. O.: Pathophysiologie der Myasthenia gravis und der myasthenischen Syndrome. Anaesthesist **20**, 29–35 (1971).

Propanidid for Electroconvulsive Therapy

By **J. van de Walle** and **Fr. Baro**

Most authors agree that electroconvulsive treatment needs some form of anaesthesia. In its absence, mentally ill patients may suffer from anxiety and develop a certain amount of fear and aversion for this often repeated treatment.

Furthermore, anaesthesia alleviates the severity of the tonic and clonic muscular contractions, which may cause fractures, dislocations and pain, whilst on the other hand, the presence of adequate anaesthetic apparatus permits the administration of oxygen and artificial ventilation, thus avoiding the severe hypoxia which is so often associated with the convulsions.

Any kind of short-term anaesthesia will usually suffice, although some authors prefer to curarize the patient with a short-acting drug and pass an endotracheal tube.

During the many years that we have been administering anaesthesia for electroconvulsive treatment, we have usually injected a short-acting barbiturate such as Thiopental or Methohexital alone without curarizing drugs and intubation, achieving very satisfactory results.

During the last four years however, we have been using Propanidid (FBA 1420) for this purpose. The psychiatrist is indeed eager to establish contact with his patient as soon as possible after the shock has been applied. Propanidid being a very short-acting anaesthetic agent with very quick recovery and few or no after effects, its use could be, from a theoretical point of view, advocated.

Initially, our technique was as follows:

The patient is premedicated with Diazepam (Valium) 10 mg and atropine 0.5 mg injected together intramuscularly one hour before anaesthesia. In a first series of 100 patients, we tried Propanidid alone, 300 to 500 mg being injected undiluted over 20 sec.

With this technique, unconsciousness with hyperpnoea comes on about 7 to 8 sec after the end of the injection. Fifteen more seconds were allowed to pass before applying the electric discharge as anaesthesia deepens further during this period. A tonic contraction of the muscles of the head, neck and upper limbs is usual during the passage of the electric current, with flushing of the face and mydriasis. Five patients in this series presented also a mild clonic contraction of the muscles of the face and upper limbs lasting for about 10 sec.

After the electric discharge, there is a phase of respiratory standstill lasting from 60 to 240 sec.

The most troublesome complication in this first series was the frequent appearance of hiccups about 60 to 90 sec after the electric discharge. They lasted until the return of consciousness. In order to avoid this annoying side reaction, we changed our technique as follows: 500 mg of Propanidid are diluted to 20 cc and 30 mg of gallamine tri-iodide are added to the same syringe.

Injection time was also increased to about 40 sec. This slower injection and the addition of this small amount of gallamine does not change the anaesthesia nor produce any perceptible degree of curarization but hiccuping disappears completely. On the other hand, all out-patients presented some swallowing about 40 to 80 sec after the application of the electric current. This swallowing seemed to replace the hiccups of the previous series.

Spontaneous respiration is abolished through the passage of the electric discharge but returns on average between 60 and 240 sec afterwards. During this phase, oxygen is being administered with a face mask and the lungs gently inflated 2 or 3 times if necessary. There was never any sign of oxygen deficiency.

The return of spontaneous respiration usually precedes the return of consciousness by 20–80 sec although some patients regained consciousness completely before they took a single breath.

In this series of more than 300 cases using diluted Propanidid with 30 mg gallamine added and injected slowly over 40 sec, we did not encounter any untoward reactions. Hiccuping was completely absent and there was no vomiting, no laryngeal spasm, no diplopia, no muscle pains, dislocations or fractures whilst the oxygen saturation of the blood remained satisfactory. Nor did we notice histamine reactions or any severe drop in blood pressure in this series.

All our patients undergoing this form of therapy were satisfied with this method of anaesthesia with its quick return to consciousness and minimal after-effects. Some of them who had also experienced electroconvulsive therapy before under Methohexital anaesthesia and did not know about the change-over, were immediately aware afterwards that something had changed and they reported that they felt much better much sooner.

Discussion

For more than 15 years it has been our practice to add a small dosage of gallamine tri-iodide to our intravenous barbiturates when used alone. The addition of 20 to 30 mg of gallamine removes many of the undesirable side effects associated with the barbiturates such as laryngeal spasm, hiccuping and involuntary movements.

The mechanism of action of this small addition of curarizing drug is not clearly understood. It certainly does not depend on curarization, as the dosage is too low and on waking the patients never show any sign of curarization or diplopia. One explanation would be that gallamine, paralyzing for preference the parasympathetic nervous system (tachycardia – blood pressure rise), also abolishes side effects associated with stimulation of the parasympathetic system. It is difficult to believe that its action would depend upon stimulation of the orthosympathetic system. The drug seems to afford the same advantages when added to Propanidid.

Summary

Propanidid 7 to 8 mg per kg of body weight, mixed with 20 to 30 mg of gallamine and injected slowly, has been used for anaesthesia during electroconvulsive therapy. Anaesthetic conditions were excellent, the return to consciousness very rapid, whilst the annoying appearance of hiccups after the electric discharge was completely avoided. Propanidid alone could not achieve this result. The condition of the patient remained excellent throughout the procedure and there was no vomiting, no laryngeal spasm, no severe tonic or clonic muscle contractions, no histamine reactions or severe drop in blood pressure.

Zusammenfassung

Propanidid für Elektroschock-Therapie.

Seit 1968 wurde vom Verfasser zur Elektrokrampfbehandlung die Epontol-Kurznarkose gewählt. Grund: kurze Wirkungsdauer, schnelle Erholung, wenig oder keine Nebeneffekte. Als geeignete Technik erwies sich folgende, mit der mehr als 300 Patienten narkotisiert wurden:

500 mg Epontol wurden auf eine $2^1/_2$%ige Lösung verdünnt und Zugabe von 30 mg Gallamin-Trijodid. Der Singultus, der bei der alten Technik zu beobachten war, trat nicht mehr auf, dagegen schluckten die Patienten 40–80 sec nach dem Stromstoß. Die Spontanatmung wurde für 60–240 sec unterbrochen. Es wurde deshalb Sauerstoff mit einer Maske zugeführt und die Lungen 2–3mal belüftet. Es traten keine Zeichen für einen Sauerstoffmangel auf. Andere Nebenerscheinungen wurden nicht beobachtet. Die Patienten waren mit der Technik zufrieden.

Epontol-Narkose zur Kardioversion

Von **H. Grimm** und **K. Bachmann**

Die Elektroversion von Herzrhythmusstörungen mit einem synchronisierten Gleichstromdefibrillator gehört heute zur Routinetherapie des Kardiologen. Zumeist handelt es sich um Vorhofflimmern und -flattern, seltener um Vorhofs- oder Kammertachykardien.

Der Gleichstromschock wird zwar von den Patienten als nicht besonders schmerzhaft angegeben, dennoch ist die Mehrzahl der Autoren der Meinung, daß die Elektroversion – wegen der damit verbundenen Belästigung durch Muskelcontractionen, aber auch wegen der psychischen Alteration des Patienten – in Allgemeinnarkose durchgeführt werden soll.

Das setzt voraus, daß sich die Narkose an die kurze Dauer der Therapie anpaßt; mit anderen Worten: vom Narkosemittel müssen 3 grundsätzliche Forderungen erfüllt werden:

1. die notwendige Narkosetiefe sollte schnell erreicht werden;
2. die Wirkung des Mittels sollte rasch abklingen;
3. das verwendete Narkoticum sollte keine – in jedem Fall aber nur die geringste – Wirkung auf Herz und Kreislauf haben, da es sich bei den zu behandelnden Patienten immer um Herzkranke handelt, die häufig latent dekompensiert sind.

Die Erfüllung dieser Forderungen beschränkt die Auswahl der zur Verfügung stehenden Narkosemittel.

Inhalationsnarkotica sind nach unserer Erfahrung nicht geeignet; Lachgas hat keine oder eine zu geringe muskelrelaxierende Wirkung; Halothan und Penthrane benötigen eine zu lange Anflutungszeit, die Elimination erfolgt langsam, und ihre Verabreichung ist als Mononarkose psychisch belastend. Nicht zu vergessen die negativ inotrope Wirkung in höherer Konzentration.

Die intravenöse Narkose hat demgegenüber zweifelsohne Vorteile. Sie ist einfach in der Durchführung und für den Patienten angenehmer als die Maskenatmung. Doch unter den zur Verfügung stehenden Mitteln gilt es auch hier zu differenzieren. Ein Großteil der Barbitursäurederivate, besonders Thiobarbiturate, haben zwar eine kurze Wirkungsdauer; nach dem Auswaschen aus dem zentralen Nervensystem kommt es jedoch zur Abwanderung in das Fettgewebe. Nachinjektionen führen dann zu einer Kumulation und damit zu einer Verlängerung der Narkose.

Ein Ausweg wäre die Verwendung von Diazepam oder Thalamonal. Diazepam oder Thalamonal haben praktisch nur in höherer Dosierung eine negative Wirkung auf das kardiovasculäre System; Thalamonal hat sogar nach neueren experimentellen Untersuchungen von Kettler eine deutliche, wenn auch nur kurzzeitige Verbesserung der Coronardurchblutung zur Folge.

Aronzi bestätigt klinisch dieses Ergebnis und verwendet Thalamonal deswegen in der Behandlung des Herzinfarktes. Aber trotz dieser unbestreitbaren Vorteile haben beide Pharmaka, Diazepam und Thalamonal, doch den nicht zu übersehenden Nachteil der manchmal zu oberflächlichen oder bei höherer Dosierung der zu nachhaltigen Wirkung.

Ketamine gilt nicht als Kurznarkoticum. Der Nachschlaf dauert Stunden, und überdies ist es mit dem Nachteil psychischer Alterationen und postnarkotischer Erregungszustände behaftet.

Versucht man die eingangs erhobene Forderung nach kurzer Wirkungsdauer und schnellem Erwachen in der Praxis zu verwirklichen, dann stehen uns heute nur zwei konkurrierende intravenöse Narkotica zur Verfügung: das Propanidid und das Methohexital. Beide Mittel garantieren rasches Einschlafen und schnelles Wiedererwachen. Beide Medikamente zeigen aber auch Rückwirkungen auf Atmung und Kreislauf. Über den graduellen Unterschied wird in letzter Zeit viel diskutiert. Das Methohexital führt zu einer Atemdepression und einer geringen Senkung des Blutdruckes. Das Propanidid führt zu flüchtiger Hyperventilation mit anschließender atemdepressiver Phase, gelegentlich auch zu Atemstillstand. Der Blutdruck wird initial gesenkt, die Pulsfrequenz erhöht. Von Soga u. Beer wurde berichtet, daß trotz klinisch ähnlichen Narkoseverlaufes die Myokardcontractilität durch Methohexital weniger beeinträchtigt wird als durch Propanidid.

Wir haben uns 1965 für das Epontol entschieden, weil wir im praktischen Gebrauch die Feststellung gemacht hatten, daß die Aufwachzeit bei Propanidid besonders kurz und die Straßenfähigkeit rasch erreicht wurde. Außerdem waren nachteilige Berichte über die Auswirkungen des Propanidids auf Herz und Kreislauf noch nicht vorhanden.

Klinische Ergebnisse

In der Kardiologischen Abteilung der Medizinischen Universitäts-Klinik Erlangen wurden in der Zeit vom Juni 1965 bis Dezember 1970 634 Patienten im Alter von 12–89 Jahren (337 Frauen, 297 Männer) wegen Rhythmusstörungen des Herzens mit Gleichstromdefibrillation behandelt. Bei 429 dieser Herzkranken bestanden supraventriculäre Rhythmusstörungen, so daß die Kardioversion in Kurznarkose mit Propanidid vorgenommen wurde.

Hierbei handelte es sich vorwiegend um Vorhofflimmern mit absoluter Arrhythmie bei operativ korrigierten Herzklappenfehlern oder um infektiöstoxische oder degenerative Myokarderkrankungen. Bei einigen Patienten war die Rhythmusstörung als Folge einer hämodynamischen Überlastung durch arterielle Hypertonie oder Hyperthyreose aufgetreten.

Außer den bekannten Erscheinungen der Propanidid-Narkose mit Hyperventilation, folgender Apnoe und passagerem arteriellem Druckabfall beobachteten wir bei 12 Patienten mit supraventriculären paroxysmalen Tachykardien, Vorhofflattern oder Vorhoftachykardien nach Einleitung der Narkose allein durch Propanidid eine völlige Regularisierung der Reizbildung.

Da in diese Beobachtungen die Regularisierung einer supraventriculären paroxysmalen Tachykardie als Folge einer paroxysmalen Hypertonie bei Phäochromocytom eingeschlossen ist, liegt der Schluß nahe, daß die antifibrillatorische Wirkung der Kurznarkose mit Propanidid auf einer direkten Beeinflussung der Schwellenwerte von sekundären und tertiären Reizbildungszentren beruht. Neben dieser negativ chronotropen Wirkung wird auch die Erregungsleitung verlängert: bei 2 Patienten trat mit dem Sinusrhythmus ein Rechtsschenkelblock auf.

Leitungs- und Reizbildungsstörungen sind auch für vital bedrohliche Komplikationen bei zwei Patienten verantwortlich zu machen, bei denen Propanidid einen durch Reanimation reversiblen asystolischen Herzstillstand provozierte. In beiden Fällen handelte es sich um Herzkranke, die mit dem β-Receptorenblocker Propanolol vorbehandelt worden waren. Diese vitalbedrohlichen Zwischenfälle haben uns veranlaßt, bei Vorbehandlung mit β-Receptorenblockern nur aus vitaler Indikation ohne Narkose zu defibrillieren, da bei der β-Receptorenblockade die negativ-chronotrope Wirkung des lokalanaesthetisch wirksamen Kurznarkoticums potenziert wird.

Bei einem Patienten trat ein reversibler länger dauernder Atemstillstand auf.

Aufgrund unserer bisherigen Erfahrungen haben sich so folgende Schlußfolgerungen für die Anwendung von Epontol zur Kardioversion herauskristallisiert:

1. Die Dosierung muß individuell festgelegt werden; sie beträgt üblicherweise 3–5 mg/kg KG bei Patienten in normalem Allgemeinzustand. Bei Herzkranken in reduziertem Allgemeinzustand oder solchen mit kardialer Kachexie muß die Dosis nicht nur auf die Hälfte, sondern auf ein Drittel oder ein Viertel reduziert werden.

2. Die Injektion soll langsam innerhalb von 40–60 sec erfolgen.

3. Die Phase der Hypoventilation oder Apnoe muß durch assistierte oder kontrollierte Beatmung überbrückt werden.

4. Puls und Blutdruck sind unbedingt zu kontrollieren.

5. Bei Allergikern und bei Erkrankungen, die einen hohen Histaminspiegel erwarten lassen, ist die Vorgabe von Antihistaminica angezeigt.

6. Vor mehrfachen Narkosen muß die Möglichkeit einer Sensibilisierung durch Epontol einkalkuliert werden.

7. An Medikamenten sollen bereitliegen:
Prednisolon, das die Histaminsynthese bremst; ein Antihistaminicum, das die Wirkung von Histamin am Receptor blockiert; Adrenalin als Antagonist von Histamin und Alupent zur Behandlung eventueller Überleitungsstörungen und zur Behandlung eines Bronchospasmus.

8. Als Kontraindikation der Epontol-Kurznarkose gelten Hypokaliämie, Digitalisintoxikation und pharmakologische Beta-Receptorenblockade.

Als wesentlicher Vorteil der Anwendung von Epontol erscheint uns die kurze Wirkung und in einem Teil der Fälle die antifibrillatorische Wirkung des Propanidid. Auch bei erforderlicher Nachinjektion findet sich bei Propanidid wegen seiner schnellen Spaltbarkeit keine Kumulation. Über die Kardioversion in Brevimytal-Narkose können wir nichts Schlüssiges aussagen, weil uns eine statistisch vergleichbare Gruppe noch fehlt. Nach den Erkenntnissen über die Contractilitätsminderung des Myokard und nach den Ergebnissen der Forschung über die Histaminfreisetzung muß die Wahl des Narkosemittels besonders bei Kranken mit schweren Myokardschäden und Coronarinsuffizienz neu überdacht werden.

Zusammenfassung

Die elektrische Defibrillation ist in Narkose schonender. Nicht alle Narkosemittel sind dafür geeignet: kurze Dauer, rasche Abklingphase und geringe Wirkung auf Herz und Kreislauf sind notwendige Voraussetzungen. Der Verfasser entschied sich 1965 für die Epontol-Narkose. Es wurden von Juni 1965 bis Dezember 1970 429 Patienten in Epontol-Narkose defibrilliert. Bei 12 dieser Patienten mit supraventriculären, paroxysmalen Tachykardien, Vorhofflattern oder Vorhoftachykardien genügte die Narkose allein zur Regulierung der Reizbildung. Bei 2 Patienten trat mit dem Sinusrhythmus ein Rechtsschenkelblock auf.

Bei 2 mit β-Receptoren-Blockern vorbehandelten Patienten trat ein durch Reanimation reversibler, asystolischer Herzstillstand auf. Deshalb wird bei Vorbehandlung der Patienten mit β-Receptorenblockern nicht mehr in Narkose defibrilliert. Endlich wurde bei einem Patienten eine länger anhaltende reversible Apnoe beobachtet. Als Konsequenz seiner Erfahrungen empfiehlt der Verfasser: niedrige individuelle Dosierung (3–5 mg/kg oder weniger), langsame Injektion in 40–60 sec, kontrollierte Beatmung während der Apnoe, Kontrolle von Puls und Blutdruck, Vorgabe von Antihistaminica bei Allergikern oder bei Gefahr der Histaminliberation. Als Kontraindikation sind anzusehen: Hypokaliämie, Digitalisintoxikation, β-Receptoren-blockade.

Summary

Epontol anaesthesia for cardioversion.

Electrical defibrillation is less taxing on the patient if carried out under anaesthesia. Not all anaesthetics are suitable. Necessary prerequisites are short duration, rapid subsidence and slight effect on heart and circulation. In 1965, the author made his decision for Epontol anaesthesia. From June 1965 until December 1970, 429 patients were defibrillated in Epontol anaesthesia. In 12 patients having supra-ventricular paroxysmal tachycardia, atrial flutter or atrial tachycardia, the anaesthesia per se sufficed to regulate impulse generation. Sinus rhythm was connected in two patients with the occurrence of a right bundle-branch block.

In two patients pre-treated with β-receptor blockers, asystolic cardiac arrest, reversible by reanimation, occurred. As a consequence, patients pre-treated with β-receptor blockers are no longer defibrillated. One instance of prolonged reversible apnoea was observed.

On the basis of his experience, the author recommends low individual dosage (3–5 mg/kg or less), slow injection in 40–60 sec, controlled respiration during apnoea, observation of pulse and blood pressure, antihistaminic pre-medication for allergic patients or if liberation of histamine is to be anticipated. As contraindications are considered: hypokalaemia, digitalis intoxication, β-receptor blockade.

Propanidid-Narkose in der Geriatrie

Von **F. Mühlenegger**

Ein Bericht über 562 mit Propanidid eingeleitete Kombinations-Narkosen bei Patienten im Durchschnittsalter von 77 Jahren

Dieser Bericht über die Propanidid-Narkose in der geriatrischen Anaesthesie basiert auf der Auswertung von 562 Narkoseprotokollen aus den Jahren 1969 und 1970. Das Durchschnittsalter der Patienten betrug 77 Jahre, wobei der „jüngste" Patient eben 70 und die älteste Patientin 96 Jahre alt waren. Das Durchschnittsgewicht dieser Patienten betrug 67,5 kg, die durchschnittliche Narkosedauer 68 min. 226 der 562 Patienten waren männlichen Geschlechts, 336 weibliche Patienten. Die Narkoseprotokolle wurden nach Operationsbereichen zusammengefaßt und ausgewertet.

Methodik. Von der Erfahrung ausgehend, daß die Dauer der Reanimationsphase besonders beim alten Patienten weitgehend von der Wirkungsdauer des zur Einleitung verwendeten Narkoticums mitbestimmt wird und das Narkoserisiko in direkter Relation zur Steuerbarkeit der Narkose steht, verwenden wir in der geriatrischen Anaesthesie seit 1968 Propanidid zur Narkoseeinleitung, da es uns durch die ultrakurze Wirkung die steuerbare Gasnarkose in praktisch vollem Umfang ermöglicht. Es bedarf keiner Erwähnung, daß wir auf die adäquate Vorbereitung unserer alten Patienten besonders Gewicht legen; wir haben Propanidid allerdings auch in einer Vielzahl von Notfällen aus Zeitmangel ohne jede Vorbereitung einsetzen müssen und uns dann auf die Applikation von 0,5 mg Atropin beschränkt, während kardiale und Schocktherapie bereits in die Einleitungsphase fielen.

Technik der Narkoseeinleitung in der Geriatrie. Besonders wichtig erscheint uns die exakte Feststellung von Puls und Blutdruck vor der Narkoseeinleitung, da wir an diesen Werten die Propanidid-Injektionsdauer orientieren. Beim lege artis vorbereiteten Patienten sollten sich Puls- und Blutdruckwerte während der Propanidid-Injektion nicht, allenfalls unwesentlich ändern. Es ist gerade beim alten Patienten durchaus möglich, durch entsprechend langsame Propanidid-Injektion Puls und Blutdruck unverändert zu halten. Als Mindestzeit für die Injektionsdauer sehen wir 1 min an, meinen jedoch, daß Zeitangaben schwierig sind, da von Fall zu Fall verschieden. Die Notwendigkeit, langsam, auch extrem langsam zu injizieren, muß ich mit allem Nachdruck unterstreichen, sie erscheint mir von ausschlaggebender Bedeutung. Bei auffälliger Veränderung von Pulsfrequenz oder Pulsqualität stoppen wir die Injektion sofort und warten, bis der Ausgangswert in etwa wieder erreicht ist, wobei wir vor allem eine mitunter auftretende Bradykardie fürchten, während eine unwesentliche Pulsbeschleunigung problemlos ist. Es besteht beim alten Menschen keineswegs die Gefahr, daß der Injektionsstop ein Wiederaufwachen bewirkt, zumal wir bereits beim ersten Wirkungseintritt, der sich durch den bekannten tiefen Atemzug fast immer genau festlegen läßt, die Maske aufsetzen und Lachgas-Sauerstoff im Verhältnis 1:3, aber auch 1:1 mit 0,5% Halothan anfluten. Wir dosieren Propanidid unter strenger Pulskontrolle nach Wirkung, benützen die Hyperventilationsphase zur Anflutung des Gasgemisches, relaxieren und intubieren unmittelbar anschließend. Bei Operationsbeginn ist das Propanidid in praktisch allen Fällen abgebaut und die steuerbare Gasnarkose voll wirksam. Komplikationen, vor allem allergische Reaktionen, treten beim alten Patienten sehr selten auf. Allenfalls wird ein leichter Flush beobachtet, während Hämodynamik und Atmung unbeeinflußt bleiben. Wir haben in dieser Altersklasse keine ernste Allergie gesehen, vielleicht auch deshalb, weil wir beim ersten erkennbaren Flush bereits Urbason spezial injizieren, das sich auch bei gelegentlich schweren allergischen Komplikationen in den jüngeren Altersklassen als außerordentlich wirksam erwies. Im Gegensatz zur kaum auftretenden allergischen Symptomatik scheint uns eine gesteigerte Motorik in den ersten Minuten der Einleitungsphase beim alten Patienten öfter vorzukommen.

Die Narkoseführung ist praktisch die gleiche wie beim jungen oder Patienten mittleren Alters, wir sind allerdings sehr bemüht, mit einem Minimum an Narkoticum und Relaxans auszukommen. Blut- und Flüssigkeitsverlust während der Operation kompensieren wir voll, die Applikation von $\frac{1}{4}$ mg Strophanthin gehört zum Standard. Wir sind es gewöhnt, daß der Patient unmittelbar nach der Operation und noch auf dem Operationstisch wach und voll orientiert ist. Zwar verbringen wir den Patienten routinemäßig in den Aufwachraum, die Verweildauer dort erstreckt sich aber selten über $\frac{1}{2}$ Std. und dient eigentlich mehr der gezielten pflegerischen Einweisung der Stationsschwester.

Mit dieser Narkosemethodik haben wir im Zeitraum 1969/70 folgende Kombinationsnarkosen durchgeführt.

Übersicht über 562 mit Propanidid eingeleitete Kombinationsnarkosen bei Patienten im Alter von 70–96 Jahren

Es darf in diesem Zusammenhang nicht unerwähnt bleiben, daß die von uns anaesthesiologisch versorgte Chirurgische Klinik praktisch jedem Pa-

Tabelle 1. Operationsbereich Magen – Milz

Anzahl	94
Durchschnittsalter	85 (70–86) Jahre
Durchschnittsgewicht	64,5 kg
mittlere Narkosedauer	71 min
Exitus letalis	13

tienten eine Chance einräumt und daß in unserem Hause der Risikofall eigentlich schon zur Norm gehört. Es kommt so gut wie nie vor, daß ein Patient auch bei ausgesprochen ungünstiger Prognose abgelehnt wird. Die altersbedingte und damit naturgemäß schwierige Ausgangssituation stellt ebenfalls keine Kontraindikation dar. Sofern die Patienten den Eingriff nicht überlebten, verstarben sie frühestens eine Woche nach dem Operationstermin, ohne erkennbaren Zusammenhang mit der Narkose und in allen Fällen am inoperablen Grundleiden oder an altersbedingten postoperativen Komplikationen.

Bei chirurgischen Eingriffen im Bereich der Galle und der Leber führten wir 91 Kombinationsnarkosen durch:

Tabelle 2. Operationsbereich Galle – Leber

Anzahl	91
Durchschnittsalter	72 (70–83) Jahre
Durchschnittsgewicht	71,3 kg
mittlere Narkosedauer	57 min
Exitus letalis	7

Zur Durchführung von Osteosynthesen wurden 89 Patienten mit Propanidid eingeleitet:

Tabelle 3. Operationsbereich Osteosynthesen

Anzahl	89
Durchschnittsalter	79 (70–90) Jahre
Durchschnittsgewicht	67,4 kg
mittlere Narkosedauer	69 min
Exitus letalis	4

Zur Durchführung von Operationen im Bereich des Darmes haben wir 81 Kombinationsnarkosen mit Propanidid eingeleitet:

Tabelle 4. Operationsbereich Darm

Anzahl	81
Durchschnittsalter	76 (70–89) Jahre
Durchschnittsgewicht	66,5 kg
mittlere Narkosedauer	58 min
Exitus letalis	12

Durch die Besonderheit der Operationsindikation erhielten 10 Patienten eine mit Propanidid eingeleitete Zweitnarkose, 6 Patienten eine Drittnarkose und 1 Patient eine Viertnarkose. Ich muß jedoch erwähnen, daß wir nach mehreren allergiebedingten Zwischenfällen bei Patienten jüngerer Altersklassen, die eine Zweitnarkose erhielten, Propanidid im Wiederholungsfall nicht mehr anwenden.

Bei Operationen im Bereich der Mamma führten wir 36 mit Propanidid eingeleitete Kombinationsnarkosen durch:

Tabelle 5. Operationsbereich Mamma

Anzahl	36
Durchschnittsalter	76 (70–82) Jahre
Durchschnittsgewicht	69 kg
mittlere Narkosedauer	32 min
Exitus letalis	0

Zur operativen Versorgung von Hernien führten wir insgesamt 66 mit Propanidid eingeleitete Kombinationsnarkosen durch:

Tabelle 6. Operationsbereich Hernien

Anzahl	66
Durchschnittsalter	77 (70–91) Jahre
Durchschnittsgewicht	64,5 kg
mittlere Narkosedauer	44 min
Exitus letalis	2

Bei diagnostischen Eingriffen führten wir insgesamt 41 mit Propanidid eingeleitete Kombinationsnarkosen durch:

Tabelle 7. Diagnostische Eingriffe

Anzahl	41
Durchschnittsalter	73 (70–86) Jahre
Durchschnittsgewicht	71,3 kg
mittlere Narkosedauer	22 min
Exitus letalis	1

Bei Appendektomien führten wir insgesamt 21 mit Propanidid eingeleitete Narkosen durch:

Tabelle 8. Operationsbereich Appendix

Anzahl	21
Durchschnittsalter	76 (70–96) Jahre
Durchschnittsgewicht	70 kg
mittlere Narkosedauer	34 min
Exitus letalis	2

Bei Strumaresektionen führten wir insgesamt 12 mit Propanidid einge-leitete Kombinationsnarkosen durch:

Tabelle 9. Operationsbereich Struma

Anzahl	12
Durchschnittsalter	74 (70–82) Jahre
Durchschnittsgewicht	68,3 kg
mittlere Narkosedauer	47 min
Exitus letalis	1

Im Bereich des Oesophagus und der Cardia führten wir insgesamt 11 mit Propanidid eingeleitete Kombinationsnarkosen durch:

Tabelle 10. Operationsbereich Oesophagus – Cardia

Anzahl	11
Durchschnittsalter	85 (71–85) Jahre
Durchschnittsgewicht	64 kg
mittlere Narkosedauer	91 min
Exitus letalis	1

Im Bereich des Pankreas, der Leber und der Niere führten wir insgeamt 9 mit Propanidid eingeleitete Kombinationsnarkosen durch:

Tabelle 11. Operationsbereich Pankreas – Leber – Niere

Anzahl	9
Durchschnittsalter	73 (70–84) Jahre
Durchschnittsgewicht	65,5 kg
mittlere Narkosedauer	113 min
Exitus letalis	2

An ambulanten mit Propanidid eingeleiteten Narkosen haben wir ins-gesamt 11 durchgeführt:

Tabelle 12. Ambulante Narkosen

Anzahl	11
Durchschnittsalter	73 (70–87) Jahre
Durchschnittsgewicht	72,5 kg
mittlere Narkosedauer	9 min
Exitus letalis	0

Ich darf *zusammenfassen:* Wir haben 562 Kombinationsnarkosen bei Patienten im Durchschnittsalter von 77 Jahren mit Propanidid eingeleitet, die sich auf die einzelnen Altersklassen wie folgt verteilen:

Tabelle 13

Im Patientenalter	von 70–75	321
	von 76–80	146
	von 81–85	84
	von 86–90	9
	über 90	2

Bei all diesen mit Propanidid eingeleiteten Kombinationsnarkosen haben wir weder Komplikationen noch Narkosezwischenfälle erlebt, die sich nicht hätten beherrschen lassen. Sofern der chirurgische Eingriff nicht überlebt wurde, verstarben die Patienten frühestens eine Woche nach dem Operationstag ohne erkennbaren Zusammenhang mit der Narkose und in allen Fällen am inoperablen Grundleiden oder an altersbedingten postoperativen Komplikationen.

Ich habe bewußt darauf verzichtet, Einzelfälle zu besprechen, z. B. in der Altersklasse zwischen 86 und 90 oder gar über 90 Jahre, da mir der Gesamterfolg der Propanididanwendung in der geriatrischen Anaesthesie weit wichtiger erscheint als ein spektakulärer Einzelfall. Vergleichswerte zur Neuroleptanalgesie liegen in relevantem Umfang bei uns nicht vor, hingegen spricht ein selbst vorsichtiger Vergleich mit der Barbituratanwendung in dieser Altersklasse für das Propanidid. Ich möchte allerdings nicht unerwähnt lassen, daß wir uns bei besonders ernster und schwieriger Ausgangssituation auf die reine Gasnarkose beschränkt haben, wenn uns selbst die schonendste Applikation eines i.v. Narkoticums kontraindiziert erschien.

Wir halten aufgrund unserer Erfahrungen Propanidid für ein geeignetes Mittel zur Narkoseeinleitung in der geriatrischen Anaesthesie auch bei ausgesprochenen Risikofällen und langdauernden, schwierigen operativen Eingriffen. Wir sind der Meinung, daß das Propanidid eine wertvolle Bereicherung im Arzneimittelschatz des Anaesthesisten darstellt und der geriatrischen Anaesthesie neue Möglichkeiten eröffnet hat.

Zusammenfassung

Es wird über 562 Patienten im Durchschnittsalter von 77 Jahren (70–96) berichtet, die mit einer kombinierten Epontol-Narkose narkotisiert worden waren. Durchschnittliche Narkosedauer 68 min. Sorgfältige Vorbereitung der Patienten vor der Narkose. In Notfällen kardiale und Schocktherapie während der Einleitungsphase der Narkose. Puls und Blutdruck müssen vor der Narkose festgestellt werden. Sie dürfen sich während der Injektion nicht wesentlich ändern. Sofortige Unterbrechung der Injektion bei Änderung dieser Parameter, insbesondere bei Auftreten einer Bradykardie. Beim ersten tiefen Atemzug wird die Maske aufgesetzt und Lachgas/Sauerstoff im Verhältnis 1:3 bzw. im Verhältnis 1:1 mit 0,5% Halothan zugeführt. Anschließend Relaxierung und Intubation. Im Alter treten histaminbedingte Nebenerscheinungen nur in Form des Flush auf. In diesen Fällen Injektion von Urbason spezial. Häufiger wurde eine gesteigerte Motorik in den ersten Minuten der Einleitungsphase beobachtet.

Sonst keine wesentliche Änderung der Narkoseführung; subtile Volumensubstitution und Strophanthinisierung.

Auch bei ausgesprochenen Risikofällen und lang andauernden schwierigen operativen Eingriffen in der Geriatrie erscheint die Epontol-Einleitungsnarkose als eine Bereicherung.

Summary

Epontol anaesthesia in geriatrics.

The report is based on 562 anaesthesia protocols on combined Epontol anaesthesia in geriatrics. The patients' average age was 77 years (70–96), average duration of anaesthesia 68 min. In the carefully prepared patient (if necessary, cardiac and shock therapy during anaesthetic induction), pulse rate and blood pressure should not alter essentially during the injection of Epontol. If these parameters change, in particular if bradycardia occurs, the injection must be immediately discontinued. At the first deep breath the mask is applied and nitrous oxide/oxygen (1:3, or 1:1 with 0.5% Halothane) administered, immediately thereafter, relaxation and intubation are carried out. In old age, flushing is the only histamine induced side effect. Urbason special (Methyl-Prednisolone) is injected. A more frequent observation was increased motorics during the first minutes of the induction phase.

The conduct of anaesthesia is practically the same as in younger patients. Loss of blood and fluid should be fully compensated, the administration of strophanthin comprises standard procedure.

Even in definite poor-risk cases and for difficult operations of long duration, Epontol appears to be an asset for the induction of anaesthesia in geriatrics.

The Use of Propanidid in Obstetrical Analgesia-Anaesthesia

By **G. Söder**

It was undoubtedly a great advance for operating specialities when the intravenous induction to anaesthesia came to clinical use in the nineteen-thirties.

In spite of the development of anaesthesia the obstetrical patient has not been granted the intravenous analgesia or the intravenous induction to anaesthesia to any greater extent, except the patient who has undergone Caesarean section in a well-equipped hospital with a well-trained staff.

The best possible safety both for mother and child, a convenient method for the pregnant patient, a drug which does not interfere with the tonus of the uterus, or give any fetal depression, a technique which gives the obstetrician and the midwife the best conditions, are some of the claims we must put on obstetric analgesia.

It is of great importance during delivery to give the mother individual analgesia and necessary for the anaesthesiologist to know the obstetric conditions and the situation for the fetus in utero. In this first picture it is shown how we have planned the obstetric analgesia in a teamwork between obstetricians, anaesthetists and paediatricians, and where Epontol has its place.

The discussion of the barbiturate in the obstetric field will always be controversial and many questions are left to be answered and the knowledge of the neonatal liver's possibilities to take care of the barbiturate is poor. The obstetric patient can in every moment be a problem to the anaesthetist. The patient must therefore be routinely treated in such a way that general anaesthesia always can be given with modern technique when needed.

Therefore our expectations were great when we decided to try Epontol in the obstetrical field four years ago.

Since January 1967 Epontol has been used for obstetrical analgesia in Danderyds sjukhus in 1,600 patients on the following indications:

1. Analgesia in normal deliveries
2. Vacuum-extractions or forceps
3. Extraction of duplex and breech delivery
4. Repair of obstetric trauma
5. Exploration of the uterus
6. Induction of analgesia-anaesthesia for Caesarean section.

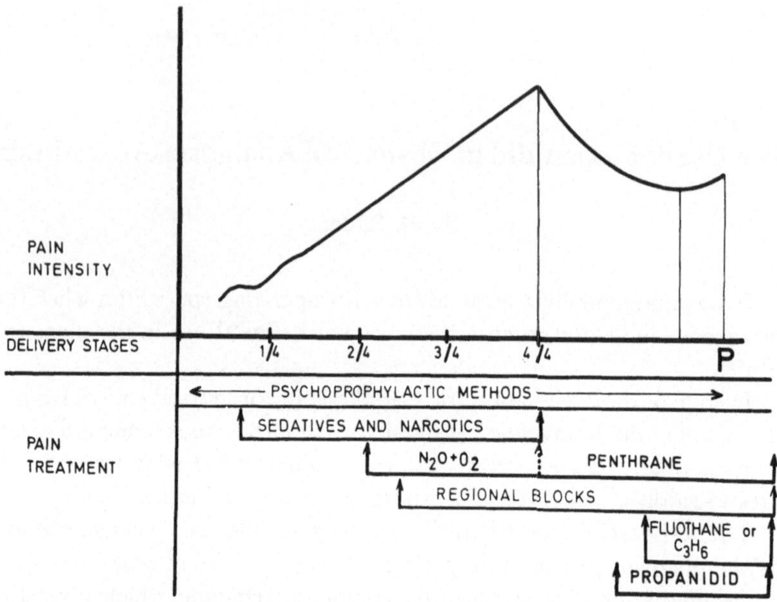

Fig. 1. The upper curve shows the pain intensity during the different three stages of delivery, that below the dilatation of cervix. a) Different types of psychoprophylaxis, through which the mother is trained and well orientated to what is going on during labour, is a good premedication. b) During the first stages different types of sedatives or analgesics can be given. c) After that N_2O in mixture with at least 30 % oxygen or in some cases together with Penthrane. d) Regional blocks from the end of the first stage until complection of delivery. e) Different inhalation agents as shown. f) This last line shows where Epontol comes in and takes over and its value and important role in this plan.

In all cases where analgesia and anaesthesia has been given before delivery of the baby the same principles and technique have been used and therefore our Caesarean section material represents all cases. Among the 1,600 patients we have about 600 patients who have undergone Caesarean section and the following pictures show the clinical observations made on 206 mothers and 213 children.

This material is not selected. Of 600 mothers only two mothers had been given another form of anaesthesia. One patient was given barbiturate intravenously because of eclamptic convulsions and the other patient had a genetic defect in her synthesis of cholinesterases, therefore, in this case an analgesia with Cyclopropane was given.

All patients have been awake before leaving the delivery room or operating room and thereafter were taken to a recovery room where they can be surveyed for the following 24 h.

Method of anaesthesia for Caesarean section

Danderyd Hospital: 1967–1968
1. Premedication: Atropine + Promethazine
2. O_2-inhalation while preparing the patient for operation to make the induction-delivery interval as short as possible.
3. Propanidid i.v. (about 500 mg) + Succinylcholine + Intubation + O_2/N_2O ($^1/_1$)
4. From incision in uterus until the cord is clamped: 100% O_2
5. After the baby is delivered until clamping the cord: suction of the infant's airways with the head in a low position
6. After clamping the cord: the newborn is taken to the resuscitation table.
7. The anaesthesia goes on: Pethidine i.v. followed by O_2/N_2O ($^1/_2$) + ev. Halothane.

Fig. 2. a) In all cases the patient is premedicated with 0.5 mg of atropine and 50 mg of Promethazine. b) The patient is well informed about the whole procedure. On the operating table she is quickly prepared for operation. When the surgeon is ready to begin the anaesthesia starts. If the waiting time will be longer than expected, the operating table is rotated to a side position. During the preparation time the patient inhales 100% of oxygen. c) Epontol is thereafter given slowly in an individual dose according to weight of the patient and her clinical state. In this material the dose varies from 250 mg to 750 mg, also depending on the time it takes for the baby to be delivered and the cord to be clamped. After the intravenous injection intubation is done. Succinylcholine is given in an ordinary dose. d) From incision of uterus until the cord is clamped: 100% O_2 inhalation. e) When the child has been delivered it will be sucked, still on the table, in a head down position. f) After the cord is clamped the baby is taken to a special resuscitation table where further treatment can be performed. g) The light anaesthesia goes on with Pethidine intravenously followed by O_2/N_2O ($^1/_2$) + possibly Halothane.

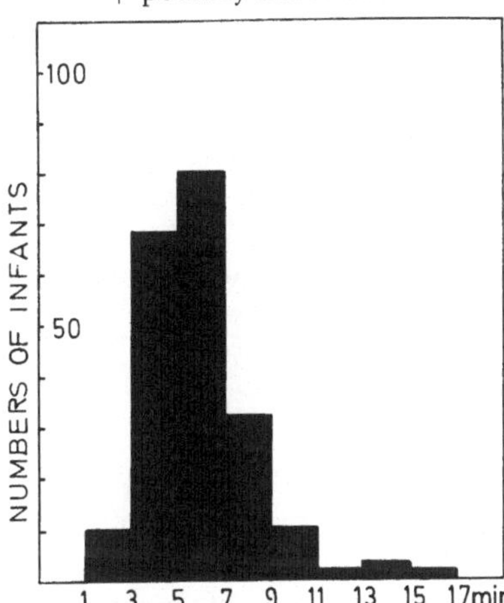

Fig. 3. For all patients it has been tried to keep the time from injection of Epontol to the baby's delivery – that means the induction-delivery intervals – as short as possible. This figure shows that in most of these cases the time lies between 3–7 min. During these minutes the patient receives only analgesia, but this is followed by a lighter level of anaesthesia after the cord is clamped.

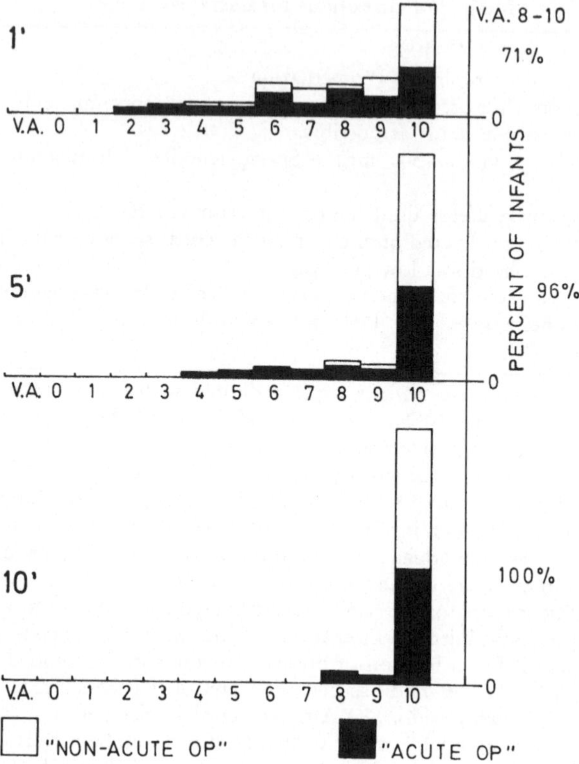

Fig. 4. Here is shown the condition of the newborns assessed by Apgar score from 1 min to 10 min after delivery. With black are marked those who have been stressed already in utero or by one or another form of asphyxia. Operation in all these cases has been preformed on acute indication, for instance delay in labour, toxicosis, bleeding etc.
In the immediate estimation 71 % of the babies are in acceptable limits with scores from 8–10. After 5 min almost all children have acceptable V.A.-points, and in the last group only 6 children are considered to be not quite alright. Of these 3 are completely restored after a few further minutes, but 3 do not reach full points and will later die.

It is of great importance to make the supine position of the patient and also induction-delivery time as short as possible in order to avoid a supine hypotensive syndrome.

In some papers different methods of anaesthesia have been compared and undoubtedly the time factors have been of great importance when the supine position of the mother may give decreased maternal perfusion of the intravillous space resulting from compression of the minor pelvis by the heavy uterus.

Of 213 new-borns, 60 have been routinely observed in a neonate unit after the operation and of these 40 have been delivered on acute indication. The main reason for treatment has been prematurity.

Summary

The advantages with Epontol in obstetric analgesia are several and among others as follows:

1. For the mother a quick and pleasant induction.

2. During the hyperventilation phase a good oxygenation can be obtained.

3. No depression of the newborn resulted from the method of anaesthesia.

4. With the dose given no uterine relaxation has been observed.

5. Awakening is smooth.

6. Different from the barbiturate induction no "hangover" is observed in the post-operative period.

In all these 1,600 patients we had no problems from the cardiovascular or respiratory systems or any side effects of the drug given. In most of the cases the mother has been easy to mobilise, all mothers are post partum awake and lively and most of them look upon their delivery day as a relatively normal day without too much drama, which has been just for these kinds of patients of great psychological value.

With few exceptions the newborns have not given any more troubles than routine treatment. The method gives little problem to the anaesthetist and good working conditions for the obstetrician.

For these above reasons in obstetric analgesia-anaesthesia we find Epontol to be a "drug of choice".

Zusammenfassung

Die Anwendung von Epontol für die geburtshilfliche Analgesie-Anaesthesie.

Epontol bietet mehrere Vorteile für die geburtshilfliche Analgesie, u. a. die folgenden:

1. Für die Mutter schnelle und angenehme Einleitung.

2. Die Phase der Hyperventilation erlaubt gute Sauerstoffversorgung.

3. Keine Depression des Neugeborenen durch die Narkose.

4. Mit der angewandten Dosierung ist keine Gebärmuttererschlaffung beobachtet worden.

5. Störungsfreies Erwachen.

6. Im Unterschied zur Barbiturateinleitung keine postoperative Nachwirkung.

Bei allen 1600 Patientinnen ergaben sich keine Probleme seitens des Herz-Kreislauf-Systems und der Atmung noch irgendwelche Nebenwirkungen des verabreichten Präparates. In den meisten Fällen war es leicht möglich, die Mutter zu mobilisieren. Alle Mütter waren post partum wach und munter, und die meisten von ihnen betrachteten die Geburt als einen relativ normalen Tag ohne viel Dramatisches, was gerade für diese Art von Patientinnen von großem psychologischem Wert war. Mit nur wenigen Ausnahmen erforderten die Neugeborenen nur Routinebetreuung. Die Methode ist für den Narkotiseur recht unproblematisch und bietet dem Geburtshelfer gute Arbeitsbedingungen. Aus obigen Gründen betrachten wir für geburtshilfliche Analgesie-Anaesthesie Epontol als „das Mittel der Wahl".

Propanidid-Narkosen für Schnittentbindungen

Von **H. H. Hennes**

Die besondere Problematik der Anaesthesie bei der Schnittentbindung liegt in der simultanen Wirkung der Narkose auf Mutter *und* Kind. Da uns bisher Analgetica, Narkotica und Relaxantien mit selektiver Wirkung auf die Mutter – ohne die Placentarschranke zu passieren – nicht bekannt sind, ist zur Sicherstellung der Lebensfrische des Kindes unter der Geburt die Verwendung von Narkosemitteln mit geringer Placentardiffusion bzw. raschem Abbau die praktische Konsequenz.

Die Zahl der Versuche, dieser Problematik gerecht zu werden, schlägt sich in vielen Publikationen nieder, wobei zwar heute der Intubationsnarkose mit kontrollierter Beatmung der Vorrang eingeräumt, die Frage der Wahl des geeigneten Narkosemittels *bis* zur Entwicklung des Kindes dagegen noch nicht einheitlich beantwortet wird.

Tabelle 1.

Jahr	Anzahl der durchgeführten Schnittentbindungen	Anzahl der dabei entwickelten Kinder	%-Satz d. Schnittentbindungen an der Gesamtgeburtenzahl
1965	50	50	4,7
1966	53	54	4,4
1967	86	88	6,2
1968	69	70	4,8
1969	92	96	6,4
1970	101	102	7,1
1971 (31. 3.)	37	38	10,3
insgesamt	488	498	6,33

Das Kurznarkoticum Propanidid[1] steht auch in der operativen Geburtshilfe im Mittelpunkt zahlreicher klinischer und experimenteller Untersuchungen [1, 7, 9, 13, 17, 18, 20, 21, 22, 26]. Wir selbst haben vom 1. Januar 1965 bis zum 31. März 1971 bei 488 Schnittentbindungen die Nar-

1 Propanidid = Epontol, Bayer Leverkusen

kose durchgeführt, davon 363 mit Propanidid. Dabei überprüften wir im Rahmen unserer Untersuchungen anhand des Geburtszustandes des Neugeborenen die Brauchbarkeit des Narkoticums und des Narkoseverfahrens. Jährliche Verteilung und prozentualer Anteil an der Gesamtgeburtenzahl sowie das Alter der Patientinnen sind aus den Tabellen 1 und 2 ersichtlich.

Tabelle 2

	Alter der Patientinnen				insgesamt
	bis 20 Jahre	21–30	31–40	über 40 Jahre	
1965–1971					
(31. 3.)	79	263	133	13	488
%	16,1	53,9	27,3	2,7	100

1. Methodik

Nach einer Prämedikation mit Atropin (0,5 mg) und Promethazin[2] (50 mg), im allgemeinen intramuskulär verabreicht, wird eine weitlumige Braunüle für die intravenöse Infusion zum Ausgleich eines primär nicht kalkulierbaren Flüssigkeitsverlustes angelegt. In langsamer Folge – nicht unter 30 sec – werden 400–500 mg Propanidid injiziert und die nachfolgende Hyperventilation zum Anfluten eines O_2/N_2O-Fluothane[3]-Gemisches genutzt, jedoch ohne Überschreitung des Fluothane-Anteils von maximal 0,7 Vol.-% zur Vermeidung einer zu raschen Kumulation des Inhalationsnarkoticums. Die endotracheale Intubation erfolgt unter Succinylcholin[4] (1 mg/kg KG), die kontrollierte Beatmung wird mit dem Narkosespiromat oder dem Pulmomat durchgeführt. Die Aufrechterhaltung der Relaxierung mit einem Succinyl-Dauertropf (500 mg/500 ml Infusionslösung) bereitet keine Schwierigkeiten.

Mit Beginn der Eröffnung des Peritoneums wird bis zur Abnabelung des Kindes mit reinem Sauerstoff beatmet und anschließend die Narkose bei der Mutter mit einem O_2/N_2O-Fluothane-Gemisch aufrechterhalten, nötigenfalls durch intravenöse Injektion von 1 ml Thalamonal[5] rasch vertieft.

Auf die Einleitung der Narkose mit Barbituraten haben wir – abgesehen von einigen wenigen, speziell gelagerten Fällen – verzichtet. Dagegen haben wir vor der Anwendung des Propanidid bei der Schnittentbindung in den beiden ersten Jahren die Einleitung der Anaesthesie mit einem O_2/N_2O-

2 Promethazin = Atosil, Bayer Leverkusen
3 Fluothane, Rhein-Pharma, Heidelberg
4 Succinyl-Asta, Asta-Werke, Brackwede
5 Thalamonal, Fa. Janssen, Düsseldorf

Gemisch im Verhältnis 1:2 vorgenommen, Fluothane in steigender Konzentration zugesetzt und erst nach Erreichen einer ausreichenden Amnesie und Analgesie unter Succinylcholin intubiert. Dieses Vorgehen differiert also nur in der Art der Narkoseeinleitung, wobei jedoch der Zeitfaktor eine entscheidende Rolle spielt. Die von uns im Berichtszeitraum praktizierten Narkoseverfahren sind in Tabelle 3 wiedergegeben.

Tabelle 3.

Jahr	Narkoseeinleitung mit			
	Barbiturat (Trapanal)	$O_2/N_2O/$ Halothan	Propanidid (Epontol)	
1965	6	44		50
1966	7	46		53
1967	2	15	69	86
1968			69	69
1969		5	87	92
1970			101	101
1971 (31. 3.)			37	37
insgesamt	15	110	363	488

2. Ergebnisse

Die Zustandsdiagnostik des Neugeborenen nach dem Punktschema von APGAR in der Modifikation von FLAGG erlaubt gewisse Rückschlüsse auf die Brauchbarkeit eines Narkoseverfahrens. Danach ergibt sich bei unseren insgesamt 488 Schnittentbindungen folgendes Bild (Tab. 4):

Tabelle 4. Beurteilung der Neugeborenen nach Apgar und Eingruppierung nach FLAGG

	Lebensfrische	Depressionszustand I. Grades	Depressionszustand II. Grades	Depressionszustand III. Grades
	Apgar 8–10	Apgar 6–7	Apgar 4–5	Apgar unter 4
1. 1. 1965–31. 3. 1971	318	65	61	46
in %	64,9	13,3	12,4	9,4

Innerhalb der ersten Minute nach Abnabelung waren 318 Kinder (= 64,9%) lebensfrisch; 65 (= 13,3%) wiesen einen leichten Depressionszustand (DZ), 61 (= 12,4%) einen solchen II. Grades auf, und bei 46 (9,4%) der Neugeborenen wurde ein Apgar-Wert unter 4 registriert. 8 Kinder wurden tot geboren (= 1,6% der Gesamtgeburtenzahl).

Bei Neugeborenen mit einem DZ I. Grades erübrigten sich spezielle Wiederbelebungsmaßnahmen; die Erholungsphase dauerte nach Absaugen des Mund- und Rachenraumes und O_2-Applikation über die Maske in keinem Falle länger als 5 min.

Die Sofortbehandlung der beeinträchtigten Neugeborenen der Gruppe II und III durch Absaugen der oberen Luftwege, endotracheale Intubation, Beatmung und prophylaktische Pufferzufuhr schon vor dem Ergebnis der Blutgasanalyse führte bis auf 3 Fälle erfolgreich zur Wiederbelebung. Ins-

Tabelle 5. Indikation zur Sectio bei den bereits intrauterin abgestorbenen Kindern

Vorzeitige Lösung der Placenta	3
Placenta praevia totalis	2
Lageanomalien (1 × Gemini)	2
Eklampsie	1
Insgesamt	8

Tabelle 6. Todesursache der post partum verstorbenen Kinder

Sectioindikation	Todesursache	Zeitpunkt
Placenta praevia totalis	Lebensschwäche (29. Woche; 1500 g)	3 Std
Placenta praevia totalis	Lebensschwäche (31. Woche; 1630 g)	1. Tag
Placenta praevia totalis	Subarachnoidalblutung	1. Tag
Placenta praevia totalis	Lebensschwäche (1150 g)	12 Std
Placenta praevia	Lebensschwäche (2. Geminus; 1460 g)	1. Tag
vorzeitige Lösung der Placenta	Coagulopathie	8. Tag
vorzeitige Lösung der Placenta	multiple Mißbildungen	10. Tag
Uterusruptur (Verkehrsunfall)	Lebensschwäche (1600 g)	30 min
gedeckte Uterusruptur	Asphyxie	30 min
Uterusperforation, Hydramnion	Lebensschwäche (1400 g)	5. Tag
Querlage	multiple Mißbildungen	3. Tag
Querlage (Resectio)	Lebensschwäche (1400 g)	6. Tag
drohende Asphyxie	connatale Pneumonie	4. Tag
drohende Asphyxie	massive Fruchtwasseraspiration	30 min
drohende Asphyxie	Anencephalus	1. Tag
drohende Asphyxie, Übertragung	Aspirationspneumonie	1. Tag
EPH-Syndrom	Hirnblutung	2. Tag
EPH-Syndrom	multiple Herz- u. Gefäßmißbildungen	8. Tag
Rh-Inkompatibilität	Hydrops foetus universalis	1. Tag

gesamt verstarben 19 Kinder der Gruppe II und III innerhalb der ersten 10 Lebenstage; die Indikation zur Sectio bei den bereits intrauterin abgestorbenen Kindern bzw. die Todesursache der post partum verstorbenen Neugeborenen gehen aus der Tabelle 5 und 6 hervor, wobei in jedem Falle anaesthesiologische Gründe auszuschließen sind.

Mütterlicherseits hatten wir 2 Todesfälle zu beklagen: einen 6 Tage post operationem wegen Nierenversagens nach Ileus – der auch gleichzeitig die Indikation zur Sectio war; die zweite Patientin erlag am 3. postoperativen Tag einer fulminanten Lungenembolie.

Tabelle 7. Mütterliche Komplikationen bei 488 Schnittentbindungen

Art der Komplikation	Narkoseeinleitung mit	Therapie	weiterer Verlauf
Postoperative Ateminsuffizienz bei verminderter Cholinesteraseaktivität	O_2/N_2O-Fluothane	Respiratorbehandlung	komplikationslos
postoperative Ateminsuffizienz bei präoperativer maximaler Sedierung (eklampt. Anfälle)	O_2/N_2O	Respiratorbehandlung	komplikationslos
Verbrauchscoagulopathie	O_2/N_2O-Fluothane	abdominale Uterusexstirpation	komplikationslos
Uterusatonie (8 Std post Sectio)	Epontol	abdominale Uterusexstirpation	komplikationslos
Massive Aspiration bei Narkoseeinleitung	Epontol	Intensivbehandlung	komplikationslos
paravenöse Injektion von 10 ml Epontol 5 %ig	Epontol	Lokalbehandlung	komplikationslos

Neben den mütterlichen Komplikationen (Tab. 7), die nicht den bei der Anaesthesie verwendeten Pharmaka angelastet werden können, fanden wir bei der Einleitung der Narkose mit Propanidid fast immer eine mehr oder weniger ausgeprägte Hyperventilation. Der vielfach beschriebene und von uns anläßlich anderweitiger Untersuchungen ebenfalls bestätigte Abfall des systolischen und diastolischen Blutdruckes, verbunden mit einem Anstieg der Herzfrequenz (Abb. 1), war bei der von uns praktizierten langsamen Injektionsgeschwindigkeit nur in 5 Fällen so ausgeprägt, daß der Ausgangswert erst wieder nach intravenöser Injektion von Akrinor[6] er-

---

6 Akrinor, Chemiewerk Homburg, Frankfurt/Main

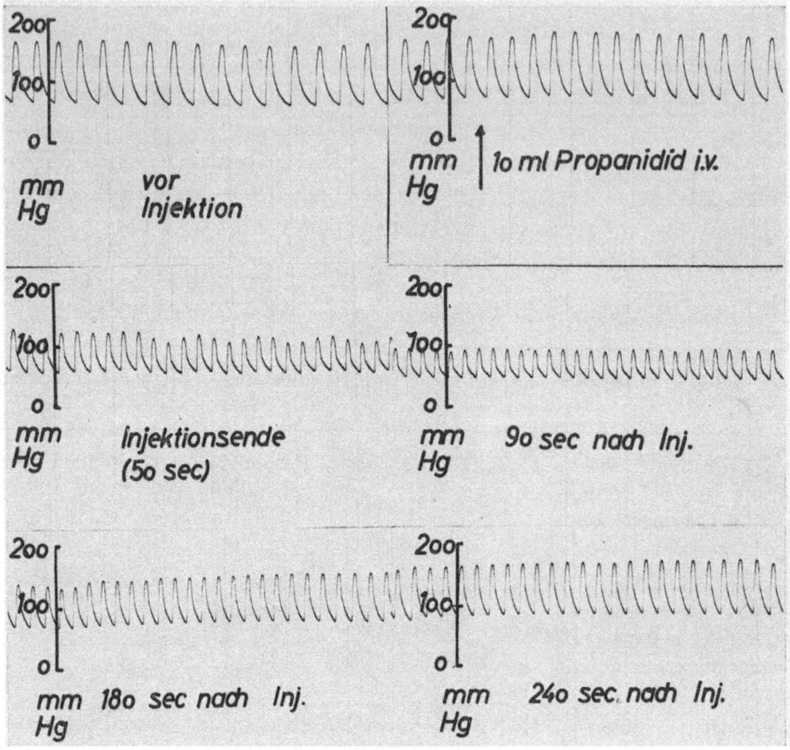

Abb. 1. Blutdruckabfall (von 165/60 auf 90/45 mmHg) und Frequenzanstieg (von 60 auf 100/min) nach 500 mg Propanidid i.v. (Injektionsgeschwindigkeit 50 sec)

reicht wurde. Überempfindlichkeitsreaktionen haben wir – auch bei wiederholter Verabreichung von Propanidid – bei unseren Sectio-Patientinnen nicht beobachtet. Eine Beurteilung der lokalen Verträglichkeit war insofern kaum möglich, als die zur Injektion verwendete Braunüle bei längerer Verweildauer selbst zu Venenwandreizungen führte. Während bei 9 Frauen eine verminderte Dosis von unter 350 mg genügte, mußten bei einer besonders adipösen Kreißenden 1000 mg zur Erzielung einer ausreichenden Schlaftiefe verabfolgt werden.

3. Diskussion der Methode

Die Vorteile des Propanidid liegen in seinem raschen Wirkungseintritt, dem schnellen Abbau durch Körperesterasen zu narkotisch unwirksamen Metaboliten, dem angenehmen Erwachen ohne postnarkotischen Nachschlaf sowie der guten örtlichen und allgemeinen Verträglichkeit. Propanidid kreuzt zwar die Placentarschranke [4, 23], jedoch ist auch das Neugeborene zu einem enzymatischen Abbau befähigt [23]; zusätzlich sorgt die enzymatische Aktivität in der Placenta für eine Reduktion der Droge im fetalen Kreislauf [4]. Erfolgt die intravenöse Narkoseeinleitung bei der Schnittentbindung mit Propanidid, dürfte eine wesentliche depressorische Wirkung des Narkoticums auf das Neugeborene zum Zeitpunkt der Abnabelung nicht mehr zu erwarten sein. Lassen sich nun die geschilderten Vorzüge anhand der Zustandsdiagnostik des Neugeborenen objektivieren?

Bei Vergleich der beiden von uns praktizierten Einleitungsformen der Anaesthesie ergibt eine Detailstatistik hinsichtlich der Apgar-Werte folgendes Bild:

Bei dem Kollektiv der Schnittentbindungen, deren Narkose per inhalationem mit einem O_2/N_2O-Fluothane-Gemisch eingeleitet wurde, kommt es infolge langsamer Anflutung der Narkosemittel und der damit verbundenen langen Zeitdauer vom Narkosebeginn bis zur Entwicklung – die durchschnittlich 18 min, maximal 32 (!) min betrug – zu einer deutlichen Depressionswirkung auf das Kind, die mit einer Zunahme der Fälle mit einem DZ I. Grades und II. Grades und einer Abnahme der lebensfrisch geborenen Kinder einhergeht. Die Abhängigkeit der Wirkung einer Inhalationsnarkose insbesondere auch von der Dauer der Applikation hat MOYA für das Cyclopropan bereits früher bestätigt.

Bei dem Kollektiv, bei dem die Anaesthesie mit Propanidid eingeleitet wurde, lag die Zeit vom Beginn der Narkose bis zur Entwicklung des Kindes im Schnitt unter 8 min (4–15 min); die fehlende Depression spiegelt sich in dem hohen Anteil der lebensfrisch entwickelten Kinder wider, der von 51,9% auf 71,0% anstieg. Der Prozentsatz der Kinder mit einem DZ I.

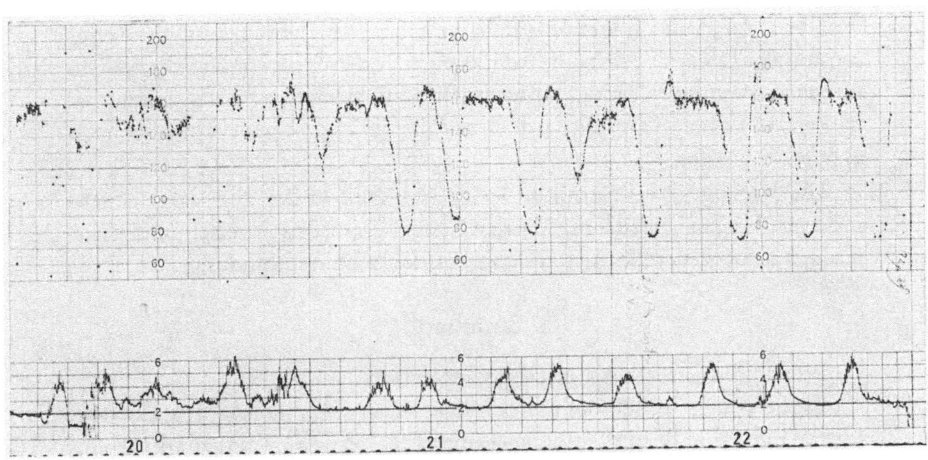

Abb. 2. Verzögerte Decelerationen im CTG als Ausdruck einer praeoperativen intrauterinen Asphyxie des Kindes

und II. Grades liegt mit 12,3% bzw. 10,9% deutlich unter dem des 1. Kollektivs mit 24,9% bzw. 18,2%.

Der Anteil der Neugeborenen mit einem DZ III. Grades bleibt – unabhängig von der Art der durchgeführten Anaesthesie – annähernd gleich. Es handelt sich hierbei um jene Fälle mit „dringender Notindikation" und bereits präoperativ manifester intrauteriner Schädigung, die auch den größten Anteil kindlicher Todesfälle aufweisen.

Abbildung 2 zeigt ein solches Beispiel: aufgrund der verzögerten Dezelerationen im Kardiotokogramm, die auf eine drohende kindliche Asphyxie schließen lassen, wurde eine Schnittentbindung durchgeführt. Das bereits intrauterin asphyktische Kind ($pH\,6,92$, $Bas.\,Exc.-22\,mval$, $Apgar:2$) konnte erfolgreich reanimiert werden.

Zusammenfassung

Bei den von uns durchgeführten 488 Schnittentbindungen wurde in 363 Fällen Propanidid zur Einleitung der Intubationsnarkose verabreicht. Gegenüber der anfänglich praktizierten Induktion der Anaesthesie über die Maske bringt dieses Verfahren folgende Vorteile:

1. Zügige intravenöse Narkoseeinleitung unter psychischer Schonung der Kreißenden;

2. Verkürzung der Zeitspanne von Narkosebeginn bis zur Entwicklung des Kindes.

3. Trotz Placentarpassage ist durch raschen enzymatischen Abbau mit einer depressorischen Wirkung auf das Kind zum Zeitpunkt der Abnabelung nicht mehr zu rechnen.

4. Vermindertes Narkoserisiko auch bei Frühgeburten, Gestosen und anderen Gefährdungszuständen von Mutter und Kind.

Durch langsame Injektion (nicht unter 30 sec) und eventuelle Reduzierung der Dosis läßt sich eine Minderung der dem Propanidid anhaftenden Nebenerscheinungen (initialer Blutdruckabfall, Herzfrequenzsteigerung) bewirken; in keinem Fall sollte jedoch auf die üblichen Vorsichtsmaßnahmen verzichtet werden.

Die Vorzüge des Propanidid lassen sich anhand der günstigen Ergebnisse bei der Zustandsdiagnostik der Neugeborenen nachweisen und rechtfertigen seine generelle Anwendung bei der Schnittentbindung.

Summary

Propanidid anaesthesia in caesarian section.

In the course of 488 deliveries by caesarian section, Epontol was used for the induction of intubation anaesthesia in 363 cases. Compared with induction employing the mask this technique possesses the following advantages:

1. Smooth intravenous induction of anaesthesia with psychological protection of the woman in labour.

2. Reduction of the period from the onset of anaesthesia to the delivery of the foetus.

3. In spite of passage of the agent across the placenta, thanks to rapid enzymatic breakdown, there is no worry about any depressive effect on the foetus up to the moment of ligation of the cord.

4. Reduced anaesthetic risk even in premature births, toxaemias of pregnancy and other conditions which pose a threat to mother and child.

With slow injection technique (not less than 30 sec) and reduction of the dose it is possible to reduce the side effects inherent in propanidid (liberation of histamine, initial fall in blood pressure, rise in heart rate). Under no circumstances should the usual precautions be dispensed with.

The advantages of propanidid can be pinpointed in the gratifying status of the newborn and justify its general use in delivery by caesarian section.

Literatur

1. BECK, L.: In: HORATZ, R., FREY, R., ZINDLER, M. (Hrsg.): Die intravenöse Kurznarkose mit dem neuen Phenoxyessigsäurederivat Propanidid (Epontol), S. 223. Berlin-Heidelberg-New York: Springer 1965.
2. — Geburtshilfliche Anaesthesie und Analgesie. Stuttgart: Thieme 1968.
3. BEYERMANN-URBIG, G.: Anaesthesist 17, 11 (1968).
4. DOENICKE, A., KRUMEY, I., KÜGLER, J., KLEMPA, J.: Brit. J. Anaesth. 40, 415 (1968).
5. — LORENZ, W.: Anaesthesist 19, 413 (1970).
6. DUDENHAUSEN, J. W., SALING, E.: Mat. med. Nordmark 22, 313 (1970).
7. ERRA, V., FASANO, M.: Minerva anaesth. 32, 609 (1966).
8. HARRFELDT, H. P.: In: HORATZ, R., FREY, R., ZINDLER, M. (Hrsg.): Die intravenöse Kurznarkose mit dem neuen Phenoxyessigsäurederivat Propanidid (Epontol), S. 182. Berlin-Heidelberg-New York: Springer 1965.
9. HENNES, H. H.: 140. Tagung der Mittelrheinischen Gesellschaft für Geburtshilfe und Gynäkologie, 13. u. 14. Juni 1970, Hanau/Main.
10. HENSCHEL, W. F., BUHR, G.: In: HORATZ, R., FREY, R., ZINDLER, M. (Hrsg.): Die intravenöse Kurznarkose mit dem neuen Phenoxyessigsäurederivat Propanidid (Epontol), S. 227. Berlin-Heidelberg-New York: Springer 1965.
11. HORATZ, R., FREY, R., ZINDLER, M.: Die intravenöse Kurznarkose mit dem neuen Phenoxyessigsäurederivat Propanidid (Epontol). Berlin-Heidelberg-New York: Springer 1965.
12. HORN, E.: Zbl. Gynäk. 91, 1387 (1969).
13. KAPFHAMMER, V., ATABAS, A.: Griech. Anaesthes. Kongreß, 9.–13. IX. 1965, Athen.
14. KRISSELGAARD, V., MOYA, F.: Zit. bei HORN, E.
15. LANGREHR, D., STOLP, W., KLUGE, J., HAAS, A.: Z. prakt. Anästh. 5, 145 (1970).
16. MÜNCHEN, J.: Bremer Ärzteblatt 11, 10 (1967).

17. Podlesch, I., Zindler, M.: In: Horatz, R., Frey, R., Zindler, M. (Hrsg.): Die intravenöse Kurznarkose mit dem neuen Phenoxyessigsäurederivat Propanidid (Epontol), S. 160. Berlin-Heidelberg, New York: Springer 1965.
18. Rolfini, G.: Clin. Obstet. Gynec. **238**, 1 (1964).
19. Saling, E.: Das Kind im Bereich der Geburtshilfe. Stuttgart: Thieme 1966.
20. Söder, G.: Sympos. Epontol. Moskau, 5. VI. 1969.
21. — Acta Anaesth. scand. Suppl. XXXVII, 225 (1970).
22. Spiess, W.: Acta Anaesth. scandinav. Suppl. XXIV, 227 (1966).
23. Stockhausen, H., Pütter, J.: 2. Kongreß der Dtsch. Gesellsch. für perinatale Medizin, Berlin 1969. Stuttgart: Thieme 1970.
24. Uter, F.: 126. Tagung der Mittelrheinischen Gesellschaft für Geburtshilfe und Gynäkologie, 22.–23. IV. 1961, Homburg/Saar.
25. Varga, J., Kiszel, J., Kónya, Z., Hegyi, J.: Zbl. Gynäk. **91**, 1394 (1969).
26. Vogel, W., Schneider, M.: Z. prakt. Anästh. **3**, 150 (1968).

Anwendung von Propanidid bei Schnittentbindungen

Von **H. Maus** und **J. Shában**

1. Einleitung

In früheren Untersuchungen über das Befinden Neugeborener nach Schnittentbindungen hatten wir festgestellt [5, 7], daß

1. der primäre Apgar-Wert (nach 1 min) in direkter Beziehung steht zur Häufigkeit postnataler Komplikationen,

2. der sekundäre Apgar-Wert (nach 6 min) in direkter Beziehung steht zur Häufigkeit postnataler Todesfälle:

Neugeborene mit Apgar 1 nach 1min haben nur zu 25% komplikationsfreie postnatale Verläufe, Neugeborene mit Apgar 10 nach 1 min dagegen zu 95%. Neugeborene, die nach 6 min Apgar 7 nicht erreicht haben, sterben mit großer Wahrscheinlichkeit, unter Apgar 4 sterben sie alle.

Die geburtshilflichen Ursachen schlechter Apgar-Werte dürfen wir anhand einer Aufstellung von Kubli [4] in Erinnerung bringen. In der Praxis spielen vor allem Placenta-Insuffizienz, Nabelschnurkomplikationen und Rh-Unverträglichkeit zahlenmäßig eine führende Rolle. Unzweckmäßigkeiten in der Narkoseführung können eine zusätzliche Belastung für das Neugeborene darstellen. Unzweckmäßigkeiten sind

1. Hyperventilation [8],
2. Blutdruckabfall [1, 10, 11],
3. 2zeitige Injektion von Einschlafmitteln [2, 3],
4. rasche Injektion des Einschlafmittels [2, 9],
5. protrahierte Narkoseeinleitung bei perakuten Situationen [6],
6. tiefes Narkosestadium [10].

2. Fragestellung

Die jetzige Fragestellung ist in 2 Teile gegliedert:

1. Zeigen die Apgarwerte Neugeborener nach Schnittentbindungen Differenzen zwischen der Narkoseeinleitung mit Propanidid einerseits und Thiopental andererseits

a) bei planmäßigen Sectiones,

b) im Gesamtgut?

2. Wie ist die Verträglichkeit beider Narkosemittel für den mütterlichen Organismus, speziell während der Narkoseeinleitung?

3. Material

Im Berichtszeitraum zwischen dem 1. 7. 1967 und dem 30. 6. 1970 wurden 452 Schnittentbindungen mit 465 Neugeborenen durchgeführt. Alle Schnittentbindungen wurden in Narkose vorgenommen. Auswertbar im Sinne der Fragestellung waren 203 Schnittentbindungen mit 210 Kindern bei Propanidid-Einleitung (Tab. 1) und 207 Schnittentbindungen mit ebenfalls 210 Kindern bei Thiopental-Einleitung (Tab. 2). Die Neugeborenen wurden zu 60% zwischen 5 und 9 min nach Narkosebeginn entwickelt, zu 10% *vor* Ablauf von 5 min. Die Sectio-Frequenz betrug 7,7%.

Tabelle 1. Apgarwerte bei 210 Neugeborenen (203 Sectiones). Narkose-Einleitung mit Propanidid bis zur Abnabelung. UFK HD 1. 7. 67–30. 6. 70 (Maus u. Shában 1971)

Indikation	Anzahl der lebend geborenen Kinder	Apgar nach 1 min			Apgar nach 6 min			post natal †
		1–3	4–6	7–10	1–3	4–6	7–10	
Becken-, Lage- u. Haltungsanomalie	87	24	12	51	2	0	85	2
Placenta praevia	19	15	2	2	3	2	14	4
Vorz. Lösung der Placenta	5	4	1	0	0	1	4	1
Präeklampsie	21	8	4	9	1	0	20	1
Drohende intra-uterine Asphyxie	23	7	4	12	1	0	22	1
Übertragung	16	3	0	13	0	0	16	
Re-Sectio	11	3	3	5	0	0	11	
Rh-Inkompatibilität	6	5	1	0	1	3	2	4
Prim. Wehenschwäche	6	0	1	5	0	0	6	
Nabelschnurvorfall	5	2	1	2	0	0	5	
Droh. Uterusruptur	5	1	1	3	0	0	5	
Fieber unter d. Geburt	3	0	1	2	0	0	3	
Diabetes mellitus	2	1	0	1	0	1	1	1
Eklampsie	1	1	0	0	0	0	1	
	210	74	31	105	8	7	195	14

4. Narkoseverfahren

Zur Prämedikation wurde ausschließlich Atropin gegeben. Nicht selten waren zu einem früheren Zeitpunkt Analgetica, Spasmolytica, Sedativa oder auch wehenanregende Mittel aus geburtshilflicher Indikation verabfolgt worden. Narkoseeinleitung mit Propanidid (ganz überwiegend 500 mg)

Tabelle 2. Apgarwerte bei 210 Neugeborenen (207 Sectiones). Narkose-Einleitung mit Thiopental bis zur Abnabelung. UFK HD 1. 7. 1967–30. 6. 1970 (Maus u. Shában 1971)

Indikation	Anzahl der lebend geborenen Kinder	Apgar nach 1 min			Apgar nach 6 min			post-natal †
		1–3	4–6	7–10	1–3	4–6	7–10	
Becken-, Lage- u. Haltungsanomalie	92	21	14	57	0	2	90	
Placenta praevia	21	3	4	14	0	1	20	
Vorz. Lösung der Placenta	5	1	1	3	0	0	5	
Präeklampsie	18	5	4	9	0	2	16	
Drohende intrauterine Asphyxie	15	7	3	5	1	2	12	1
Übertragung	10	4	0	6	0	0	10	
Re-Sectio	18	3	2	13	0	0	18	
Rh-Inkompatibilität	4	4	0	0	1	0	3	1
Prim. Wehenschwäche	2	0	1	1	0	0	2	
Nabelschnurvorfall	3	2	0	1	0	0	3	
Droh. Uterusruptur	6	0	1	5	0	0	6	
Fieber unter d. Geburt	3	1	0	2	0	0	3	
Diabetes mellitus	12	2	3	7	0	1	11	
Eklampsie	1	1	0	0	0	1	0	
	210	54	33	123	2	9	199	2

bzw. Thiopental (ganz überwiegend 250–300 mg) jeweils in langsamer Injektion, gefolgt von 80–100 mg Succinylcholin, in ebenfalls langsamer Injektion. Nach der Intubation in der Regel ca. 9 l Brutto-Ventilation bei einer Beatmungsfrequenz von 20/min, bei perakuten Situationen mit reinem Sauerstoff, im übrigen mit Sauerstoff/Lachgas 2:2. Bis zur Abnabelung ggf. langsame Nachinjektion von Succinylcholin in Einzeldosen bis zu 40 mg. Nachinjektion des Einschlafmittels nur in einigen Fällen.

Allergie-Prophylaxe erfolgte nur bei entsprechenden anamnestischen Angaben[1].

---

1 Im *gynäkologischen* Krankengut wurden 2 schwerste allergische Reaktionen beobachtet, jeweils nach Einleitung mit Epontol + Succinylcholin. Testung positiv (Sublimat, Trapanal, Epontol, Luminal im 1. Fall, Epontol, Succinylcholin, Alloferin im 2. Fall). In beiden Fällen wurden die Narkosen später mit Evipan, Alloferin, Halothan bzw. Evipan, Imbretil, Halothan durchgeführt (abdominale Uterusexstirpation wegen Corpus-Ca., Wertheim wegen Collum-Ca.). Glatte Verläufe.

Tabelle 3. Planmäßige Sectiones ohne fetoplacentare Belastung (87 Neugeborene = 21 % des Gesamtmaterials). UFK HD 1. 7. 1967 bis 30. 6. 1970 (Maus u. Shában 1971)

	Propanidid						Thiopental					
	Apgar nach 1 min			Apgar nach 6 min			Apgar nach 1 min			Apgar nach 6 min		
	1–3	4–6	7–10	1–3	4–6	7–10	1–3	4–6	7–10	1–3	4–6	7–10
1. Sectiones	0	2	13	0	0	15	0	1	19	0	0	20
2. u. 3. Sectiones	1	3	15	0	0	19	2	4	27	0	0	33
	1 = 3 %	5 = 15 %	28 = 82 %	0	0	34 = 100 %	2 = 4 %	5 = 9%	46 = 87 %	0	0	53 = 100 %

5. Ergebnisse

1. Im ausgewählten Material (Tab. 3) (d. h. planmäßige Sectiones ohne fetoplacentare Belastung = 21% des Gesamtmaterials) haben alle Neugeborenen gute Apgar-Werte nach 6 min, nachdem zuvor ca. 15% der Apgar-Werte unter 7 lagen. Hochgradige Depressionen sind die Ausnahme. Propanidid und Thiopental zeigen gleich günstige Resultate.

Tabelle 4. Apgarwerte bei 420 Neugeborenen nach Sectiones. Narkose-Einleitung mit Thiopental bzw. Propanidid. UFK HD 1. 7. 1967–30. 6. 1970 (MAUS u. SHÁBAN 1971)

Narkose	Anzahl der lebend geborenen Kinder	Apgar nach 1 min			Apgar nach 6 min			postnatal †
		1–3	4–6	7–10	1–3	4–6	7–10	
Thiopental	210	54	33	123	2	9	199	2
Propanidid	210	74	31	105	8	7	195	14

2. Im Gesamtmaterial[2] (Tab. 4), welches die postnatalen Todesfälle enthält, findet man insofern andere Verhältnisse, als schlechteste Apgar-Werte [1–3] zu 25–35% nach 1 min und noch zu 1–4% nach 6 min vertreten sind. Die schlechteren Werte entfallen auf die Propanididreihe. Hier sind die meisten postnatalen Todesfälle. Die Todes*ursachen* (Tab. 5) sind Unreife oder Folgen schwangerschaftsbedingter intrauteriner Asphyxien. Bei den überlebenden Neugeborenen dagegen (Tab. 6) zeigen beide Untersuchungsreihen übereinstimmende Resultate nach 1 min und 6 min. Apgar-Werte 1–3 nach 6 min fehlen erwartungsgemäß.

3. Die Verträglichkeit der Narkosemittel bei der Mutter war in allen Fällen gut. Narkosemittelbedingte Blutdruckabfälle bei der Einleitung wurden nicht beobachtet. Die mütterliche Mortalität betrug 0,0%.

6. Folgerungen

1. Der Vergleich zwischen Gesamtmaterial und planmäßigen Schnittentbindungen zeigt, daß schlechtere geburtshilfliche Ausgangsbedingungen mit schlechteren Apgar-Werten korreliert sind. Die Vitalität des Neugeborenen bei Schnittentbindungen ist offenbar überwiegend Ausdruck der geburtshilflichen Situation.

2. Mehr als 90% der Neugeborenen wurden nach Erreichen der fetalen arteriellen Spitzenkonzentration abgenabelt. Unter diesen zeitlichen Gege-

---

2 Mittlerer Apgarwert 6,0 (Epontol) bzw. 6,35 (Trapanal)

Tabelle 5. Postnatale Todesfälle nach Sectio caes. UFK HD 1. 7. 1967–30. 6. 1970 (Maus u. Shában 1971

Indikation zur Sectio	Narkose	Apgar[+)]	Gewicht	Todesursache
Verschleppte Querlage	Propanidid	2/2/2	1650	Unreife
Verschleppte Querlage	Propanidid	3/4/7	2050	Unreife, Mißbildungen
Droh. intrauterine Asphyxie	Propanidid	2/2/2	3600	Aspirations-Pneumonie
Präeklampsie	Propanidid	1/1/3	1700	Unreife
Placenta praevia	Propanidid	2/3/3	1050	Unreife
Placenta praevia	Propanidid	2/3/2	2700	Hypoxämischer Herzschaden, Atelektasen
Placenta praevia	Propanidid	1/1/1	1500	Unreife
Placenta praevia	Propanidid	1/2/2	1900	Unreife
Rh-Inkompatibilität	Propanidid	1/6/6	2320	Hydrops universalis
Rh-Inkompatibilität	Propanidid	1/2/1	3250	Hydrops universalis
Rh-Inkompatibilität	Propanidid	2/5/5	1775	Unreife u. Hydrops universalis
Rh-Inkompatibilität	Propanidid	4/8/8	2120	Hydrops universalis
Vorz. Lösung der Placenta	Propanidid	3/3/5	1850	Unreife
Diabetes mellitus	Propanidid	1/3/4	1790	Unreife
Droh. interuterine Asphyxie	Thiopental	1/1/2	3150	Dystelektasen
Rh-Inkompatibilität	Thiopental	2/4/2	1000	Unreife

[+)] Apgarwerte nach 1, 3, 6 min

Tabelle 6. Apgarwerte bei überlebenden Neugeborenen nach Schnittentbindungen. Narkose-Einleitung mit Propanidid (196 Neugeborene) bzw. Thiopental (208 Neugeborene). UFK HD 1. 7. 1967–30. 6. 1970 (Maus u. Shában 1971)

Narkose	Apgar nach 1 min			Apgar nach 6 min		
	1–3	4–6	7–10	1–3	4–6	7–10
Thiopental	52 25%	33 16%	123 59%	0	9 4%	199 96%
Propanidid	61 32%	30 15%	105 53%	0	3 1,5%	193 98,5%

benheiten sind nach den übereinstimmenden Ergebnissen des ultrakurz- und des kurzwirkenden Narkosemittels bei günstigsten geburtshilflichen Ausgangssituationen wie im Gesamtgut keine Vorteile des ultrakurz- wirkenden Mittels für das Neugeborene erkennbar.

Zusammenfassung

Die Apgarwerte von 420 Neugeborenen nach Schnittentbindungen wurden zur Narkoseeinleitung mit Propanidid bzw. Thiopental (jeweils bis zur Abnabelung) in Beziehung gesetzt. Im Gesamtmaterial sind die schlechteren Ergebnisse der Propanididreihe durch den höheren Anteil postnataler Todesfälle erklärt. Todesursachen sind Unreife und Folgen intrauteriner Asphyxie. Die überlebenden Neugeborenen zeigen bei beiden Narkosemitteln übereinstimmende Ergebnisse. Der Anteil schlechtester Apgarwerte ist im Gesamtgut um ein Vielfaches höher als bei den planmäßigen Sectiones, die alle Neugeborenen nach 6 min mit guten Apgarwerten ausweisen.

Der Vitalitätsgrad der Neugeborenen ist überwiegend von der geburtshilflichen Situation abhängig, vorausgesetzt, daß Unzweckmäßigkeiten in der Narkoseführung vermieden werden.

Vorteile des ultrakurzwirkenden Narkosemittels waren nirgends erkennbar.

Propanidid- oder Thiopental-bedingte Komplikationen bei der Mutter wurden nicht beobachtet. Die mütterliche Mortalität betrug 0,0%.

Summary

The use of Epontol in deliveries by caesarian section.

The Apgar scores of 420 newborn infants delivered by caesarian section for which the anaesthesia had either been induced by Epontol or Thiopentone (always up to ligation of the cord) were compared. In the total clinical material the relatively poorer results obtained with Epontol are explained by the higher proportion of post-natal deaths. The causes of death were immaturity and the consequences of intra-uterine asphyxia. The surviving newborn infants showed similar results for both anaesthetic agents. The quota of the worst Apgar scores is within the overall clinical material several times higher than in the elective caesarian sections where all the newborn infants showed good Apgar scores after 6 min.

The level of vitality of the newborn is predominantly determined by the obstetrical situation, provided that inappropriate measures in the conduct of anaesthesia have been avoided.

The advantages of the ultra-short-acting anaesthetic were nowhere recognizable, obviously for reasons of time. 90% of the newborn infants only underwent ligation of the cord 5 min or later after the commencement of the anaesthesia.

No maternal complications caused either by Epontol or Thiopentone were observed.

Literatur

1. Boba, A., et al.: Fetal responses to maternal oxygen inhalation during hemorrhagic stress. Amer. J. Obstet. Gynec. **97**, 919–924 (1967).

2. FLOWERS, C. E.: Obstetric Analgesia and Anaesthesia, p. 17. New York: Harper a. Row 1967.
3. KOSAKA, Y., et al.: Intravenous Thiobarbiturate Anesthesia for Caesarian Section. Anesthesiology **31**, 489–506 (1969).
4. KUBLI, F.: Fetale Gefahrenzustände und ihre Diagnose, S. 11. Stuttgart: Georg Thieme 1966.
5. MAUS, H., SHÁBAN, J.: Erstversorgung Neugeborener nach Schnittentbindungen. Anaesthesiologie und Wiederbelebung **47**, 21–29 (1970).
6. — Organisatorische Maßnahmen bei der Notfall-Sectio aus der Sicht des Anaesthesisten. Vortrag 38. Tagung Dtsch. Ges. Gyn., Hamburg 1970 (Podiumsgespräch).
7. — SHÁBAN, J., HINDERER, H.: Perinatale Verläufe bei Notfall-Schnittentbindungen. Vortrag 38. Tagung. Dtsch. Ges. Gyn., Hamburg 1970 (Podiumsgespräch).
8. MOYA, F., et al.: Influence of maternal hyperventilation on the newborn infant. Amer. J. Obstet. Gynec. **91**, 76–84 (1965).
9. — THORNDIKE, V.: Passage of drugs across the placenta. Amer. J. Obstet. Gynec. **84**, 1778–1798 (1962).
10. NOBEL, J., HILLE, H.: Durchblutungsreaktionen des Uterus in Halothan- oder Barbiturat-Narkose. Anaesthesist **12**, 349–352 (1963).
11. ROMNEY, S. L., et al.: Experimental hemorrhage in late pregnancy. Amer. J. Obstet. Gynec. **87**, 636–649 (1963).

Propanidid-Narkosen für gynäkologische und geburtshilfliche Eingriffe

Von **H. W. Krüger**

Für die meisten Kurzeingriffe in der Gynäkologie ist die alleinige Epontol-Gabe von 500 mg ungenügend; Nachinjektion oder andere Narkosemittel sind zusätzlich erforderlich. Als nützlich und für die Patientin als sehr angenehm hat sich die intravenöse Injektion von 10 mg Valium unmittelbar vor der Epontol-Injektion erwiesen; dadurch lassen sich Operationen von 10 min Dauer mit 300 bis 400 mg Epontol störungsfrei durchführen. Für länger dauernde Operationen kann Epontol als Dauerinfusion angewendet werden; hierfür sind pro Std etwa 2000 mg Epontol notwenig. Der Verbrauch an Muskelrelaxantien ist auffallend gering; der Endotrachealtubus wird relativ gut toleriert. – Für die Narkose zur intrauterinen Radium-Applikation benutzen wir wegen der Gefahr einer verstärkten Histamin-Freisetzung kein Epontol mehr.

Die meisten Epontol-Narkosen werden in der Geburtshilfe vorgenommen, vor allem bei den sog. Durchtrittsanaesthesien. Der kurze Narkoseeffekt ist auch für die Leitung der spontan ablaufenden Beckenendlagen- und Zwillingsgeburt eine große Hilfe: Die Episiotomie läßt sich schmerzfrei durchführen, und in der dann folgenden entscheidenden Geburtsphase kann die Kreißende wieder mitpressen. Die Wehentätigkeit erfährt keine oder nur vorübergehend eine geringe Abschwächung.

Vakuum- und Forcepsextraktionen werden bestenfalls in Intubationsnarkose vorgenommen. Wir leiten die Narkose mit 400 mg Epontol ein, relaxieren mit Succinylcholin und beatmen mit dem Engström-Respirator. Die Wehentätigkeit bleibt erhalten, und bei völlig relaxiertem Beckenboden wird das Kind extrahiert.

Bei 81 Sectionarkosen mit Epontol betrug die durchschnittliche gesamte Epontol-Menge bis zur Entwicklung des Kindes 800 mg bei einer durchschnittlichen Narkosedauer von 9,7 min. Durch Sectionarkosen mit Epontol werden die Kinder weniger stark diaplacentar beeinflußt als mit Thiopental.

Für die Epontol-Dauerinfusion während der Eröffnungsperiode bevorzugen wir aus Gründen der Sicherheit die Intubationsnarkose. Der Magensaft kann kontinuierlich abgesaugt werden, und die Kreißende ist besser unter Kontrolle zu halten. Mit Beginn der Austreibungsperiode wird ex-

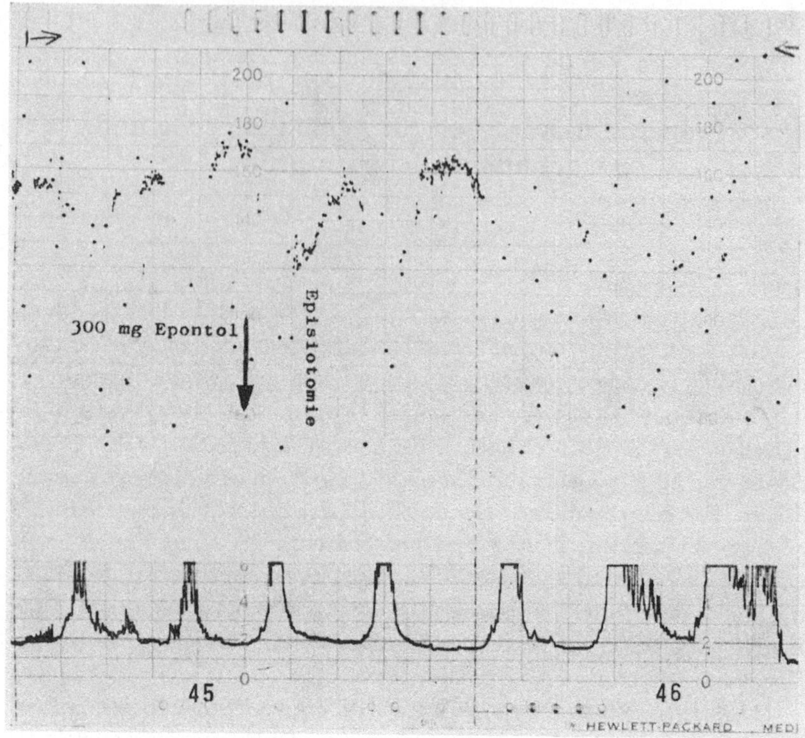

Abb. 1. Wehenaufzeichnung bei einer 31jährigen III.-Para mit Beckenendlagengeburt. Episiotomie nach 300 mg Epontol; wenige Minuten später preßt die Patientin wieder mit. Das Kind wird nach Bracht entwickelt

Tabelle 1. Epontol-Einleitung bei Sectionarkosen

Narkose-einleitung	n	durchschnittliche Apgar-Note
Thiopental	80	7,0
Epontol	81	8,0 (p < 0,01)

tubiert und die Narkose so flach gehalten, daß die Kreißende reflektorisch mitpressen kann. Muß die Geburt operativ beendet werden, bleibt die Kreißende intubiert. Die Indikation zur Dauernarkose während der Eröffnungsperiode wird in erster Linie von geburtshilflichen Überlegungen geleitet. Die Indikation ist gegeben, wenn 1. das unbeherrschte Verhalten einer Kreißenden den glatten Geburtsablauf gefährdet, 2. die operative Geburtsbe-

endigung a priori feststeht und 3. bei abgestorbenem Kind. Epontol erniedrigt *nicht* den erhöhten Wehengrundtonus bei hypertoner Wehenschwäche; da in diesen Fällen eine Reduzierung der Oxytocin-Zufuhr ange-
bracht ist, sind wir mit der Epontol-Dauernarkose zurückhaltend.

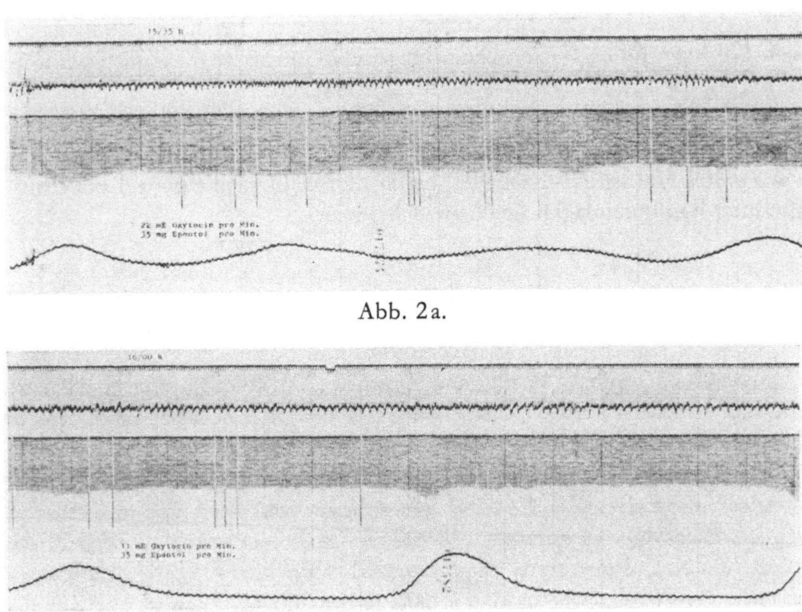

Abb. 2a.

Abb. 2b.

Abb. 2a u. b. Wehenaufzeichnung bei einer 25jährigen I.-Para mit hypertoner
Wehenschwäche um 15.35 Uhr und um 16.00 Uhr: Nach Reduzierung der
Oxytocin-Dosierung wird der erhöhte Grundtonus niedriger. 3 Std später kann
die Geburt durch Forceps beendet werden

An Komplikationen erlebten wir bei knapp 3000 Epontol-Narkosen zwei
lebensbedrohliche Schockreaktionen bei zuvor mit Radium behandelten
Frauen, die zum zweiten Male Epontol erhalten hatten. In zwei Fällen kam
es nach paravenöser Injektion zu markstückgroßen Ulcusdefekten der Haut.
Gefäßwandirritationen wurden nicht selten beobachtet und schienen auch
bei korrekter intravenöser Injektion vorzukommen.

Zusammenfassung

Die kombinierte Valium-(10 mg)-Epontol-Narkose (300–400 mg) dauert
10 min und verläuft störungsfrei. Für längere Narkosen läßt sich Epontol
auch als Dauerinfusion (2000 mg pro Std) anwenden. Dabei ist der Verbrauch an Muskelrelaxantien außerordentlich gering. Epontol-Kurznarkosen

werden in der Geburtshilfe als Durchtrittsanaesthesien auch bei Becken-
endlagen und Zwillingsschwangerschaften angewendet. In der entscheidenden Geburtsphase kann die Kreißende mitpressen. Vakuum- bzw. Forcepsextraktionen werden in Epontol-Narkose, Relaxation mit Succinylcholin
und kontrollierter Beatmung durchgeführt. Bei 81 Sectiones mit Epontol
waren die durchschnittlichen Apgarwerte besser als bei Thiopental-Narko-
sen. Bei hypertoner Wehenschwäche wird der erhöhte Wehengrundtonus
durch die Epontol-Dauernarkose nicht erniedrigt.

Bei 3000 Epontol-Narkosen wurden 2 lebensbedrohliche Schockreaktionen bei zuvor mit Radium behandelten Patientinnen beobachtet, die
ein zweites Mal Epontol erhalten hatten. Deshalb wird Epontol bei intrauterinen Radiumeinlagen nicht mehr benutzt.

Summary

Epontol anaesthesia in gynaecological and obstetrical procedures.

Combined Valium (10 mg) and Epontol (300–400 mg) anaesthesia lasts
10 min. It takes a smooth, disturbance-free course. For anaesthesia of prolonged duration, Epontol can be administered by constant infusion
(2000 mg hourly). Requirements for muscle relaxants are very low. Obstetrical short-duration Epontol anaesthesia was used for delivery of
the head, conduct of spontaneous delivery in breech presentation and the
birth of twins. Episiotomy can be carried out painfree. During the subsequent delivery phase the mother is able to bear down. Vacuum and forceps
extractions are performed under Epontol anaesthesia, succinylcholine
relaxation and controlled respiration. In 81 caesarian sections under
Epontol, average Apgar scores were better than with Thiopental anaesthesia. In hypertonic weakness of contractions the increased basic tonus is not
reduced by prolonged Epontol anaesthesia.

In 3,000 Epontol anaesthesias, 2 life-endangering shock reactions were
observed in women who had been treated with radium and received Epontol
for the second time. Therefore, Epontol is no longer used for intra-uterine
radium insertions.

Literatur

Krüger, H. W.: Anaphylaktischer Schock nach Epontol-Kurznarkosen. Ge-
burtsh. u. Frauenheilk. **30**, 37 (1970).

Spezielle Indikationen für die Propanidid-Anwendung

Tagungsvorsitz und Diskussionsleitung: **R. Frey**, Mainz

Diskussionsteilnehmer: **H. Bergmann, H. J. Harder, H. H. Hennes, H. W. Krüger, H. Maus, F. Mühlenegger, J. Pütter, J. Schara, H. Stockhausen, J. Stoffregen, W. Wirth**

Frey: Wer wünscht noch das Wort zum Thema Anaesthesie in der Geburtshilfe?

Schara: Herr Krüger, traten die Venenthrombosen, die Sie neuerdings sehen, im Zusammenhang mit Tavegil-Anwendungen auf? Es ist erstaunlich, daß solche schweren Thrombosen vorher jahrelang nicht beobachtet worden sind.

Krüger: Nein, es ist nicht im Zusammenhang mit diesem Präparat aufgetreten, nur nach Epontol, und zwar in 2,5%iger Lösung verwendet. Es war auffallend, daß diese Thrombophlebitiden häufiger auftraten, wenn die Injektion am Unterarm erfolgte, weniger, wenn sie in der Ellenbeuge vorgenommen wurde.

Linneweber: Wir führen seit 1969 die sog. Schlafgeburt, also die Anwendung der Dauertropf-Infusion mit Epontol durch. Angeregt durch die italienische Arbeitsgruppe, haben wir dieses Verfahren aufgenommen, haben es aber etwas modifiziert. Wesentlich für den Erfolg dieser Schlafgeburt ist die Prämedikation. Wenn sie nicht ausreicht, ist die erforderliche Dosis des Epontol zu hoch. Wir geben in der ersten Hälfte der Eröffnungsphase 100 mg Dolantin Spezial und 5 mg Haloperidol. In der zweiten Hälfte, der schmerzhafteren Phase, bei einer Muttermundweite von 2–5–6 cm, injizieren wir 250 mg der 5%igen Epontol-Lösung i.v. und setzen dann den Dämmerschlaf mit 1%iger Lösung fort. Bei Mikroblutuntersuchungen stellte sich heraus, daß 3 Kinder erheblich geschädigt waren. Bei weiteren Untersuchungen haben wir festgestellt, wenn man diese 250 mg Epontol zu schnell gibt, tritt ein erhöhter Grundtonus des Uterus auf. Wir deuteten das so, daß dabei eine relative Placentainsuffizienz und dadurch eine Schädigung des Feten auftreten kann. Wenn wir die 250 mg Epontol in 30–40 sec, auf keinen Fall schneller, injizieren, haben wir keine Störungen mehr beobachtet und sind nach weiteren Untersuchungen – Mikroblutuntersuchungen nach Saling, cardiotopographische Kontrollen – zu dem Schluß gekommen, daß die Epontol-Dauerinfusion wirklich als gute Methode zur medikamentösen Geburtserleichterung anzusehen ist.

Stockhausen: Mich interessiert dieser uterine Hypertonus. Haben Sie bei diesen Fällen Syntocinon-Tröpfe laufen lassen?

Linneweber: Es hat sich gezeigt – und da widersprechen unsere Erfahrungen etwas den italienischen Arbeiten –, daß man während der Epontol-Dauerinfusion viel öfter einen Syntocinon-Tropf benötigt. Wir wenden den Syntocinon-Tropf aber erst an, wenn wir die erste Phase beobachtet haben, also niemals während der Epontol-Injektion auch Syntocinon, erst wenn wir feststellen, daß durch den Epontol-Tropf eine sekundäre Wehenschwäche auftritt.

Stockhausen: Sind diese Dauercontractionen nur klinisch beobachtet worden oder auch topographisch festgestellt?

Linneweber: Beides.

Stockhausen: Das ist meines Wissens das erste Mal, daß über eine Wirkung des Epontol auf die Uterusmuskulatur berichtet wird.

Harder: Ich sah 2 Thrombophlebitiden, die der Anaesthesie zugeschrieben wurden. Bei genauer Untersuchung stellte sich heraus, daß es sich in beiden Fällen um alte Traubenzuckervenen handelte, so daß man das in Frage stellen sollte. Sonst habe ich bei über 10 000 Epontol-Anaesthesien keine Todesfälle, lediglich 2 Allergien ohne Kreislaufgeschehen gesehen.

Maus: Wenn unter der Geburt längere Zeit Narkose gegeben wird, wie bei der Schlafentbindung, dann ist es selbstverständlich, daß der Fet adäquat überwacht werden muß.

Bergmann: Wenn ich richtig verstanden habe, wird vom geburtshilflichen Anaesthesisten Wert darauf gelegt, den Zeitraum zwischen Epontol-Injektion und Entwicklung des Kindes möglichst kurz zu halten. Nun sahen wir gestern bei Herrn Pütter eine Kurve über die Konzentration im mütterlichen und im Nabelschnurblut. Es ging daraus hervor, daß die Maximalkonzentration im Nabelschnurblut 5 min nach der Injektion zu finden war und dann steil wieder abnahm. Ergibt sich daraus nicht die Frage, ob man nicht eher Wert darauf legen sollte, die Zeit: Epontol-Injektion – Entwicklung des Kindes länger hinauszuziehen?

Krüger: Nach unseren Erfahrungen hat die Zeitspanne vom Beginn der Epontol-Injektion bis zur Geburt keinen Einfluß auf den Zustand des Kindes. Seit Adams und Evas Zeiten kommen die Kinder mit und ohne Narkose. Die Narkose ist mit Sicherheit ein zusätzlicher Risikofaktor, und man sollte aus diesem Grunde eine ganz strenge Indikationsstellung bei einer Dauernarkose unter der Geburt wahren.

Pütter: Das zeitliche Maximum gilt natürlich nur für die einmalige Injektion und nicht für die Dauerinfusion. Bei der Dauerinfusion sollte die Zeit möglichst kurz gehalten werden, denn die Zeitdauer der Blutspiegelwirkung beim Neugeborenen spielt natürlich auch eine Rolle.

Hennes: Der Zeitfaktor spielt besonders dann eine entscheidende Rolle, wenn das Kind in Gefahr ist, denn dann kommt es auf jede Minute an.

Frey: Wir wenden uns nun der Diskussion des gesamten Symposiums zu. Welche Schlußfolgerungen sind aus den vielen Vorträgen, die wir gehört haben, zu ziehen?

Stoffregen: Wenn ich meinen persönlichen Eindruck der gestrigen und heutigen Diskussionen über Propanidid zusammenfassen darf, kann ich mich des Eindrucks nicht erwehren, daß das, was Voltaire einmal von den Ärzten seiner Zeit gesagt hat, daß sie nämlich Mittel, deren Wirkung sie nicht kennen, in Körper injizieren, die sie genausowenig kennen, auch wohl noch für uns gilt. Die Ergebnisse der einzelnen Untersuchungen waren doch recht widersprüchlich. Das kann ich natürlich auch nicht aufklären, aber ich möchte noch einige konkrete Bemerkungen zu zwei Referaten machen. Herr KAMMLER hat von einer alveolären Hypoventilation gesprochen und dabei berichtet, daß PO_2 auf 60 torr gesunken war, während der PCO_2 normal gehalten wurde. Daraus sollte man eher auf eine Diffusionsstörung schließen als auf eine Hypoventilationsstörung.

Zu dem Referat von Herrn SCHARA: Die Infusionsnarkosen mit Propanidid. Es sind dabei einige Dinge berichtet worden, denen ich widersprechen möchte. Meiner Meinung nach bleibt der Blutdruck bei der Propanidid-Infusions-Narkose außerordentlich stabil und bei ausreichender Narkosetiefe auch schmerzunabhängig stabil. Die Blutdruckschwankungen, die wir heute morgen in der Kurve bei der Struma-Operation gesehen haben, können nur die Folge einer viel zu flachen Narkose oder Fraktionierung „nach Bedarf" sein. Daß die Infusions-Narkose ein absolut sicherer Weg wäre – Herr SCHARA gab sogar an, daß 4 g Epontol für einen Durchschnittspatienten von 72 kg absolut sicher wären –, trifft meiner Meinung nach ebenfalls nicht zu. Immerhin hat er von 4 Todesfällen berichtet. Das wäre bei einer Zahl von 1500 Narkosen doppelt soviel, wie ich Ihnen gestern angab, nämlich 1:350/375. Solche Todesfälle sollte man nicht bagatellisieren und auch nicht dem Patienten die Schuld posthum zuspielen. Wenn eine Patientin 5 min nach Narkoseende an einer Schenkelhalsnagelung verstorben ist, dann stimmt das gut mit den Ergebnissen überein, die gestern hier berichtet wurden, nämlich daß dann der Maximal-Bluthistaminspiegel gefunden wird. Als Erklärung für den Tod bei dieser Schenkelhalsnagelung eine mögliche Fettembolie anzuführen, erscheint mir reichlich großzügig beurteilt. Darüber, daß es keine Narkoseart gibt, bei der nichts passiert, sind wir uns alle einig. Das ist aber für mich kein Grund, Todesfälle hinwegzudiskutieren.

Weniger wichtig erscheint mir, daß bei allen Infusionspumpen die Abtropffläche und damit die Tropfengröße unterschiedlich ist. Als Quersumme meiner ganz persönlichen Meinung darf ich sagen, wir verwenden kein Epontol mehr. Wir hatten die Infusionsnarkosen durchgeführt, weil wir glaubten, daß der Zeitfaktor tatsächlich eine entscheidende Rolle spielt und es bei der langsamen Infusion keine Histaminliberation und keine schweren Zwischenfälle geben würde. Das hat sich meiner Meinung nach nicht bestätigt. Das Epontol hat uns alle wegen seiner raschen Wirkung fasziniert und wegen der bis dahin nicht bekannten schnellen postnarkotischen Erholung des Patienten. Das erreicht man aber mit anderen Substanzen nahezu genausogut, z. B. mit Brevimytal, nur daß meines Erachtens dem Epontol mehr oder schwerere Nachteile anhaften als dieser Substanz.

Frey: Vielen Dank, Herr Stoffregen, daß Sie die Rolle des Advocatus diaboli übernommen haben und die negativen Seiten kurz zusammenfaßten.

Schara: Ich möchte nun noch einiges aufgreifen, z. B.: Nicht jeder, der in Epontol-Narkose stirbt, stirbt an der Epontol-Narkose! Damit habe ich ein Wort von Ihnen, Herr Stoffregen, kolportiert, das diesmal keine unzulässige Verallgemeinerung ist. Das ganze Gebiet ist so schwierig, daß man mit Polemik und Zahlen, die man sich je nach Bedarf vorlegt, nicht operieren kann. Hier muß man sich an genaue Zahlen, genaue Dokumentation halten, und Todesfälle müssen zunächst einmal genau analysiert werden.

Vielleicht noch zu den Blutdruckschwankungen: Es gibt bei jeder Operation Zeiten, in denen die Reize durch die Operation stärker sind als in einem Zeitraum davor oder danach. Die fraktionierte Anwendung und damit die Dosierung nach Wirkung mag erheblich mehr Schwankungen hervorrufen als die Dauerinfusion. Wir verfügen aber über genügend viel Protokolle mit Dauerinfusion, die ebenfalls Blutdruckschwankungen aufweisen. Solange der Blutdruck nicht wirklich in Minutenabständen gemessen wird, sondern wie in Ihrem Protokoll in 5-min-Abständen, kann man ohnehin nicht viel darüber sagen.

Stoffregen: Zu den Zahlen muß ich sagen, daß ich mich in Berlin verschätzt habe. Inzwischen haben wir die Verbrauchsmenge genau ermittelt, und Herr MEYER-BURGDORF kann das bestätigen.

Was den Blutdruck anbelangt, haben wir bei der gestern gezeigten Hypophysenoperation in 5-min-Abständen gemessen, was ja wohl der normale Abstand ist. Wir haben aber auch genügend Protokolle, in denen der Blutdruck kontinuierlich geschrieben wurde, und zwar nicht nur, wenn wir mit dem extrakorporalen Kreislauf operierten. Daß der Blutdruck unter der Infusionsnarkose konstant bleibt, habe ich kontrolliert.

Mühlenegger: Vor 2 Jahren in Berlin sagte Herr STOFFREGEN sinngemäß, daß er die Anwendung des Epontol bei Risikofällen und vor allem bei alten Patienten ablehnt. Ich glaube, ich habe an 526 alten und extrem alten Patienten demonstriert, daß man Epontol in dieser Altersgruppe sehr wohl anwenden kann, und ich glaube, wir alle, die wir Epontol verwenden, wissen sehr wohl, was wir dem Patienten spritzen.

Frey: Im Jahre 1900 war die Letalität der Anaesthesie noch 1 :100. Heute ist die Relation weit günstiger, aber es hat nie ein Anaestheticum gegeben und es wird nie eines geben, das ganz ohne Gefahren ist. Selbst das Lachgas hat ja eine gewisse Letalität.

Vor den Schlußworten möchte ich jedoch versuchen, die ganze Propanidid-Anaesthesie in einen gewissen Rahmen zu stellen.

Das Eukalyptusöl ist den Zahnärzten schon seit Jahrzehnten als Lokalanästheticum bekannt. In den 50er Jahren haben französische Pharmakologen daraus die Phenoxyessigsäurederivate synthetisiert und damit i.v. Narkosen zu machen versucht. Die Verbindungen waren jedoch nicht wasserlöslich. Eine Baseler Arbeitsgruppe hat dann durch entsprechende Lösungsvermittler ein Präparat hergestellt, das in den Handel gebracht wurde. Es kam jedoch bei versehentlicher intraarterieller Injektion zu Nekrosen, so daß Amputationen erforderlich wurden. Deshalb mußte das Mittel wieder aus dem Handel gezogen werden. Den entscheidenden Fortschritt verdanken wir Herrn Professor WIRTH und seiner Arbeitsgruppe in Wuppertal. Er hat eine neue Variation der Phenoxyessigsäureamidderivate gefunden und auch einen neuen Lösungsvermittler. In dieser neuen Form war es dann möglich, das Mittel, ohne daß es schwere Venenwandschädigungen hervorrief, ohne Nekrosen bei versehentlicher intraarterieller Injektion zu verursachen, auf breiter Basis – wir haben heute von über 20 000 000 gehört – zur Anwendung zu bringen. Ich bitte Herrn WIRTH, vom Standpunkt des Pharmakologen aus, ein Schlußwort an uns zu richten.

Wirth: Herr Präsident, meine Damen und Herren!
Sie bezeichnen mich hier so etwa als den Vater des Epontol. Das Epontol hat aber mehrere Väter, und einer der prominentesten sitzt auch hier, der

Chemiker Dr. Hiltmann. Zu dieser kleinen Historie kann ich noch folgendes ergänzen: Sie sprachen vom Eugenol. Das Iso-Eugenol kommt bekanntlich in der Muskatnuß vor, und ein Stoff, der diesem chemisch nahe verwandt ist, das Chavebetol, kommt im Betelpfeffer vor. Vielleicht wissen Sie aus der pharmakologischen Vorlesung, daß diese Naturstoffe – das ist jetzt etwas grob gesagt – Psychopharmaka-Eigenschaften besitzen. Das war für unsere Arbeitsgruppe, zu der, wie Sie wissen, auch Herr Hoffmeister gehörte, der Anlaß, uns diese Substanzen näher anzusehen. Wir haben eine ganze Reihe von Stoffen gefunden, die psychopharmakologische Qualitäten besaßen. Dann überlegten wir uns, ob man nicht auch ein echtes Kurznarkoticum herstellen könnte, denn alle im Handel befindlichen Kurznarkotica waren im Grunde genommen keine! Allein das Thiopental hat eine Nachwirkung von mehreren Tagen, wenn man die Ausscheidung genau betrachtet. Da kam uns eine Beobachtung zu Hilfe, die wir einige Jahre vorher bei einem Lokalanaestheticum gemacht hatten, nämlich die Einfügung einer Estergruppe, deren Spaltung zu unwirksamen Verbindungen führte. Dieses Prinzip wurde von den Chemikern wieder aufgegriffen, und unter einer ganzen Reihe von Verbindungen kam die Substanz, die wir heute Propanidid oder Epontol nennen, zustande. Wir hatten die Hoffnung, daß sie, rasch gespalten, in unwirksame Verbindungen zerfällt und damit ihre Wirkung beendet hat. Herr Pütter hat ja dies in weitem Umfang bestätigen können.

Sie sagten bereits, daß diese Stoffgruppe eine sehr bewegte Vergangenheit hat: Hämolyse, Nierenschädigungen, Niereninsuffizienz, Venenschädigungen, arterielle Schädigungen mit Amputationen nach versehentlicher arterieller Injektion – alles das ist vorgekommen, aber nicht bei Epontol! Wir haben in sehr, sehr langwierigen und ich muß auch sagen, äußerst kostspieligen und aufwendigen Prüfungen versucht, diese Faktoren nach Möglichkeit auszuschalten. Viele Kassandra-Rufe von sehr prominenten und von uns sehr geschätzten Wissenschaftlern, daß diese Versuche ja auch mißlingen könnten, sind glücklicherweise nicht eingetroffen. Die Niereninsuffizienz als Kontraindikation ist 1969 in Berlin ausgeschlossen worden, und auch eine ganze Reihe versehentlicher intraarterieller Injektionen hat zu keinen Konsequenzen geführt, so daß man sagen kann, das Epontol ist doch besser verträglich und hat sicherlich mehr Meriten, als man teilweise aus den Diskussionen entnehmen konnte.

Unter dem Eindruck der auf dem Gebiet der Phenoxyessigsäurederivate möglichen potentiellen örtlichen Schädigung hatten wir seinerzeit gesagt: nicht mehr als 1–2 Ampullen anwenden. Wie uns unsere Kollegen aus Mantua und Herr Dr. Schara sehr eindrucksvoll zeigten, ist es aber – natürlich mit der nötigen Vorsicht – durchaus möglich, auch Langzeitnarkosen durchzuführen.

Noch einige Worte zu dem Lösungsvermittler, der uns auch viel Kopfzerbrechen gemacht hat: wir fanden sehr früh, daß beim Hund eine Histaminwirkung zutage treten kann. Dank der hervorragenden Arbeiten der Gruppe DOENICKE und LORENZ – die ich in dieser Beziehung auch mit zu den Väteren der Substanz rechnen möchte – ist dieses Kapitel doch aufgehellt, und es wurden Möglichkeiten aufgezeigt, dieser Wirkung zu begegnen.

Wie die Diskussion über die Contractilitätsminderung und die negativ inotrope Wirkung gezeigt haben, bedürfen diese Untersuchungen noch der Vertiefung. Das Epontol hat drei Phasen erlebt, wie wir das bei zahllosen Arzneimitteln immer wieder sehen. Es kommt auf den Markt, scheint ein Bedürfnis zu erfüllen und wird enthusiastisch aufgenommen. Dann kommt die Phase der Skepsis und zum Teil der Ablehnung, die der Baisse an der Börse zu vergleichen ist. In dieser Phase befinden wir uns teilweise noch, z. T. aber sind wir bereits in der 3. Phase, wo nach millionenfachem Gebrauch eine gewisse Beruhigung und eine ausgeglichenere und überlegene Beurteilung eintritt. Jedenfalls glaube ich, daß wir hier erstmals ein wirkliches Kurznarkoticum haben, das bei der Anwendung – wie alle Narkotica – einer sorgfältigen Umsicht bedarf, in der Hand des Kenners aber doch ein Fortschritt ist.

Frey: Vielen Dank, Herr WIRTH, für diese Ergänzungen.
Ich gebe den Vorsitz zurück an den Tagungsvorsitzenden, Herrn Prof. ZINDLER.

Zindler: Meine sehr verehrten Damen und Herren!
Wir sind nun am Ende von zwei arbeitsreichen Tagen mit vielen Vorträgen und Untersuchungsergebnissen, neuen Ideen und Vorschlägen. Wenn man nun versucht, für sich ein Resümee zu ziehen, so scheint das besonders schwierig bei der Beurteilung der Herz-Kreislauf-Wirkung. Versucht man sich hierüber ein eigenes Urteil zu bilden, so sollte man doch von den gesicherten physiologischen Grundlagen ausgehen. Die Herzleistung wird durch das Zusammenspiel von 4 Faktoren reguliert:
1. dem Ventrikel-Preload, der Ruhefaserlänge, die von der enddiastolischen Wandspannung der Ventrikel bestimmt wird; 2. vom Afterload, dem Widerstand gegenüber der Entleerung der Kammer; 3. der Contractilität des Herzmuskels, die wiederum von den ersten beiden Faktoren beeinflußt wird, und 4. schließlich vom Synergismus der Contraction. Dieses Zusammenspiel der 4 Faktoren kann bewertet werden durch die Pumpfunktion der Ventrikel und durch die Muskelleistung. Betrachten wir zuerst die Pumpleistung. So wurden beim Menschen von 4 Referenten verschiedene Ergebnisse über die Wirkung von Propanidid auf das Herzzeitvolumen berichtet. In einer Gruppe von 10 Patienten keine wesentlichen Änderungen, die nicht statistisch zu sichern waren. Bei einer Gruppe von 8 Patienten alle einen Anstieg, nur einer einen Abfall. Bei einer Gruppe von 6 Patienten im Mittel ein Abfall, nur einer einen Anstieg. Und heute noch von 8 Patienten im

Mittel ein Anstieg bei großer Streuung. Aus verständlichen Gründen sind in allen diesen Serien die Zahlen klein, dann kann natürlich aber ein Sonderfall auch den Mittelwert stark beeinflussen.

Wenn wir nun den Endeffekt, die Gewebsperfusion, die Sauerstoffversorgung der Gewebe betrachten, so ist sie durch diese kurzfristigen Veränderungen wohl in der Regel nicht wesentlich beeinträchtigt. Bemerkenswert war hier der erhebliche Anstieg der Coronardurchblutung zu einer Luxusdurchblutung und die vergleichsweise günstige Wirkung von Propanidid auf den Sauerstoffpartialdruck im Gehirngewebe.

Alle Kreislaufveränderungen, auch Aortendruck, Pulsfrequenz, sind sehr kurzfristig und nach einigen Minuten normalisiert und waren in der größten Serie von 10 Patienten statistisch nicht signifikant. Dagegen zeigt die maximale Druckanstiegsgeschwindigkeit bzw. der Contractilitätsindex eine länger dauernde Verminderung, wenn bei Katzen auch erst bei höherer Dosierung und im Vergleich zu Methohexital bei Propanidid wesentlich kürzer. Diese neue Methode ist wertvoll, weil sie die Möglichkeit gibt, Wirkungen auf die Herzmechanik direkt zu erfassen und von peripheren Kreislaufeffekten abzutrennen. Jedoch konnte die Frage nach der tatsächlichen klinischen Bedeutung des Ausmaßes dieser Veränderung nicht eindeutig beantwortet werden. Da der enddiastolische Druck beim Menschen und bei der Katze nur gering ansteigt und weit unter der oberen Grenze der Norm von 12 mmHg bleibt, ist mit Sicherheit eine Herzinsuffizienz auszuschließen. Nur beim Hund wurden diese Werte erreicht, hier aber bei einer Dosis von 40 mg/kg KG, die wohl als eine toxische Dosis anzusehen ist. Ich hörte heute, daß die Dosis von Evipan, die mit derselben Versuchstechnik der kontinuierlichen Infusion bestimmt wurde, 2 g für einen Hund beträgt.

Selbst wenn man über die klinische Bedeutung der Veränderungen von dp/dt_{max} streiten kann, so ist doch die Tendenz eindeutig und wichtig. Diese Meßgröße zeigt empfindlicher und früher als andere Verfahren, daß eindeutig eine negativ inotrope Wirkung von Propanidid vorhanden ist, wie aber auch bei allen Narkosemitteln. Wenn man nun aber diese Wirkung als regelmäßig und als wesentlich ansieht, so ergibt sich ein gewisser Widerspruch zu den klinischen Erfahrungen; das ist irgendwie schwer in Einklang zu bringen. Wir haben doch heute verschiedentlich gehört, daß gerade bei Herzkranken, Kardioversion, auch bei Operationen mit der Herz-Lungen-Maschine dieses Mittel angewandt wurde.

Kann es aber sein, daß es doch einen Einfluß hat bei den schwerwiegenden Zwischenfällen, über die wir heute auch gehört haben? Bei diesen schwerwiegenden Zwischenfällen fällt doch immer wieder die zeitliche Latenz auf, 7 min, 10 min oder mehr. Und das würde vielleicht die Vermutung nahelegen, daß nicht die gut dokumentierten initialen Kreislaufveränderungen, sondern allergisch-anaphylactische Reaktionen hier eine Rolle spielen. Denn das Maximum der Histaminfreisetzung bei einmaliger Injektion liegt ja 5–7 min danach. Wenn auch noch nicht geklärt werden kann, ob Histamin allein oder andere Stoffe, andere biogene Amine von Bedeutung sind, so sind doch die Untersuchungen darüber von großer Bedeutung nicht nur für Propanidid, sondern auch für vieles, was wir täglich verwenden.

Wesentliche Reaktionen sind sehr selten. Über die Häufigkeit gibt es sehr verschiedene Angaben. Ich glaube, nur vollständig übersehbare Zahlen ohne Dunkelziffern sind verwertbar. Nach den heutigen Zahlen geht das von 1:1000 über 1:5000 bis 1:10000 und $0,1^0/_{00}$ bei Herrn HARRFELDT. Natürlich ist hierbei immer der Anteil der schwerwiegenden Komplikationen von Bedeutung. Aber gerade weil diese Zwischenfälle so selten sind, muß auf die richtige Behandlung hingewiesen werden, die sofort bei den ersten Symptomen einsetzen muß. Ich glaube, hier ist früher auch noch vieles versäumt worden. Diese Reaktionen sind meist dosisabhängig, wie überhaupt die ganze Wirkung dosisabhängig ist. Deshalb sollte, und ich glaube, das ist ein sehr wichtiges Ergebnis, die Anwendungstechnik geändert und modifiziert werden, wie heute mehrfach betont wurde. Es ist zu empfehlen, als Dauer der Injektion 1 min anzugeben und die Dosierung nach Wirkung.

Nun, wenn man das Symposion als Ganzes übersieht, dann muß man sich eigentlich fragen, warum ein Hersteller eines Narkosemittels soviel Unkosten und Mühe auf sich nimmt, daß gerade die potentiellen Nachteile und Gefahren hervorgehoben werden und soviel darüber diskutiert wird. Man muß das aber, glaube ich, sehr anerkennen. Es wäre zu wünschen, daß diesem Vorbild noch andere Firmen folgen würden. Je besser wir potentielle Gefahren kennen und darüber offen diskutieren, desto besser können wir ein Mittel richtig anwenden. Es gibt kaum ein Narkosemittel, über das so großes kontrolliertes Zahlenmaterial vorliegt, das schon vor seiner Einführung besonders bezüglich der arteriellen Verträglichkeit so ausführlich getestet wurde und bei dem so eingehend mit diffizilen Methoden der Herz-Kreislauf-Wirkung untersucht wurde.

Auf die klinischen Themen, Methoden der Anwendung, Indikationen möchte ich hier nicht eingehen. Hier kann sich jeder selbst ein Urteil bilden über Vor- und Nachteile und sich entschließen, ob und welche neuen Möglichkeiten er selbst ausprobieren möchte.

Erlauben Sie mir nun zum Schluß des Symposions ein Wort des Dankes zu sagen für alle, die zum Gelingen dieses Symposions beigetragen haben und zur Organisation; hier möchte ich vor allem Frau Dr. DÜBEN besonders danken. Unser Dank gilt vor allem den Referenten, deren Bemühungen ja den Erfolg dieses Symposions bestimmt haben. Und zum Schluß möchte ich mit einem Dank für das Interesse, Ihr Interesse und Ihre Geduld schließen, und ich möchte damit die besten Wünsche für einen weiteren Aufenthalt in Scheveningen – hoffentlich bei besserem Wetter – und für eine gute Heimreise verbinden.

Sachverzeichnis

Abbau 26
Adrenalin 197, 344, 366
Acidose, metabolische 306, 318
Abbau, Anfangsgeschwindigkeit 5
—, chemischer 4
—, enzymatischer 4, 7
—, Geschwindigkeit 5, 11
— in vitro 25
— Propanidid an Leberhomogenaten
    52
Abdiffusion 10
Abwehrbewegungen 245, 293, 330,
    344, 361
Acetylase 355
Acetylcholin 7, 126, 210, 355, 356
Acetylcholinesterase 178
Acidose 18, 123, 186, 231, 261
Äther 56, 337, 356 ff.
Äthylalkohol 348
Akrinor 385
Albuminurie 349
Aliesterase 7
Alkalose 18
Allergie 217 ff., 230, 231, 238, 240, 247,
    297, 316, 323, 325, 337, 339, 344,
    348, 366, 369, 393, 404, 410
Allgemeinanaesthesie 337, 340, 341
Allgemeinnarkose 357, 363
Alloferin 393
Alter des Patienten 337, 338
Altersabhängigkeit 369
Altersverteilung 343
Alupent 197, 366
Amnesie 383
—, retrogade 245, 291
Amplitude 113
Anaesthetica 257
Analgesie 160, 162, 250, 282, 319, 383
Analgetica 244, 251, 302, 381, 392
Anaphylaxie 231, 410
Antazolin 185
Antihistaminica 85, 148, 180, 189, 191,
    196, 197, 207, 212, 213, 214, 222,
    230, 232, 233, 236, 248, 264, 265,
    296, 334, 337, 339, 366

Antikoagulatien 18
Apgar-Shore 245, 351, 378, 383 ff,
    391 ff., 400, 402
Apnoe 151, 152, 154, 156, 164, 174,
    237, 244, 257, 264, 365
APUD-Zellen 179
Arrythmien 106, 248, 284, 285, 324,
    363, 364, 365
Arterenol 316
Arterenol s. Noradrenalin
Asphyxie 378, 387, 388, 397
Aspiration 333, 340, 345, 385
Asthma 289, 297
— bronchiale 230
Atemdepression 103, 130, 151 ff., 155 ff.,
    247, 291, 357, 364
Atemfrequenz 156, 207
Ateminsuffizienz 356, 358, 385
Atemminutenvolumen 123, 293
Atemstillstand 257, 364, 365
Atemvolumen 147, 152
Atemzentrum 151, 154
Atmung 137, 151, 154, 161, 177, 207,
    254, 364, 369
Atmungsregulation 129
Aufwachen, verzögertes 295
Aufwachzeit 282, 293, 301, 304, 318,
    335, 341, 363 ff.
Augeninnendruck 345
Atropin 79, 189, 192, 195, 236, 260,
    265, 276, 283, 293, 329, 337, 341,
    351, 368, 382, 392

Barbiturate 129, 130, 149, 224, 235,
    237, 247, 253, 257, 279, 302, 322,
    335, 347, 348, 350 ff., 357, 360, 361,
    363, 373, 376, 379, 382
Beatmung 314, 316, 318, 330, 344, 365,
    381 ff., 384, 393
—, künstliche 71, 247
Bewußtlosigkeit 245
Bewußtseinsverlust 237
Bilirubin 277
β-Blocker 272

Blutdruck 27, 31, 97, 100, 115 ff, 118, 131, 138, 161, 185, 188, 189, 192, 226, 255, 257, 299, 300, 306, 316, 323, 364, 368, 385, 391, 406 ff,
— intracardial
— intravasal 112 ff.
Blutdruckabfall 214, 224, 256 ff., 365, 366, 386
Blutdruckamplitude 104
Blutdrucksenkung 247
Blutgasanalyse 306, 315, 384
Blutspiegel, fetal 279
Blutstillung 344, 345, 357
Blutverlust 369
Blutzucker 277
Bradyhypotonie 257
Bradykardie 316, 369
Brechreiz 235
Breite, therapeutische 261
Brevimytal s. Methohexital und Methohexiton
Bronchialcarcinom 356
Bronchitis 297
Broncholytica 197
Bronchospasmus 180, 182, 183, 191, 192, 195, 197, 213, 214, 224, 247, 264, 265, 296, 366
Burimamid 197

Calcium,
— Antagonisten 128
— Mechanismus 128
Cardiac-Index 91 ff., 124 ff.
Cardioversion 363
Cerebralsclerose 304
Cheyne-Stokes-Atmung 157, 291, 306
Chloralose 51, 124, 138
Chloroform 337
Chloroquin 348
Chlorpromazin 18, 348, 357
Cholin 355
Cholinesterase 7, 160, 164, 178, 355, 376, 385
Cholinesterasehemmer 254, 357
—, Inhibitor 165
Chronotropie 365
CO_2-Spannung 247, 251
Combelen 123, 126
Contractilität 257
Coronarinsuffizienz 86, 366
Corticosteroide 85, 189, 221, 248, 264, 334

Cremophor EL 137, 218, 220, 310
Curare 244
Curarisierung 357, 361, 362
Cyanose, periphere 294, 296, 297, 316, 319
Cyclopropan 357, 376, 387

Dauernarkose 307
Dauertropfinfusion 4, 6, 11 ff., 20, 292, 302, 399, 401, 403, 405
Defibrillation 364, 366
Dehydrobenzperidol 293, 316
Depolarisierung 355, 356
Dexamethason 197
Dexamethonium 356
Diabetes mellitus 348
Diathese, allergische 197, 297, 298, 334
Diazepam 175, 282, 351, 357, 360, 364, 399, 401
Digitalisintoxikation 366
Dolantin s. Pethidin
—, spezial 403
Dosierung 235 ff., 254, 257, 283, 291, 306
—, Kinder 315
Dosis-Wirkungsdauer-Beziehung 265
Druck, zentralvenöser 27
Dualblock 356 357
Durchtrittsnarkose 112 ff., 399, 402
Dyspnoe 217

Eaton-Lambert-Syndrom 356
EEG 9, 174, 227, 247
Einleitungsnarkose 245
Einleitungszeit 293, 294
Eiweißbindung s. Proteinbindung
EKG 276
Elektroschock 360 ff.
Elektrotherapie von Herzrhythmusstörungen 97, 103 ff., 106, 410
Elimination 9
—, Anteil der Leber 6
—, Blutspiegelabfall 13
Embolie 131
Emphysem 297
Encephalopathie 348
Enzymaktivität der Neugeborenen 387
Enzyme 128, 322, 351
—, proteolytische 231
Epilepsie 337, 339
Epinephrin s. Adrenalin

Erbrechen 260, 261, 265, 295, 296, 297, 348
Erholungsphase 81
Erholungszeit 46
Evoked potentials 9
Erregungszustände, postnarkotische 364
Erythem 191, 195 ff., 232, 247, 348
Erythrozyten 20
Esterasen 4, 25, 235, 334, 386
Esterbindung, Hydrolyse 5
Eugenol 408
Evipan 399, 410
Exanthem 217, 248
Exitus 304

Fentanyl 152, 244, 250, 316
Fettembolie 406
Fettgewebe 364
Fluoromar s. Fluroxen
Fluothane 138, 152, 154, 156, 192, 244 ff., 253, 257, 264, 273, 285, 294, 300, 302, 306 ff., 316, 322, 329, 341, 356, 358, 363, 369, 376 ff., 382 ff., 385, 387, 393
Fluroxen 356
Flush 192, 232, 264, 265, 369
Fördervolumen 124 ff.
Frank-Starling-Mechanismus 92
Frequenzsteigerung 80

Gallamin 356, 361, 362
Gaskombination, Narkose 257, 260
Geburt, Propanididnarkose bei 112 ff., 114
Geburtshilfe 375 ff.
Gefäßsystem 289
Gefäßwiderstand 78, 81, 86
Geriatrie 368 ff.
Glucocorticoide 196, 197, 198
Griseofulvin 348

Haemaccel 264, 265, 322
Halbwertszeit 10, 13
Haloperidol 403
Halothan s. Fluothane
Hämodynamik 27 ff., 51 ff., 78 ff., 86 ff., 97 ff., 369
Hämoglobin, Bindung an 20, 21
Hämolyse 408
Hangover 21, 322, 379
Hautallergie 296

Heparin 51
Herz 298, 364, 409, 411
Herzfrequenz 31, 42, 44, 71, 84, 88, 91, 93, 97, 100, 115, 124, 385
Herzinfarkt 364
Herzinsuffizienz 120, 121, 126, 284, 304, 410
Herzminutenvolumen 31, 114
Herzstillstand 195, 224, 304, 310, 314, 316, 319, 365
Herzzeitvolumen 27, 71 ff., 81, 86, 88, 93, 126, 128, 254 ff.
Hexobarbital 63
Hirndurchblutung 130
Hirnstoffwechsel 148
Histamin 56, 122 ff., 128, 131, 137, 148, 179 ff., 182 ff., 185 ff., 193, 195 ff., 200 ff., 207, 217, 220, 224, 228 ff., 247, 296, 323, 366, 406, 409
Histaminfreisetzung 78, 85, 201, 202, 254, 256, 258, 264, 265, 321, 322, 323, 334, 366, 399, 406, 411
Histaminkonzentration 204, 205
Histamin, Rezeptoren 197
Histidindecarboxylase 196
Husten 296, 316, 333
Hyperkapnie 124, 186
Hyperpigmentierungen 348
Hyperpnoe 138, 142, 144, 147, 149, 360
Hyperthyreose 365
Hypertonie 128, 257, 264, 298, 304, 306, 348, 365
—, pulmonale 104, 265
Hyperventilation 100, 114, 129 ff., 133, 137, 151 ff., 154, 156 ff., 177, 237, 245, 247, 251, 257 ff., 268, 296, 306, 318, 330, 358, 364 ff., 369, 382, 385, 391
Hypokaliämie 366
Hypotension 182, 183, 324
Hypotonie 32, 81, 104, 264
Hypoventilation 213, 214, 237, 249, 365, 405
—, alveoläre 210
Hypoxämie 361
Hypoxie 65, 124, 169, 186, 210, 213, 231, 258, 360

Ileus 385
Imbretil 393
Immunreaktion 321

Infusion 310, 314
Infusionsgeschwindigkeit 279
Infusionsnarkose 237, 275 ff.
Inhalationsnarkose 241, 382, 387
Inhalationsnarkotica 3, 322, 347, 350, 363
Initialdosis 4
Injektion, intraarterielle 139, 142, 149, 235, 408
—, fraktionierte 292
—, paravenöse 235, 385, 401
—, wiederholte 260, 261
Injektionsdauer 88, 156, 368, 369, 377, 403
Injektionsgeschwindigkeit 75, 294, 300, 310, 319, 321, 323, 365, 385, 393
Injektionszeit 200, 235, 254, 257
Inotrope Wirkung 27 ff., 32
Inotropie 46, 80, 88, 93, 100, 121, 125 ff., 128, 363, 409 ff.
Insufflation 340, 344
Intracutantest 240
Intubation 86, 124, 128, 244, 245, 284, 300, 314, 325, 329, 341, 344, 351, 358, 369, 377, 381, 382, 384, 393, 399
Ischämie 148
Ischämietoleranz 36
Ischiasnerv 163
Isoproterenol 124 ff.

Juckreiz 349

Kapnographie 152
Kardiomyopathie 248
Kardioversion s. Elektrotherapie von Herzrhythmusstörungen
Katecholamine 93, 124, 126 ff., 179, 197, 230, 316
Katecholamin-Freisetzung 36
Kältezittern 295, 297, 316
Ketamine 160 ff., 335, 364
Kinder 282
Kinine 214, 230, 232
Kipptisch-Untersuchung 103, 106
Kohlensäurepartialdruck 97, 100, 129, 208, 276 ff., 318, 405
Koma 348
Kombinationsnarkose 291, 325, 331
Komplikationen, postnatale 391
Kontraindikationen 238, 241, 257, 285, 286, 306, 329, 337

Kontraktilität 86, 93, 103, 118 ff., 122 ff., 128 ff., 409 ff.
Kontraktionsablauf 40 ff.
Konzentration im mütterlichen und im Nabelschnurblut 9 ff.
—, Plasma 6, 12
Kopfschmerz 297
Koronardurchblutung 36, 51 ff.
Koronarinsuffizienz 103
Koronarreserve 103
Kreislauf 27, 137, 289, 298, 300, 310, 334, 337, 339, 363 ff., 409 ff.
—, extracorporaler 310, 324, 407, 410
—, fetaler 387
Kreislaufdepression 78, 238, 296, 297, 323, 324
Kumulation 7, 11, 261, 265, 302, 364, 366, 382
Kunststoffspritze 219, 224, 236
Kurznarkose 168, 234 ff., 329
—, ambulant 282 ff.

Lachgas 79, 86, 124 ff., 138, 152, 154, 156, 245, 250, 264, 273, 285, 291, 302, 305 ff., 314, 322, 329, 337, 341, 351, 358, 363, 369, 376 ff., 382, 385, 387, 393
Langzeitnarkose 275 ff., 277 ff., 288 ff.
Laryngospasmus 235
Leber 315, 322, 333
Leberdurchblutung 6
Leberschädigung 349
Leberstatus 350
Leitungsanaesthesie 280
Letalität der Anaesthesie 407
Lewissche Trias 217
Lidreflex 330
Lobelin 133, 177
Lokalanaestheticum 344
Lokalanaesthesie 282, 285, 306, 329, 340 ff., 344, 357
Lösungsvermittler s. Micellophor
Luminal 393
Lunge 131, 284, 298, 344
Lungenembolie 304
Lungenkreislauf 88, 100, 104

Mastzellen 127, 179, 197, 214, 230, 232, 321, 323
Meclastin 72, 191 ff., 195, 197 ff., 232, 293, 296 ff., 403
MDP 4 ff.

Membran, postsynaptische 356
Menstruationszyklus 348
Meprobamat 357
Metabolisierung 245, 310
Metaboliten 386
Methohexital 27ff., 40, 63, 78, 82, 84,
    86, 122, 125, 181, 183, 186, 282,
    284ff., 314, 326, 360ff., 364, 366,
    406, 410
Methohexiton 168ff., 174ff., 270
3 Methoxy-4-(N,N-diäthylcarbamoyl-
    methoxy)-phenylessigsäure s. MDP
Methoxyfluran 276, 356, 363, 376
Methylprostigmin 165
Micellophor 51, 127, 151, 186, 191,
    195, 240, 407ff.
Michaelis-Konstante 5ff.
Mononarkose 60, 257, 260, 363
—, langdauernde 291, 329, 333
Morphium 341
Morphinderivate 236
Motorik 369
Muskelbewegungen, unkontrollierte
    236, 294, 296
Muskelkontractionen 363
Muskelproteine, Bindung an 20
Muskelrelaxantien 179, 186, 224, 244,
    251, 268, 323, 356ff., 363, 381ff.
Muskelrelaxierung 340
Muskeltonus 306, 345
Müdigkeit 297, 298
Myasthenie 355ff.
Myocard 255
Myocardcontractilität 27ff., 78ff., 364
Myocarddepression 28, 40, 80, 84, 257
Myokardinfarkt 103
Myocardschaden 86, 366
Myokardstoffwechsel 100

Nachinjektion 236, 241, 330, 338,
    399
Nachschlaf 291
Narkosedauer 254, 304, 306, 308
Narkoseeinleitung 123, 151, 165, 251,
    253ff., 258, 265, 270, 341, 344, 368,
    373, 383, 392ff.
Narkose, intratracheale 340
Narkoseprotokolle 312, 368
Narkoserisiko 388
Narkosetiefe 9, 363
Narkose, wiederholte 371
Narkose, zu flache 296

Narkosezwischenfälle 263
Narkotica 381
Natriumbicarbonat 197, 316
Natriumcyanid 133
Nebenwirkungen 235, 284, 294, 310
Nembutal s. Pentobarbitalnatrium
Neostigmin 165, 356
Neuroleptanalgesie 165, 253, 301, 304,
    306, 316, 373
Niere 315, 333
Nierenfunktion 310
Niereninsuffizienz 408
Nierenversagen 385
Noradrenalin 125, 127, 197
Norphen 197

Oligurie 348
Opiate 357
Oxytocin 276, 401
Ödeme 349

Pancuroniumbromid 165, 314
Paresen 348
PCO$_2$ s. Kohlensäurepartialdruck
Penthrane s. Methoxyfluran
Pentobarbitalnatrium 42, 63, 124, 131,
    133, 322
Pentothal s. Thiopental
Perfusionsdruck 56
Peritoneum 316
Pethidin 79, 86, 293, 341, 351, 377
Pharmakokinetik 3ff.
Pharynx 344
Phäochromocytom 365
Phenylbutazon 18
Phonocardiogramm 276
Photosensibilisierung 348
Placentarinsuffizienz 391, 403
Placentarschranke 381, 387ff.
Plasma, Bestimmung des Propanidid
    im 9
Plasmahistamin 224, 228
Plasmahistaminspiegel 182ff., 201ff.
Plazenta, Durchlässigkeit 12
Pneumotachographie 152
PO$_2$ s. Sauerstoffpartialdruck
PO$_2$-Abfall 258
Polypeptide 230
Polypropylen s. Kunststoffspritze
Porphobilinogen 347
Porphyrin 348
Porphyrie 347ff.

Postnarkotische Phase 237
Practolol 272
Prämedikation 79, 86, 123, 174, 189, 191, 195, 198, 232ff., 238, 260ff., 265, 276, 282, 293, 296ff., 329, 341, 351, 357, 377, 382, 392, 403
Prednisolon 191ff., 195, 197, 264ff., 366
Prick-Test 232
Promethazin 276, 377, 382
Propanididnarkose, Steuerbarkeit 13
Propanolol 365
Prostaglandine 230
Prostigmin 7
Proteinbindung 16ff., 254
—, Altersabhängigkeit 17
—, Injektionsgeschwindigkeit 19
—, H$^+$-Konzentration 18
—, quantitative Aspekte 21
—, reversible 23
Pseudocholinesterase 7, 25, 26, 160, 178
Pseudocholinesterase-Mangel 26
Psychopharmaka 236, 244, 347
Psychosen 348, 360
Puls 300, 316, 366, 368
Pulsfrequenz 27, 103, 161, 255, 257, 324, 364, 369, 386, 410
Pyribenzamin 207, 212, 213

Quincke-Ödem 217

Reaktion, allergische 182ff., 191
—, anaphylaktoide 182ff., 191, 221, 230ff., 240, 256ff.
—, psychische 235
Reaktionsvermögen 237, 335
Reanimation 365, 368, 384
Rechtsschenkelblock 365
Regionalanaesthesie 357, 376
Reizübertragung, neuromuskuläre 355, 356, 358
Relaxation 125
Reserpin 127
β-Rezeptorenblocker 103
Risikofaktoren 253ff.
Risikopatienten 235, 289, 305, 349, 370, 407

Salivation 260, 283, 297, 316
Sauerstoff 250, 264, 273, 276, 284, 306, 314, 341, 351, 369, 376ff., 382, 385, 387, 393, 410

Sauerstoffbeatmung 244
Sauerstoffbedarf 130
Sauerstoffpartialdruck 60ff., 97, 100, 129, 177, 208, 318, 405
Sauerstoffverbrauch 56
Säure-Basen-Gleichgewicht 276ff.
Säure-Basen-Haushalt 310, 315
Schlagindex 31, 80, 86
Schlagvolumen 91
Schmerzen, postoperative 301
Schmerzreaktionen 316
Schock 85, 401
Schutzreflexe, laryngeale 340
Schwangerschaftstoxikose 348
Schweißausbruch 296
Sectio caesarea 349, 381ff., 391ff.
Sedativa 169, 376, 392
Sensibilisierung 366
Serotonin 179, 230, 232
Serumkonzentration 254
Singultus 235, 260, 294, 296ff., 316, 360ff.
Sinusrhythmus 365
Spasmolytica 392
Spirographie 152
Spontanatmung 71, 156, 250, 257, 261, 291, 293
Steuerbarkeit 310, 368
Stoffwechsel 289, 310
Straßenverkehr, Teilnahme am 238
Stridor 297
Strophantin 369
Succinylcholin 78, 86, 124, 128, 152, 164ff., 178, 233, 236, 238, 244, 248, 250, 314, 323, 330, 341, 345, 351, 356ff., 377, 382ff., 393, 399, 402
Sulfonamide 348
Suxamethonium s. Succinylcholin
Syntocinon 280, 404

Tachycardie 143, 148, 182ff., 185, 189, 191ff., 195, 248, 284, 362ff., 365
Tachyphylaxie 207, 213
Tachypnoe 151, 152
Takaoka-Beatmung 316
Tavegil s. Meclastin
Test, psychodynamischer 301
Thalamus 162
Thalamonal 71, 123, 191, 293, 364, 382
Thiobarbiturate 3, 322, 334, 363

Thiopental 19, 63, 97, 100, 121, 138 ff.,
  141, 145, 148 ff., 152, 157, 161 ff.,
  165, 168, 178, 181 ff., 186, 207, 233,
  245 ff., 341, 357, 360, 391 ff., 393 ff.,
  397, 399, 400, 402, 408
Thrombophlebitiden 403 ff.
Thrombosen 403
Tokolytica 392
Toxizität 224, 262, 310
Trapanal s. Thiopental
Trichloräthylen 285
d-Tubocurarin 356

Überdosierung 254
Ulcerationen 348
Unruhe 2, 96, 298
Urbason 369
Urethan 51, 124
Urin, Abbauprodukte im 7
Urticaria 148, 196, 217
Uterusmuskulatur 404

Vagolytica 236, 238
Valium s. Diazepam
Vasodilatation 27, 116, 119, 126 ff., 256
Vasokonstrictoren 197
Vasokonstriktion 81, 85
Vasopressor 344
Venenpunktion 341
Venenreizung 232, 235
Ventilation 151, 212, 250, 257
—, assistierte 258
Ventrikel 41 ff., 88, 92, 100, 119, 125,
  409

—-Dynamik 53
—-Kontraktilität 53
Verkehrsfähigkeit 302, 364
Verbrauchscoagulopathie 385
Verlauf, postoperativer 314
Verteilungsgleichgewicht 12
Verteilungsmechanismus nach Price 4
Viskosität 268, 314
Volumenauffüllung 85
Volumenverlust 369
Vomex A 238
Vorhof 114
Vorhofflimmern 106, 248, 363, 365
Vorsichtsindikation 241
Vorsichtsmaßnahmen bei Kurznarkose
  237
Voruntersuchung 337

Watson-Schwarz-Test 352
Widerstand, peripherer 114, 126
Wiedererwachen 168, 174, 175
Wirkung, antifibrillatorische 365 ff.
—, lokalanaesthetische 235, 365
—, potenzierende 322
Wirkungszeit 56
Wundschmerz, postoperativer 334
Würgen 316, 344

Xylocain 132 ff.

ZNS 149, 160, 169, 179
—, Konzentrationsgleichgewicht im 20
Zwischenfälle, Häufigkeit der 325

Anaesthesiologie and Resuscitation · Anaesthesiologie und Wiederbelebung

Anesthésiologie et Réanimation

Erschienene Bände:

1 Resuscitation Controversial Aspects. Chairman and Editor: Peter Safar

2 Hypnosis in Anaesthesiology. Chairman and Editor: Jean Lassner

3 Schock und Plasmaexpander. Herausgegeben von K. Horatz und R. Frey. Vergriffen.

4 Die intravenöse Kurznarkose mit dem neuen Phenoxyessigsäurederivat Propanidid (Epontol®). Herausgegeben von K. Horatz, R. Frey und M. Zindler

5 Infusionsprobleme in der Chirurgie. Herausgegeben von U. F. Gruber und M. Allgöwer

6 Parenterale Ernährung. Herausgegeben von K. Lang, R. Frey und M. Halmágyi

7 Grundlagen und Ergebnisse der Venendruckmessung zur Prüfung des zirkulierenden Blutvolumens. Von V. Feurstein

8 Third World Congress of Anaesthesiology

9 Die Neuroleptanalgesie. Herausgegeben von W. F. Henschel

10 Auswirkungen der Atemtechnik auf den Kreislauf. Von R. Schorer

11 Der Elektrolytstoffwechsel von Hirngewebe und seine Beeinflussung durch Narkotica. Von W. Klaus

12 Sauerstoffversorgung und Säure-Basenhaushalt in tiefer Hypothermie. Von P. Lundsgaard-Hansen

13 Infusionstherapie. Herausgegeben von K. Lang, R. Frey und M. Halmágyi

14 Die Technik der Lokalanaesthesie. Von H. Nolte

15 Anaesthesie und Notfallmedizin. Herausgegeben von K. Hutschenreuter

16 Anaesthesiologische Probleme der HNO-Heilkunde und Kieferchirurgie. Herausgegeben von K. Horatz und H. Kreuscher

17 Probleme der Intensivbehandlung. Herausgegeben von K. Horatz und R. Frey

18 Fortschritte der Neuroleptanalgesie. Herausgegeben von M. Gemperle

19 Örtliche Betäubung: Plexus brachialis. Von Sir Robert R. Macintosh und W. W. Mushin

20 Anaesthesie in der Gefäß- und Herzchirurgie. Herausgegeben von O. H. Just und M. Zindler

21 Die Hirndurchblutung unter Neuroleptanaesthesie. Von H. Kreuscher

22 Ateminsuffizienz. Von H. L'Allemand

23 Die Geschichte der chirurgischen Anaesthesie. Von Thomas E. Keys

24 Ventilation und Atemmechanik bei Säuglingen und Kleinkindern unter Narkosebedingungen. Von J. Wawersik

25 Morphinartige Analgetica und ihre Antagonisten. Von Francis F. Foldes, Mark Swerdlow, and Ephraim S. Siker

26 Örtliche Betäubung: Kopf und Hals. Von Sir Robert R. Macintosh und M. Ostlere

27 Langzeitbeatmung. Von Ch. Lehmann

28 Die Wiederbelebung der Atmung. Von H. Nolte

29 Kontrolle der Ventilation in der Neugeborenen- und Säuglingsanaesthesie. Von U. Henneberg

30 Hypoxie. Herausgegeben von R. Frey, K. Lang, M. Halmágyi und G. Thews

31 Kohlenhydrate in der dringlichen Infusionstherapie. Herausgegeben von K. Lang, R. Frey und M. Halmágyi

32 Örtliche Betäubung: Abdominal-Chirurgie. Von Sir Robert R. Macintosh und R. Bryce-Smith

33 Planung, Organisation und Einrichtung von Intensivbehandlungseinheiten am Krankenhaus. Herausgegeben von H. W. Opderbecke

34 Venendruckmessung. Herausgegeben von M. Allgöwer, R. Frey und M. Halmágyi

35 Die Störungen des Säure-Basen-Haushaltes. Herausgegeben von V. Feurstein

36 Anaesthesie und Nierenfunktion. Herausgegeben von V. Feurstein

37 Anaesthesiologie und Kohlenhydratstoffwechsel. Herausgegeben von V. Feurstein

38 Respiratorbeatmung und Oberflächenspannung in der Lunge. Von H. Benzer

39 Die nasotracheale Intubation. Von M. Körner

40 Ketamine. Herausgegeben von H. Kreuscher

41 Über das Verhalten von Ventilation, Gasaustausch und Kreislauf bei Patienten mit normalem und gestörtem Gasaustausch unter künstlicher Totraumvergrößerung. Von O. Giebel

42 Der Narkoseapparat. Von P. Schreiber

43 Die Klinik des Wundstarrkrampfes im Lichte neuzeitlicher Behandlungsmethoden. Von K. Eyrich

44 Der primäre Volumenersatz mit Ringerlactat. Von A. O. Tetzlaff. Vergriffen

45 Vergiftungen: Erkennung, Verhütung und Behandlung. Herausgegeben von R. Frey, M. Halmágyi, K. Lang und P. Oettel

46 Veränderungen des Wasser- und Elektrolythaushaltes durch Osmotherapeutika. Von M. Halmágyi

47 Anaesthesie in extremen Altersklassen. Herausgegeben von K. Hutschenreuter, K. Bihler und P. Fritsche

48 Intensivtherapie bei Kreislaufversagen. Herausgegeben von S. Effert und K. Wiemers

49 Intensivtherapie beim akuten Nierenversagen. Herausgegeben von E. Buchborn und O. Heidenreich

50 Intensivtherapie beim septischen Schock. Herausgegeben von F. W. Ahnefeld und M. Halmágyi

51 Prämedikationseffekte auf Bronchialwiderstand und Atmung. Von L. Stöcker

52 Die Bedeutung der adrenergen Blockade für den haemorrhagischen Schock. Von G. Zierott

53 Nomogramme zum Säure-Basen-Status des Blutes und zum Atemgastransport. Herausgegeben von G. Thews

54 Der Vena Cava-Katheter. Von C. Burri und D. Gasser

55 Intensivbehandlung und ihre Grenzen. Herausgegeben von K. Hutschenreuter und K. Wiemers

56 Anaesthesie bei Eingriffen an endokrinen Organen und bei Herzrhythmusstörungen. Herausgegeben von K. Hutschenreuter und M. Zindler

57 Das Ultrakurznarkoticum Methohexital. Herausgegeben von Ch. Lehmann

58 Stoffwechsel. Pathophysiologische Grundlagen der Intensivtherapie. Herausgegeben von K. Lang, R. Frey und M. Halmágyi

59 Anaesthesia Equipment. By P. Schreiber

60 Homoiostase. Wiederherstellung und Aufrechterhaltung. Herausgegeben von F. W. Ahnefeld und M. Halmágyi

61 Essays on Future Trends in Anaesthesia. By A. Boba

62 Respiratorischer Flüssigkeits-Wärmeverlust des Säuglings und Kleinkindes bei künstlicher Beatmung. Von W. Dick

63 Kreislaufwirkungen von nicht depolarisierenden Muskelrelaxantien. Von H. Schaer

64 Sauerstoffüberdruckbehandlung. Probleme und Anwendung. Herausgegeben von I. Podlesch

65 Der Wasser- und Elektrolythaushalt des Kranken. Von H. Baur

66 Überlebens- und Wiederbelebungszeit des Herzens. Von P. G. Spieckermann

67 Energiebedarf und Sauerstoffversorgung des Herzens in Narkose. Von D. Kettler

68 Anaesthesie mit Gamma-Hydroxibuttersäure. Herausgegeben von W. Bushart und P. Rittmeyer

69 Ketamin. Neue Ergebnisse in Forschung und Klinik. Herausgegeben von M. Gemperle, H. Kreuscher und D. Langrehr

70 Die Sekretionsleistung des Nebennierenmarks unter dem Einfluß von Narkotica und Muskelrelaxatien. Von M. Göthert

71 Anaesthesie und Wiederbelebung bei Säuglingen und Kleinkindern. Herausgegeben von F. W. Ahnefeld und M. Halmágyi

72 Therapie lebensbedrohlicher Zustände bei Säuglingen und Kleinkindern. Herausgegeben von R. Frey, M. Halmágyi und K. Lang

73 Diagnostische und therapeutische Nervenblockaden. Herausgegeben von R. Frey, M. Halmágyi und H. Nolte

74 Intravenöse Narkose mit Propanidid. Herausgegeben von M. Zindler, H. Yamamura und W. Wirth

75 Anesthetic Management of Endocrine Disease. By T. Oyama

77 Herzrhythmus und Anaesthesie. Herausgegeben von H. Nolte und J. Wurster

78 Biotelemetrie – Angewandte biomedizinische Technik. Von H. Hutten

79 Coronardurchblutung und Energieumsatz des menschlichen Herzens unter verschiedenen Anaesthetica. Von H. Sonntag

In Vorbereitung/In preparation :

76 Diagnostik der Narkose- und Operationsfähigkeit. Herausgegeben von H. Kronschwitz und P. Lawin

80 Anaesthesie. Atmung–Kreislauf. Herausgegeben von M. Gemperle, G. Hossli und B. Tschirren